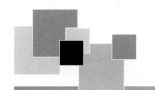

国家卫生和计划生育委员会"十三五"规划教材

全国高等学校研究生规划教材 | 供口腔医学类专业用

牙及牙槽外科学

主　编　胡开进

副主编　潘　剑

编　者（以姓氏笔画为序）

丁宇翔（第四军医大学口腔医学院）

万　阔（北京协和医院）

王恩博（北京大学口腔医学院）

朱赴东（浙江大学医学院附属口腔医院）

华成舸（四川大学华西口腔医学院）

孙　竞（同济大学口腔医学院）

李旭奎（西安交通大学口腔医学院）

李国林（哈尔滨医科大学口腔医学院）

李唐新（中山大学光华口腔医学院）

杨　驰（上海交通大学医学院附属第
　　　　九人民医院）

杨建荣（南京医科大学附属口腔医院）

何家才（安徽医科大学口腔医学院）

郁　葱（重庆医科大学附属口腔医院）

周　青（中国医科大学口腔医学院）

周宏志（第四军医大学口腔医学院）

赵吉宏（武汉大学口腔医学院）

胡开进（第四军医大学口腔医学院）

鲁大鹏（首都医科大学口腔医学院）

潘　剑（四川大学华西口腔医学院）

人民卫生出版社

图书在版编目(CIP)数据

牙及牙槽外科学/胡开进主编.—北京:人民卫生出版社,2016

ISBN 978-7-117-22454-3

Ⅰ.①牙… Ⅱ.①胡… Ⅲ.①牙-口腔外科手术-医学院校-教材②牙槽骨-口腔外科手术-医学院校-教材 Ⅳ.①R782.1

中国版本图书馆 CIP 数据核字(2016)第 084277 号

人卫社官网　**www. pmph. com**	出版物查询,在线购书	
人卫医学网　**www. ipmph. com**	医学考试辅导,医学数据库服务,医学教育资源,大众健康资讯	

牙及牙槽外科学

主　　编:胡开进

出版发行:人民卫生出版社(中继线 010-59780011)

地　　址:北京市朝阳区潘家园南里 19 号

邮　　编:100021

E - mail: pmph @ pmph. com

购书热线:010-59787592　010-59787584　010-65264830

印　　刷:北京盛通印刷股份有限公司

经　　销:新华书店

开　　本:787×1092　1/16　印张:33.5

字　　数:815 千字

版　　次:2016 年 8 月第 1 版　2021 年 9 月第 1 版第 2 次印刷

标准书号:ISBN 978-7-117-22454-3/R・22455

定　　价:150.00 元

打击盗版举报电话:010-59787491　E-mail:WQ @ pmph. com

(凡属印装质量问题请与本社市场营销中心联系退换)

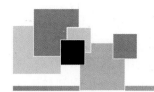

出版说明

根据国家社会事业发展对口腔医学人才的需求,以及口腔医学人才培养规律,人民卫生出版社30多年来,在全国高等医药教材建设研究会口腔教材评审委员会和教育部口腔医学专业指导委员会的指导和支持下,组织全国口腔医学专家陆续规划编辑出版了口腔医学专业的中职(第3版)、高职高专(第3版)、本科(第7版)、住院医师规范化培训教材(第1版)、研究生(第2版)共5个系列教材,广泛应用于口腔医学教育教学的各个层次和阶段。其中,研究生教材是目前口腔医学教育最高水平的临床培训教材,2010年出版了第1版,深受广大研究生培养单位、研究生导师、研究生以及高级临床医师的欢迎。

原国家卫生和计划生育委员会全国高等院校研究生口腔医学专业"十三五"规划教材即第2版口腔医学研究生教材是住院医师规培教材的延续,也是口腔医学专科医师培训教材的雏形,更接近临床专著的水平。第2版研究生教材以"引导口腔研究生了解过去,熟悉现在,探索未来"为宗旨,力求对口腔研究生临床能力(临床思维、临床技能)和科研能力(科研思维、科研方法)的培养起到科学的指导作用,着重强调实用性(临床实践、临床科研中用得上)和思想性(启发学生批判性思维、创新性思维)。

本套教材有以下几大特点:

1. 关注临床型研究生需求　根据第1版教材的调研意见,目前国内临床型研究生所占比例较大,同时学习方向更为细化,因此作出以下调整:①调整品种,如针对临床型研究生的实际需求,将《口腔修复学》拆分为《口腔固定修复学》《可摘局部义齿修复学》《全口义齿修复学》;②大幅增加图片数量,使临床操作中的重点和难点更清晰、易懂。

2. 彩图随文,铜版纸印刷　更大程度展现纸质版教材中图片的细节信息。

3. 编者权威,严把内容关　本套教材主编均由目前各学科较有影响和威望的资深专家承担。教材编写经历主编人会、编写会、审稿会、定稿会,由参加编写的各位主编、编者对教材的编写进行了多次深入的研讨,使教材充分体现了目前国内口腔研究生教育的成功经验,高水平、高质量地完成了编写任务,确保了教材具有科学性、思想性、先进性、创新性的特点。

4. 教材分系列,内容划分更清晰　本版共包括2个系列17个品种,即口腔基础课系列3种、口腔临床课系列14种。

(1) 口腔基础课系列:主要围绕研究生科研过程中需要的知识,从最初的科研设计到论文发表的各个环节可能遇到的问题展开,为学生的创新提供探索、挖掘的工具与技能。特别注重学生进一步获取知识、挖掘知识、追索文献、提出问题、分析问题、解决问题能力的培养。正确地引导研究生形成严谨的科研思维方式,培养严肃认真的科学态度。

（2）口腔临床课系列:以临床诊疗的回顾、现状、展望为线索,介绍学科重点、难点、疑点、热点内容,在临床型研究生临床专业技能、临床科研创新思维的培养过程中起到科学的指导作用:①注重学生专科知识和技能的深入掌握,临床操作中的细节与难点均以图片说明;②注重思路培养,提升临床分析问题和解决问题的能力;③注重临床科研能力的启迪,相比上版增加了更多与科研有关的知识点和有研究价值的立题参考。

全国高等院校研究生口腔医学专业规划教材（第2版）目录

	教 材 名 称	主　编	副主编
基础课系列	口腔分子生物学与口腔实验动物模型（第2版）	王松灵	叶　玲
	口腔颌面部发育生物学与再生医学（第2版）	金　岩	范志朋
	口腔生物材料学（第2版）	孙　皎	赵信义
临床课系列	龋病与牙体修复学（第2版）	樊明文	李继遥
	牙髓病学（第2版）	彭　彬	梁景平
	牙周病学（第2版）	吴亚菲	王勤涛
	口腔黏膜病学（第2版）	周曾同	程　斌
	口腔正畸学（第2版）	林久祥	王　林
	口腔颌面-头颈肿瘤学（第2版）	俞光岩	郭传瑸、张陈平
	正颌外科学（第2版）	王　兴	沈国芳
	口腔颌面创伤外科学（第2版）	李祖兵	张　益
	唇腭裂与面裂畸形（第2版）	石　冰	马　莲
	牙及牙槽外科学★	胡开进	潘　剑
	口腔种植学（第2版）	刘宝林	李德华、林　野
	口腔固定修复学★	于海洋	蒋欣泉
	可摘局部义齿修复学★	陈吉华	王贻宁
	全口义齿修复学★	冯海兰	刘洪臣

★:新增品种

全国高等学校口腔医学专业
第五届教材评审委员会名单

名誉主任委员

邱蔚六　上海交通大学　　　　王　兴　北京大学

樊明文　江汉大学

主任委员

周学东　四川大学

副主任委员（以姓氏笔画为序）

王松灵　首都医科大学　　　　赵铱民　空军军医大学

张志愿　上海交通大学　　　　郭传瑸　北京大学

委　员（以姓氏笔画为序）

王　林　南京医科大学　　　　孙宏晨　吉林大学

王　洁　河北医科大学　　　　许　彪　昆明医科大学

王佐林　同济大学　　　　　　李志强　西北民族大学

王建国　南开大学　　　　　　吴补领　南方医科大学

王美青　空军军医大学　　　　何三纲　武汉大学

王晓娟　空军军医大学　　　　何家才　安徽医科大学

王晓毅　西藏大学　　　　　　余占海　兰州大学

王慧明　浙江大学　　　　　　余优成　复旦大学

牛卫东　大连医科大学　　　　谷志远　浙江中医药大学

牛玉梅　哈尔滨医科大学　　　宋宇峰　贵阳医科大学

毛　靖　华中科技大学　　　　张祖燕　北京大学

卢　利　中国医科大学　　　　陈　江　福建医科大学

冯希平　上海交通大学　　　　陈谦明　四川大学

边　专　武汉大学　　　　　　季　平　重庆医科大学

朱洪水　南昌大学　　　　　　周　洪　西安交通大学

米方林　川北医学院　　　　　周　诺　广西医科大学

刘建国　遵义医科大学　　　　周延民　吉林大学

刘洪臣　解放军总医院　　　　孟焕新　北京大学

闫福华　南京大学　　　　　　赵　今　新疆医科大学

赵志河	四川大学	唐 亮	暨南大学
赵信义	空军军医大学	唐瞻贵	中南大学
胡勤刚	南京大学	黄永清	宁夏医科大学
宫 苹	四川大学	麻健丰	温州医科大学
聂敏海	西南医科大学	葛立宏	北京大学
徐 欣	山东大学	程 斌	中山大学
高 平	天津医科大学	潘亚萍	中国医科大学
高 岩	北京大学		

秘 书

于海洋 四川大学

前　言

　　本书是受国家卫生计生委委托,为医学院校口腔医学专业硕士研究生、博士研究生及长学制研究生阶段学生编写的首部专科教材。作为口腔颌面外科的基础分支,在我国本科生教材中,牙及牙槽外科学的内容归属于口腔颌面外科学,但占据的篇幅较少。然而,在发达国家的教育体系内,牙及牙槽外科学(或称口腔外科学)早已是一门独立的学科;因此,将牙及牙槽外科学独立出来,为研究生编写专门的《牙及牙槽外科学》符合国际口腔教育发展的趋势。

　　全书围绕牙拔除术、牙及牙槽骨损伤、修复前外科、口腔局部炎症及病损等搭建全书的框架,不但综述了牙及牙槽外科的历史、发展与展望,确定了牙及牙槽外科的定义及诊治范围;还介绍了牙槽外科手术器械的变化、更新及镇静镇痛、牙移植、牙再植和根尖外科等牙及牙槽外科新技术;重点撰写了各类牙及阻生齿的拔除适应证、拔除方法、操作要点及并发症的防治;最后还介绍了目前牙及牙槽外科的热点研究问题如种植前外科、牙槽骨缺损修复等。本书注重系统介绍专科知识和技能,传授临床分析问题和解决问题的方法,同时增加更多与科研有关的知识点和有研究价值的立题参考,以期培养研究生临床技能的同时提高其科研能力。

　　全书由 19 位来自国内 16 所口腔医学院校的口腔颌面外科方面的中青年专家精诚合作撰写而成,我们借鉴了国外教材的成功经验,同时也参考了国内学者的大量文献。编撰历时近 1 年,许多章节进行了反复的修改,感谢编者们的辛勤劳动和提供帮助的相关人员。

　　由于编写能力和专业水平有限,加之学科发展进步较快,书中难免有错误、不足和遗漏,恳请使用本教材的师生和口腔临床医务工作者提出批评建议,以便今后修正。

胡开进

2016 年 6 月

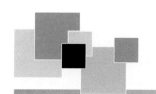

目 录

第一章 绪 论

一、牙及牙槽外科的定义和内容

牙及牙槽外科(dental and alveolar surgery),以前称牙外科(dental surgery),是从拔牙为主要内容发展而来,是口腔颌面外科(oral and maxillofacial surgery)的基础分支,也是口腔颌面外科最常见、最基本、应用最广的临床专业学科,是以外科治疗为主,研究口腔硬、软组织(牙、牙槽骨、口腔软组织等)以及相关疾病防治为主要内容的学科。其主要业务拔牙,是口腔医师必须掌握的基本治疗手段,诊治患者数量众多。

口腔颌面外科是从传统的牙外科和口腔外科(oral surgery)发展而来,其内容包括传统的口腔外科或牙外科业务、口腔颌面部整形外科业务及口腔颌面部肿瘤三部分。由于传统的口腔外科或牙外科的业务范围是指在局麻下对门诊患者的口腔进行的所有外科手术,因此现代牙及牙槽外科的业务范围就是传统的牙外科和口腔外科的业务范围。

现代牙及牙槽外科的内容随着医学科学技术的进步而日益丰富。一般包括:牙拔除术、义齿修复前外科、牙槽突保存与重建外科、牙列正畸辅助外科、根尖周外科、牙移植、牙再植、即刻牙种植、牙及牙槽突外伤治疗、牙源性感染的外科诊断和治疗、牙源性颌骨病变诊断与微创外科治疗、口腔黏膜病变的外科诊断与治疗、小唾液腺病变的外科诊断与治疗、颞下颌关节脱位和外伤的治疗、三叉神经痛治疗等内容。

二、国际牙及牙槽外科发展简史

早在公元前1800年,西方官方就将拔牙作为一种刑罚。在南美洪都拉斯发现的化石证实公元前600年就有用贝壳磨成牙状植入下颌骨切牙缺失部位,X线显示致密骨与贝壳结合良好。被称为医圣的Hippocrates(公元前460—377)写下了第一篇有关牙钳拔牙的参考资料。公元前200年,古印度的半浮雕中即有巨人为人们拔牙的描绘;至今在某些国外牙科学校里,还可见到牙痛之神、古代人拔牙及拔错牙后受到惩罚的画像。后来,波斯人Rages(850—923)曾以砒酸作为辅助拔牙的局部用药。阿拉伯著名外科学家Abulcasis(1050—1122)的著作中描述和设计了整套的牙科手术器械,并提倡以硫酸铜粉末行创口止血。1130—1163年,教会允许僧侣从事拔牙手术。中世纪和文艺复兴时期,拔牙主要由理发师或理发师兼外科医师,甚至集市上的江湖游医来完成。1575年,被称为外科之父的法国人Ambrose Paré(1517—1592年)出版的著作《外科手术学》中提及了牙拔除术相关内容。

虽然从公元前即有牙外科内容的记载和实践,但牙外科的正式建立和兴起是在 18 世纪。法国人 Pierre Fauchard(1678—1761)于 1728 年出版了被认为是近代第一本牙医学专著的《外科牙医学》,他因此被称为现代牙科之父。在当时,牙科是在外科领域内,被称为牙外科,牙科医师也被称为牙外科医师,主要从事拔牙,至今牙科医师的学位仍被称为牙外科学博士(doctor of dental surgery,D. D. S)。

1840 年,美国人 Harae H. Hayden(1769—1844)和 Capin A. Harris(1806—1860)创立了世界上第一个培养口腔科医师的专门学校巴尔迪莫牙科学院(The Baltimore College of Dental Surgery),从此,医科与牙科由此分支,齐头并进,在当时的教学中,口腔外科作为外科学的一个部分,其内容以拔牙为主。1841 年,美国牙科医师协会成立,发行了世界上最早的牙科医学杂志。

口腔外科一词是由以讲授拔牙术为主的美国外科医师 James Edmund Garretson(1828—1895)所命名,他于 1869 年出版了他的第 1 版专著,其中第 6 版的书名为 *A System of Oral Surgery*,被认为是第一位现代的口腔外科医师,他兼任医师及牙医,故可以在口内进行外科手术。

美国 William Warwick James(1874—1965)被认为是他那个时代最著名的口腔外科医师,获得了牙科及医学双学位,撰写了许多经典著作;1903 年,C. Edmund Kells 提出用牙钻劈开阻生智齿;1958 年,Kilpatrick 开始报道使用高速涡轮钻拔除下颌阻生智齿。

1967 年,Bodner BN 对牙及牙槽外科做了系统的阐述,此后,这一命名得到公认,一直作为现代口腔颌面外科(美国)乃至颅颌面外科(欧洲)的基本分支学科并且学科内容在不断扩展。2012 年,美国口腔颌面外科协会(American Association of Oral and Maxillofacial Surgeons,AAOMS)专门为牙及牙槽外科制订了临床路径(Parameters of Care:Clinical Practice Guidelines)。2014 年,AAOMS 制订了牙及牙槽外科编码(Coding for Dentoalveolar Surgery),包括疾病诊断编码和手术操作编码。

此外,拔牙器械也随着科技的进步而不断地进行改进。14 世纪,法国医师 Guy de Chauliac 发明了名为 dental pelican 的拔牙工具;18 世纪 20 年代,法国医师 Garengeot 首次使用拔牙钳(dental key)并取代了以前的拔牙工具,Alexander Monro 在 1742 年出版的著作中对该拔牙钳有较为详细的描述;1790 年,维也纳医师 Serre J 用螺丝刀拔除牙残根,这项技术在19 世纪 40 年代传入美国;1797 年,Thomas Bruff 医学博士将拔牙钳进行了改良,申请了第一个美国牙科器械专利"垂直牙齿拔除器"。直至 20 世纪,这些拔牙工具被现代牙钳和牙挺替代。

19 世纪中至 20 世纪初出现的麻醉和 X 线影像学检查技术极大地促进了口腔外科发展。1844 年,英国牙医 Horac Wells 最先使用笑气(一氧化二氮)麻醉行拔牙手术,他的学生 William Thomas Green Morton 于 1846 年首先采用乙醚吸入行全身麻醉;1884 年,Karl Koller 首次使用可卡因作为局部麻醉药应用于临床;1905 年,化学家 Alfred Einhorn 和 Richard Willstätter 合成了普鲁卡因和肾上腺素,Cook 发明了安瓿,Fisher 发明了注射器;此后 Fisher 教授通过在欧洲及美国的巡回讲座使口腔局麻在 1906 年后得到普及。1896 年,美国牙医 C. Edmund Kells 拍摄了首张牙科 X 线片。

三、我国牙及牙槽外科发展简史

中国最早记载拔牙的古籍是《山海经》，描述以敲打的方法拔除牙齿。经出土的新石器时代文物考证，远在 4000 年前中国已有拔牙技术。1600 年前，《晋书·列传》温峤传中曾有记载："峤先有牙疾，至足拔之，因中风，至镇未旬而卒，江州士庶闻之，莫不相顾而泣。"这是我国第一例拔牙致死记载。到了清代，拔牙逐渐成为一种常见的牙科治疗手段。

第一个将现代牙科技术和理念传入我国的是英国传教士 Benjamin Hobson（合信），他1816 年出生于伦敦，曾获医学硕士学位，是英国皇家外科学会的会员，1839 年来华，在中国澳门伦敦布道会任医师。1843 年在该会香港医院任院长，以后在广州西关外金利埠开设惠爱医馆，他在中国行医期间，将现代牙医知识和技术传授给了中国人关元昌（1832—1912），回国时将所有的牙科器械均赠予了关元昌。关元昌被称为"近代中国牙医的鼻祖"，是我国第一位华人注册牙医。徐善亭（1853—1911）是中国第一位海归派牙医。20 世纪初，加拿大牙医学博士 Ashley W. Lindsay（林则，1884—1968）来到中国，其在中国接待的第一位患者就是牙槽外科病例，首先开展的相关口腔治疗就是牙槽外科手术。

我国最早的与牙及牙槽外科有关的牙科杂志是《中国牙医》、《齿科季刊》等，均创刊于1935 年。1942 年，由西方传教士在我国陕西安康拍摄的彩色电影中就有为当地群众拔牙的镜头。

我国最早的牙科教育是 1911 年由俄国人在哈尔滨成立的俄侨私立第一齿科专门学校，继之，1914 年美国教会在北京同仁医院开办了牙科专修学校。但 1917 年由美、加基督教会在 1909 年联合创办成立的成都华西协和大学正式设牙学系，两年后扩建为牙学院，是西方国家在我国最早建立的近代高等牙科专业教育，学制为七年，口腔外科教学内容包括放射、局麻、拔牙等内容，共计 332 学时。

随着 1917 年华西协和大学牙学系（现四川大学华西口腔医院）、1932 年震旦大学牙学院（现上海交通大学第九人民医院）、1935 年南京国立中央大学牙医专科学校（现第四军医大学口腔医院）、1941 年北京大学医学院附属医院齿科诊疗室（现北京大学口腔医院）的先后成立，我国的牙槽外科也相应地进入了第一个快速发展时期（但此时期的口腔外科研究及治疗仅限于牙槽外科），司徒学、吴佩仁、刘满章、戴策安等率先对牙槽外科临床相关问题进行研究，并先后在我国齿科专业杂志上进行了报道。

随着新中国成立，我国很多欧美留学学者回国，并通过学习前苏联经验，在总结国外的先进经验的基础上，结合我国国情，编写了我国一系列口腔医学专著，其中牙槽外科最具代表性的包括：1951 年由黄群华（1909—1997）主编出版的专著《拔齿学图解》，这是我国第一部拔牙学专著；1953 年由张光炎（1911—2010）主编出版的《口腔外科学》和 1958 年陈华（1902—1990）主编出版的《实用拔牙学》，在这段时期，由于我国各个口腔医学院校专家通过对口腔医学知识研究传播和技术革新，标志着我国牙槽外科发展进入了第二个高速发展阶段，使我国牙槽外科水平接近国际先进水平。

20 世纪六七十年代，由于我国整个科学技术领域与国际缺乏交流，导致整个科研技术水平与国际水平的差距逐渐增大，牙槽外科也不例外。20 世纪 80 年代，随着我国全方位实施改革开放政策，各大口腔医学院校开始全面追赶国际发展水平，北京大学口腔医学院耿温琦(1934—)教授等就对牙槽外科相关工作开展了卓有成效的探索,并对拔牙方法进行了改进以及对拔牙后的并发症进行了系列研究;华西医科大学的连瑞华(1911—1996)教授由于精湛的拔牙技术而被业内人士称为"连拔牙";1986年召开了我国第一届口腔外科学术会议。但由于这个时期,牙槽外科属于口腔颌面外科的一个分支,并没有形成专门独立的牙槽外科科室,并且研究主要集中在颌面外科,导致我国颌面外科的研究技术达到国际先进水平,而牙槽外科则相对落后。到了21世纪,在邱蔚六、张震康、王大章、周树夏等口腔颌面外科老一辈专家的倡导和帮助下,各大口腔医学院校相继建立了牙槽外科的独立临床分支,并配有专科医师从事牙槽外科相关工作,据初步统计,目前国内各主要口腔专科医院的牙槽外科门诊专科医师约为5~12人,占各口腔颌面外科整体人员的比例约为1/4~1/3,在基层医院,这一比例则更高,为我国牙槽外科进入第三个高速发展时期奠定了基础。这个时期,由第四军医大学口腔医院胡开进教授的倡导和一大批牙槽外科专家的努力下,于2011年在西安成立了我国口腔颌面外科牙槽外科学组,由胡开进教授担任首任组长。学组将国外的微创技术和理念,结合我国国情,在改进了相应器械的基础上,提出了标准化的器械、规范化的操作、微创化的治疗、人性化的服务牙槽外科诊治"四化"理念,获得了全国同行的认可;并将牙槽外科治疗相关技术进行改进;镇静镇痛技术用于牙槽外科治疗,获得了良好的效果。

四、我国牙及牙槽外科现状及发展展望

21世纪,随着现代医学的发展以及患者的治疗需求不断提高,对牙槽外科的发展提出了更高的要求,但由于我国口腔专业医师的教育和培训程度在不同的地区有较大的差异,即使同一地区的医师或同一院校毕业的学生,也会因各种原因使其在标准化的临床操作和临床经验上有所差异,还有一些不正确、不规范的操作会给患者带来不必要的痛苦。我国牙槽外科目前存在的问题主要表现在以下几个方面:

（一）诊疗理念陈旧落后

目前"以患者为中心"的诊疗理念已经被广大医护人员所接受,但在牙槽外科领域,"以疾病为中心"的诊疗理念仍然存在。表现在只注重操作过程,忽略患者对牙槽外科手术的畏惧、恐惧心理,在没有对患者紧张、恐惧心理进行干预、减压的前提下就对患者进行操作。在操作过程中患者出现疼痛时,常认为是患者的个体原因,而不积极采取相应的干预措施。只追求尽快将患牙拔除,忽略了如何使用最小创伤方式,最大程度减少患者术后疼痛、肿胀、感染等不适。诊疗方案的制订与实施仅集中在患者所患的疾病,而忽略了患者整体,并且缺乏为每个患者制订个性化的诊疗方案。很多地方牙槽外科手术还是采用"单兵作战"方式,忽视了四手操作可极大地缩短时间、减小创伤、降低患者不适感的优势。

（二）操作器械缺乏标准

目前,国际标准的牙槽外科手术器械已经和传统的器械有了很大的不同,但我国很多地方仍采用传统落后的手术器械进行操作,比如:

1. 分牙、去骨器械　传统的方法是采用骨凿进行去骨、劈冠,这样就容易因为敲击力量及方向不能进行精细的控制,造成去骨量较大,劈冠的效果也经常达不到预先设计的要求,增加了拔除的难度,而且劈冠的冲击力也有将患牙或牙根推进下颌神经管或舌侧软组织中

的风险,从而造成神经损伤或舌侧软组织损伤,甚至造成下颌骨骨折。有的地方使用普通的牙科涡轮机进行外科操作,也出现了皮下气肿和感染等很多并发症。而目前国际通用的气动式外科专用切割手机和切割钻有专门的气道、水道及机械力学设计,可以有效避免普通高速涡轮手机造成的并发症,同时可以减少骨创伤,控制术后反应。

2. 牵拉器械 传统的牵拉器械是口镜,由于口镜柄较细,长时间牵拉显露时常会拉伤患者口角,给患者带来较大术后痛苦;此外,口镜不能起到牵拉保护组织瓣的目的,对于需要翻瓣拔除的患牙,不利于术野暴露。如果采用颊拉钩代替口镜,可以更好地暴露术野、保护软组织,减少术者手指疲劳感,有利于手术顺利、快速地完成。

3. 吸引器械 传统方法采用一次性塑料吸唾器,该方法吸引强度有限,不能及时有效地清除口腔内的唾液及血液,有些单位甚至不用吸引设备,需专门停下来采用棉球蘸血清理术野,大大延长了手术时间;在拔除残根或断根时常同时伴有渗血,由于一次性塑料吸唾器吸力有限,头部过大,不能伸入到根尖部位进行吸引操作,这就不能保证术野清晰和残根的及时去除。如果采用外科专用金属吸唾器,既可保证术野清晰,方便手术操作,又可以伸入牙槽窝将牙碎片或松动牙根吸走,因而有效地缩短了治疗时间。

(三) 治疗过程不够规范

有些地方的治疗方法在麻醉、医患体位、器械选择、患牙拔除方法等方面都缺乏一定的规范,表现在以下方面:

1. 麻醉 在给患者进行局部麻醉时,没有按照标准规范的步骤实施。如麻醉前与患者缺乏交流,麻醉中对于患者紧张心理缺乏干预,注射麻药时间过短,忽略回抽无血等具体操作细节,缺乏根据拔牙部位、拔牙复杂程度、拔牙时间长短及患者的全身情况为患者选择适合的麻醉药物和麻醉方式。

2. 体位 治疗前未根据拔除患牙的位置选择标准的医患体位。

3. 器械选择 未根据不同的患牙特别是需要去骨翻瓣的患牙选择与之相适应的标准器械。

4. 术前准备 缺乏患者全身状况的评估、患牙拔除难度的评估、器械摆放位置等相关标准。

5. 操作过程 忽略了术前影像学检查的重要性,操作程序未根据不同患牙、不同的难度进行个性化设计,而采取千篇一律榔头敲击、骨凿去骨的传统方式。

(四) 操作技术缺乏微创

对于复杂牙和阻生牙拔除时常采用去骨消除阻力的方式拔除,缺乏"少去骨、多分牙"的微创拔牙理念。

(五) 高危人群缺乏安全保障

目前,国内外仍有拔牙导致死亡的病例报道,大部分原因是在对高龄及患有全身系统性疾患的患者拔牙时,未对患者全身情况进行详细的术前评估,导致在操作时诱发患者发生全身系统性疾病。发生风险后又缺乏相应的急救措施和基本的急救药品和设备作保障,从而导致患者死亡。

(六) 与其他相关学科缺乏合作

牙槽外科是口腔医学的一个重要分支,临床上面对的患者多种多样,病情复杂,很多情况下都需要修复、牙体、牙周、种植等相关的科室协助才能达到治疗目的,目前临床上许多医务工作者只关注自己领域相关的治疗,而忽视与相关科室的合作,导致很多临床病例未达到最佳的治疗效果。比如,有时拔除了如果与相关科室合作可以保存的患牙。

未来

近年来,伴随着微创技术和各种新器械的研发应用,我国牙槽外科有了很大的发展,但在以下方面还有待进一步改进和提高。

1. 转变观念 要树立"以患者为中心"的治疗理念,治疗过程中要有爱伤观念,关注患者治疗过程中存在的紧张恐惧心理,并及时地对其进行干预,并针对不同患者制订个性化的诊疗方案,提倡"人性化"及"四手操作"的理念,尽可能地降低患者手术创伤及心理不适。

2. 选择和研制标准的牙槽外科器械 逐步摒弃如骨凿、榔头、劈冠器等创伤大的牙槽外科手术器械,在牙拔除术、修复前外科手术(牙槽骨骨尖、牙槽骨隆突去除或牙槽骨修整等手术)中,需要去除骨组织时,应选择使用微动力操作系统和专用车针。在上颌窦或下颌神经管附近需要进行去骨、增隙和分牙等操作时,可选择使用超声骨刀,从而避免对重要结构的损伤。对口腔软组织局部病变进行手术时,也可选用合适的激光刀进行操作。另外,临床医师应与有关厂家及技术人员积极合作,结合我国人群牙齿解剖结构和外形数据,设计符合我国人群牙齿的拔牙器械,在临床实践中正确选择和使用标准的微创的牙槽外科手术器械,以便提高手术效率、减小手术创伤。

3. 规范治疗流程 所有需要拔除的患牙术前除常规的临床检查外都要进行影像学检查以便判断患牙的拔除难度,并制订创伤性最小的拔牙术式;治疗前要与患者做好沟通,以减轻患者的思想压力;对于患有全身系统性疾病的患者更要制订个性化的治疗方案;术中应选用规范的治疗体位、麻醉方式,选择标准的拔牙器械和采用微创的拔牙方法,尽量减少牙槽骨的丢失,为后期的修复,特别是种植手术提供良好的基础;术后要制订相应的疼痛及感染控制方案,最大限度地减少术后患者的不适感;建立与患者的通信联系,以便与患者及时沟通,体现人性化的关怀。

4. 对高危人群采取有效的保障措施 对患有全身系统性疾病及高龄患者,术前需对其全身状况进行评估,对患有心脑血管疾病的患者需在心电监护下进行操作,对治疗风险较高的患者可在镇静镇痛的基础上进行治疗;诊室应配有基本的急救相应药品和设备,定期对科室人员进行急救知识及操作的培训,对随时可能出现的紧急突发事件进行及时有效处理,保证患者的生命安全。如由于技术和设备等原因而无法保证患者安全的医疗单位,应将患者转至有条件的医院进行处理。

5. 加强与其他相关学科合作 对于埋伏阻生的牙齿,应与正畸医师联合进行导萌(在具体操作中应注意牙龈切口、导萌角度和方向的选择,争取使患牙达到最佳的萌出角度和位置,同时使局部软组织达到较好的牙龈美观效果);对于严重根尖周炎或根管闭锁不能进行根管治疗的患牙,应与牙体牙髓病科联合进行开窗根尖切除倒充填治疗保留患牙;对于多根牙残冠,有一根破坏不能保留而另一根完整时,应与修复科及牙周科等科室联合进行牙半切治疗进而保留。对于疑难病例应与相关科室进行密切合作,力争达到最佳治疗效果。对于残根情况较好,为了维持牙槽骨的高度和外形,可以与牙体科和修复科合作,在牙髓治疗后进行覆盖义齿修复。对于牙槽骨条件良好、患者同意的情况下,可以在拔牙术后行即刻种植,从而保存牙槽骨的骨量和外形。对于炎症导致牙槽周围骨质缺损的患牙拔除后,可以通过即刻牙槽窝植骨恢复形态,最大限度地保存牙槽骨,恢复正常牙槽骨形态,为后期种植修复提供有力保障。

6. 制订相应的规范和标准　积极引进国外先进的治疗理念和技术,抛弃落后的锤击拔牙技术,介绍先进的治疗理念、标准的操作器械以及微创的治疗技术,并制订我国牙槽外科的操作标准和规范,制订牙槽外科常见疾病的临床治疗路径。

7. 积极推广应用　要通过规范化培训、继续教育等各种手段将微动力拔牙、镇静镇痛、现代理念的牙移植及牙再植等先进的技术手段进行普及,推广牙槽外科治疗新理念,希望在尽量短的时间内使我国牙槽外科工作者掌握相应的技术和操作,以便显著提升我国牙槽外科临床治疗整体水平,造福患者。

（胡开进）

<h1 align="center">参 考 文 献</h1>

1. 张震康,俞光岩. 口腔颌面外科学. 北京:北京大学医学出版社,2010

2. Garant,Philias R. The Long Climb:From Barber-Surgeons to Doctors of Dental Surgery. Quintessence Publishing Co. Inc. ,USA,2013

3. Daniel M. Laskin. The past,present,and future of oral and maxillofacial surgery. J Oral Maxillofac Surg,2008,66 (5):1037-1040

4. M. A. Bussell,R. M. Graham. The history of commonly used dental elevators. British Dental Journal,2008,205 (9):505-508

5. 白砂兼光,古鄉幹彦. 口腔外科学. 东京:医歯薬出版株式会社,2010

6. 黄君华. 拔齿学图解. 杭州:新医书局,1951

7. 张光炎. 口腔外科学. 北京:人民卫生出版社,1953

8. Spielman AI. The birth of the most important 18th century dental text:Pierre Fauchard's Le Chirurgien Dentiste. J Dent Res,2007,86:922-926

9. Lewis CP,Jr. The Baltimore College of Dental Surgery and the birth of professional dentistry,1840. Md Hist Mag,1964,59:268-285

10. Herschfeld J. Dr. James Edmund Garretson-pioneer in dentistry's first specialty-oral surgery. Bull Hist Dent, 1991,39:37-38

11. Cillo JE,Jr. The development of hospital dentistry in America-the first one hundred years(1850-1950). J Hist Dent,1996,44:105-109

12. William Harry Archer,Milton Baron Asbell,Irby WB. The History of the Development of Anesthesia,Oral Surgery and Hospital Dental Service in the United States of America,1971

13. Kracher CM,C. Edmund Kells(1856-1928). J Hist Dent,2000,48(2):65-69

14. Kilpatrick HC. Removal of impacted third molars utilizing speeds up to 200 000 r. p. m. Oral Surg Oral Med Oral Pathol,1958,11:364-369

15. Bodner BN. Dentoalveolar surgery. Dent Dig,1967,73:12-15

16. Colyer F. A note on the dental key. Proc R Soc Med,1951,44:652-655

17. 吴煜农. 复杂牙拔除技术. 南京:江苏科学技术出版社,2007

18. Wells H. A history of the discovery of the application of nitrous oxide gas,ether,and other vapors to surgical operations. Hartford,1847

19. Smith C. The discovery of anesthesia. Sci Monthly,1927,24:64-70

20. Gunther B. Karl Koller:centennial of the discovery of local analgesia(1884). Rev Med Chil,1984,112:

1181-1185

21. Dunsky JL. Alfred Einhorn:the discoverer of procaine. J Mass Dent Soc,1997,46:25-26

22. Trauner D. Richard Willstätter and the 1915 Nobel Prize in chemistry. Angew Chem Int Ed Engl,2015,54 (41):11910-11916

23. Hubar JS. C. Edmund Kells,Jr.,pioneer in the field of dental X-rays. J Hist Dent,2000,48:11-15

第二章 患者术前状况评估

　　牙槽外科是口腔颌面外科学的一个重要组成部分,属于最传统、最常见的口腔外科临床门诊诊疗工作范畴。牙槽外科患者虽然不同于口腔颌面外科住院患者,体征及症状相对较为简单、轻微,但是对于一名口腔外科医师来说,同样必须掌握及运用常规外科专业知识,通过对患者完整详尽的病史询问、临床及实验室检查,同时对患者将要经历的牙槽外科手术进行综合评估,进而避免或降低术中、术后并发症发生的风险,最终完成一份合格的病史采集。

第一节 病史查询

　　准确的病史询问有助于临床医师获得对治疗有帮助的信息,并可以判定患者能否安全地承受治疗计划。比如,准确的病史询问能够预测患者对麻醉和手术的反应。标准的病史查询包括:主诉(chief complaint)、现病史(history of chief complaint)、既往史(past medical history)、家族史(family history)、社会史(social history)。

一、主 诉

　　每位患者必须对自身疾患或不适,用非医学专业词汇作出尽量详细的陈述,医师可通过适当的非诱导性提问并简洁明了地记录在病史之中。比如疼痛的主诉包括:疼痛部位、诱发及缓解因素、疼痛强度、持续时间、有无放射状疼痛等。

　　通过医患之间这种形式的交流,不仅可以帮助患者明确表述疾病引起的不适,还可以帮助医师了解患者寻求医治的真实原因,进而明确下一步病史采集、相关检查的侧重点。

二、现 病 史

　　主要是通过医师询问患者,记录患者主诉疾病或不适的发生、发展及转归过程:发生初期的表现;首次发生后不适或表现有无变化;引起或影响上述变化的诱因;症状加重或减轻不适的因素;症状持续或间断发作;有无治疗病史以及伴随主诉的全身症状(如:畏寒、发热、嗜睡、倦怠、厌食、全身乏力等)。

　　现病史采集过程中,因为患者或医师的原因可能获得错误的信息。患者都希望获得更好的医疗关注,对医师的提问往往潜意识中做出自认为有利于自己的肯定回答。因此医师可以通过带有选择性回答的问题提问,比如可以提问"疼痛是持续的还是不持续的?"而不是提问"疼痛是持续的吗?"。

三、既 往 史

通过既往史的采集,临床医师可以获得与主诉、现病史相关联的全身健康状况信息,包括药物史以及患者全身性系统回顾,进而明确哪些因素可能影响将要进行的治疗计划。

临床实践中可以设计一份简明的格式化文本用于患者和医师共同完成填写记录(表 2-1)。

表 2-1　既往史采集表

既往史				
1	最近是否正接受口腔临床治疗? 如果是,目前治疗情况是_____		是（　）	否（　）
2	是否经历过严重的疾病或手术? 如果是,疾病或手术分别是_____		是（　）	否（　）
3	最近 5 年是否有过住院治疗病史? 如果是,治疗结果是_____		是（　）	否（　）
4	是否有以下疾病病史?			
	先天性心脏病		是（　）	否（　）
	心血管疾病(心力衰竭,心绞痛,高血压,心脏杂音)		是（　）	否（　）
	a	用力后是否感到胸区疼痛或胸闷?	是（　）	否（　）
	b	轻微运动后是否有过呼吸急促?	是（　）	否（　）
	c	脚踝肿胀?	是（　）	否（　）
	d	躺下后是否感到呼吸急促,或者通过垫高枕头缓解?	是（　）	否（　）
	e	医师是否告知过有心脏杂音?	是（　）	否（　）
	哮喘或花粉症		是（　）	否（　）
	荨麻疹或皮疹		是（　）	否（　）
	昏厥或癫痫发作		是（　）	否（　）
	糖尿病		是（　）	否（　）
	a	是否每天排尿超过 6 次?	是（　）	否（　）
	b	是否大部分时间感到口渴?	是（　）	否（　）
	c	是否经常性感觉口腔干燥?	是（　）	否（　）
	肝炎、黄疸或其他肝病		是（　）	否（　）
	关节炎或其他关节疾病		是（　）	否（　）
	胃溃疡		是（　）	否（　）
	肾病		是（　）	否（　）
	肺结核		是（　）	否（　）
	是否有持续性咳嗽或咳血?		是（　）	否（　）
	性病		是（　）	否（　）
	其他:			

续表

既往史				
5	以前有过拔牙、手术或创伤后的异常出血病史吗?		是( )	否( )
	a	是否容易出现皮下出血、青紫?	是( )	否( )
	b	是否因为异常出血而要求输血?	是( )	否( )
	c	如果有,请详细说明病情_____		
6	是否有血液病症,比如贫血(包括镰状细胞性贫血)?		是( )	否( )
7	是否因为头颈部肿瘤或其他疾病而手术或放疗病史?		是( )	否( )
8	是否正在服药? 如果是,请详细阐述所服药物_____		是( )	否( )
9	是否正在服用以下药物?			
	a. 抗生素或磺胺类药剂		是( )	否( )
	b. 抗凝血药(血液稀释剂)		是( )	否( )
	c. 高血压药		是( )	否( )
	d. 可的松(甾类)(包括"泼尼松")		是( )	否( )
	e. 安神剂		是( )	否( )
	f. 阿司匹林		是( )	否( )
	g. 胰岛素、甲苯磺丁脲(山地酶、甲糖宁)或者同类降糖药		是( )	否( )
	h. 洋地黄或其他心脏病药物		是( )	否( )
	i. 硝酸甘油		是( )	否( )
	j. 抗组胺药		是( )	否( )
	k. 口服避孕药或其他激素治疗药物		是( )	否( )
	l. 其他_____			
10	是否对以下药物过敏或可引起不良反应?			
	a. 局麻药(普鲁卡因)		是( )	否( )
	b. 青霉素或其他抗生素		是( )	否( )
	c. 磺胺类药剂		是( )	否( )
	d. 阿司匹林		是( )	否( )
	e. 碘制剂或照影剂		是( )	否( )
	f. 可待因或其他麻醉品		是( )	否( )
	g. 其他_____			
11	以前牙科治疗病史中有无严重并发症? 如果有,详述_____		是( )	否( )
12	有无以上没有罗列的疾病、全身情况或问题,而你认为应该告知医师? 如果有,详述_____		是( )	否( )

续表

既往史			
13	工作环境是否经常性暴露在射线、电离辐射环境中?	是( )	否( )
女性患者			
14	是否正处于怀孕期? 如果是,孕期为_____	是( )	否( )
15	是否正处于月经期?	是( )	否( )
16	是否正处于母乳哺乳期?	是( )	否( )

患者签名:

医师签名:

日期:

　　系统回顾(review of systems)是通过连续性、综合性分析得出患者相关器官、组织信息的手段,通过系统回顾可以发现未诊断的、患者并不知晓的临床状况。牙槽外科手术前,医师应该在得到患者中肯可信的回答问题后,运用所掌握医学知识进行分析总结,比如在进行心血管系统回顾时,如果患者回答有缺血性心脏病史,那么就必须考虑:是否有过胸部不适(用力时、进食时、休息时)、心悸(自觉心跳、心慌或心前区不适)、晕厥、脚踝肿胀。通过以上问题的综合分析,可以帮助医师决定是否进行手术或者改变手术及麻醉方法。如果计划手术中进行静脉注射和吸入性应用抗焦虑药物达到镇静效果,就必须进行心血管系统、呼吸系统、神经系统回顾分析,如此可以预先发现某些未确诊的且可能引起镇痛风险的因素。

　　全身性系统回顾,具体内容将在"第三节牙槽外科手术风险评估"中具体阐述。

四、家　族　史

　　通过家族史的询问可以得到患者家族遗传性疾病的相关资料信息(比如血友病),通过了解某些家族性多发疾病以及已故亲人的死亡病因(比如心脏病、脑卒中或肿瘤),还能够提示患者对此类疾病的易感性。

五、社　会　史

　　社会史主要包括患者家庭关护和患者自身生活习惯,前者关系到手术后护理和家庭关爱(尤其是老人和儿童患者),后者主要是指患者的不良生活习惯(如吸烟、酗酒等)影响到并发症的易感性以及术后恢复。

第二节　临床检查

牙槽外科临床检查主要是口腔、其次是整个颌面部的检查，必要时还应该进行与牙槽外科治疗相关的全身系统检查，同时应该遵循方法正确、全面细致、客观有序的原则，以及进行相关辅助检查（实验室检查、影像检查、病理检查等），最终完成病史采集。

一、生命体征

正如所有临床检查一样，牙槽外科的临床检查同样从检查生命体征开始，主要包括血压、脉搏、呼吸频率。此类普查性质的检查可以发现未预料到的某些病理性问题，并且能够作为将来病情发展变化的参照指标。

二、颌面部检查

口腔颌面部检查首先通过观察患者步态、头发（分布、密度、质地）和面部表情等，对患者有一个初步判断。

患者明显的颌面部特征包括：面部对称性以及是否存在肿胀或缺陷；鼻腔外部形态以及有无异常分泌物；结膜和巩膜的颜色；口周颜色、有无色素沉着、形状改变、溃疡以及裂缝；面部皮肤色泽是否潮红，有无水疱、皮疹、毛细血管扩张、血管畸形、色素沉着、瘢痕等。

检查主要从以下几方面进行：

（一）神经检查

颌面部的感觉检测可以有助于医师获得患者周围神经或中枢神经紊乱的体征。

嗅神经检查可通过患者识别具有刺激性味道物质的方法，如醋或丁香酚。

面神经检查可通过面部表情肌的运动功能左右对比（皱额、闭眼、鼓气或吹口哨等）。如果出现一侧口角下垂、闭眼不全、额纹消失、不能皱眉，则提示周围性面瘫；如果出现不影响闭眼、皱额，而只有一侧口角下垂以及鼻面沟变浅，则提示中枢性面瘫的可能。

眼球的运动由动眼神经、滑车神经、外展神经控制，可以通过让患者的眼球随着检查者的手指向外侧运动检查患者眼球运动；复视说明患者运动调节能力下降或者由于外伤导致眼球框内位置发生改变。

瞳孔对光反射异常或扩大、缩小异常，说明中枢神经的损害或者药物所致（狭窄、缩小的瞳孔）；瞳孔无反应说明严重的中枢神经损伤，如长时间缺氧或视神经损伤。

三叉神经应分支检查，主要通过颌面部皮肤敏感度及触觉检查。嘱患者闭眼，使用探针尖端以及探针弯曲光滑部分交替、无规律地接触患者面部皮肤，检查患者面部皮肤敏感度；使用羽毛或微型毛笔对比检查患者面部触觉，检查结果可分为：正常、减弱、增强、感觉缺乏（异常或麻痹）。另外，如果角膜反射检查：细棉签毛由角膜外缘接近或接触角膜，直接和间接角膜反射同时消失提示患者可能有三叉神经（眼支）病变；直接反射消失，间接反射存在，提示患者患侧面神经瘫痪。

（二）淋巴结检查

检查部位包括：颏区、颏下、下颌下和颈部。淋巴结的检查为临床诊断炎症、感染以及恶性肿瘤提供重要的依据。检查时，患者坐位，检查者位于患者右前方或右后方，一只手置于患者头部并使头轻微向下、向检查侧倾斜，放松口底和颈部肌肉，另一只手用两个手指触诊颏区、下颌下、颏下和颈部，确定淋巴结的大小、硬度和活动度。淋巴结触诊疼痛表示回流区域病灶感染、炎症或上呼吸道感染；无痛性淋巴结常在炎症控制后可触及，并可存在数月。无痛性淋巴结也可能是从淋巴引流区域的肿瘤转移而来；淋巴结增大也可能是白细胞增多、霍奇金病以及某种病毒感染。

（三）颞下颌关节检查

1. 下颌运动检查　通过患者开闭口运动、侧方和前伸运动，检查患者开口度、开口型以及有无下颌运动受限。开口度是指患者大张口时，上下颌中切牙近中切角之间的垂直距离，正常开口度平均为3.7mm，小于3.7mm为张口受限，大于5.0mm为张口过大。开口型是指下颌自闭口到张大的整个过程中下颌运动的轨迹，正常成人开口型不偏斜，呈"↓"，而颞下颌关节紊乱综合征患者常出现开口型异常（偏斜或歪曲）。

2. 髁突运动检查　双手示指或中指分别置于患者两侧耳屏前方、髁突外侧，嘱患者开闭口运动，感触髁突活动度；或者将两手小指伸入患者外耳道内，紧贴外耳道前壁进行触诊，检查髁突运动度。借助于听诊器可检查髁突运动过程中有无弹响及杂音，并区分处于哪种时期（开口初期、开口中期、开口末期、闭口初期、闭口末期）。

3. 咬合检查　咬合检查应该按照安氏分类进行记录描述。主要检查内容包括：咬合关系、覆𬌗覆盖、Spee曲线/横𬌗曲线以及有无牙列缺损等。

4. 咀嚼肌检查　检查颞肌、咬肌、翼外肌等咀嚼肌群的收缩力以及有无硬结或疼痛。在口外触诊咬肌区（咬肌前缘、下颌角区），口内可按压咀嚼肌的解剖部位，扪触颞肌前份（下颌支前缘向上）、翼外肌下头（上颌结节上方和下颌升支之间）、翼内肌下部（下颌磨牙舌侧和下颌升支内侧面）。

（四）唾液腺检查

唾液腺检查的重点是三对大唾液腺（腮腺、下颌下腺、舌下腺），但对某些疾病来说（比如干燥综合征，Sjögren's syndrome，SS），不能忽视对小唾液腺的检查。

临床上可以通过视诊、触诊完成唾液腺表浅部位的检查，为了避免遗漏某些关键性体征，初检必须仔细、有序进行，检查范围包括头颈区、口腔内以及口腔外。

检查者面对患者并保持大约100cm距离，仔细观察患者颌面部、头颈区对称性、皮肤颜色有无变化以及可能存在的表面搏动、皮肤瘘口分泌物。通过视诊最易发现的唾液腺肿大主要是腮腺和下颌下腺，可发生于一侧或双侧同时肿大。腮腺炎是最典型的病例，表现为耳屏前区隆起，但也可能由于病灶位于深部而不能察觉腮腺肿大。下颌下腺的肿大可表现出下颌角前下方、下颌下三角区的膨隆。

唾液腺肿大以其单一、体积较大以及表面平滑的特性，通常可以与淋巴源性肿大相鉴别。同时，显著的神经病学缺陷应该引起重视，比如腮腺区肿块并发患侧面瘫，提示腮腺恶性肿瘤的可能。

除此之外，口内上颌第二磨牙对应的颊黏膜以及口底舌系带两侧，分别检查腮腺导管以及下颌下腺导管口内开口,采用两侧对比的方法,观察导管口形态、颜色以及导管口分泌物的情况,可按摩、推压腺体,以增加分泌,并对分泌液的色、量、质进行观察和分析,必要时应进行实验室检查。腮腺和下颌下腺的触诊应包括腺体和导管。唾液腺导管的触诊注意有无结石存在外,还应注意导管的粗细和质地。腮腺触诊一般以示、中、无名三指平触为宜,忌用手指提拉触摸;下颌下腺及舌下腺的触诊则常用双手合诊法检查,对怀疑下颌下腺导管结石患者的触诊,应于舌下肉阜舌根处由后向前检查,避免将结石推至导管深部;对有狭窄的唾液腺导管的检查可采用探诊的方法,要选择钝、细的探针,且应在排除结石存在的可能时方能进行,以避免将结石推向深部。在行唾液腺造影、冲洗和注药等检查、治疗时,应动作轻柔、准确,避免刺伤导管、乳头或将药物注入导管外的软组织中。

唾液腺分泌功能检查包括定性检查、定量检查两个方面:

定性检查:给患者以酸性物质(临床上常以 2% 枸橼酸、维生素 C 和 1% 柠檬酸等置于舌背或舌缘),使腺体分泌反射性增加;根据腺体本身变化和分泌情况,判断腺体的分泌功能和导管的通畅程度。

定量检查:正常人每天唾液总量为 1000 ~ 1500ml,其中 90% 为腮腺和下颌下腺所分泌,而舌下腺仅占 3% ~ 5% ,小唾液腺则分泌更少,故唾液腺分泌功能的定量检查,是根据在相同程度刺激的条件下,腮腺和下颌下腺的唾液分泌多少来协助某些唾液腺疾病的诊断。如急性口炎和重金属中毒等症的唾液分泌增加,而慢性唾液腺炎、唾液腺结石症和淋巴上皮病等则唾液分泌明显减少。核素扫描检查可测定唾液腺分泌状况。

唾液腺中含有的电解质、蛋白质、尿酸、尿素、酶和免疫球蛋白等。在正常人有一定的正常值,在病理条件下,各种成分则发生相应的变化,因而有助于一些疾病的诊断。如唾液腺炎时钠升高、钾下降;唾液腺肥大时,钾升高、钠下降;唾液腺炎、淋巴上皮病及口腔癌患者,唾液中可见 SIgA 升高。

三、口 腔 检 查

口腔检查包括口腔前庭及固有口腔范围内软硬组织,口腔内及口周的软组织密切相关,检查过程中要求手法轻柔准确。

(一) 牙列检查

检查患者有否牙缺失,有否义齿修复或不良修复体,根据缺牙数量和范围,确定属于牙列缺失或牙列缺损。

检查口内牙体有无龋坏、缺损、折裂、松动、叩痛。

检查咬合,有否牙列不齐、咬合紊乱。

(二) 软组织检查

依次检查唇、颊、牙龈黏膜、唇颊沟、唇颊系带、腮腺导管开口、舌系带、下颌下腺导管开口、软硬腭黏膜、舌、口底、口咽部等,重点检查有无颜色异常、质地改变、牙龈萎缩、表面破溃、瘘管形成以及有无分泌物(量和性质)、组织畸形或缺损、组织坏死等。

舌运动检查包括简单让患者伸舌并左右移动,观察舌有无偏斜以及能否按要求运动并能接触到上下颌口腔前庭。任何解剖学上的阻碍,如舌系带过短,都不应该忽视。

四、辅助检查

（一）化验检查

化验检查是全面认识疾病的重要辅助手段,对疾病的诊断、治疗和对全身情况的监测均有参考价值。检查内容主要包括临床检验、生化检验、免疫学检验、血液学检验、微生物学检验和肿瘤标志物检验等。对口腔颌面外科而言,微生物学检验涉及常规需氧菌检验和厌氧菌检验;与免疫有关的疾病应进行免疫学检验;与肿瘤有关的疾病应行肿瘤标志物检验;手术前则常规进行生化和血液学检验。

（二）影像学检查

口腔颌面部影像学检查,新技术和传统影像技术的交叉、联合应用避免了单一技术应用的局限性,有利于疾病诊断的准确完整。

1. X线片　点状辐射源产生的X射线穿过需要检查的机体部位,根据组织器官密度、厚度不同而对X线的吸收和通过量不一致,被胶片检测到而成像,此类技术包括口内成像及口外成像,如根尖片。

2. 全口牙位曲面体层X线片　即正位全景体层摄影照片(orthopantomogram,OPG),曝光过程中X射线源和感光板(胶片)协同移动,对所选的某一个断层(剖面)对焦成像。一般用于全颌牙列/颌骨检查、双侧颞颌关节检查、牙种植前检查上颌窦以及下牙槽神经管距离嵴顶距离而决定治疗计划等。

3. 对照检查　利用照影剂的X线阻射特性,将之注入检查部位的导管、脉管、内腔或龋洞,通过X线摄影对照周围组织得出注入照影剂部位形态结构的相应诊断。口腔颌面外科常用对照检查技术包括:血管照影术(angiography)、硫酸钡对照研究(barium/contrast studies)、唾液腺照影术(sialogram)、窦腔/瘘管照影术(sinogram/fistulogram)、颞颌关节照影摄片[temporomandibular joint(TMJ) arthrogram]、泪囊造影术(dacryocystography)、经皮静脉照影术(percutaneous venography)。

4. 电子计算机X线断层成像(computed tomography,CT)　CT是运用扇形扫描并采集投影的物理技术,以测定X射线在人体内的衰减系数为基础,采用一定算法,经计算机运算处理,衰减系数为基础,求解出人体组织的衰减系数值在某剖面上的二维分布矩阵,再将其转为图像上的灰度分布,从而实现建立断层解剖图像的现代医学成像技术,其成像的本质是衰减系数成像。它与X射线摄影相比较有很大区别:X射线摄影产生的是多器官重叠的平片图像;CT是用射线对人体层面进行扫描,取得信息,经计算机处理而获得重建图像,显示的是断面解剖图像,其密度分辨力明显优于X线图像,可以显著地扩大人体的检查范围,提高病变的检出率和诊断的准确率。因此,对于颌面部肿瘤特别是面深部肿瘤、颌骨骨折、颌骨畸形、血管畸形等病变及其与周围组织解剖结构关系的临床诊断和手术方案的设计具有极其重要意义。新一代多层螺旋CT(multislice computed tomography,MSCT)的应用,不仅可以降低射线球管损耗、扫描覆盖范围更长,而且扫描时间更短、扫描层厚更薄。

5. 锥形束CT(cone beam CT,CBCT)　CBCT的应用给牙槽外科影像学检查带来了革命性的变化。其工作原理:X线发生器以较低的射线量(通常球管电流在10mA左右)围绕投照体做环形投照、数据记录;然后将围绕投照体多次的投照"交集"中所获得的数据在计算机中重组进而获得三维图像。CBCT 区别于传统螺旋 CT 的最大优点就是成本低、操作简单、低辐射、获得高清晰硬组织三维数据;缺点是由于低的管电流降低了辐射剂量的同时也损失了软组织结构的图像分辨率。CBCT 可作为口腔常规检查手段,对颌骨囊肿、根尖病变、阻生智齿邻近解剖结构、种植术方案制订等临床检查及诊断具有极其重要的指导价值(图 2-1 ~ 图 2-3)。

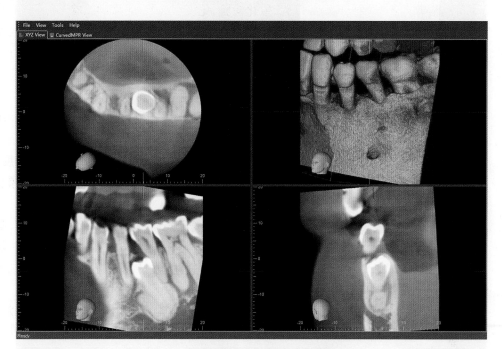

图 2-1　34 阻生、牙骨质瘤,邻近颏孔
(同济大学口腔医学院　孙竞供图)

6. 磁共振成像(magnetic resonance imaging,MRI)　磁共振成像是利用原子核在磁场内共振所产生信号经重建成像的一种成像技术,是一种无创伤性、无放射线辐射检查技术。磁共振成像(MRI)作为一项新的医学影像诊断技术,所提供的信息量不但多于其他许多成像技术,而且以它所提供的特有信息对诊断疾病具有很大的潜在优越性。MRI 可获得人体横面、冠状面、矢状面及任何方向断面的图像,有利于病变的三维定位;一般 CT 则难以做到直接三维显示,需采用重建的方法才能获得冠状面或矢状面图像以及三维重建立体像;临床实践中,凡能够被 CT 检出的肿瘤,都能被 MRI 检出,并且其软组织对比度优于 CT。

MRI 另一新技术是磁共振血管造影(magnetic resonance angiography,MRA)。血管中流动的血液出现流空现象,它的 MR 信号强度取决于流速,流动快的血液常呈低信号。因此,在流动的血液及相邻组织之间有显著的对比,从而提供了 MRA 的可能性。目前已应用于大、中血管病变的诊断,并在不断改善。MRA 不需穿刺血管和注入造影剂,有很好的应用前景。

MRI 也可行造影增强,即从静脉注入能使质子弛豫时间缩短的顺磁性物质作为造影剂,以行 MRI 造影增强,用于某些特殊部位如中枢神经系统疾病的检查、诊断。

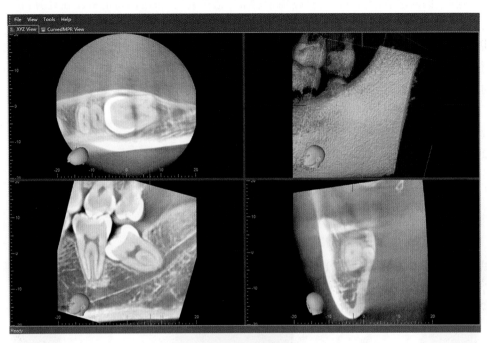

图 2-2　38 阻生、三根、颊侧根根尖位于下牙槽神经管内
（同济大学口腔医学院　孙竞供图）

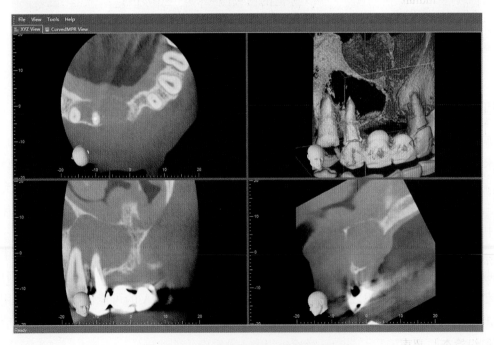

图 2-3　12、13 根尖周囊肿,唇腭侧骨板破损
（同济大学口腔医学院　孙竞供图）

口腔颌面外科临床检查,MRI应用于肿瘤(尤其是深部软组织良恶性肿瘤)、颞下颌关节、血管畸形等疾患的诊断;同时应用该项检查,必须谨记颌面部MRI禁忌证:颅内动脉瘤夹使用者、框内金属异物(义眼金属异物)、心脏起搏器安放者、耳蜗植入物患者。

7. 正电子发射断层摄影术和其他放射性核素影像(positron emission tomography and other radioisotope imaging)　正电子发射断层摄影术(positron emission tomography,PET)又称正电子成像术,也称为PET显像或PET扫描,是核医学显像类型,是一种无创性的探测生理性放射性核素在机体内分布的断层显像技术。通过将发射正电子的核素标记在特定的代谢物或药物上,PET可以从体外无创、定量、动态地观察它们进入生物体后的生理、生化变化,从分子水平洞察其在正常或患病个体内的分布和活动。对于头颈部恶性肿瘤,PET相对于CT和MRI具有更高的诊断精确度,大多数使用短效放射性示踪剂如18-氟脱氧葡萄糖(^{18}FDG)作为肿瘤组织葡萄糖代谢活性改变的标示物,对其检测而作出明确诊断。

由于PET这一功能性核医学成像的空间分辨率较低,使核医学图像上的解剖和结构的定位较困难,常需借鉴于解剖影像(CT或MRI)的图像。图像融合技术的发展,使功能与解剖图像的融合成为现实,PET/CT的同机CT融合则提供了一种快速、简便的融合方法,极大地提高了核医学影像的定位诊断。随着技术的不断进步,使用同一台扫描仪便可以获得功能和解剖的CT图像(正电子发射断层扫描-CT,PET-CT)。

其他放射性核素用于颌面部疾病的调查研究包括:

(1) ^{99m}Tc-MDP评估骨相关疾病(如髁突增生、纤维骨病变的活跃程度、骨转移、肿瘤的骨侵入、骨髓炎、放射性骨坏死或血管移植的血供完整性)。

(2) ^{111}Indium和^{99m}Tc-HMPAO标记的白细胞和^{67}Ga-枸橼酸镓用于对软组织感染或炎症进行诊断和定位。

(3) ^{99m}Tc-高锝酸盐用以进行唾液腺动态成像或检测异位甲状腺组织。

8. 超声成像(ultrasound imaging)和超声引导活组织检查

(1) 超声成像(ultrasound imaging):超声成像不需要电离辐射,较为便宜、无创,特别适用于检测表面结构(距离皮肤表面深度小于5cm),其使用高频率线性探头(7.5~12MHz)在多个成像平面产生高清晰度的图像。

超声波成像的原理是由各种组织扫描中声阻抗引起的变化导致的超声波的反射和散射,超声波探头同时充当声波的发射器和接收器,图像是通过计算机对探头接收的声波反射进行分析生成的。通常来说,8~12MHz的探头用于评估颈部,对于表层结构的分辨率的提高减少了渗透性,也就是说不能产生深层结构的图像。

超声成像于头颈部的临床应用主要用于淋巴瘤、唾液腺(唾液腺结石症、炎症和多形性腺瘤、腺淋巴瘤等)、甲状腺(乳头状瘤、甲状腺结节等)、表浅的肿块或隆起(脂肪瘤、血管瘤、鳃裂囊肿、甲状舌管囊肿、皮样囊肿、脓肿等)等疾病的辅助检查。

(2) 超声波引导的细针抽吸和中心组织活检:超声波产生的空间分辨率优于计算机断层扫描(CT)和磁共振成像(MRI),当结合组织样本技术时[经皮的细针抽吸(FNA)和中心活组织检查],超声波是经皮抽样活检过程中十分有效的辅助工具。这一技术应用可以直接观察到细针和需要避开的结构(比如血管),一个金属针作为一个反射面,如果平行或略倾斜于传感器表面,细针会成像为反射或回波结构。因此,细针必须在超声波束的平面上,尽可能与探头表面平行以优化视野。

（三）活组织检查

在许多情况下，一个明确的治疗方案的提出需要基于准确的组织诊断。因此，活检和组织病理学检测是诊治患者的基础。

外科活检是对部分（切开式活组织检查）或者整个（切除活组织检查）病变进行组织病理学检测的诊断手段。切开或切除以及活检技术的选择取决于活检的指征、临床诊断以及病变位置、大小、病变表征和活检后关闭创口的能力。

1. 钻取活检（punch biopsy） 钻取活检是一种简单便捷的获取直径约 5mm 的圆盘形黏膜层的方法，其通常足够在组织学上证实黏膜病变，例如扁平苔藓。

2. 粗针头（中心）活组织检查[thick needle（core）biopsy] 该技术取得位于病变中心的直径 2mm、长度 10mm 组织，其适用于深部不易触及的肿瘤，并比细针抽吸细胞学（fine needle aspiration cytology，FNAC）检查更有可能得到准确的诊断结果。但是病变中心组织并不能代表整个病变，因此有可能类似于小组织样本同样不能反映出病变所特有的病理特征。

但是，在疑似腮腺肿瘤的中心活组织检查中，如果细针抽吸细胞学（FNAC）不能起到帮助作用，通常使用狭窄的孔针（小于 0.9mm）会更为安全，文献报道表明这样肿瘤扩散的风险较小，同时对于鉴别非肿瘤性病变以及良恶性肿瘤的诊断准确度大于 97%。另外，应该避免对于腮腺肿瘤进行切开式活检，因为具有造成肿瘤在切口创伤处扩散（即使是良性多形性腺瘤）、面神经损伤、面部瘢痕和瘘管发生的危险。

3. 切除活检（excisional biopsy） 切除活检的适应证：①简单的黏膜和软组织病变（例如临床诊断为纤维上皮息肉、炎症性牙龈瘤和黏液囊肿等），切除活检可以同时完成诊断和治疗；②对重要相邻结构没有损伤风险的完整病变切除。

手术注意事项：

（1）局部浸润麻醉应在病灶周围进行，注意避免病变变形。

（2）穿过病变的牵引缝线可能会帮助稳定周围的组织区域。

（3）需要注意避免镊子等器械钳（压）碎组织。

（4）去除任何用于控制固定标本的缝线，避免取代表面上皮的错误诊断可能。

（5）切除之后，黏膜样本需要用一张卡片在深面进行支撑，从而防止样本在固定染色时发生变形。

（6）根据样本，可能需要使用标记缝线或标记图片、图示描述或标志出样本具体边界。

（7）标记缝线需要系得牢固，但不要拉得太紧，并避开关键的关注部位。

（8）固定染色后的颜色改变可能掩盖临床上的明显病变表象，因此病理学检查申请单需要详细注明：临床表现、病变位置、大小以及活检的范围（包括深度）。

（9）电刀会破坏组织的外围，从而会对组织外围 1mm 的组织学评估产生阻碍，在黏膜恶性肿瘤和癌前病变的切除活检中需要考虑这一因素。

4. 切开活检（incisional biopsy） 在较大的病变、潜在的恶性和不确定性质的病变治疗前，切开活检可以提供明确诊断的依据。该技术的临床操作要点在于切取包括部分病灶和病灶周围正常组织的椭圆形组织。

以下介绍几种临床常见口腔病变切开活检的注意事项：

（1）水疱性/溃疡性病变：在水疱性/溃疡性病变中需要特别注意：切开部位应该避开腐肉和坏死区域；切取组织不宜太浅，表层的活组织切除通常为碎片，不太可能涉及或包含足够厚度/深度的脉管，从而不利于血管炎的评估；弛缓性大疱的顶部很容易剥脱分离，因此活检前后的组织操作应轻柔仔细；需要直接进行免疫荧光染色的组织（如要求在天疱疮和类天疱疮活检组织中证实自身抗体），不可置于常规固定剂中，因此在活检之前应咨询病理科并制定特殊操作步骤。

（2）唇腺活检：通常用于口腔干燥症的辅助诊断，切取组织应至少包含 6 个唇腺腺体，通常并不必须包含腺体表面覆盖的黏膜。

（3）口面部肉芽肿病：在检查疑似口面部肉芽肿病（orofacial granulomatosis，OFG）以及与之相关联情况时，切取足够深度的组织十分重要，因为肉芽肿更多地位于唇肌内而不是固有层和表浅的黏膜下层。

（4）口腔癌和癌前病变：对于黏膜白斑病、黏膜红斑病和红白斑（小斑点黏膜白斑病）组织学评估的活检需要仔细策划。很多病例中，此类病变范围较大不适宜切除活检（excisional biopsy）。在这种情况下，切开活检范围一般包括硬结、糜烂、黏膜红斑、外生型/乳头状生长区域，如果有可能，切取部分正常黏膜组织对于明确诊断具有重要意义。

对于疑似黏膜鳞状细胞癌的切取活检必须深达到黏膜下层肌肉，理想的肌肉组织厚度为4mm、表面为10mm×6mm。对于有外生型生长的病变要特别注意，病理检查申请单应该提供准确的临床细节描述，包括疑似临床诊断。表层活检可能产生误导，因为上皮和结缔组织之间的基底膜和表面结构可能不能被准确描述，以及非典型细胞学特性的描述可能局限于角质细胞层或上皮钉突较为平坦的部位。

增生性疣状黏膜白斑病的病理诊断，特别是对疣状增生和疣状癌的区分很难用切开活检的方法确诊，因此最终往往通过切除活检的方法明确诊断。

5. 活体染色（vital staining）　作为口腔上皮发育异常、癌前病变的临床检测手段，用含有 1% 托洛氯铵（甲苯胺蓝）的水溶液进行活体染色被广泛使用。应用于临床可疑病变，其敏感性及特异性分别达到 77% 和 67%。但是，如果不加选择地用于白色病变和溃疡时，这项技术的可信度不高，并会出现较高的假阳性；另外，染料的致突变性往往导致对其使用安全性的担心，特别是当将其作为一种常规的筛选试验手段时尤其要谨慎。然而，这项技术在决定范围较大的病变的活检位置，鉴别同时性/异时性癌症，表浅肿瘤边界的术前定位以及决定是否需要手术干预或化学预防时具有一定价值。甲苯胺蓝活体染色技术近年来有发展趋势，但应该认识到该项技术只能作为临床诊断的辅助检查而并非常规确诊手段。

6. 骨内软组织病变的活检（biopsy of soft tissue lesions within bone）　刮除术通常用于解剖学或病理性腔洞或瘘管内的组织活检，在一些情况下也用于治疗。使用一个具有适当形态的刮匙将软组织刮除，包括骨针在内的所有组织碎片都必须提交进行病理学分析。

牙源性囊肿的确诊主要依据囊肿与牙齿的关联以及影像学表现，以上内容必须在病理申请单中详细描述。在可行的情况下，牙齿应该与软组织一起原位提交。为了可以切割薄片，包含牙齿和骨组织的样本在实验室大体评估之后需要用酸浸泡软化，因此，诊断所需时间为数天还是数周取决于样本的大小和构成。

（四）脱落细胞学和刷拭活检

脱落细胞学（exfoliative cytology）检查是通过一种快速简单且不需要使用局部麻醉、对病变表面刮擦取得表层抽样细胞的方法，最终进行细胞学检测。

正确地采集标本是细胞学诊断的基础和关键之一，故要准确地选择部位，尽可能在病变区直接采集细胞；采集的标本必须保持新鲜，尽快制得，以免细胞自溶或腐败；尽可能避免血液、黏液等混入标本内；采集方法应简便，操作轻柔，避免患者痛苦和引起严重并发症及促进肿瘤扩散。该技术广泛用于检测念珠菌菌丝，病毒破坏的角质化细胞和天疱疮棘状角质化细胞。使用扁平的塑料工具或干燥压舌板对目标区域刮擦，将脱落的细胞转移到清洁的显微载玻片上。吉姆萨染色用于风干的载玻片，巴氏染色用于乙醇固定的载玻片。另外，通过一些特殊的染色技术包括免疫组织化学染色，还可以提高诊断特异性。值得注意的是，表面刮擦不能获得更深层次的组织信息，所以通过单一的细胞学检查而诊断癌肿是不可靠的。

刷拭活检（brush biopsy）是通过用小刷子刷拭病变或组织表面，从而收集表层和次表层细胞进行活检的一种方法，也是获取 DNA 样本的简单便捷的方法。为了确保样品足够深，刷子应该在原位一点旋转直到表面出血，然后将细胞从刷子转移到显微镜载玻片上。为了得到最佳的检测结果，细胞的评定涉及一系列技术应用，比如 DNA 图像细胞仪用于测量分析细胞核内 DNA 含量；分子分析技术的应用，检测肿瘤细胞等位基因杂合性丢失（loss of heterozygosity）和微卫星不稳定性（microsatellite instability, MSI）。结合脱落细胞学检测的刷拭活检是一种可用于早期发现口腔癌的简易、廉价、非损伤、灵敏而特异的方法。

第三节　牙槽外科手术风险评估

随着诊疗技术的不断进步、更新以及国家对住院临床医师轮转培训制度的不断完善，对于一名经过多年系统培训且熟练掌握牙槽外科手术技能的口腔外科医师来说，无论手术方案的制订、术式的选择，还是手术过程中应注意的事项以及术后复查诊治均能较好完成，但是由于专科医师的特点，在进行必要的牙槽外科手术前，除了评估患者年龄、是否处于急性炎症期而不适合进行口腔手术等因素以外，还必须从以下方面对患者全身系统进行病史询问以及手术风险的评估，有助于减少手术并发症甚至严重差错的发生。

一、心血管疾病

（一）高血压

原因未知的血压升高被称为原发性高血压。轻度或中度高血压（即收缩压小于180mmHg 或舒张压小于 100mmHg）对普通口腔门诊手术通常是没有影响，牙槽外科术中护理包括使用减少焦虑的方法和对生命体征的监测；尽量选用含低浓度肾上腺素的局麻药，并需控制麻药用量；手术后，应建议患者到专科医院治疗高血压。

严重高血压患者（即收缩压高于 180mmHg 或舒张压高于 100mmHg）的牙槽外科手术应由专科医师或在镇静条件下进行。

（二）心绞痛

心绞痛是局部缺血性心脏病所引起的主要症状,其原因是由于冠状动脉病变所致的心脏供血不足,不能满足心肌需氧量的增加。心肌逐渐缺血,在胸骨下产生强烈压力和挤压感,这种感觉可放射至左肩和左臂甚至是下颌区。刺激迷走神经活动通常会伴有恶心、出汗和心动过缓。通常发病的人群为40岁以上的男性,但在绝经期后的女性中也普遍存在。其发病的基本过程为一个或多个冠状动脉发生进行性的狭窄或痉挛(或两者同时发生),这导致了心肌需氧量和冠状动脉含氧血量间的不平衡。

对于曾患有心绞痛的患者,医师需尽可能使用预防性手段以减少手术造成心绞痛发作的可能。应了解患者心绞痛发作的病史,包括心绞痛首次发作的时间、频率、间隔、严重程度以及对药物的反应,必要时心内科会诊。

如果患者的心绞痛只在适度用力的情况下发生并对舌下滴服硝酸甘油敏感且近期无加重的情况,那么在适当的预防措施下口腔手术可以进行。

如果仅轻微活动就引起心绞痛发作,且需要大剂量硝酸甘油缓解胸部不适,或患者具有不稳定型心绞痛(例如,心绞痛在休息时发生或者病情加重,或对药物的依赖性程度加强),则牙槽外科手术应尽量简单、分次进行,由口腔颌面外科医师或在镇静条件下进行。

一旦决定进行口腔手术,应进行手术前准备且患者的心肌耗氧量应降低或预防升高。口腔门诊手术过程中患者的焦虑往往产生心肌耗氧量增加,因此,术前、术中考虑采用减少患者焦虑的方法(如术前通过药物提高睡眠质量、手术当天清晨应用镇静剂;术中局麻状态下分散患者注意力的谈话、轻松的背景音乐、必要时静脉抗焦虑药物应用);另外,术前给药硝酸甘油(如果患者容易发生心绞痛)以及手术过程中患者可以给予吸氧;良好的深度局部麻醉是防止患者焦虑的最佳途径。虽然在对心绞痛患者使用含肾上腺素的局部麻醉剂上有些争议,但总体来说利大于弊,不过还是应该使用正确的注射技术避免过多地使用肾上腺素。建议在30分钟的时间内,成人患者应给予不超过4ml含肾上腺素浓度为1:100 000的局部麻醉药,肾上腺素的最大剂量为0.04mg。

术前、术中均应对生命体征进行监测;术中一直保持与患者有语言交流;对于有缺血性心脏疾病的患者,应术前计划考虑使用一氧化二氮或其他清醒镇静方法来控制焦虑的可行性;如果需要,应在椅旁预备一瓶新的硝酸甘油片或硝酸甘油喷雾以备使用。

（三）心肌梗死

心肌梗死(myocardial infarction)发生于心肌缺血导致细胞功能紊乱和细胞死亡。心肌梗死的区域丧失功能甚至坏死,其周围的区域经常发生可逆性心肌缺血且容易成为导致心律失常的病灶。在心梗发作后的早期,治疗应包括限制心肌过度劳累,增加心肌供氧,通过局部缺血组织的应急点抑制心律失常的发生。此外,如果任何主传导通道发生急性心肌梗死,心脏起搏器的植入也许是必要的。在患者心梗后初期,坏死面积逐渐被瘢痕组织替代,瘢痕组织无法收缩以及正常传导电信号。

对于曾患有心肌梗死的患者,一般来说,非紧急的外科手术应推迟到心梗6个月以后,因为患者通过适当服药和临床随访,此时再次发生心梗的风险降低到最低。当然,目前以溶栓为基础的治疗方案的实施以及更科学的心梗后护理使口腔治疗不必再等待6个月的时间。如果手术不太可能引起患者显著焦虑并且患者心梗后恢复良好,那么在口腔科门诊进行的简单口腔外科手术可以在心梗后 6 个月以内由口腔颌面外科医师进行操作。

术前应仔细询问有心梗病史患者的心血管健康状况,寻找尚未确诊的心律异常或充血性心脏衰竭(肥厚性心肌病)的证据。对一些服用阿司匹林或其他抗凝血剂以减少冠状动脉血栓形成的心梗患者,术后需局部使用止血材料。

如果距离心梗发生已超过 6 个月,那么心梗患者的口腔治疗处理同心绞痛患者一样:减少患者焦虑;可以考虑增加吸氧量;预防性应用硝酸甘油;术中可适量给予含肾上腺素的局麻药;在整个围术期进行监控生命体征。

一般情况下,曾进行过冠状动脉旁路移植术(coronary artery bypass grafting,CABG)(或称冠状动脉搭桥术)的患者与曾发生过心梗的患者类似,口腔非急诊或可选择进行的手术应在搭桥术后 6 个月后进行,如需在术后 6 个月内进行简单的牙槽外科手术,应由口腔颌面外科医师或在镇静条件下进行。冠状动脉搭桥术的患者通常有心绞痛、心肌梗死或两者都发生过的病史,因此该类患者的口腔外科治疗方案以及时机的选择应如前所述。如果患者搭桥术后恢复良好且能够很好地控制焦虑情绪,那么口腔外科常规门诊手术可在冠状动脉搭桥手术后 6 个月内进行。

(四) 冠状动脉血管成形术

狭窄的冠状动脉腔内应用球囊导管扩张或动脉支架植入,从而改善、恢复足够的血液流量,此类手术已经常规应用于临床。血管成形术后通过心脏应激试验评估是成功的患者,口腔外科手术可以很快进行。

(五) 脑血管意外(脑卒中)

脑血管意外(cerebrovascular accident)的患者总是容易发生进一步的神经血管意外;因治疗需要,一般都服用抗凝剂,同时患有高血压者还服用降血压药。此类患者如果需要进行手术治疗,应由专科医师或在镇静条件下进行,同时伴有高血压的患者其血压应得到有效控制。为预防术后神经血管意外的发生,术前应做好患者神经系统状态的评估记录从而有利于对比参照。患者应首选非药物控制焦虑的治疗方案,并且手术过程中对其生命体征严格监控;如果一定要应用药物镇静,则可以使用低浓度的笑气(一氧化二氮)。患者抗凝治疗对手术的影响的评估,将在本章后面进行讨论。

(六) 心律失常

易发或者患有心律不齐的患者通常有缺血性心脏疾病的病史,针对此类患者的口腔外科治疗方案必须注意以下几点:肾上腺素使用总量应严格控制在 0.04mg 以内;患者可能已经在服用抗凝血剂或者已经安放心脏起搏器,而起搏器并非口腔手术的禁忌证,同时没有证据表明需要对心脏起搏器患者进行抗生素的预防性应用;部分医疗设备(如电烙器和微波仪、电除颤仪、电刀等)应远离心脏起搏器患者;心律失常同时伴有其他疾病的患者,手术中应严密监控生命体征。

(七) 心脏畸形引起感染性心内膜炎

由于心脏内部表面解剖结构的畸形(如瓣膜病、心血管畸形)或人造瓣膜置换术的患者以及感染性心内膜炎病史的患者,提供了细菌附着和繁殖以及易感染的可能;口腔外科特别是牙槽外科手术,可能由于手术区域慢性感染的存在,细菌通过血行扩散,引起一过性菌血症[主要致病菌为绿色链球菌(甲型溶血性链球菌)],从而诱发感染性心内膜炎。

此类患者口腔外科术前,必须采取必要的预防措施。首先,口腔卫生宣教,改善口腔卫生状态,同时非手术手段控制感染病灶;其次,预防性使用抗生素十分必要,其机制为抗生素可以杀死血液循环中的细菌,干扰细菌在赘生物上的黏附,抑制赘生物上细菌的生长,从而使其他防御机制能逐步将瓣膜上的细菌清除,有效地降低菌血症发生率和严重程度,从而减少感染性心内膜炎的发生。如果患者近2周内未使用过青霉素,则术前可以预防性使用青霉素族抗生素(无过敏史),反之则不可以应用青霉素;阿莫西林胶囊(成人2g,儿童50mg/kg)术前1小时口服为标准预防用药;青霉素过敏患者,可以使用克林霉素、头孢氨苄、头孢羟氨苄、阿奇霉素和甲基红霉素、克拉霉素等口服、肌注或静脉滴注;根据患者自身状况以及手术创伤程度,可适当延长使用抗生素,术后连续给药3天。

(八) 充血性心脏衰竭(肥厚性心肌病)

当发生病损的心肌无法为机体提供正常的心排血量,或者由于机体的需求过旺而导致健康的心肌过度负荷时,心脏不能搏出同静脉回流及机体代谢所需相称的血液,发生充血性心脏衰竭。因此出现心脏舒张末期容积的增加,健康心肌可以通过"弗兰克-斯塔林"机制增加收缩力。然而,当健康或病损的心肌进一步扩张,心脏泵血效率降低,导致血液回流进入肺、肝、肠系膜血管床,最终导致肺水肿、肝功能障碍以及不利于肠道营养吸收功能;同时,较低的心脏排血量会导致全身乏力,并且由于过量的液体清除负担导致肾脏血管负荷加大。

充血性心脏衰竭的临床症状包括端坐呼吸、夜间阵发性呼吸困难和踝部水肿。

端坐呼吸是一种呼吸系统疾病,当患者处于仰卧位时,表现出呼吸急促。其发生通常是当患者呈仰卧姿势(如睡觉时),回心血量增加,心脏因前负荷增加而不堪重负且血回流至肺循环内,产生肺水肿;心衰患者通过端坐体位使血液汇集在下肢,回心血量减少,从而减轻肺淤血,同时膈肌位置相对下移,胸腔容积相对增大,肺活量增加,减轻呼吸困难。

夜间阵发性呼吸困难是充血性心脏衰竭的一个临床症状,类似于端坐呼吸,当患者仰卧位1或2小时后出现呼吸困难症状。当囤积的血液和组织间液从腿部被重新吸收到血管再分配至心脏,造成心脏过度负荷和肺水肿,患者突然从睡眠中坐起,感觉气短,急需开窗呼吸新鲜空气。

下肢水肿通常是由于组织间液增加而引起脚、踝或两者同时发生的肿胀。检测水肿的方法是:在肿胀区按压几秒钟,如果在手指移开后,软组织区仍然存在压痕,则证明水肿存在。

充血性心脏衰竭患者的治疗通常包括:低钠饮食,以减轻体液潴留,并服用利尿剂,以减少血容量;应用强心苷(例如地高辛),加强心肌收缩力、提高心脏泵血能力;有时服用降低心脏后负荷药物,如硝酸酯类、β-拮抗剂或钙通道拮抗剂,以控制降低心肌耗氧量。此外,如果进一步导致慢性心房纤颤的患者,通常使用抗凝剂以防止心房血栓形成。

充血性心脏衰竭患者通过良好的饮食控制和正确的药物治疗,可以安全地接受口腔门诊手术;术前制订减少焦虑和术中补充氧气方案对提高手术的安全性很有必要。有端坐呼吸症状的患者在任何手术过程中都不应采用仰卧位;病情未控制的患者,简单的牙槽外科手术应由口腔颌面外科医师进行操作。

二、呼吸系统疾病

(一) 哮喘

如果患者自述曾有哮喘(asthma)病史,应首先通过进一步的病史询问明确患者是确实患有哮喘,亦或患有其他对口腔手术影响不大的呼吸系统疾病,如过敏性鼻炎。真性哮喘是由于化学、感染、免疫、情绪等因素或以上因素共同作用而导致气道的不连续缩窄,临床表现为喘息和呼吸困难。病史采集应询问患者哮喘发病诱因、发病频率、严重程度以及治疗性药物的使用和药效等问题;既往病史的严重程度往往可以通过急诊或住院治疗记录来衡量。术前应特别询问患者是否对阿司匹林过敏,因为此类非甾体类抗炎药(NSAID)可能会诱发哮喘。

根据哮喘的发病频率、严重程度和病因对患者用药。重症哮喘患者需要黄嘌呤衍生的支气管扩张剂,如茶碱和皮质类固醇;色甘酸钠可用于防止哮喘的急性发作,但对支气管痉挛无效。许多患者随身携带拟交感神经胺类药物,如肾上腺素类平喘药或间羟异丙肾上腺素(奥西那林),通常为气雾剂,方便在哮喘发作时患者自我用药。

对于有哮喘既往史患者的口腔外科手术治疗,首先应该考虑到焦虑紧张情绪可能诱发早期的支气管痉挛以及接受皮质类固醇治疗患者潜在的肾上腺抑制作用。此类患者如果呼吸道感染或喘鸣,那么除急诊手术外均应推迟手术。手术过程中应使用缓解、减少焦虑的手段;如果患者服用类固醇类药物,可在围术期适量增加糖皮质激素的使用。一氧化二氮(笑气)的使用对哮喘患者是有帮助的,尤其是对由焦虑引发的哮喘。在手术过程中,患者应随身携带自己的吸入器,同时手术诊室应备有应急药物,如注射用肾上腺素和茶碱。为避免引起敏感个体的哮喘发作,应避免使用非甾体类抗炎药。

(二) 慢性阻塞性肺病

阻塞性和限制性肺疾病通常都属于慢性阻塞性肺病(chronic obstructive pulmonary disease,COPD)。慢性阻塞性肺病的临床表现曾经使用肺气肿和支气管炎来描述,但COPD已被确认包含一系列的肺部病理变化。慢性阻塞性肺病通常是由于肺长期暴露于刺激物(如烟草烟雾),导致其呼吸道组织化生病变所致。呼吸道被破坏,失去原有的弹性,并因分泌物过多而导致黏膜水肿,此时表现为支气管痉挛,它是慢性阻塞性肺病的重要临床表现。COPD患者在轻度至中度劳累后经常会呼吸困难;患者经常表现为呼吸道感染的慢性咳嗽,产生大量的黏稠分泌物,临床检查可见酒桶形的胸廓、张嘴呼吸以及呼吸哮鸣音。

支气管扩张剂,如茶碱,通常只有显著慢性阻塞性肺病的患者才可服用;更严重的情况下应给予患者皮质类固醇;便携式氧气只用于最严重的病例。

对于正在接受皮质类固醇治疗的COPD患者,如需进行复杂的口腔手术,应考虑是否需要额外补充皮质类固醇给药。同时,避免使用有呼吸抑制作用的镇静剂、安眠药和麻醉剂。患者应在牙科椅上保持直立坐姿,有利于患者咳出呼吸道分泌物。最后,除呼吸内科医师建议外,在手术过程中不需要给患有严重COPD的患者吸氧,这是因为:健康人群依据动脉内二氧化碳浓度升高刺激呼吸;与健康人相比,COPD患者已经适应动脉内过高的二氧化碳浓度,完全依靠动脉内降低的氧浓度来刺激呼吸;如果通过吸氧这一高浓度给氧方式使患者动脉氧浓度升高,那么,缺氧型呼吸道的刺激作用被去除,患者的呼吸速率可能变得极为迟缓。

三、肾 脏 问 题

(一) 肾衰竭

口腔外科治疗中,对于需定期肾透析的慢性肾衰竭(renal failure)患者尤其需要特别重视。典型的慢性透析治疗需要建立一个动静脉分流(即通过手术创建动静脉之间的交会连通),这一动静脉短路专用于血液透析,可以提供简单的血管通路并且易于肝素给药,使流经透析设备的血液不会凝结。口腔医师除了在紧急情况下不应该使用此静脉通路。

非紧急口腔手术最好在透析治疗结束以后,因为这个时期,患者生理状况良好,体内透析时的肝素代谢消失,并且处于血管内容物代谢副产物最少的最佳状态。

对于肾功能不全和接受血液透析患者的口腔外科治疗必须考虑:

1. 口腔外科治疗应在透析完成后第 2 天,此时机体生理状态处于良好时期。

2. 为了预防系统毒副作用,对于肾透析患者应尽量避免使用依赖肾脏代谢的药物或必要时更改使用剂量;必要时预防性使用抗生素。

3. 有严重肾损伤的患者也应避免使用肾毒性药物,如非甾体类抗炎药(NSAID)类药物。

4. 肾透析患者中肝炎的发生率较高,口腔治疗前考虑乙肝筛查,如果无法筛选肝炎则口腔医师采取预防及自我防范措施。

5. 口腔外科治疗过程中,全程监控患者血压和心率。

6. 肾衰竭患者继发性甲状旁腺功能亢进导致骨系统的改变也应该引起注意,代谢性的透射影像不应该被误认为是牙源性疾病。

(二) 肾移植等器官移植

肾或其他主要器官移植术后的患者通常需要服用多种药物来维持移植组织的功能。此类患者长期服用糖皮质激素,并可能在口腔外科围术期需要额外补充给药糖皮质激素(见本章肾上腺功能不全)。

由于患者大多同时服用免疫抑制剂,可能导致自限性感染。因此,应预防性应用抗生素。

器官移植后服用的免疫抑制药物如环孢素,可能会引起药物性牙龈增生,口腔外科医师应该通过病史询问与炎性增生相鉴别。

肾移植的患者偶尔会并发严重的高血压。因此,这些患者在口腔手术前应对生命体征进行详细检查。

对于肾移植和其他器官移植患者的口腔外科治疗必须考虑:

1. 口腔颌面外科医师进行手术。

2. 避免使用肾毒性药物。

3. 考虑额外补充给药糖皮质激素。

4. 术前、术中血压监测。

5. 口腔治疗前考虑乙肝筛查,如果无法筛选肝炎则口腔医师采取预防及自我防范措施。

6. 环孢素药物性牙龈增生时,加强口腔卫生宣教。

7. 对于其他器官移植的患者,同样应避免使用对该器官有毒性的药物。

四、肝 脏 疾 病

因感染性疾病、乙醇性化学损伤、血管性或胆管堵塞等导致严重肝功能损害患者,如需进行口腔手术,术前应高度重视,必要时内科会诊手术风险,同时避免使用或更换那些通过肝脏代谢的药物。

严重的肝脏疾病可能抑制维生素 K 依赖性凝血因子(Ⅱ , Ⅶ , Ⅸ , Ⅹ)的体内生成,因此,对于此类患者而言,术前检测其凝血酶原时间(PT)或部分凝血活酶时间(PTT)非常重要。肝病导致的门脉高压也可引起脾功能亢进,血小板脾内过多滞留引起血小板减少症。以上因素可导致静脉出血时间延长。患有严重肝功能障碍的患者,其来自肠道的毒性代谢产物(如吞咽的血液中氮的代谢能力下降)未能被肝脏解毒和清除,经侧支循环进入体循环,透过血脑屏障引起中枢神经系统功能紊乱,因此,此类患者的手术必要时仍需要住院进行。另外,除非有病历明确证明,既往史患有肝脏疾病的患者应高度怀疑其肝炎病毒携带,医护人员做好必要的防范措施。

对于肝功能不全患者的口腔外科治疗必须考虑:

1. 病史回顾,如果确认为病毒携带者,则采取必要的防范措施。

2. 避免使用需要肝脏代谢的药物;如果必需使用,则减少用药剂量。

3. 术前检查患者是否患有严重的肝脏疾病,比如出血性疾病与血小板计数异常,凝血酶原时间、部分凝血活酶时间和静脉出血时间异常,如果有凝血功能障碍则术后应局部使用止血材料。

4. 术中防护,尽量避免患者吞咽大量血液。

五、内分泌紊乱

(一) 糖尿病

糖尿病(diabetes mellitus)是由于胰岛素的分泌不足或(和)胰岛素的生物效应降低而引起代谢障碍,以持续的血糖升高和出现糖尿为主要症状的疾病。糖尿病通常分为胰岛素依赖型糖尿病(insulin dependent diabetes mellitus, IDDM)和非胰岛素依赖糖尿病(non-insulin-dependent diabetes mellitus, NIDDM)。

胰岛素依赖型糖尿病又称 1 型糖尿病,通常在儿童或青少年时期就可以发病,胰岛素分泌不足是这种类型糖尿病的主要病因,可导致患者丧失正常的葡萄糖代谢能力。血清葡萄糖水平高于肾脏可以再吸收的葡萄糖水平,导致糖尿。高浓度葡萄糖产生的渗透效应导致多尿症(高渗利尿),进而引起水电解质的丢失,患者感觉口渴,导致烦渴症状(频繁饮水)。此外,碳水化合物代谢改变,导致脂肪分解和酮体的产生,进而导致酮症酸中毒以及嗜睡和昏迷。

胰岛素依赖型糖尿病患者必须控制饮食(卡路里的摄入)、适当运动以及使用胰岛素,并且维持相互间平衡。

非胰岛素依赖糖尿病又称 2 型糖尿病,发病年龄多在 40 岁以上。患者自身能够产生胰岛素,胰岛素生物效应下降或(和)胰岛素受体拮抗。此类糖尿病通常与肥胖相关,一般不需要胰岛素治疗,主要采用控制体重、限制饮食和口服降血糖药物;只有当患者采用上述常规治疗手段无法维持适当的血清葡萄糖水平时,才使用胰岛素。非胰岛素依赖糖尿病患者很少并发酮症酸中毒,但是高血糖高渗透压可引起脱水进而导致意识的改变(糖尿病性昏迷)。

　　对糖尿病患者来说,短期、轻度到中度高血糖通常并不具有特别的临床意义。此类患者接受口腔手术前,最好避免过度使用胰岛素,以免导致低血糖。口腔门诊手术尽量安排在上午进行,并考虑采取减少患者焦虑的措施。如果不准备使用静脉镇静,患者应该术前正常进餐后,并使用平时剂量 1/2 的胰岛素。术中严密监控患者生命体征,如果出现低血糖症的迹象(如低血压、饥饿、嗜睡、恶心、出汗、心动过速或情绪变化),则给予口服或者静脉注射葡萄糖。条件允许的情况下,椅旁配备一台电子血糖测计仪,从而快速地监测患者血清血糖。如果患者术后一段时间暂时不能进食,而此时临床最常用并且早晨服用的具有延迟作用的胰岛素(如:中性鱼精蛋白锌胰岛素,neutral protamin hagedorn,NPH)药效消除,只有在患者恢复正常的饮食后方可重新给药。术后 24 小时密切监测患者血清葡萄糖,并相应地调整给予胰岛素。

　　如果手术需要患者术前禁食,告知患者手术当天早晨停用胰岛素以免术中、术后出现低血糖症,只有术后恢复足够的热量摄取才能恢复胰岛素给药。同时,术后根据血清葡萄糖的监测重新恢复使用胰岛素治疗;一旦患者恢复正常的饮食习惯和体力活动,常规的胰岛素疗法方可重新启动。

　　通过治疗得到很好控制的糖尿病患者并非比未患糖尿病的人更容易术后感染,只不过较难抵御感染。这是由于糖尿病患者白细胞功能发生改变或其他因素降低机体控制感染的能力。未较好控制的糖尿病患者更难抵御感染,因此,此类患者必须通过内科治疗而病情控制后才能进行口腔手术。如果糖尿病患者口腔外科急诊或出现严重的口腔感染,则应该考虑收住入院治疗,内科会诊、控制血糖以及积极控制感染。至于"糖尿病患者术中常规给予抗生素预防感染"这一观点目前仍有争议。

　　对于糖尿病患者的口腔外科治疗必须考虑:

　　1. 胰岛素依赖型糖尿病(insulin dependent diabetes mellitus,IDDM)

　　(1) 必要时由口腔颌面外科医师处理。

　　(2) 手术尽量安排上午进行,同时避免手术时间过长。

　　(3) 术中应用减少焦虑措施,但是避免在门诊使用深度镇静技术。

　　(4) 术前、术中、术后都要严密监控脉搏、呼吸、血压。

　　(5) 手术过程中保持与患者的语言交流,一方面可缓解患者焦虑情绪,同时可随时知晓患者意识状态。

　　(6) 如果必需术前禁食且术后进食困难,告知患者手术当天术前不要常用剂量使用胰岛素或中性鱼精蛋白锌胰岛素(NPH),必要时,可于术中静脉滴注给予 5% 葡萄糖注射液 150ml/h,预防低血糖症。条件允许的情况下,椅旁配备一台电子血糖测计仪,从而快速地监测患者血清血糖。

（7）如果术前无需禁食，患者术前正常早餐，同时常用剂量给药胰岛素，但中性鱼精蛋白锌胰岛素（NPH）剂量必须减少 1/2。

（8）患者术后不要恢复术前常用的胰岛素剂量，直到患者饮食能够恢复正常热量摄取同时恢复正常的体力活动。

（9）术前、术后积极治疗控制感染。

2. 非胰岛素依赖糖尿病（non-insulin-dependent diabetes mellitus，NIDDM）

（1）必要时由口腔颌面外科医师处理。

（2）手术尽量安排上午进行，同时避免手术时间过长。

（3）术中应用减少焦虑措施。

（4）术前、术中、术后都要严密监控脉搏、呼吸、血压。

（5）手术过程中保持与患者的语言交流，一方面可缓解患者焦虑情绪，同时可随时知晓患者意识状态。

（6）如果必需术前禁食且术后进食困难，告知患者手术当天停用任何口服降糖药。

（7）如果无需术前禁食且术后可进食，告知患者手术当天正常早餐饮食，并服用常用剂量降糖药。

（8）术中注意有无低血糖症表现。

（9）术前、术后积极治疗控制感染。

（二）肾上腺功能不全

肾上腺皮质疾病可能会导致原发性肾上腺功能不全（adrenal insufficiency），症状包括虚弱、体重减轻、疲劳以及皮肤和黏膜色素过度沉着。然而，临床上最常见的是慢性疾病治疗过程中皮质类固醇用药而导致的继发性肾上腺功能不全；患者定期服用糖皮质激素通常会出现"满月脸""水牛背"，以及薄、半透明的皮肤；此类患者在应对生理性应激反应时不能产生较高的内源性皮质类固醇水平，如果进行复杂、持续长时间的手术，可能出现血压降低、晕厥、恶心、发热等并发症。

如果患有肾上腺抑制（原发或继发）的患者需要进行复杂的口腔外科手术，应由口腔颌面外科医师处理，可额外增加类固醇给药；大多数口腔手术只需术前、术中减少患者焦虑、控制患者情绪，不需要补充类固醇给药。

（三）甲状腺功能亢进

对于口腔外科来说，最值得引起重视的甲状腺疾病是可危及生命的甲状腺功能亢进（thyrotoxicosis）。甲状腺功能亢进多由于格雷夫斯病（毒性弥漫性甲状腺肿）、多结节甲状腺肿或甲状腺腺瘤导致患者血液循环中甲状腺激素（T_3 和 T_4）过多而引起，继而引起神经、循环、消化等系统兴奋性过高以及新陈代谢亢进等表现的临床综合征。其早期表现主要包括脆发、皮肤色素沉着、过度出汗、心动过速、心悸、体重减轻和情绪不稳定性，患者常常（虽然不总是）表现眼球突出。如果不及早发现，严重甲状腺功能亢进患者可能出现心脏衰竭。通过直接或间接的实验室技术检测血液循环中过高的甲状腺激素，不难做出诊断。

甲状腺功能亢进患者的治疗通常通过服用抑制甲状腺激素合成和释放药物或（和）甲状腺切除术。然而，患者如果治疗不及时或治疗不完全、病情发展，大量体内合成的甲状腺激素突发释放,出现甲状腺危象。甲状腺危象的早期症状表现为烦躁不安、恶心、腹部绞痛;后续症状表现为高热、出汗、心动过速;最终,心功能失代偿,患者将出现昏迷、休克、血压降低;如果没有及时干预治疗,患者死亡。

通过详细完整的病史询问以及甲状腺临床检查(视诊、触诊),口腔医师可以预先初步诊断甲状腺功能亢进症,提醒口腔手术的风险。当然,只有通过内科会诊以及相关实验室检查才能最终确诊。

通过治疗的甲状腺疾病患者可以安全地接受门诊口腔手术。如果确定患者为甲状腺功能亢进治疗不完全,则外科手术应该避免使用阿托品和过量肾上腺素。

对于甲状腺功能亢进患者的口腔外科治疗必须考虑:

1. 手术应由口腔颌面外科医师进行。

2. 术前、术中、术后严密监控患者脉搏和血压。

3. 限制肾上腺素的使用剂量。

(四) 甲状腺功能减退症

早期甲状腺功能减退的症状包括疲劳、便秘、体重增加、声音嘶哑、头痛、关节痛、月经不调、水肿、皮肤干燥、脆发和脆性指甲。如果以上症状较轻微,则无需要更改口腔治疗计划;反之,则应由口腔颌面外科医师进行处理。

六、血液学疾病

(一) 遗传性凝血障碍

患有遗传性出血疾病的患者通常都知晓自身病情,口腔外科医师通过病史询问则可以于术前考虑必要的预防措施。某次拔牙后出血时间较长也许是此类患者的首次体验,因此询问所有准备接受口腔外科手术的患者有关曾经的外伤或手术后的凝血情况很有必要。如果患者曾有鼻衄(鼻出血)、碰擦易出现皮下淤紫、血尿、经血量多和自发性出血等病史,则警示口腔医师术前进行必要的实验室血液凝固检查的筛检:凝血酶原时间(prothrombin time,PT)用于检测外源性凝血因子(Ⅱ、Ⅴ、Ⅶ和Ⅹ),活化部分凝血活酶时间(activated partial thromboplastin time,APTT)则用来检测内源性凝血因子。为了统一标准化PT检测值,通常采用国际标准化比值(international normalized ratio,INR)计算,使不同实验室和不同试剂测定的PT具有可比性。

血小板减少或功能障碍,通常容易导致碰擦后皮下淤紫,通过出血时间和血小板计数(platelet count,PLT)这两项检测即可诊断。如果怀疑是凝血障碍导致的出血性疾病,应行凝血功能检查,以便更好地判断凝血障碍的原因,从而有助于口腔手术围术期处理。

患有凝血障碍且需做口腔手术患者,应根据出血性疾病的病因做相应的术前准备。如果是由于某些凝血因子不足,如血友病A、B或C,或维勒布兰德病(血管性血友病),则根据凝血因子缺乏程度,由口腔颌面外科医师在具备局部止血措施的情况下进行手术,一般不考虑全身用药。另外,接受凝血因子药物治疗的患者有时合并感染肝炎病毒或者人类免疫缺陷病毒(HIV)的可能性较大,所以对于此类患者的手术中医护人员必须采取适当的预防保护措施。

血小板减少是对血小板的定量检测结果,这通常存在周期性变化过程,因此,可以择期进行非急诊外科手术。长期低血小板计数的患者可以给予血小板输注治疗。当血小板计数低于 50 000 时,术后通常出现异常出血。考虑到同种免疫或医源性病毒感染的风险,当计数介于 20 000 ~ 50 000 时,血液专科医师一般不建议血小板输注,直到出现术后异常出血;当计数低于 20 000 时,通常需要术前或术中血小板输注;但是,当血小板功能障碍(定性检测),即使血小板计数高于 50 000,仍然建议预防性血小板输注,避免术后异常出血。此类患者应尽量采用局部浸润麻醉而不建议区域阻滞麻醉方法,以免损伤深部较大的血管导致出血以及血肿形成;拔牙术后创口使用具有促进凝血作用的材料(如明胶海绵类、凝血酶类、纤维蛋白黏合胶类),指导患者术后注意事项。

对于凝血障碍患者的口腔外科治疗必须考虑:

1. 有严重凝血障碍的患者,若国际标准化比值>3.0,则应由口腔颌面外科医师根据患者的临床表现在具备局部止血措施的情况下进行手术。

2. 实验室检查　包括:PT、APTT、出血时间(IVY 法)以及肝炎筛查。

3. 手术过程中创面局部使用促进凝血材料,正确缝合,以及良好的加压包扎。

4. 监测伤口 2 小时,以确保良好的初始血凝块形成。

5. 正确指导患者术后注意事项,避免血块脱落以及其他引起出血的行为。

6. 禁止给予非类固醇类抗炎药(NSAIDs)。

7. 手术中肝炎病毒传染预防措施。

(二) 抗凝治疗

抗凝治疗(anticoagulant therapy)主要应用于:为防止因体内植入装置而形成血栓,如人工心脏瓣膜植入;血栓形成的心血管疾病,如房颤或心肌梗死;或治疗过程需要体外血液流动,如血液透析。患者可以服用药物抗凝,如阿司匹林等。

当抗凝治疗患者需要非急诊或可选择进行的口腔外科手术时,必须权衡连续的抗凝药物使用对术后异常出血的影响。简单的常规手术并非一定需要术前停用一些抗凝药物,如阿司匹林;肝素治疗患者通常需要推迟手术,直到体内代谢后其生物活性消失(静脉用药 6 小时后或皮下注射 24 小时后);硫酸鱼精蛋白(促凝血药)可以逆转肝素效应,如果遇到不能延迟的紧急口腔外科手术时可以使用硫酸鱼精蛋白来消除肝素活性。

对服用华法林抗凝治疗的患者进行口腔手术时,因停药患者有发生血栓栓塞的风险,因此,不建议患者术前停药。此类患者的围术期处理方案应根据患者抗凝治疗后的临床效果、患者的临床表现及患者的国际标准化比值来决定。通常对于小的手术(如拔除几颗简单牙),且国际标准化比值<3.0,若有局部止血措施,则可不停用华法林。若手术涉及的范围较大且包含骨组织及软组织(如种植体植入或阻生牙拔除),且国际标准化比值>3.0,则应由口腔颌面外科医师在具备局部止血措施的情况下进行手术。

对于接受抗凝治疗患者的口腔外科治疗必须考虑:

1. 应用阿司匹林或其他血小板抑制药物的患者

(1) 一般术前无需停药。

(2) 术中和术后采取额外的措施(如创面应用促进凝血作用的材料),促进血凝块的形成并保持。

2. 服用华法林钠片患者

（1）一般术前不建议患者停药。

（2）若国际标准化比值>3.0,则应由口腔颌面外科医师根据患者的临床表现在具备局部止血措施的情况下进行手术。

（3）术中和术后采取额外的措施(如创面应用促进凝血作用的材料),促进血凝块的形成并保持。

（4）对患者进行评估后,有严重出血倾向时,才考虑全身用药。

3. 肝素抗凝治疗患者

（1）手术应当肝素静脉给药6小时后,或者使用硫酸鱼精蛋白逆转肝素效应后进行。

（2）一旦术后良好的凝血块形成,即可恢复肝素抗凝治疗。

七、神经系统障碍

（一）癫痫症

患者有癫痫史者应询问其发病的频率、类型、持续时间和发作的后遗症。癫痫发作可以由乙醇戒断、高热、低血糖或创伤性脑损伤而诱发,也可以是原发性。口腔医师应该询问患者控制癫痫发作的药物治疗病史,特别是关于患者的依从性和最近的血清水平药物测定结果。如果患者癫痫症(seizure disorders)已经得到很好的控制,则可进行常规口腔外科手术;反之,患者应由口腔颌面外科医师在镇静条件下进行。

对于癫痫症患者的口腔外科治疗必须考虑:

1. 手术应由口腔颌面外科医师在镇静条件下进行。

2. 如果患者的依从性有问题,则考虑测量患者抗癫痫药物的血清水平。

3. 考虑辅助手段减少患者焦虑情绪。

4. 避免于患者低血糖或疲劳状态下进行手术。

（二）酗酒

患者长期酗酒(alcholism),或不通过常规询问病史的手段能证实患者酗酒,此类患者口腔外科手术前需要特殊评估。酗酒者对口腔外科手术的主要影响是肝功能不全、乙醇和药物的相互作用以及乙醇戒断反应。肝功能不全前面已经讨论,乙醇与许多手术过程中用于控制焦虑的镇静剂相互作用,通常可增强镇静剂对中枢系统的抑制作用导致中毒反应。

酗酒患者由于手术需要而骤减或停止饮酒,可能会在围术期出现乙醇戒断现象:轻度焦虑、震颤、戒断性痫性发作、出汗,或者较少发生震颤性谵妄和乙醇性幻觉症。

酗酒患者一旦表现出严重的乙醇性肝病体征或乙醇戒断反应,则必须住院治疗病情稳定后,方可考虑进行口腔手术,同时要求术前进行肝功能检查、凝血功能检查以及内科会诊,评估手术风险。如果患者机体状况能够承受门诊手术,通过肝脏代谢的药物(如镇静剂、麻醉剂、抗生素等)其给药方式、剂量均应考虑相应调整,同时应密切监测患者生命体征以防过度镇静反应。

八、孕妇和产后患者

（一）孕妇

虽然怀孕不是一种疾病状态，但是此类患者如需进行口腔手术治疗，术前风险评估仍然重要。最需要关注的是预防相关治疗过程对胎儿的遗传损伤，这种可能性主要包括两个方面：牙科 X 线片及药物使用。实际情况是，既不拍摄 X 线片，也不使用任何药物而完成口腔手术，几乎是不可能的，因此，尽量通过临时处理（简单治疗）缓解患者口腔疾病症状，直到分娩后再进行必要的口腔手术。

如果怀孕患者的口腔手术不能推迟，则应做出必要措施，以减少治疗过程中的胎儿致畸因素。如果必须进行牙科 X 线片，则告知患者存在的风险并征得患者同意（签订知情同意书）后，采取必要的防辐射措施：使用防护围裙，并尽量选用仅手术区域照射野的根尖片。不会对胎儿造成太大风险的药物很少，在口腔手术中，下列药物的使用可能对胎儿损伤最小：利多卡因、布比卡因、对乙酰氨基酚、可待因、青霉素、头孢菌素和红霉素。美国食品和药物管理局（FDA）根据对人类胎儿的危害程度，制定了妊娠期用药的分类及其标准（将药品的安全性分为 A、B、C、D、X 五类），临床医师可据此评估将要用于怀孕患者的药物是否属于可接受风险的类别。

口腔手术围术期的药物使用必须慎重。虽然阿司匹林其他效应的应用是安全的，但因为其抗凝血性能，不可应用于妊娠晚期（妊娠末 3 个月）的患者；口腔手术的怀孕患者最好避免使用镇静剂（卡马西平、水合氯醛、氯氮䓬、地西泮等苯二氮䓬类药物、苯巴比妥）、镇痛药物（吗啡、喷他佐辛、皮质类固醇、右丙氧芬）以及四环素类药物；妊娠早期（妊娠前 3 个月）患者不可使用一氧化二氮，如果必须使用，则可以在妊娠中期（孕 13～27 周期间）和妊娠晚期（妊娠末 3 个月）保证氧气浓度≥50% 的情况下使用一氧化二氮和氧气的混合气体。

怀孕患者如果必须进行口腔外科手术治疗，应评估手术风险；同时，应考虑手术治疗过程中，患者可能产生精神和生理方面的应激反应，因此，围术期建议采用控制和减少患者焦虑的应对措施（尽量避免使用镇静剂）；术前检查患者生命体征，特别关注的是任何导致患者血压升高的疾病（高血压可提示先兆子痫的可能）；术中，妊娠晚期孕妇长时间仰卧时，胀大的妊娠子宫压迫下腔静脉甚至腹主动脉，引起回心血量骤减，致使心排出量下降造成下腔静脉综合征，因此，此类患者预期手术时间较长时，尽可能选取较直立坐位或躯干稍微转向左侧卧位。

（二）产后

对丁产后（postpartum）并母乳喂养的患者进行口腔外科治疗，特别注意的是避免给予患者可能进入母乳并导致危害婴幼儿的药物。无明显临床效应（危害婴幼儿）的药物，如：对乙酰氨基酚、抗组胺药、头孢氨苄、可待因、红霉素、氟化物、利多卡因、哌替啶、苯唑西林、喷他佐辛；具有潜在危害婴幼儿临床效应的药物，如：氨苄西林、阿司匹林、阿托品、巴比妥酸盐类、水合氯醛、甲硝唑、青霉素、四环素类、右丙氧芬、皮质类甾醇类、地西泮。

第四节　电子病历系统的设计理念

电子病历应用的目的是通过信息化的科学手段,完整、详细地记录患者的诊疗信息,支持、辅助医院内所有医护人员分析、评价患者的健康问题,作出诊疗决策,实现医疗过程的监管,规范医疗行为,提高诊疗水平、医疗质量,保障医疗安全,提高工作效率。

电子病历的建立,还为医疗卫生机构之间的业务协同提供信息交换、共享的基础,为公共卫生监测、医学教育与培训、科学研究、卫生统计分析、医疗保障、卫生管理的政策制订提供原始信息资源。通过数字认证技术应用,电子病历还可成为电子病历存档及取证的法律依据。

电子病历的应用可实现诊疗数据采集的数字化、医疗文档的电子化、医疗行为及监管规范化、医疗信息共享平台化、临床决策支持智能化。具体目标及要求如下:

1. 实时、在线、动态采集患者的完整医疗记录,实现临床信息的数字化。

2. 建立数字化的病历信息存档、共享平台,实现医院内外医疗信息的交换、共享,为避免重复检查、实现医疗业务协同、公共卫生监测提供信息基础。

3. 建立临床决策知识库,辅助医护人员的临床决策,支持以临床路径为依据的诊疗流程管理,规范医疗过程,提高工作效率。

4. 提供医疗质量管理、医疗行为及医疗安全的监测与警示的信息化手段,提高医疗质量,保障医疗安全。

5. 利用数字认证技术,实现电子病历的数字签名,保障电子病历信息的真实性、完整性、机密性、不可抵赖性。

6. 建立临床信息的数据仓库,提供医疗信息利用的智能化分析、展现工具,辅助医院管理决策、医疗科学研究、医学教育与培训、医疗保障、卫生管理的政策制定。

牙槽外科处置是口腔颌面外科门诊最常见的诊疗,因此,根据国家卫生部相关规定以及牙槽外科临床实际要求,可以进行个性化设计口腔颌面外科门诊电子病历:将“牙槽外科”和“颌面外科”进行单独模板设计,临床医师可以任意调用相应模板进行病历记录。

第五节　电子病历系统的应用范围

“牙槽外科电子病历系统”的应用范围包括:

一、医院信息系统 HIS

1. 患者资料采集(包括患者信息)。

2. 历史就诊记录查询。

3. 电子处方。

二、医院检验系统 LIS

1. 检验电子申请单。
2. 检验结果报告查询。

三、放射科信息管理系统 RIS

1. 放射电子申请单。
2. 放射检查报告查询。

四、医学影像信息系统 PACS

可以进行临床影像检查资料实时调阅以及历史影像资料查阅。

五、电子病历 EMR

门诊病历(初诊病历、复诊病历)包括:主诉、现病史、既往史、家族史、检查、辅助检查、诊断、诊断依据、鉴别诊断、治疗计划、处理、预约复诊、医师签名。

第六节　研究热点及发展方向

随着现代科学技术和人类生活水平的不断提高以及生活节奏不断加快,广大医务工作者和新技术研发人员对以下问题较为关注:如何通过便捷、快速、精确并且减少创伤甚至无创伤的术前检查(尤其辅助检查),提高疾病诊断的准确性;电子病历的推广应用,如何能更简洁、人性化、增加医患互动,进一步提高信息录入的准确性和安全性。

一、术　前　检　查

本节从以下几方面举例阐述:

1. 正电子发射-计算机体层显像(positron emission tomography-computed tomography,PET-CT)是结合正电子发射断层扫描(positron emission tomography,PET)和计算机断层扫描(computed tomography,CT)于一体的检查方法,既能显示扫描部位的病理生理变化,也能清楚显示其解剖结构,相对于单纯的 CT、磁共振具有更高的敏感性、特异性,对肿瘤的诊断意义较高。然而,PET-CT 仍有不足之处,因其需要造影剂的介入,可能出现假阳性或假阴性结果;因 PET 与 CT 不匹配、口腔内常有金属存在,可能造成检查结果中伪影的出现。因此,寻找更加合适的造影剂、降低伪影的出现是该领域研究的热点问题。

2. 锥形束 CT(cone-beam CT,CBCT)因其方便、快捷、辐射量低、价格低廉等优点,目前被广泛应用于临床。然而,CBCT 在某些方面也存在不足。

首先,CBCT 对骨密度的显示功能不及传统 CT 准确。因为 CBCT 通过灰度等级(gray scale)也就是立体像素值(voxel value)表示骨密度的高低,而传统 CT 采用亨氏单位(hounsfield units,HU)表示骨密度的高低。一般而言,不同 CT 系统显示密度的方法是统一的,即采用统一的标度 HU 表示,然而 CBCT 的灰度等级转换为 HU 单位的精确度仍存在争议。目前的研究倾向于推荐用 CBCT 观察包括骨密度在内的骨结构,虽然其足以为临床中评估骨的高度、宽度及密度提供参考,但是,如何提高 CBCT 对密度显示的精确度势在必行。

其次,CBCT 对软组织等低密度组织的三维成像能力差,分辨率低,不如传统 CT,这也是该领域亟待解决的问题。

3. 随着糖尿病发病率的增高,术前葡萄糖测定是不可缺少的检查内容。多数患者检测血糖的方法仍为有创操作,因此无创血糖检测引起了关注。目前已有多种无创血糖检测方法问世,如近红外光谱法、荧光法、电化学法、光学法等,其中研究较多且较有前景的是近红外光谱法血糖测量,它是利用朗伯-比尔定律原理的一种无创血糖测量方法,采用 $0.7 \sim 25\mu m$ 的光波对人体测量部位进行投照,利用近红外光谱分析技术对投照后的光谱信息进行处理,从而得到测量部位的血糖浓度。由于人体的体温、血压等时刻会发生微小变化,可能影响测量结果的准确性,因此统一的检查部位、测量条件等问题有待于我们探索。

二、电子病历

(一)电子病历的专科化发展

普通电子病历在应用中不能很好地体现牙槽外科的病历特色,需要建立有牙槽外科特色的电子病历,例如:按照口腔特点,分四个颌区,32 颗牙位设计电子病历模板。

(二)电子病历的简单化、结构化发展

电子病历的简单化是指用户在操作过程中的简单化,而不是内容的简单化。现在的电子病历内容包含范围越来越广泛,用户的输入过程也越来越繁琐,因此电子病历的操作简单化、结构化是发展的必然趋势。

病历本身就具备结构化的特征,它集合了各种临床医疗文档和记录。所以,电子病历只有以结构化的方式存储信息,才能有利于各种临床信息的传递、共享和利用,才能有利于其资源价值最大限度的发挥。建立电子病历,并不是简单地将病历进行电子化,需要做的是对其内容进行结构化、语义化,使电子病历同时适用于人类和机器。将电子病历结构化,有利于应用程序更准确地找到自己所需信息。而数据标准化却能让不同的程序都做到正确解读该信息的意义。电子病历作为一个公共数据源,只有对其标准化,才能供更多的软件使用。所以,内容的结构化和数据的标准化是电子病历结构化的重点。

(三)电子病历的拓展应用

未来的电子病历是能够对医师的医疗诊断提出建议的,换言之电子病历要有决策功能。比如,医师接诊时,将患者的主诉信息(如呼吸急促、虚汗、心脏不舒服等等)输入电子病历,

再加上具体的仪器检查诊断结果,电子病历就可以根据后台的疾病数据库,回馈医师一个初步诊断信息——该患者可能是患有哪种疾病,应该如何予以治疗。而这个后台数据库也可以不断地扩充完善,以提高其所提供医疗建议的准确性。

(四) 电子病历的应用安全

电子病历是医院信息化进程中的必然结果,电子病案的实现提高了病案信息的共享程度与利用效率。和纸质病历相比,电子病历具有易改且不留痕迹的特点,故内容生成的真实可靠、数据存储与管理、患者隐私保护及调用过程行为的安全性、操作的不可抵赖性等尤为重要。因此,电子病历的安全涉及多个环节方面问题,任何一个环节出现了问题,病历的机密性、完整性和病历记录行为的不可抵赖性等就可能受到严重挑战。如何保证电子病案的原始性和完整性,成为电子病案管理必须解决的问题。

综合利用可靠的电子签名技术,是解决医疗信息化安全关键问题的有效途径,也是保证医疗卫生业务电子数据真实可靠的手段,数字签名和时间戳等实现了合法可靠的身份认证、保护数据完整性、可信时间和责任认定,实现了医疗业务联动中的高安全性和可靠性。

在智能手机高速发展的今天,几乎人手一个智能手机,因此电子病历的电子签名证书存放到医师手机上,并且通过短信二次验证,确保用户身份的真实性、可靠性,保证电子病历数据的客观性、完整性、真实性、时效性,从而确保病历内容信息的机密性以及用户对自己操作信息的不可否认性。

(孙 竞)

参 考 文 献

1. 张志愿. 口腔颌面外科学. 第 7 版. 北京:人民卫生出版社,2012;5-22

2. James R. Hupp, Myron R. Tucker, Edward Ellis Ⅲ. Contemporary oral and maxillofacial surgery. 6th ed. St. Louis, Missouri; Mosby, Inc, 2013, 2-18

3. John D. Operative oral and maxillofacial surgery. 2nd ed. St. London: Hodder Arnold, 2009, 3-34

4. David Wray. Textbook of general and oral surgery. Elsevier Science Limited, 2003, 180-187

5. Kim M, Higuchi T, Arisaka Y, et al. Clinical significance of ^{18}F-α-methyl tyrosine PET/CT for the detection of bone marrow invasion in patients with oral squamous cell carcinoma: comparison with 18F-FDG PET/CT and MRI. Ann Nucl Med, 2013, 27(5):423-430

6. Abd El-Hafez YG, Chen CC, Ng SH, et al. Comparison of PET/CT and MRI for the detection of bone marrow invasion in patients with squamous cell carcinoma of the oral cavity. Oral Oncol, 2011, 47(4):288-295. doi: 10.1016

7. Liu S, Cheng H, Yao S, et al. The clinical application value of PET/CT in adenocarcinoma with bronchioloalveolar carcinoma features. Ann Nucl Med, 2010, 24(7):541-547. doi:10.1007

8. Parsa A, Ibrahim N, Hassan B, et al. Bone quality evaluation at dental implant site using multislice CT, micro-CT, and cone beam CT. Clin Oral Implants Res, 2013, 26(1):e1-7

9. Razi T, Niknami M, Alavi Ghazani F. Relationship between Hounsfield Unit in CT Scan and Gray Scale in CBCT. J Dent Res Dent Clin Dent Prospects, 2014, 8(2):107-110

10. Molteni R. Prospects and challenges of rendering tissue density in Hounsfield units for cone beam computed tomography. Oral Surg Oral Med Oral Pathol Oral Radiol, 2013, 116:105-119

11. Katsumata A, Hirukawa A, Okumuma S, et al. Relationship between density variability and imaging volume size in cone-beam computerized tomographic scanning of the maxillofacial region：an in vitro study. Oral Surg Oral Med Oral Pathol Oral Radiol Endod, 2009, 107：420-425

12. Schulze R, Heil U, Gross D, et al. Artefacts in CBCT：a review. Dentomaxillofac Radiol, 2011, 40：265-273

13. Pauwels R, Jacobs R, Singer SR, et al. CBCT-based bone quality assessment：are Hounsfield units applicable? Dentomaxillofac Radiol, 2014, 12：20140238

14. Xue J, Chen H, Xiong D, et al. Noninvasive measurement of glucose in artificial plasma with near-infrared and Raman spectroscopy. Appl Spectrosc, 2014, 68（4）：428-433

15. 林晓怡. 面向对象设计在结构化电子病历中的应用. 电子技术与软件工程, 2014, 9：108-110

16. 杨崇选, 潘遂壮. 手机卡数字签名技术在电子病历系统中的应用研究. 现代医院, 2014, 14（5）：135-136

17. 王超, 王呼生, 王虹. 我国电子病历的应用与前景探讨. 内蒙古科技与经济, 2014, 2：66-67

18. 林浩添. 我国眼科电子病历系统的专科功能要求及展望. 中华眼科杂志, 2014, 6：456-458

19. 罗云, 黄艳, 钟怡. 口腔电子病历系统中临床路径管理的实现和探讨. 中国数字医学, 2014, 4：89-91

第三章　口腔外科局部麻醉技术

第一节　概　　述

在口腔颌面外科门诊手术中,局部麻醉(local anesthesia)的实施是绝大多数手术操作的第一步。高质量的局部麻醉,不仅能减少患者的紧张和不适感,提高患者的配合程度,同时也能增强医师的操作信心,获得满意的手术效果。局部麻醉简称局麻,是指用药物或非药物(如压力、低温、电刺激和创伤等)手段暂时性阻断机体特定区域内的神经末梢和神经纤维感觉传导,使之达到局部无痛。此时,患者仍保持清醒状态,其他感觉如触觉、温度觉等依然存在。其中药物麻醉是口腔颌面外科临床上最有效的方法。外科手术起源于19世纪的西方,当时的手术都是在没有麻醉的情况下施行。当时的手术患者就像犯人受残酷刑法一样痛苦。"无痛手术"成为患者乞求、医师向往的事情。当时能够缓解手术疼痛的方法只有:冰水浸泡患处、用力按压患处使之麻木、饮酒至大醉、在威士忌中加热鸦片等,但这些方法都只能起到不太确定的辅助镇痛作用,不能从根本上消除患者的疼痛。据说还有的医师用木棒猛击患者头部致其昏迷后再做手术的事情。麻醉药物的发现和麻醉的发展,与西方化学工业的发展密不可分。19世纪中叶,西方化学家和临床医师的密切合作,促进了一氧化二氮、乙醚、氯仿等全身麻醉药的诞生和用于外科手术。然而,局部麻醉药物的发现比全身麻醉药晚了几十年。发现氯仿麻醉作用的辛普森医师当时就开始寻找不让患者意识消失而能产生麻醉作用的药物。这期间,1853年Pravaz和Wood发明了注射针筒,为局麻的应用提供了工具。

1860年,Nieman发现了可卡因(cocaine)。1884年,根据Freund的建议,证明可卡因滴入眼内可产生麻醉,用于眼局部手术。1884年,Koller将他的论文在海德堡眼科会议上宣读并做临床演示,引起与会者的极大反响,一个月后,可卡因便在全欧洲及美国广泛使用。次年,Halstead开始将可卡因用于下颌神经阻滞(block anesthesia of nasopalatine nerve),是神经阻滞麻醉的开端。同年,Corning用狗进行了脊髓麻醉的实验,在未抽出脑脊液的情况下,注射可卡因,意外地产生了下肢麻痹的现象,为硬膜外阻滞麻醉的开端。1891年,英国Wynter和德国Quincke介绍了腰椎穿刺术。1892年,Schleich推荐用可卡因做局部浸润麻醉(infiltration anesthesia)。19世纪末,肾上腺素(adrenalin)被分离出来。1897年,Braun发现加肾上腺素到可卡因溶液后能够减少机体对麻药的吸收,延长麻醉时间,同时降低毒性。

由于可卡因具有成瘾性,1905年Einhorn合成普鲁卡因(奴佛卡因,novocaine),次年Braum应用于临床,并在相当长的时间内成为现代麻醉药物的代名词。1922年,Labat刊行

《局部麻醉学》一书，成为局部麻醉的首部专著。随后，更多的局麻药物相继问世，包括利多卡因（lidocaine）（1948）、甲哌卡因（卡波卡因，carbocaine）（1956 年）、丙胺卡因（prilocaine）（1960 年）、布比卡因（bupivacaine）（1963 年）、罗哌卡因（ropivacaine）等。由于新的局麻药不断涌现，使用方法精益求精，局部浸润和神经阻滞麻醉（block anesthesia），包括椎管内阻滞，已成为目前临床上应用较多的麻醉方法。目前国内口腔科最常用的局麻药物包括利多卡因、阿替卡因（articaine）、布比卡因、丙胺卡因，丁卡因（潘托卡因，pantocaine）等，前四种局麻药物主要用于局部浸润或神经阻滞注射；丁卡因能透过黏膜，主要用于表面麻醉（superficial or topical anesthesia）；利多卡因也具有一定的渗透能力，因而能应用于局部注射麻醉和表面麻醉两种方式。

第二节 表 面 麻 醉

表面麻醉是采用涂布或喷雾方式将局麻药用于体表或手术区，随着药物被组织吸收导致神经末梢麻醉，从而消除疼痛。与注射麻醉不同，表面麻醉只能对黏膜或组织的最表层进行麻醉，对深层的牙齿或骨组织麻醉效果较差。

表面麻醉在口腔外科门诊的用途很多，最常见的是在局部注射部位进针前进行表面涂擦，使其麻醉注射区域黏膜或皮肤，减少注射进针时的疼痛。其他使用还包括表浅的黏膜下脓肿切开引流、松动乳牙或恒牙拔除以及颌面部某些激光治疗前局部麻醉。由于用于表面麻醉的局麻药物其浓度更高，而且与注射剂型局麻药物不同，很多表面麻醉药没有最大推荐用量；即使某些药物厂商提供有最大推荐用量，但很难确定其药物的吸收率和分布情况，因而使用表面麻醉药存在更多潜在毒性。尽管在口腔治疗中发生罕见，也有因大剂量使用表面麻醉药物后导致死亡的病例，因此需谨慎使用。使用表面麻醉药物时需控制药物剂量，掌握好使用时间间隔，并尽量将其使用面积最小化。

一、表面麻醉药的剂型及使用方法

可供临床使用的常用表面麻醉药有液态、凝胶、乳霜、油膏、喷雾剂等。根据药物剂型、黏度及使用部位的不同，常用的方法包括棉球涂擦、喷雾、贴膜等。

二、常用表面麻醉药

常用的表面麻醉药有：苯佐卡因（benzocaine）、盐酸达克罗宁（dyclonine）、利多卡因以及丁卡因。目前国内最常用的是利多卡因和丁卡因，而苯佐卡因在国外使用较多。

1. 苯佐卡因 苯佐卡因是使用最广泛的表面麻醉药，几乎 100% 以原形排泄，很少吸收进入血液，因此全身潜在毒性极低。最常用的浓度为 20% ，30 秒内麻醉起效，2 分钟到达药效峰值，持续 5 ~ 15 分钟。

2. 盐酸达克罗宁 达克罗宁是酮类表面麻醉药，起效稍缓（2 ~ 10 分钟），作用时间约 30 分钟，水溶性很低，潜在毒性较小，常与其他表面麻醉药混合，以复合制剂形式用于临床。

3. 利多卡因 利多卡因是酰胺类局麻药物，多用于患者对酯类麻醉药有禁忌时。常用剂型为油膏以及凝胶,含 2%~5% 的利多卡因,起效时间 1~2 分钟,到达药效峰值需 5~10 分钟,持续时间为 15 分钟,其毒性反应较少。

4. 盐酸丁卡因　丁卡因为强效酯类局麻药物,常用浓度为 0.25%~0.5%,起效偏慢,到达药效峰值需 20 分钟,可持续 20~60 分钟。丁卡因在口腔黏膜中吸收很快,而代谢较慢,因而毒性较大,在组织损伤严重的患者及低龄儿童中使用时需注意,避免过量或频繁使用。上述 4 种表麻药物比较如表 3-1。

表 3-1　常用表麻药物比较

	苯佐卡因	盐酸达克罗宁	利多卡因	盐酸丁卡因
类别	酯类	酮类	酰胺类	酯类
有效浓度	6%~20%	1%	2%~5%	0.25%~0.5%
起效时间	0.5~2min	10min	1~2min	20min
持续时间	5~15min	30min	15min	20~60min
最大剂量	尚不清楚	200mg	200~300mg	20mg
妊娠期分类	C 类	C 类	B 类	C 类
哺乳期安全	可存留于母乳,需谨慎使用	可存留于母乳,需谨慎使用	可存留于母乳,需谨慎使用	可存留于母乳,需谨慎使用

注:FDA 妊娠期药物分类
A 类:没有显示增加胎儿致畸的风险性
B 类:动物实验无致畸风险的增加,但无孕妇对照组;或动物研究增加致畸风险,但孕妇对照组无危险的证据
C 类:没有足够的证据来确定是否致畸
D 类:研究证实在怀孕的妇女对胎儿有风险,但治疗的获益超过潜在的风险
X 类:通过动物或怀孕妇女的研究,明确药物对胎儿有致畸性

三、表面麻醉注意事项及不良反应

对于破损、发炎的皮肤或黏膜受损如牙周病的牙周袋内壁,局麻药物极易渗透入血,从而透过上皮保护屏障,进入血液循环。因此,在此种情况下使用表面麻醉药时,即使在安全剂量内,也必须谨慎并高度重视。

表面麻醉全身不良反应主要是过敏,而且发生率极低。局部不良反应包括组织脱落、水肿、迟发的过敏反应、红疹、疼痛和使用部位烧灼感。在皮肤或黏膜组织破损时不良反应发生率会增高。处理措施为停止用药并对症治疗,其预后良好。

第三节　注射局部麻醉

注射局部麻醉是口腔颌面外科门诊最常见的操作,也是最容易引起患者紧张和畏惧的操作之一,成功的局麻注射应包括在注射全过程和后续的口腔治疗中都有极好的疼痛控制。

一、口腔局部注射麻醉基本方法

1. 浸润麻醉　浸润麻醉是将局麻药物直接注射在治疗区域内或邻近的细小神经末梢周围,使之失去传导痛觉的能力。对于软组织内的浸润麻醉,常规方法是先注射少量局麻药于皮肤和黏膜内形成一小皮丘,再沿着手术线由浅至深,分层注射到手术区域的组织中;对于牙槽部硬组织(如牙齿、骨)的浸润麻醉,常用方法是将局麻药注射于唇(颊)侧和舌(腭)的骨膜上,也称为骨膜上浸润麻醉法(supraperiosteal infiltration anesthesia)。

局部浸润麻醉操作简单,成功率高,缺点是单次麻醉范围较小,大范围麻醉时需要多次注射,局麻药物使用量相对较大。

2. 阻滞麻醉　阻滞麻醉是注射局麻药物于距离治疗区域更远的神经干周围,能麻醉更广泛的区域。神经阻滞麻醉范围广,可减少麻药用量及注射次数;缺点是注射技巧要求高,初学者需练习方可掌握;注射的风险高于局部浸润麻醉。

在口腔颌面外科,医师需要根据治疗目的和方式,选择最合适的麻醉方式。对于较复杂的口腔颌面外科手术,局部浸润麻醉和神经阻滞麻醉常常结合使用。

二、常用的局部注射麻醉药物

常用的局部注射麻醉药物包括利多卡因、布比卡因、丙胺卡因和阿替卡因等。在国内以利多卡因、阿替卡因和布比卡因应用最为广泛。

1. 利多卡因　利多卡因是酰胺类局麻药,具有起效迅速、过敏反应少的优点,在口腔科中最常使用的配比是含1:10万肾上腺素的2%利多卡因溶液。由于利多卡因具有抗室性心律失常作用,因而尤其适用于心律失常的患者。

2. 布比卡因　布比卡因是酰胺类局麻药物,其最大特点是麻醉效果强、持续时间长,特别适用于耗时长的手术,以及术后的镇痛管理。相应的其毒性也较大。相比其他酰胺类局麻药物,布比卡因起效最慢。

3. 丙胺卡因　丙胺卡因是酰胺类局麻药,具有与利多卡因相似的临床效果但相对较小的毒性,常用配比是4%丙胺卡因含1:20万肾上腺素。需要注意的是,丙胺卡因能减少血液的携氧能力,可导致一种特定的贫血称为高铁血红蛋白血症。

4. 阿替卡因　阿替卡因是酰胺类局麻药,常用配比是4%阿替卡因含1:10万肾上腺素,其毒性略小于利多卡因。阿替卡因起效快,渗透作用强。

上述4种局部注射麻醉药物比较如表3-2。

表3-2　常用局部注射麻醉药的比较

	利多卡因	布比卡因	丙胺卡因	阿替卡因
类型	酰胺类	酰胺类	酰胺类	酰胺类
常用配比	2%利多卡因加1:10万肾上腺素	0.5%布比卡因加1:20万肾上腺素	4%丙胺卡因加1:20万肾上腺素	4%阿替卡因加1:10万肾上腺素

续表

	利多卡因	布比卡因	丙胺卡因	阿替卡因
效力强度[*]	2	8	2	3
毒性强度[*]	2	小于8	1.4	2
起效时间[*]	2~3min 表面麻醉时1~2min起效	6~10min	2~4min	浸润：1~2min 阻滞：2~3min
牙髓维持时间[*]	60min	90~180min	60~90min	60~70min
软组织维持时间[*]	180~300min	240~540min	180~240min	180~360min
表面麻醉浓度	2%~10%	不能用于表面麻醉	除与利多卡因合用外（均为2.5%），一般不单独用于表面麻醉	一般不用于表面麻醉
最大剂量	4.4mg/kg	1.3mg/kg	6mg/kg	7mg/kg
标准患者推荐量[#]	不超过300mg（≤15ml含2%的利多卡因溶液）	不超过90mg（≤18ml含0.5%的布比卡因溶液）	不超过400mg（≤10ml含4%的丙胺卡因溶液）	不超过500mg（≤12.5ml含4%的阿替卡因溶液，约7只1.7ml卡式安瓿）
妊娠期分类	B类	C类	B类	C类
哺乳期安全	可少量进入母乳，需谨慎使用	不确定能否进入母乳，建议谨慎使用	不确定能否进入母乳，建议谨慎使用	不确定能否进入母乳，建议谨慎使用

注：[*] 以普鲁卡因等于1作为标准进行比较

[#]"标准患者"表示体重68~75kg的健康成人剂量。儿童、体重轻的患者、健康状况差的患者剂量需调整

三、注射局部麻醉步骤

1. **注射前患者的评估** 对患者的身体状况及心理状况进行客观的评价，结合手术或治疗方案的需要，选择合适的注射技术及局麻药物，同时需要考虑禁忌证、药物过敏史等，并准备好所有的预防措施。

2. **知情同意** 向患者解释以获得知情同意。告知患者局麻的方法和过程、麻醉效果、可能存在的风险、麻醉失败的可能性以及替代（补救）麻醉方法；告知局麻药物的特殊风险。通过交流沟通尽量消除患者紧张情绪。

3. **准备合适的医疗设备** 准备好合适的局麻注射相关医疗设备（图3-1、3-2），确认其符合医疗卫生要求并且功能正常，例如回抽功能等。准备好医师及患者的个人防护用品。

4. **注射前准备** 通过支持性的交流和语言鼓励，来转移患者的注意力，缓解患者的紧张，减少患者的焦虑和恐惧。

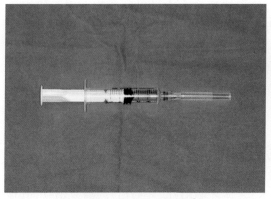

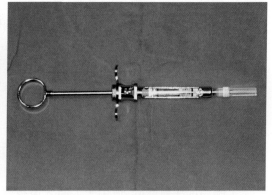

图 3-1　普通注射器
（武汉大学口腔医学院　赵吉宏供图）

图 3-2　卡式注射器
（武汉大学口腔医学院　赵吉宏供图）

5. 穿刺点的准备　将患者注射点局部软组织牵拉开,充分暴露注射视野。通过视诊和触诊检查注射区域有无解剖结构变异。用干纱布擦干局部黏膜或皮肤,使用棉签蘸着表面麻醉药物在进针点进行适当的表面麻醉,起效后检查表面麻醉效果。

6. 注射　保持与患者进行支持性交流同时牵拉暴露注射区域,正确握持注射器（图 3-3、3-4）,建立稳固的支点,将针尖斜面朝向骨面以一定的角度刺入黏膜或皮肤 0.1～0.25cm（大约为针尖斜面的长度）,注意进针深度和角度,缓慢推进注射器直到注药位点。注射过程中要仔细观察并与患者交流,监测患者有无不适、紧张与不良反应。

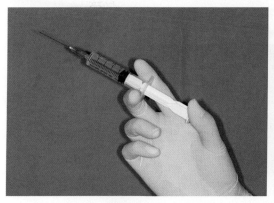

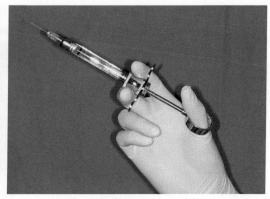

图 3-3　普通注射器握持方法
（武汉大学口腔医学院　赵吉宏供图）

图 3-4　卡式注射器握持方法
（武汉大学口腔医学院　赵吉宏供图）

7. 回抽　回抽的目的是为了降低药物直接注入血管的风险。临床上推荐使用两次回抽法确保注射安全。当针尖进入血管而且针头斜面靠近血管壁时回抽会使血管壁吸入针头管腔内,从而出现回抽假阴性,此时可转动针头使针尖斜面离开血管壁,再次回抽以确定实验结果;若回抽阳性,且进入针筒内的血液量较少时可重置注射针,再次回抽,获得阴性结果时可注射麻药;若回抽有大量血液进入针筒,应取出注射器,更换麻药,再次重新安装注射器。对于第一次回抽阳性,第二次回抽阴性的患者,在注射完成后仍需应严密观察,检查局部和全身状况。

8. 注射速率　控制注射速率,避免在注药位点快速注入大量局麻药物而引起组织撕裂,减轻注射时疼痛。减慢注射速率,即使在药物误入血管时,也能减少药物过量和并发症的风险。一般安全舒适的注射速率为1ml/min。

9. 注射完成　注射结束后应缓慢撤回注射器,处理好针头,继续观察和监测患者有无不良反应,同时在患者的病历里详细记录局麻的时间、过程、局麻药物的种类和剂量以及注射后反应。

第四节　上颌注射麻醉技术

上颌局部注射麻醉,适用于上颌牙齿拔除术、牙体牙髓治疗、牙周治疗、修复治疗、其他外科手术等。为了叙述方便,本节以牙拔除术为例,介绍相关麻醉注射技术。

一、上颌局部浸润麻醉

局部浸润麻醉适用于对1~2颗牙或较小范围内组织的麻醉,是局麻中最简便安全的方法,成功率高。上牙槽前、中、后神经的终末支相互吻合形成上颌牙神经丛,支配牙髓、唇及颊侧牙龈、牙周韧带和牙槽骨。由于上颌骨骨质疏松,局麻药物容易渗透作用于牙神经丛,因此局部浸润麻醉常用于上颌骨各种牙齿的拔除术以及局部手术。需要注意的是,对于多牙根的磨牙,考虑到牙根之间的距离、药物扩散的不确定因素以及受到多神经交叉支配的可能性,需要对该牙的所有牙根分别进行浸润麻醉。

1. 穿刺位点　浸润麻醉的最佳穿刺点是靠近牙根方向的唇、颊侧黏膜转折处(图3-5)。通过对牙片中牙根长度及倾斜度的分析以及评估冠根比例有助于确定最佳的穿刺位点和浸润麻醉的注药位点。

2. 进针方向　与牙长轴平行。

3. 注药位点　在需麻醉牙的根尖位置注射药物,应避免接触骨壁,以减少不适感。

4. 注射步骤　牵拉唇、颊侧组织暴露进针部位,选择合适的进针位点,使用干棉球擦干注射点黏膜,消毒后进行表面麻醉。待表面麻醉起效后调整注射器的方向,使之与牙体长轴相平行(图3-

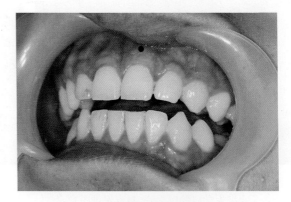

图3-5　上前牙局部浸润麻醉穿刺位点
(武汉大学口腔医学院　赵吉宏供图)

6),沿着上颌骨的凸度进针,进针深度根据牙根尖的位置而定,一般在0.3~0.6cm之间。回抽实验阴性后根据不同的治疗目的和操作时间,注入0.5~2.0ml局麻药物(图3-7)。

5. 麻醉区域　麻醉药浸润到的区域。

6. 麻醉成功指征　浸润麻醉成功时患者出现注射位点附近的牙龈及唇部组织的麻木感,使用器械轻微刺激注射部位附近组织无疼痛反应。

7. 麻醉失败原因　最常见的失败原因是注药位点与牙根距离过远以及麻药剂量不足。

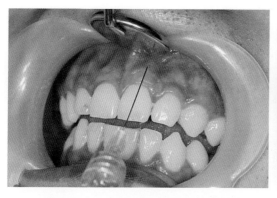

图 3-6　上前牙局部浸润麻醉进针方向
（武汉大学口腔医学院　赵吉宏供图）

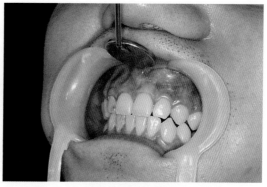

图 3-7　上前牙局部浸润麻醉注射结束
（武汉大学口腔医学院　赵吉宏供图）

其他原因包括：注射区域的组织炎症或感染，或者由于骨密度过高而导致局麻药物扩散能力减弱，以及需麻醉区域有其他神经交叉支配。

8. 麻醉失败的解决方案　重新评估注射的进针角度和深度以及麻醉药的剂量，重新进行浸润麻醉或者采用补充麻醉注射技术（如牙周韧带注射法、神经阻滞麻醉）。对于解剖结构（如骨性突起、外生性骨疣）导致局麻药物扩散受阻，可采用手术区域相应的神经阻滞麻醉。

9. 常见并发症　主要是注射位点疼痛、组织水肿。极少情况会出现组织血肿。一般对症处理即可。

二、上牙槽前神经阻滞麻醉

上牙槽前神经是三叉神经上颌支内侧分支，起自眶下神经，在离眶下孔前 0.6～1.0cm 的眶下管中发出，沿上颌窦的前壁向下形成上颌前牙的牙神经丛，支配上颌前牙的牙髓及唇侧牙龈组织。由于周围有面神经的部分末梢分支，局麻药扩散后会出现部分或全部的上唇、面部、鼻底被麻醉。

上牙槽前神经阻滞麻醉（block anesthesia of anterior superior alveolar nerve）方法类似前牙区浸润麻醉，主要不同点在于：当需要对同一象限多颗前牙进行麻醉时，阻滞麻醉能够避免多次穿刺。

1. 穿刺位点　穿刺点位于尖牙唇侧黏膜转折处，即尖牙窝（图 3-8）。
2. 进针方向　与牙体长轴平行（图 3-9）。
3. 注药位点　将局麻药物注射于尖牙根尖方，相当于尖牙窝高度的区域。
4. 注射步骤　同局部浸润麻醉，通常注射深度为 0.6～1.0cm，注入局麻药物0.9～1.2ml。
5. 麻醉区域　上颌前牙的牙髓及唇侧牙龈组织。
6. 麻醉成功指征　上颌前牙区及邻近牙龈和唇部组织的麻木感，使用器械刺激相应组织时无疼痛反应。
7. 麻醉失败原因　同局部浸润麻醉。
8. 麻醉失败的解决方案　同局部浸润麻醉。不完全的上牙槽神经阻滞麻醉也可能是

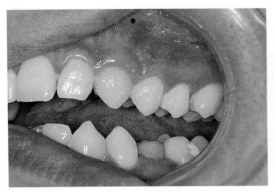

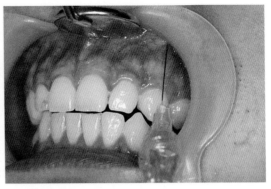

图 3-8　上牙槽前神经阻滞麻醉穿刺位点
（武汉大学口腔医学院　赵吉宏供图）

图 3-9　上牙槽前神经阻滞麻醉进针方向
（武汉大学口腔医学院　赵吉宏供图）

同时受到对侧上牙槽前神经的支配，因此对同侧中切牙进行补充浸润麻醉即可获得满意麻醉效果。替代技术包括眶下神经阻滞麻醉或牙周韧带注射法。

9. 常见并发症　同局部浸润麻醉。

三、上牙槽中神经阻滞麻醉

上牙槽中神经支配上颌前磨牙的牙髓及唇、颊侧的牙龈、牙周膜和牙槽骨。在大多数情况下，上牙槽中神经也支配上颌第一磨牙近中颊根。在对上牙槽中神经阻滞麻醉(block anesthesia of middle superior alveolar nerve)时，相应的牙髓和牙周组织会被麻醉，同时由于面神经末梢分支的存在，也会出现部分上唇和面颊组织麻醉。需要注意的是，部分患者不存在上牙槽中神经，其前磨牙区和第一磨牙近中颊根的感觉分别由上牙槽前神经和上牙槽后神经的分支支配。临床医师对于前磨牙区更多采用局部浸润麻醉；对第一磨牙常规选择上牙槽后神经阻滞麻醉配合局部浸润麻醉，或对所有牙根进行局部浸润麻醉。

1. 穿刺位点　上颌第二前磨牙根上方的黏膜转折处（图 3-10）。

2. 进针方向　与第二前磨牙长轴平行（图 3-11）。

3. 注药位点　在上颌第二前磨牙根尖以上区域进行注射。若注射点过于靠下，可能只

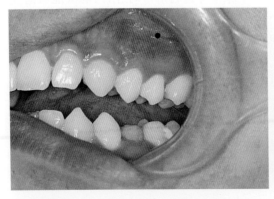

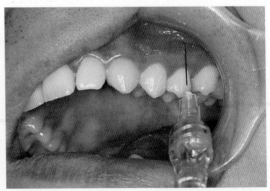

图 3-10　上牙槽中神经阻滞麻醉穿刺位点
（武汉大学口腔医学院　赵吉宏供图）

图 3-11　上牙槽中神经阻滞麻醉进针方向
（武汉大学口腔医学院　赵吉宏供图）

有第二前磨牙被麻醉。

4. 注射步骤　同局部浸润麻醉,通常注射深度为 0.5 ~ 0.8cm,注入局麻药物0.9 ~
1.2ml。

5. 麻醉区域　上颌前磨牙的牙髓及唇、颊侧的牙龈、牙周膜和牙槽骨。上牙槽中神经
末梢通常还部分支配上颌第一磨牙近中颊根区域。

6. 麻醉成功指征　上颌前磨牙区及邻近牙龈和唇部组织的麻木感,使用器械刺激相应
组织时无疼痛反应。

7. 麻醉失败原因　同局部浸润麻醉

8. 麻醉失败的解决方案　同局部浸润麻醉。替代技术包括眶下神经阻滞麻醉、经腭入
路的上颌神经阻滞麻醉或牙周韧带注射法。

9. 常见并发症　同局部浸润麻醉。

四、眶下神经阻滞麻醉

眶下神经是上颌神经的分支,位于眶下沟和眶下管,其终末支穿出眶下孔分布至面部,
支配上颌切牙、尖牙、前磨牙、第一磨牙近中颊根,及相应的牙周组织,以及注射侧的上唇、鼻
翼及下眼睑,临床上常用于上颌切牙至前磨牙拔除、牙槽突修整、囊肿刮治、唇裂修复等手
术。眶下神经阻滞麻醉(block anesthesia of infraorbital nerve)范围较上牙槽前神经、中神经阻
滞麻醉范围更大,在临床应用中可以减少麻药的剂量,同时避免多次进针;其缺点是注射技
巧不易掌握。成人眶下孔位于眶下缘下方 0.8 ~ 1.0cm 处(儿童眶下孔距离眶下缘更近),
通过手指触摸眶下缘可大致定位眶下孔。眶下神经阻滞麻醉注射法包括口外注射法和口内
注射法,口外法在国内临床上更常用。

(一)口外注射法

1. 穿刺位点　鼻翼外侧 1.0cm 处皮肤。

2. 进针方向　与皮肤呈45°,向上、后、外进针。

3. 注药位点　进入眶下孔或眶下管后注射麻药。

4. 注射步骤　在体表定位眶下缘、眶下孔及穿刺点(图 3-12),消毒注射位点处皮肤,针
尖刺入穿刺点(图 3-13),局部注射少许麻药,然后使注射器与皮肤呈45°,向上、后、外进针

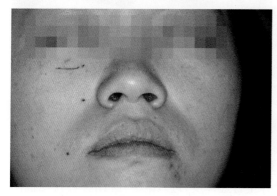

图3-12　眶下神经阻滞麻醉穿刺点(口外法)
(武汉大学口腔医学院　赵吉宏供图)

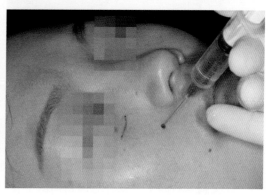

图3-13　在刺入点注射少许麻药
(武汉大学口腔医学院　赵吉宏供图)

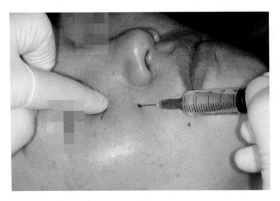

图 3-14　眶下神经阻滞麻醉进针方向（口外法）
（武汉大学口腔医学院　赵吉宏供图）

1.5cm 左右，可进入眶下孔（图 3-14），注入麻药 1~1.5ml。若针尖抵触骨面不能进入眶下孔，可在局部注射少量麻药，待局部无痛后移动针尖探寻眶下孔，一旦发现阻力消失，表明已经进入眶下孔内。注意勿进针过深，以免伤及眼球。

5. 麻醉区域　上颌切牙、尖牙、前磨牙、第一磨牙近中颊根，及相应的牙髓、牙周、牙龈、牙槽骨，以及注射侧的上唇、鼻翼及下眼睑。

6. 麻醉成功指征　上颌切牙、尖牙、前磨牙及相应的牙周组织，以及注射侧的上唇、鼻翼及下眼睑组织出现麻木感。

7. 麻醉失败原因　注射时针尖未进入眶下孔或注药位点远离眶下孔。

8. 麻醉失败的解决方案　重新注射，或行代替技术包括上牙槽前神经配合中神经阻滞麻醉、多点浸润麻醉、牙周韧带注射麻醉以及上颌神经阻滞麻醉。

9. 常见并发症　注药位点疼痛、组织水肿、血肿、暂时周围性面神经麻痹等。疼痛、水肿、血肿可对症处理；暂时性面神经麻痹不必处理，待麻醉药吸收后即可恢复正常。

（二）口内注射法

1. 穿刺位点　上颌侧切牙根上方黏膜转折处（图 3-15）。

2. 进针方向　在体表定位眶下孔的位置，针尖刺入后指向眶下孔进针，注射针与上颌中线成 45°（图 3-16）。

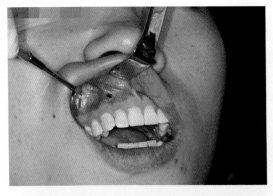

图 3-15　眶下神经阻滞麻醉进针点（口内法）
（武汉大学口腔医学院　赵吉宏供图）

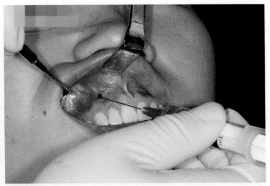

图 3-16　眶下神经阻滞麻醉进针方向（口内法）
（武汉大学口腔医学院　赵吉宏供图）

3. 注药位点　针尖进入眶下孔注射麻药。口内法针尖难以进入眶下管。

4. 注射步骤　在体表定位眶下孔，牵拉唇颊组织暴露注射位点，注射针与上颌中线成 45°，针尖刺入后向上、后、外方向指向眶下孔进针至合适深度，进入眶下孔（图 3-17），回抽阴性后，注射 0.9~1.2ml 局麻药物。

5. 麻醉区域　上颌切牙、尖牙、前磨牙、第一磨牙近中颊根，及相应的牙周组织，以及注

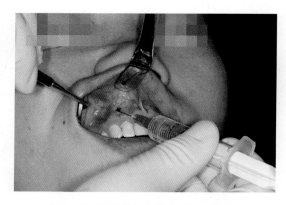

图 3-17 眶下神经阻滞麻醉（口内法）
（武汉大学口腔医学院 赵吉宏供图）

射侧的上唇、鼻翼及下眼睑。眶下孔内注射麻药的麻醉区域一般较眶下管内注射麻药的麻醉区域稍小。

6. 麻醉成功指征 同口外注射法。

7. 麻醉失败原因 同口外注射法。

8. 麻醉失败的解决方案 同口外注射法。

9. 常见并发症 同口外注射法。

五、上牙槽后神经阻滞麻醉

上牙槽后神经起自翼腭窝内的上颌神经，在其进入眶下管前发出，而后进入上颌结节的下方，支配上颌磨牙（不包括上颌第一磨牙近中颊根）的牙髓及颊侧牙龈、牙周膜和牙槽骨组织。上牙槽后神经阻滞麻醉（block anesthesia of posterior superior alveolar nerve）也称为上颌结节阻滞麻醉，其注射方法包括口内注射法和口外注射法，其中口内法较常用。

（一）口内注射法

1. 穿刺位点 上颌第二磨牙远中颊根上方的黏膜转折处（图 3-18）。

2. 进针方向 与第二磨牙长轴呈 40°，向上、后、内方进针（图 3-19）。

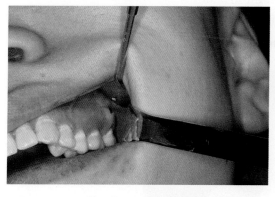

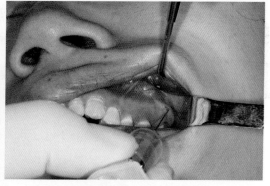

图 3-18 上牙槽后神经阻滞麻醉穿刺点（口内法） **图 3-19 上牙槽后神经阻滞麻醉进针方向（口内法）**
（武汉大学口腔医学院 赵吉宏供图）　　　　（武汉大学口腔医学院 赵吉宏供图）

3. 注药位点 上颌骨后外侧表面的孔隙周围，为上牙槽后神经分支经过之处。

4. 注射步骤 患者取坐位，半张口，上颌𬌗平面与地平面呈 45°，牵拉唇颊组织暴露穿刺位点，注射针与上颌第二磨牙长轴呈 40°，向上后内刺入，针尖沿着上颌结节弧形表面滑动，进针深度为 1.0~1.6cm，回抽阴性后，注射 1.5~2ml 局麻药物（图 3-20）。注意进针不宜过深，以免刺破翼静脉丛出现血肿。

5. 麻醉区域 上颌磨牙（不包括上颌第一磨牙近中颊根）的牙髓及颊侧牙龈、牙周膜和牙槽骨组织。

6. 麻醉成功指征 上颌第一磨牙（除近中颊根外）至第三磨牙远中牙龈麻木感，部分患

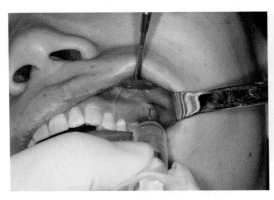

图 3-20　上牙槽后神经阻滞麻醉(口内法)
(武汉大学口腔医学院　赵吉宏供图)

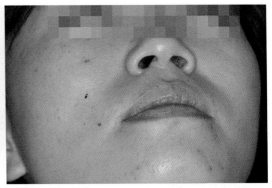

图 3-21　上牙槽后神经阻滞麻醉进针点(口外法)
(武汉大学口腔医学院　赵吉宏供图)

者也可反映无麻木感;使用器械轻微刺激局部组织无疼痛反应。

7. 麻醉失败原因　注药位点发生偏移(过于内侧/后方/侧面),以及麻醉药物剂量不足,局部炎症和感染也可导致麻醉失败。

8. 麻醉失败的解决方案　重新注射,或采用多点浸润麻醉,或上颌神经阻滞麻醉。

9. 常见并发症　由于上牙槽后神经靠近翼静脉丛,因而针尖刺破翼静脉丛,出现血肿的几率显著高于其他麻醉注射方式。出现血肿后,应立即停止注射,局部冰敷或加压包扎,可适当应用止血药,也可适当应用抗生素防止感染。

（二）口外注射法

1. 穿刺位点　颧骨下缘与上颌骨颧突形成的交角处皮肤(图 3-21)。

2. 进针方向　垂直进针直达骨面,向上后内方向进针 2.0cm(图 3-22)。

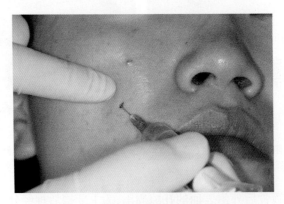

图 3-22　上牙槽后神经阻滞麻醉(口外法)
(武汉大学口腔医学院　赵吉宏供图)

3. 注药位点　同口内注射法。

4. 注射步骤　用手指在颊部扪出颧牙槽嵴,在颧骨下缘与上颌骨颧突形成的交角处垂直刺入皮肤,直达骨面,向上后内方向进针 2.0cm,回抽阴性后,注射 1.5 ~ 2ml 局麻药物。

5. 麻醉区域　上颌磨牙(不包括上颌第一磨牙近中颊根)的牙髓及颊侧牙龈、牙周膜和牙槽骨组织。

　　6. 麻醉成功指征　同口内注射法。

　　7. 麻醉失败原因　同口内注射法。

　　8. 麻醉失败的解决方案　重新注射,或采用口内注射法,或行上颌神经阻滞麻醉。

　　9. 常见并发症　同口内注射法。

六、鼻腭神经阻滞麻醉

　　鼻腭神经是上颌神经的后上鼻支的最长分支,沿鼻中隔走行,下降到上颌骨的前部,双侧鼻腭神经共同通过切牙孔出上颌骨,支配前牙区的腭侧黏膜及骨组织。鼻腭神经阻滞麻醉(block anesthesia of nasopalatine nerve)又称为切牙孔注射法(anterior palatine foramen injection)。

　　1. 穿刺位点　切牙乳头最宽处侧面的腭部黏膜(图 3-23)。

　　2. 进针方向　与中切牙长轴平行(图 3-24)。

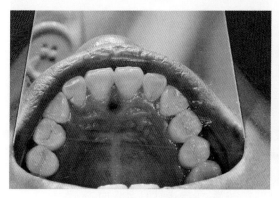

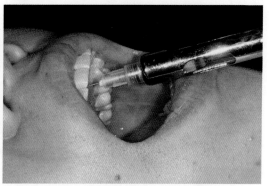

图 3-23　鼻腭神经阻滞麻醉穿刺点	图 3-24　鼻腭神经阻滞麻醉进针方向
(武汉大学口腔医学院 赵吉宏供图)	(武汉大学口腔医学院 赵吉宏供图)

　　3. 注药位点　切牙管的骨壁上。

　　4. 注射步骤　患者头后仰,大张口,暴露穿刺位点,注射针自切牙乳头最宽处侧面刺入腭部黏膜,将注射针摆向中线,与中切牙长轴平行,向上后方进针 0.5cm,即可进入切牙孔及切牙管。针尖抵至骨面后回退约 0.1cm,回抽阴性后注入麻药 0.25~0.5ml。由于该处腭黏膜致密,推注麻药时需要较大压力,而且患者容易感觉不适或疼痛。注射前采用浸润进行预麻醉,或使用手指按压能够减轻神经阻滞麻醉注射时带来的不适感。注射速率应控制在 0.4ml/40s 内。

　　5. 麻醉区域　前牙区的腭侧黏膜及骨组织。

　　6. 麻醉成功指征　前牙区腭侧牙龈有麻木感,使用器械检查无疼痛反应。

　　7. 麻醉失败原因　进针深度不足或注射麻药剂量不够。局部有炎症时也可出现麻醉效果不佳。

　　8. 麻醉失败的解决方案　重新行鼻腭神经阻滞,或使用局部浸润麻醉。

　　9. 常见并发症　注射点疼痛、水肿、血肿。若使用含高浓度(1:50 000)肾上腺素,可能引起血管收缩、组织长时间缺血缺氧而导致组织坏死。

七、腭前神经阻滞麻醉

上颌神经在翼腭窝内分出腭前神经,下行通过翼腭管,从硬腭的腭大孔出上颌骨。腭大孔位于上颌牙槽突与颚骨水平板的交界处。腭前神经支配一侧硬腭的后部及其表面覆盖的腭黏膜,向前到第一前磨牙,向内到腭中线,其末梢神经与鼻腭神经支配的区域有交叉。腭前神经阻滞麻醉(block anesthesia of anterior palatine nerve)将麻药注射入腭大孔或其附近,也称为腭大孔注射法(greater palatine foramen injection)。

1. 穿刺位点　最佳穿刺点位于腭大孔稍前方的腭黏膜,即腭大孔形成的凹陷的前缘(图3-25)。

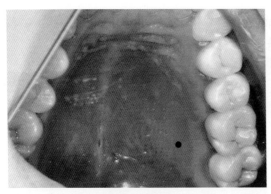

图3-25　腭前神经阻滞麻醉穿刺点
(武汉大学口腔医学院　赵吉宏供图)

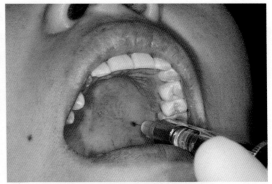

图3-26　腭前神经阻滞麻醉
(武汉大学口腔医学院　赵吉宏供图)

2. 进针方向　自对侧斜刺入腭大孔稍前方的腭黏膜,缓慢进针直至骨面。
3. 注药位点　腭大孔开口处稍前方。
4. 注射步骤　患者头后仰,大张口,暴露穿刺位点,先用棉签探查上颌第二磨牙腭侧黏膜组织,触及到凹陷处,在凹陷处稍前方刺入,缓慢进针0.4~0.6cm直到抵至骨面,后退注射针0.1cm(图3-26),回抽阴性后,缓慢注入麻药0.5ml,同时可观察到注射位点周围腭黏膜组织发白。由于该处腭黏膜致密,推注麻药时需要较大压力,而且患者容易感觉不适。注射前采用浸润进行预麻醉,或使用手指按压能够减轻神经阻滞麻醉注射时带来的不适感。注射速率应控制在0.4ml/30s内。
5. 麻醉区域　同侧硬腭的后部及其表面覆盖的腭黏膜,向前到第一前磨牙,向内到腭中线,其末梢神经与鼻腭神经支配的区域有交叉。
6. 麻醉成功指征　同侧硬腭后部牙龈有发紧和麻木感,使用器械检查无疼痛反应。
7. 麻醉失败原因　注射位点过浅、过于靠侧面、过于靠近中,或注射剂量不足。局部有炎症时也可出现麻醉效果不佳。
8. 麻醉失败的解决方案　重新行腭前神经阻滞麻醉,或改局部浸润麻醉。
9. 常见并发症　注射点疼痛、水肿、血肿。若发生局部组织坏死,需对症治疗。

八、上颌神经阻滞麻醉

上颌神经是三叉神经的第二个分支,出圆孔在翼腭窝内分支前行,支配整个上颌骨及同侧鼻、下睑、上唇、软腭和硬腭。在接近中线部分,由于有对侧同名神经的交叉分布,不能获得完全的麻醉效果。上颌神经阻滞麻醉(block anesthesia of maxillary nerve)注射难度较大,风险较高,一般较少使用。其适应证包括:①上颌窦的手术、高位埋伏阻生上颌第三磨牙拔除术、上颌骨分切除术、上颌骨骨折复位、上颌骨畸形矫治等手术;②因局部炎症而不宜进行眶下神经阻滞麻醉或浸润麻醉时;③为了诊断的需要,例如鉴别三叉神经痛(第二支)时。注射方法包括口内法(翼腭管注射法)和口外法两种。

(一)口内注射法(翼腭管注射法)

1. 穿刺位点　腭大孔表面的腭黏膜。

2. 进针方向　自对侧斜刺入腭大孔投影的表面标志黏膜凹陷处(图3-27),注入少量麻药,然后将注射器移至同侧,再仔细探查进入翼腭管,与上颌𬌗平面呈45°,向上向后进针。

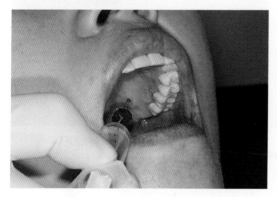

图3-27 翼腭管注射法进针方向
(武汉大学口腔医学院 赵吉宏供图)

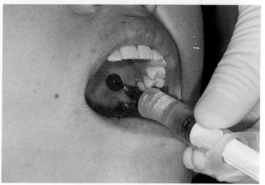

图3-28 翼腭管注射法上颌神经阻滞麻醉
(武汉大学口腔医学院 赵吉宏供图)

3. 注药位点　翼腭管内骨壁。

4. 注射步骤　患者取坐位,大张口,上颌𬌗平面与地平面呈45°,牵拉唇颊组织暴露穿刺位点,自对侧斜刺入腭大孔投影的表面标志黏膜凹陷处,注入少量麻药,然后将注射器移至同侧,再仔细探查进入翼腭管,与上颌𬌗平面呈45°,向上向后进针2.0~2.5cm(图3-28),回抽阴性后,注射2~3ml局麻药物。由于进针较深,注射时需向患者解释需要保持头部稳定,避免突然摆动头部而造成注射针折断。

5. 麻醉区域　同侧上颌骨及同侧鼻、下睑、上唇、软腭和硬腭。在接近中线部分,由于有对侧同名神经的交叉分布,不能获得完全的麻醉效果。

6. 麻醉成功指征　同侧上颌骨及鼻、下睑、上唇和软、硬腭出现麻木、肿胀感;鼻腔有干燥、阻塞感。由于腭中、腭后神经可同时被麻醉,易出现恶心、呕吐。使用器械轻微刺激局部组织无疼痛反应。

7. 麻醉失败原因　注药位点发生偏移(过于内侧/后方/侧面),以及麻醉药物剂量不足。局部炎症和感染也可导致麻醉失败。

8. 麻醉失败的解决方案　重新注射,或采用其他上颌神经主要分支的神经阻滞麻醉,或采用上颌神经口外法阻滞麻醉。

9. 并发症及处理　注射后一般会出现明显疼痛。翼腭窝处血管丰富,容易出现深部血肿,出现血肿可冰敷或应用止血药物。由于注射时进针较深,且注射针在狭窄的骨管内深入,可出现断针,所以操作要轻柔,避免强行进入,一旦断针,应手术取出。此外,注射部位和注射针头消毒不严格可能导致深部感染,需尽量避免。

（二）口外注射法

1. 穿刺位点　颧弓和下颌支切迹之间的中点。

2. 进针方向　刺入前先在注射针头上安放定位橡皮片(图3-29),刺入皮肤后垂直进针,直至翼外板。调整注射针上定位橡皮片的位置使之距皮肤1.0cm,退针至皮下,将针尖向上10°、向前15°再进针,直到橡皮片标记深度即为翼腭窝。

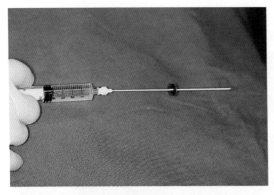

图3-29　在注射针头上安放定位片
（武汉大学口腔医学院　赵吉宏供图）

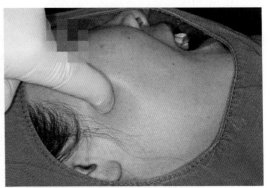

图3-30　触及颧弓及下颌支切迹中点
（武汉大学口腔医学院　赵吉宏供图）

3. 注药位点　翼腭窝区域。

4. 注射步骤　先标记出颧弓和下颌支切迹之间的中点即为进针点(图3-30、3-31),刺入皮肤后垂直进针(图3-32),直至翼外板(图3-33)。调整注射针上定位橡皮片的位置使之距皮肤1.0cm,退针至皮下,针尖向上10°、向前15°进针直到橡皮片标记深度即为翼腭窝(图

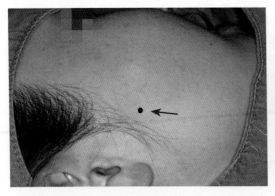

图3-31　上颌神经阻滞麻醉穿刺点(口外法)
（武汉大学口腔医学院　赵吉宏供图）

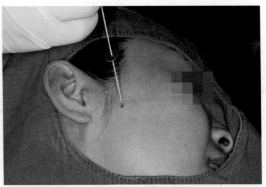

图3-32　上颌神经阻滞麻醉,垂直皮肤进针
（武汉大学口腔医学院　赵吉宏供图）

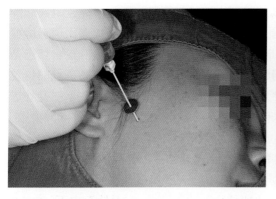

图 3-33　抵达翼外板后在距离皮肤 1.0cm 处标记
（武汉大学口腔医学院　赵吉宏供图）

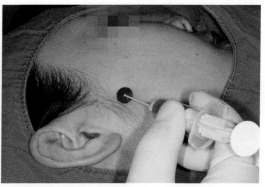

图 3-34　针尖向上、前、内再进针至标记的深度
（武汉大学口腔医学院　赵吉宏供图）

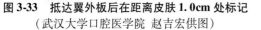

3-34）。回抽阴性时，缓慢注射麻药 2～3ml。

5. 麻醉区域　同侧上颌骨及同侧鼻、下睑、上唇、软腭和硬腭。在接近中线部分，由于有对侧同名神经的交叉分布，不能获得完全的麻醉效果。

6. 麻醉成功指征　同口内法。

7. 麻醉失败原因　注药位点发生偏移（过于内侧/后方/侧面），以及麻醉药物剂量不足。局部炎症和感染也可导致麻醉失败。

8. 麻醉失败的解决方案　重新注射，或采用其他上颌神经主要分支的神经阻滞麻醉，或采用口内注射法。

9. 常见并发症　注射后一般会出现明显疼痛。翼腭窝处血管丰富，容易出现深部血肿，出现血肿可冰敷或应用止血药物。此外，注射部位和注射针头消毒不严格可能导致深部感染，需尽量避免。

第五节　下颌注射麻醉技术

下颌注射麻醉技术包括下颌局部浸润麻醉和神经阻滞麻醉。下颌局部浸润麻醉基本方法与上颌局部浸润麻醉相似，本节将主要介绍下颌的神经阻滞麻醉。

一、下牙槽神经阻滞麻醉

下牙槽神经是三叉神经下颌分支的最大分支，在颞下间隙内由下颌神经的后支分出，然后从内侧行至翼外肌，由下颌支内侧面的翼下颌间隙进入下颌孔及下颌管。与下牙槽神经伴行的血管包括下牙槽动脉和下牙槽静脉，三者共同进入下颌孔及下颌管。下牙槽神经支配的区域包括同侧下颌牙齿、下颌骨体部和升支下部的骨和软组织、前磨牙、切牙唇颊侧牙龈、黏骨膜、下唇。下牙槽神经阻滞麻醉（block anesthesia of inferior alveolar nerve）也称翼下颌阻滞麻醉（pterygomandibular injection），是口腔颌面外科下颌治疗最常用的麻醉方式，也是最容易失败的麻醉方法。要准确实施下牙槽神经阻滞麻醉，必须注意口内三个标志，即翼下颌韧带、下颌升支前缘处冠状切迹以及位于下颌磨牙内侧面并向后延伸的内斜线。①翼下颌韧带：翼下颌韧带位于翼下颌黏膜皱襞深面，连接咽上缩肌与颊肌。下牙槽神经阻滞麻醉穿刺位点位于翼下颌韧带稍外侧。若在翼下颌韧带内侧进针容易导致注药位点比理想位置靠后。若患者翼下颌韧带不明显，嘱其大张口时往往可辨识。②下颌冠状切迹：冠状切迹是指下颌升支前缘处的凹陷，其凹陷最深处（位于下颌𬌗平面上 $0.6 \sim 1.0$ cm）稍高一点的位置即为下颌孔大致水平高度。需要注意的是，由于下颌孔呈漏斗状，下牙槽神经在下颌孔处进入下颌骨内，因此在正确的注射位点下方注射麻药比在该点上方注射更容易导致麻醉失败。③下颌骨内斜线：内斜线向后、向上部延伸，形成磨牙后三角的内侧边线，代表下颌骨的内侧面，是穿刺点范围的最外缘。注射针头位置太靠外侧会出现过早接触骨面，不仅阻碍针头进一步到达理想位点，还可能使针尖形成倒钩，导致患者不适。下牙槽神经阻滞麻醉有口内法、口外法两种注射方法。

（一）口内注射法

1. **穿刺位点** 穿刺位点在翼下颌韧带稍外侧，高于冠状切迹最大凹陷 $0.2 \sim 0.3$ cm，且位于内斜线内侧（图 3-35、3-36）。

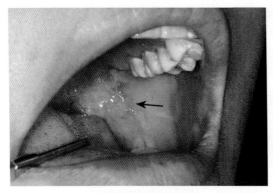
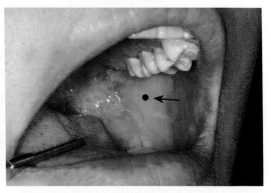

图 3-35 翼下颌韧带   **图 3-36 下牙槽神经阻滞麻醉穿刺点（口内法）**
（武汉大学口腔医学院 赵吉宏供图）   （武汉大学口腔医学院 赵吉宏供图）

2. **进针方向** 将注射针管放置在对侧嘴角前磨牙上方，针头沿翼下颌韧带外侧进针（图 3-37），穿过黏膜和翼内肌到达翼下颌间隙，最后到达下颌小舌和下颌孔的上方。

3. **注药位点** 下颌升支内侧面，在下颌孔上方 0.1cm 处。

4. **注射步骤** 牵拉颊部以暴露穿刺位点，用示指或拇指按压升支前缘，有助拉紧黏膜，高度与冠状切迹一致。将注射针管放置在对侧嘴角前磨牙上方，针尖刺入穿刺点，然后向着注药位点进针，保持针管与下颌磨牙𬌗平面平行并在其上方，进针深度约为 $2 \sim 2.5$ cm（图 3-38）。针尖达到骨面，确认在升支内侧附近的注药位点后，退针 0.1cm，回抽阴性后，缓慢注射适量局麻药物 $1 \sim 1.5$ml。注射完成后，按照进针方向缓慢退针以免损伤软组织。

5. **麻醉区域** 同侧下颌牙齿、下颌骨体部和升支下部的骨和软组织、前磨牙、切牙唇颊侧牙龈、黏骨膜、下唇。

6. **麻醉成功指征** 注射部位、下颌升支下部和下颌骨体、软组织、下唇以及前磨牙和切牙的颊侧骨膜麻木感。使用器械轻微刺激局部组织无疼痛反应。

7. **麻醉失败原因** 解剖变异（例如翼下颌韧带不清晰）和操作技术不熟练是麻醉失败的主要原因。注药位点离下颌孔太远（包括注射深度过浅、注射过于靠近内侧、过于靠后以

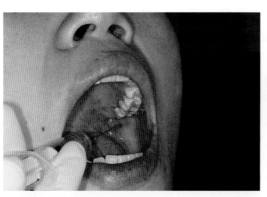

图3-37 下牙槽神经阻滞麻醉进针方向(口内法)
(武汉大学口腔医学院 赵吉宏供图)

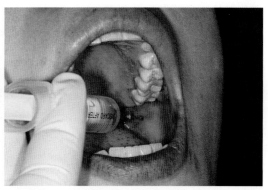

图3-38 下牙槽神经阻滞麻醉(口内法)
(武汉大学口腔医学院 赵吉宏供图)

及注射过于靠下)。由于下牙槽神经是较大而且分支较多的有髓神经,需要使用更大剂量的药液以弥散至足够长度的神经鞘膜,从而使跳跃式神经传导暂时失效。

8. 麻醉失败的解决方案 若是由于注射技术不熟练导致的麻醉失败,可以在保证安全的情况下,重新注射局麻药物。若是由于解剖因素阻碍导致药液扩散受阻,可考虑补充麻醉技术如下颌神经阻滞或牙周韧带注射。

若注射过程中出现注射针与下颌骨过早接触,可能是穿刺点位置过低或过于靠近翼下颌韧带外侧,此时需将注射针完全退出,重新评定解剖标志,调整注射位点后再次注射。若针尖与下颌骨早接触发生在未及正常穿刺深度1/2时,无需完全退针,可将注射针向表浅方向稍退出,将注射器重新定位在对侧尖牙或侧切牙的上方,继续进针,直至针尖与骨的接触在合适的深度;也可尝试将注射器移至同侧口角,将针尖沿下颌升支内侧面向后方滑行0.5～1.0cm,再注射麻药。

若进针至预期深度时仍未与下颌骨发生接触,需至少在注射路径1/2处将针头撤回,将注射器重置于磨牙上部,继续进针直至接触骨面。如果经过此调整仍不能接触骨面,需将注射针完全退出并考虑使用替代麻醉技术。

9. 常见并发症

(1)回抽阳性:由于下牙槽动脉、静脉与下牙槽神经伴行,以及可能存在于翼下颌间隙较低处的上颌动脉,使得下牙齿神经阻滞麻醉回抽阳性率在所有口腔注射局麻中最高。出现回抽阳性时,无需完全退针,可部分退针后稍改变进针角度和方向,再次进针。尽量避免多次穿刺,若仍出现回抽阳性,可考虑替代麻醉技术。

(2)牙关紧闭:注射针对注药位点肌纤维的局部损伤可能出现注射后肌肉酸痛或下颌运动受限,应避免多次穿刺。

(3)感觉异常:具体病因尚未完全明确,一般是暂时性。

(4)暂时性面神经分支麻痹:若进针位置偏后未触及骨面滑过下颌升支后缘,或进针位置过高针尖穿过下颌升支切迹,将麻药注入腮腺区可能出现面神经分支麻痹,表现为上睑下垂、眼睑不能闭合等症状。偶有患者面神经分支位于下牙槽神经阻滞麻醉进针路径处,因而出现无法避免的面神经麻醉。

(二)口外注射法

下牙槽神经阻滞麻醉口外注射法临床上较少使用,一般用于张口受限或口内进针区域有化脓性炎症或肿瘤的患者。

1. 穿刺位点　下颌下缘内侧,下颌角至咬肌前缘的中点(图3-39)。

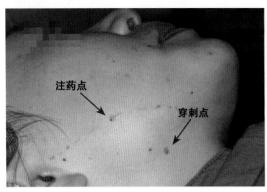

图3-39　下牙槽神经阻滞麻醉穿刺点及注药点(口外法)
　　　(武汉大学口腔医学院　赵吉宏供图)

图3-40　标记进针深度
　(武汉大学口腔医学院　赵吉宏供图)

2. 进针方向　注药位点和穿刺位点的连线即为进针方向及进针深度。

3. 注药位点　自耳屏前至咬肌前缘与下颌骨下缘相交点做连线,其中点大致为下颌孔在体表的投影位点,即为注药点(图3-39)。

4. 注射步骤　在体表标记的穿刺位点和注药位点,用消毒橡皮片在注射针头上按测量长度做标记(图3-40),由穿刺位点刺入皮肤(图3-41),紧贴下颌支内侧沿指示线进针至标记深度(图3-42),回抽阴性,注入局麻药物2～4ml。

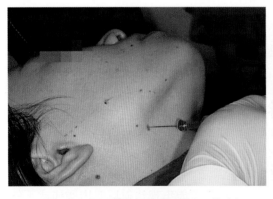

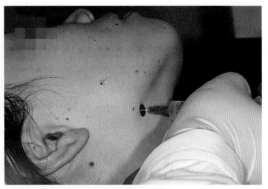

图3-41　下牙槽神经阻滞麻醉(口外法)
　(武汉大学口腔医学院　赵吉宏供图)

图3-42　下牙槽神经阻滞麻醉进针深度(口外法)
　(武汉大学口腔医学院　赵吉宏供图)

5. 麻醉区域　同口内注射法。

6. 麻醉成功指征　同口内注射法。

7. 麻醉失败原因　由于口外注射法只能大致推测下颌孔的位置,为保证麻醉效果需注入足够量的麻药,若注射药物剂量过小则扩散范围有限,容易出现麻醉不完全现象。此外,进针后发生偏斜,进针深度不够,或未能紧贴下颌支内侧进针,会使注药位点远离下颌孔,从而导致麻醉失败。

8. 麻醉失败的解决方案　重新注射,或进行下颌神经阻滞麻醉。

9. 常见并发症　同口内注射法。

二、舌神经阻滞麻醉

舌神经经下颌神经分出后伴下牙槽神经行向前下行,经翼内肌与翼外肌之间进入翼颌间隙,位于下牙槽神经内侧稍前的位置,支配同侧下颌舌侧软组织、口底和舌前2/3(至中间线)组织。舌神经阻滞麻醉(block anesthesia of lingual nerve)常与下牙槽神经阻滞麻醉同时进行。

1. 穿刺位点　同下牙齿神经阻滞麻醉口内注射法。

2. 进针方向　同下牙齿神经阻滞麻醉口内注射法。

3. 注药位点　在穿刺位点和下颌支之间的中间点注射麻药,可通过麻药的扩散达到舌神经周围,达到阻滞麻醉效果。

4. 注射步骤　与下牙槽神经阻滞麻醉同时进行时,当下牙槽神经阻滞麻醉完成后,将注射针退回至原有进针深度的1/2,回抽阴性后注入麻醉药物0.2~0.5ml。单独注射时,以下牙槽神经阻滞同样的方式进针,进针1.0~1.3cm,注射局麻药1.0ml。

5. 麻醉区域　同侧下颌舌侧软组织、口底和舌前2/3(至中间线)组织。

6. 麻醉成功指征　舌侧软组织和半侧舌前2/3部分麻木感。使用器械轻微刺激局部组织无疼痛反应。

7. 麻醉失败原因　一般不容易失败。在舌中间线处可能有对侧舌神经纤维交叉支配而导致麻醉效果不佳。

8. 麻醉失败的解决方案　可以在保证安全的情况下,重新注射局麻药物。代替技术为下颌神经阻滞麻醉。舌中线部位可追加局部浸润麻醉。

9. 常见并发症　舌神经是最容易损伤的神经之一,注射针或麻醉损伤舌神经后,轻者出现短暂的“电击感”,重者可出现永久性的感觉异常。注射麻药时不宜将麻药在同一点注射,可在注射过程中将针头适当推进或后退少许,以防将过多麻药注射至神经鞘膜内,导致神经损伤。

三、颊神经阻滞麻醉

颊神经自下颌神经分出后,下行至下颌升支前缘的内侧,在相当于下颌第二或第三磨牙合面呈终末分支,分布于颊部,支配磨牙的颊侧软组织、颊侧骨膜,颊部黏膜、肌肉、皮肤。颊神经阻滞麻醉(block anesthesia of buccal nerve)通常与下牙槽神经、舌神经阻滞麻醉同时进行,偶尔根据治疗需要单独进行颊神经阻滞麻醉。与下牙槽神经、舌神经阻滞麻醉同时进行者,其穿刺位点、进针方向与下牙槽神经阻滞麻醉一致,在完成下牙槽神经及舌神经阻滞麻醉后,将针尖后退至肌层、黏膜下(离黏膜表面0.5~1.0cm)处,注射麻药0.5~1.0ml,即可麻醉颊神经。

单独进行颊神经阻滞麻醉者,其操作要点如下:

1. 穿刺位点　下颌第二或第三磨牙远中及颊侧黏膜转折处。

2. 进针方向　缓慢进针至黏膜下约0.3~0.4cm。

3. 注药位点　位于下颌支的颊侧软组织内。

4. 注射步骤 向外拉紧唇部与脸颊组织,在第三磨牙远中、颊黏膜转折处找到穿刺点,刺入黏膜后将注射器与注射侧下颌磨牙骀平面平行,进针 0.3~0.4cm。回抽阴性后注入局麻药 0.2~0.3ml。

5. 麻醉区域 磨牙的颊侧软组织、颊侧骨膜,颊部黏膜、肌肉、皮肤。

6. 麻醉成功指征 下颌磨牙颊部软组织麻木。使用器械轻微刺激局部组织无疼痛反应。

7. 麻醉失败原因 一般较少失败。若注射针头在刺入时没有拉紧颊部组织,针尖斜面可能未完全进入组织,导致给药不足而失败。

8. 麻醉失败的解决方案 重新注射,或在特定位点使用局部浸润麻醉。

9. 常见并发症 颊神经并发症较少,可能出现的并发症为出血、水肿和术后不适,可作对症处理。

四、颏神经、切牙神经阻滞麻醉

颏神经和切牙神经是下牙槽神经的终末支。颏神经出颏孔后分布于下颌骨的前外侧面,支配颏孔前至中线部位唇颊侧黏膜以及下唇。颏孔通常位于第一与第二前磨牙根尖部之间,可通过术前 X 线片与前庭沟触诊检查来确定,触诊表现为下颌骨第一或第二前磨牙根尖区凹陷的小坑或表面不平的突起,轻压颏孔会引起轻微的不适或疼痛感。切牙神经阻滞麻醉(block anesthesia of incisive nerve)和颏神经阻滞麻醉(block anesthesia of mental nerve)技术基本相同,与颏神经阻滞麻醉不同的是,为了完全麻醉牙髓,切牙神经阻滞麻醉需要在颏神经阻滞麻醉完成后增加注药位点按压的步骤,使得药液穿过颏孔扩散至切牙神经。颏神经阻滞麻醉分口内注射法和口外注射法。

(一) 口内注射法

1. 穿刺位点 因颏孔的位置而改变,一般在颏孔后颊黏膜皱襞处(图 3-43)。

2. 进针方向 缓慢进针至浅筋膜,止于高于颏孔的深度。

3. 注药位点 颏孔上方。

4. 注射步骤 向外拉紧唇部与脸颊组织,暴露穿刺点,从颏孔的后方刺入黏膜(图 3-44),在颏孔上方进针至刚好高于颏孔的深度,通常进针深度为 0.4~0.6cm(图 3-45)。回抽

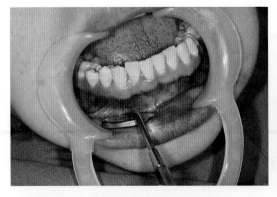
图 3-43 颏神经阻滞麻醉穿刺点(口内法)
(武汉大学口腔医学院 赵吉宏供图)

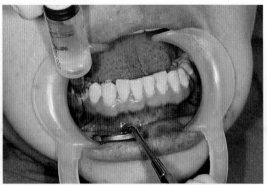
图 3-44 颏神经阻滞麻醉进针方向(口内法)
(武汉大学口腔医学院 赵吉宏供图)

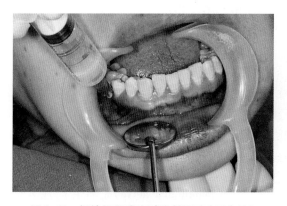

图 3-45 颏神经阻滞麻醉进针深度（口内法）
（武汉大学口腔医学院 赵吉宏供图）

阴性后注入局麻药 0.6ml。当进行切牙神经阻滞麻醉时，在颏神经阻滞麻醉完成后，需从口外或口内向颏孔方向按压注药位点，使药液穿过颏孔扩散至切牙神经。

5. 麻醉区域 颏孔前至中线部位的颏部和唇颊侧黏膜以及下唇。

6. 麻醉失败原因 颏神经麻醉失败率较低。失败通常是由于没有准确找到颏孔的位置，导致注射局麻药不充分扩散或注入的麻药剂量不足。切牙神经阻滞麻醉注射后按压不到位也可导致麻醉失败。

7. 麻醉失败的解决方案 评估注射部位和注射剂量后重新注射，或改用下牙槽神经阻滞麻醉；下颌中线处可能由于对侧交叉神经而出现麻醉不充分，此时可在下颌中切牙处补充局部浸润麻醉。

8. 常见并发症 颏神经阻滞麻醉并发症较少，可能出现的并发症为出血、水肿和术后不适可作对症处理。

（二）口外注射法

1. 穿刺位点 下颌第二前磨牙根尖部稍后处皮肤（图 3-46）。

2. 进针方向 垂直进针至骨面，将针尖向前、下、内进入颏孔（图 3-47）。

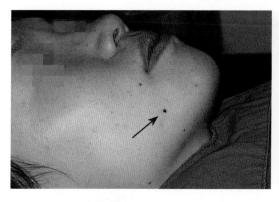

图 3-46 颏神经阻滞麻醉穿刺点（口外法）
（武汉大学口腔医学院 赵吉宏供图）

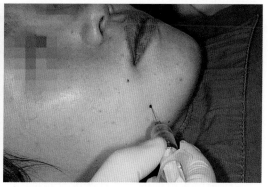

图 3-47 颏神经阻滞麻醉进针方向（口外法）
（武汉大学口腔医学院 赵吉宏供图）

3. 注药位点 颏孔内。

4. 注射步骤 在下颌第二前磨牙根尖部稍后处皮肤进针，先注入少量麻药形成一皮丘，然后垂直进针至骨面，用针尖向前、下、内方向探寻颏孔，感觉阻力消失时表示进入颏孔，回抽阴性后缓慢注入麻药 0.6ml（图 3-48）。在颏神经阻滞麻醉完成后，需从口外或口内向颏孔方向按压注药位点，确保药液穿过颏孔扩散至切牙神经。

5. 麻醉区域 同口内注射法。

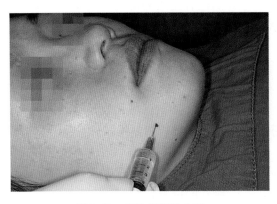

图 3-48　颏神经阻滞麻醉
（武汉大学口腔医学院　赵吉宏供图）

6. 麻醉成功指征　同口内注射法。

7. 麻醉失败原因　同口内注射法。

8. 麻醉失败的解决方案　同口内注射法。

9. 常见并发症　同口内注射法。

五、下颌神经阻滞麻醉

下颌神经阻滞麻醉（block anesthesia of mandibular nerve）是将麻药注入卵圆孔附近的下颌神经阻滞麻醉，故又称卵圆孔注射法（oval foramen injection）。

一般适用于下颌骨各类手术，面部疼痛的诊断和鉴别诊断（如非典型面痛、三叉神经痛），以及下牙齿神经阻滞麻醉的替代技术。

1. 穿刺位点　颧弓下缘与下颌切迹中点为穿刺位点（见图 3-30、3-31）。

2. 进针方向　向后、上、内偏斜 15°，推进至标记的深度。

3. 注药位点　颞下窝上壁后内份卵圆孔附近。

4. 注射步骤　在颧弓下缘与下颌切迹中点标记穿刺位点，用 21 号长注射针套上消毒橡皮标记片（见图 3-32），从穿刺位点垂直进针直抵骨面（翼外板）。将标记片固定于距皮肤 1cm 处，标记进针深度（见图 3-33）。然后退针至皮下，重新使注射针向后、上、内偏斜 15°，推进至标记的深度，针尖即达颞下窝上壁后内份卵圆孔附近（图 3-49）。回抽阴性，缓慢注射麻药 3～4ml。

5. 麻醉区域　同侧下颌牙、舌前 2/3、口底、下颌骨及颌周组织、升颌肌群、颞部皮肤、颊部皮肤黏膜等。

6. 麻醉成功指征　麻醉区域麻木感，使用器械轻微刺激局部组织无疼痛反应。

7. 麻醉失败原因　进针深度及角度不准确导致针尖未能到达注药位点，以及麻醉药物剂量不足。

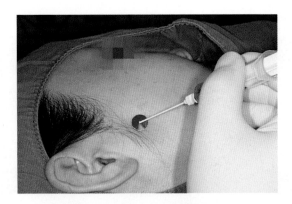

图 3-49　下颌神经阻滞麻醉及进针方向
（武汉大学口腔医学院　赵吉宏供图）

8. 麻醉失败的解决方案　重新注射，或采用替代技术如下牙槽神经阻滞麻醉。

9. 常见并发症　注射后一般会出现明显疼痛。翼腭窝处血管丰富，容易出现深部血肿，出现血肿可冰敷或应用止血药物。此外，注射部位和注射针头消毒不严格可能导致深部感染，需尽量避免。

第六节　其他麻醉及镇静技术

在某种局部麻醉实施后出现麻醉效果不佳时,除了重新实施同种局部麻醉外,还可对麻醉不佳相应区域实施其他常用麻醉镇静技术或补充麻醉技术。

一、牙周韧带注射麻醉

牙周韧带注射麻醉(intraligamentary injection),是对单颗牙齿麻醉最基本的方法,适用于当其他的麻醉方法效果欠佳,或患者禁忌大范围的麻醉,或要求总麻醉剂量最小化者。由于液体不能通过致密坚韧的牙周韧带,牙周韧带注射通过加压将局麻药物注入牙周韧带内,迫使药物通过牙槽骨扩散至牙齿的根尖,适用于单个牙齿及牙周膜的麻醉。牙周韧带注射麻醉依赖麻药在骨组织扩散而达到麻醉效果,因而属于骨内注射技术,相比其他注射法,更适用于有针头误入血管风险的血液病患者。

1. 穿刺位点　牙齿周围的牙龈沟内。
2. 进针方向　针头进入牙龈沟,垂直刺入结合上皮,进入牙周韧带。
3. 注药位点　根尖与牙周韧带之间。
4. 注射步骤　充分暴露牙龈组织,选择牙周韧带麻醉专用针头(图 3-50),对穿刺位点进行软组织麻醉,然后针头进入牙龈沟(图 3-51),垂直刺入结合上皮,进入牙周韧带内,直到遇到阻力。一般进针 0.3～0.4cm,无需回抽,以 0.2ml/20s 的速度缓慢注入麻药直至牙龈出现发白现象。一般单根牙进行两处不同位点的注射(图 3-52);多根牙需进行 3～4 个位点的注射。

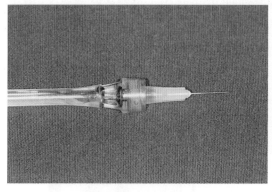

图 3-50　牙周韧带注射麻醉专用针头
(武汉大学口腔医学院　赵吉宏供图)

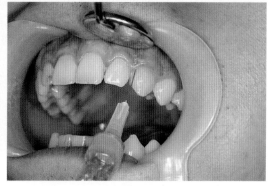

图 3-51　牙周韧带注射麻醉穿刺点
(武汉大学口腔医学院　赵吉宏供图)

5. 麻醉区域　注射区域牙齿的牙周膜、根尖、牙槽骨、牙龈黏膜。
6. 麻醉成功指征　牙齿周围软组织有麻木感,使用器械轻微刺激局部组织无疼痛反应。
7. 麻醉失败原因　针尖未能准确到达牙周韧带的位置,导致药液自龈沟流出。
8. 麻醉失败的解决方案　注射时若未能观察到牙龈组织发白,同时发现药液自龈沟流出时,应停止推注麻药,选择其他位点重新注射或选择神经阻滞麻醉。

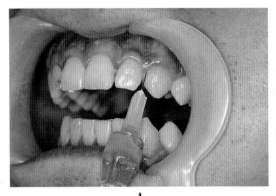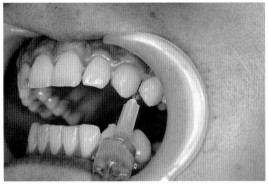

A   B

图 3-52　牙周韧带注射麻醉
A. 近中注射点　B. 远中注射点(武汉大学口腔医学院　赵吉宏供图)

9. 常见并发症　麻醉药吸收后暂时性术区疼痛,可对症处理。

二、计算机控制的局部无痛麻醉技术

口腔颌面外科门诊最常用的局麻注射器械包括一次性塑料注射器和使用卡氏安瓿的后装式不锈钢注射器(见图 3-1、3-2),其最大缺点在于需要临床医师手法操作,注药的速率不易精确控制。计算机控制的局部无痛麻醉技术(computer controlled local anesthesia)是一种带有电脑预设程序的局麻注射设备,不仅能精确控制注射速率,而且在注射致密组织(如腭黏膜、附着龈或牙周膜)时,能够维持一个特定的注射速率和可控的压力,减少注射过程中患者的疼痛不适感和注射后组织反应。

最新一代计算机控制的局麻注射设备是 Milestone 公司的 STA 单颗牙麻醉系统(图 3-53),具有以下特点。

1. 注射前可自动预滴麻药于穿刺点处,快速起到预麻醉的作用,免去额外的表面麻醉,

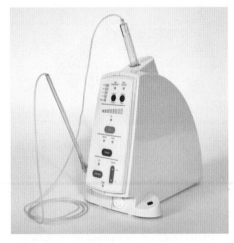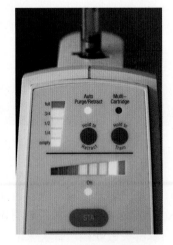

图 3-53　计算机控制的无痛麻醉仪(STA)   **图 3-54　STA 视频系统**
(武汉大学口腔医学院　赵吉宏供图)   (武汉大学口腔医学院　赵吉宏供图)

达到穿刺无痛。

2. 可以通过音频和视频系统,实时反馈注射压力信息,便于让临床医师选择正确的注射部位。音频和视频系统还可以为操作者适时提供麻药注射量、注射速度等信息(图3-54)。

3. 运用计算机控制的液压传输系统缓慢匀速注射(图3-55),使注射过程中产生的疼痛不适低于正常人群的平均疼痛阈值,做到注射过程无痛。

4. 提供三种注射模式及三种注射速度,适合不同注射部位要求。

5. 符合人体工程学设计的手柄,便于持握,稳定性好,减少医师手部受累;通过旋转进针,避免进针方向偏移;手柄外形美观,有助于消除患者尤其是儿童患者注射前心理恐惧(图3-56)。

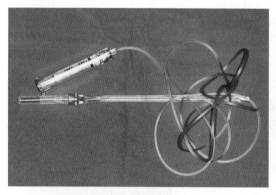

图 3-55　STA 药液传输管道
(武汉大学口腔医学院　赵吉宏供图)

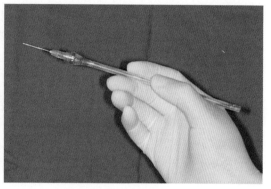

图 3-56　STA 注射手柄
(武汉大学口腔医学院　赵吉宏供图)

计算机控制的局麻注射设备比传统的手动注射器具有更多优势,可以实施局部浸润麻醉、神经阻滞麻醉、牙周韧带麻醉等,受到广大医护人员及患者的普遍欢迎。

三、一氧化亚氮镇静技术

镇静是指通过药物作用使患者紧张情绪、恐惧心理得到改善或消除,达到精神放松、生命体征平稳,有利于配合诊疗的方法。口腔科疾病诊疗过程中约30%~40%人群存在不同程度的紧张心理,小儿患者更高,严重者可称为牙科恐惧症。镇静术能使这部分患者消除恐惧,得到较为满意的舒适治疗。对于高血压、心脑血管病患者,一氧化亚氮镇静能够有效地消除患者的紧张恐惧心理,稳定心率和血压,降低诱发心脑血管意外的风险。此外,一部分存在较严重机体或精神残障的患者,往往需要深镇静或全身麻醉才能完成口腔治疗。

口腔颌面外科门诊最常用的镇静药物是一氧化亚氮,俗称笑气,是一种无色气体,无显著气味,无毒性。在45个大气压力下呈蓝色液态,储存于耐压钢瓶中,性质稳定,不燃不爆。吸入体内后不与人体组织结合,主要通过肺排除,3~5分钟即可完全排除,不通过肝脏肾代谢。因此十分安全,临床应用无明显不良反应。

将含30%~50%一氧化亚氮和氧气的混合气体经专用设备如麻醉机或吸入镇静装置混合后,由鼻罩吸入。开始时嘱患者正常呼吸,达到一定效果后用鼻呼吸,这利于张口进行口腔内治疗,否则将影响镇静效果。此方法的优点是操作简单,镇静深度易调节,安全可靠。

对口腔门诊外科拔牙、小手术、种植牙、注射治疗以及不配合的儿童患者,具有较好的效果。

第七节　口腔局部麻醉并发症及其防治

口腔局部麻醉并发症包括局部并发症和全身并发症,以局部并发症较为多见。

一、局部并发症及其防治

1. 血肿　血肿(hematoma)多是由于注射针误刺破血管,导致血液从血管内渗透到周围组织形成的,较常见于上牙槽后神经、下牙槽神经以及颏神经阻滞麻醉(图3-57);特别在刺伤静脉丛后,可发生组织内出血,在黏膜下或皮下出现紫红色瘀斑或肿块;数天后,血肿处颜色逐渐变浅呈黄绿色,并缓慢吸收消失。

防治方法:注射时避免反复穿刺,以免增加刺破血管的机会;注射针尖不能有倒钩,保持良好的进针路径,避免注射针弯曲,避免快速注射,采取合适的注射角度、注射深度。若局部已出现血肿,可立即压迫止血,并予冷敷,并可酌情给予抗生素及止血药物。48小时后局部热敷或理疗,可促使血肿吸收消散。

需要注意的是,血管损伤不仅可以发生在注射针刺入组织时,也可发生在注射针退出的过程中,因此回抽阴性不能完全排除发生血肿的可能。上牙槽后神经阻滞麻醉最容易发生血肿,如果患者正在服用抗凝药,可考虑避免行上牙槽后神经阻滞麻醉。

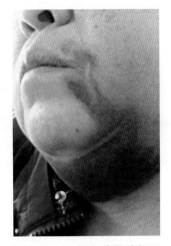

图3-57　局部麻醉所致颊下颌下血肿
(首都医科大学口腔医学院刘洪飞供图)

2. 暂时性牙关紧闭　牙关紧闭(trismus)可发生于下牙槽神经阻滞麻醉口内法注射后,但比较罕见。由于注射点不准确,麻醉药注入翼内肌或咬肌内,使肌暂时失去收缩与舒张的功能,并停滞于收缩状态,因而出现牙关紧闭。此外,针头污染引起局部感染也是引起牙关紧闭的原因之一。

防治方法:减少穿刺次数,避免使用有倒钩的针头,针头及注射区域彻底消毒,避免污染。肌肉麻痹引起的牙关紧闭一般是暂时性的,大多在2~3小时内自行恢复。可局部热敷,逐步、反复进行张口和闭口训练,促进恢复。感染引起的牙关紧闭则需使用抗生素治疗。

3. 注射区疼痛　引起注射区疼痛最常见的原因是:麻醉药液变质或混入杂质或未配成等渗溶液,注射针头钝而弯曲或有倒钩损伤组织或神经,快速注入药物使组织扩张而感觉疼痛。

防治方法:注射前认真检查麻醉剂和器械,注射过程中注意消毒隔离,并避免同一部位反复注射。注射前可采用充分的表面麻醉,注射时减缓注射速率,在腭部注射时将注射速度调整为正常速度的1/3。如果药物引起局部烧灼感,应更换其他合适的局麻药。如已发生注射后疼痛、水肿、炎症,可局部热敷、理疗、封闭治疗,或给予消炎、止痛药物。

4. 注射针折断　注射针折断(broken needle)多发生在患者头部或操作之手意外移动的时候,折断常位于针头连接处,尤其好发于深部注射时采用过细的注射针以及将注射针全部刺入组织的情况下。当行上牙槽后神经、下牙槽神经阻滞麻醉、翼腭管注射麻醉时常因进针较深,注射针刺入组织后骤然移动;操作不当,使针过度弯曲而折断;注射针刺入韧带、骨孔、骨管时用力不当;患者躁动等均可使注射针折断。

防治方法:注射前一定要检查注射针的质量,勿用有问题的注射针。注射时,按照注射的深度选用适当长度的注射针,针头至少应有 1cm 长度保留在组织之外,不应使注射针全部刺入。注意操作技术,改变注射方向时不可使注射针过度弯曲,在有阻力时不应强力推进。如需弯曲注射针时,应避免在针座处弯曲。

如发生断针,立即嘱患者保持张口状态,不要作下颌骨运动,以免断针刺入更深的组织。若有部分针体露在组织外,可用有血管钳或持针器挟取之;若针已完全进入组织内,可将另一针在同一部位刺入作标志,作 X 线定位摄片,确定断针位置后,再行手术取出,有条件者可在计算机导航系统辅助下取出。切勿盲目探查,以免使断针向深部移位,更加难于取出。

5. 感觉异常　注射针刺入神经,或注入混有乙醇、防腐剂等溶液的麻药,或将较多的麻药注入神经鞘膜内,均可能造成神经损伤,出现感觉异常(paresthesia),部分或完全麻木。较易发生感觉异常的神经是下牙槽神经和舌神经。临床上,多数神经损伤是暂时性、可逆性的病变,轻者数天后即可恢复,无需治疗;严重的神经损伤则恢复较慢,甚至不能完全恢复。出现术后麻木症状者,应早期给予积极处理,促进神经功能的恢复。可以采用针刺、理疗,给予激素(损伤早期)、维生素 B_1 或 B_{12} 等治疗。

6. 面神经麻痹　面神经穿过腮腺但不支配腮腺,主要支配腮腺周围组织、面部表情肌、眼睛下方的区域以及口周和颏部组织。一般多见于下牙槽神经阻滞麻醉口内法注射时,由于注射针偏向内后不能触及骨面,或偏上越过下颌切迹,而致麻药注入腮腺内麻醉面神经而发生暂时性面瘫(transient facial nerve paralysis);偶见于咀嚼肌神经阻滞注射过浅。这种情况待麻醉药作用消失后,神经功能即可恢复,故无需特殊处理。

7. 麻醉后黏膜病损　高浓度血管收缩剂造成的过度剧烈的血管收缩和表面麻醉药遗留在黏膜表面时间过长引起的黏膜干燥,都能导致局麻后黏膜坏死和溃疡,往往伴有疼痛,常见于腭部。

防治方法:不宜使用含 1:500 000 肾上腺素的局麻药,避免局部注入过多的药液。发生这种黏膜病损后,可局部应用止痛及促进组织愈合的药物,避免过热及其他刺激食物。

8. 感染　注射针污染、麻药不纯、局部消毒不严或注射时针头穿过感染灶,均可将细菌带入深层组织,引起颞下间隙、翼下颌间隙、咽旁间隙等感染。一般在注射后 1~5 天局部出现红、肿、热、痛,甚至张口受限或吞咽困难,偶尔引起全身症状。

防治方法:注射器械及注射区的消毒一定要严格;注射时防止注射针的污染和避免穿过或直接在炎症区注射。存在感染时,每次注射更换一个新的注射器。对于有免疫缺陷的患者,在注射前使用消毒剂,或经内科医师会诊后使用抗生素。已发生感染者应按炎症的治疗原则处理。

9. 暂时性复视或失明　可见于下牙槽神经阻滞麻醉口内法注射后,由于注射针误入下牙槽动脉且未回抽,推注的局麻药可逆行,经脑膜中动脉、眼动脉或其主要分支入眶,引起眼肌、视神经麻痹而出现暂时性复视或失明。这种并发症待局麻药作用消失后,眼运动和视力即可恢复。推注局麻药前坚持回抽是预防这种并发症的有效方法。

二、全身并发症及防治

1. 晕厥　晕厥(syncope)是一种突发性、暂时性意识丧失。通常是由于一时性中枢缺血所致。一般可因恐惧、饥饿、疲劳及全身健康较差、疼痛以及体位不良等因素所引起。

临床表现:前驱症状有头晕、胸闷、面色苍白、全身冷汗、四肢厥冷无力、脉快而弱、恶心和呼吸困难。未经处理则可出现心率减慢,血压急剧下降,短暂的意识丧失。

防治方法:做好术前检查及宽慰工作,消除紧张情绪,避免在空腹时施行麻醉。一旦发生晕厥,应立即停止注射,迅速放平坐椅,置患者于头低位,松解衣领保持呼吸通畅,还可采用芳香氨乙醇或氨水刺激呼吸、针刺人中穴、氧气吸入和静脉补液等措施。

2. 过量反应　过量反应(overdose reaction)是指单位时间内进入血液循环的局麻药量超过分解速度,血内药物浓度升高,达到一定的浓度时出现的中枢神经系统和心血管系统抑制症状。临床上发生局麻药过量反应常因单位时间内注射药量过大,或局麻药被快速注入血管而造成。

中毒反应的表现可分为兴奋型与抑制型两类,轻度药物过量常表现为兴奋型,重度药物过量则表现为抑制型。兴奋型表现为烦躁不安、多话、颤抖、恶心、呕吐、气急、多汗及血压上升,严重者出现全身抽搐、缺氧、发绀;抑制型上述症状不明显,迅速出现脉搏细弱、血压下降、神志不清,随即呼吸、心跳停止。局麻药中毒的早期最典型症状之一是口周麻木。

防治方法:应了解局麻药的毒性及一次最大用药量,注射前根据患者体重和健康状况估算最大剂量。老年、小儿、体质衰弱及有心脏病、肾病、糖尿病、严重贫血及维生素缺乏等病的患者对麻药的耐受力均低,应适当控制用药量。注射时要坚持回抽无血,再缓慢注射麻药。如一旦发生中毒反应,应立即停止注射麻药。中毒轻微者,置患者于平卧位,松解颈部衣扣,使呼吸畅通,同时监测生命体征,待麻药在体内分解后症状可自行缓解。中毒严重者,应采取给氧、补液、利尿、抗惊厥、应用激素及升压药等抢救措施。

3. 过敏反应　过敏反应(allergic reaction)是指由细胞和(或)体液介导的、对不同浓度的抗原所产生的反应。局麻药过敏反应可表现为局部反应和全身反应。可发生于注射酯类局麻药后,但并不多见。分为延迟反应和即刻反应:延迟反应常是血管神经性水肿,偶见荨麻疹、药疹、哮喘和过敏性紫癜;即刻反应是用极少量药后,立即发生极严重的类似中毒的症状,突然惊厥、昏迷、呼吸心搏骤停甚至死亡。

防治方法:术前详细询问有无酯类局麻药如普鲁卡因过敏史,对酯类局麻药过敏及过敏体质的患者,应选用酰胺类药物(如利多卡因),并预先进行过敏试验。

对轻症的过敏反应,可给脱敏药物如钙剂、异丙嗪、糖皮质激素肌内注射和静脉注射、吸氧等措施。严重过敏反应应立即注射肾上腺素0.3mg(儿童0.15mg)、给氧。出现抽搐或惊厥时,应迅速静注地西泮10~20mg,或分次静注2.5%硫喷妥钠,每次3.0~5.0ml,直到惊厥停止;如呼吸、心跳停止,则按心肺复苏方法迅速抢救。

第八节 口腔局部麻醉相关问题及讨论

一、局部炎症情况下的局部麻醉

在有炎症时组织的 pH 值会下降,在酸性环境下,局麻药物分子通过神经膜的能力会降低;炎症分泌物也提高神经传导兴奋阈值,使得阻滞感觉神经传导更加困难。在炎症区域血管扩张,而使得局麻药物吸收加快,出现麻醉效果减弱和持续时间缩短。对于急性炎症患者,应考虑用抗生素控制炎症后,再进行麻醉和相应的治疗。对于慢性炎症患者,可根据具体情况施行麻醉或相应的治疗,但应注意以下问题:①等待局麻药起效时间更长;②应适当增加局麻药剂量(确保不超过最大剂量);③宜在炎症较远隔部位使用区域阻滞麻醉;④在注射针通过或靠近炎症组织后,应丢弃注射器,如需继续注射应更换新的注射器;⑤考虑是否有其他神经分布在这个区域,尝试替代局麻方法;⑥可考虑使用高 pH 的局麻药;⑦注射前可使用碳酸氢钠碱化的局麻药;⑧可使用镇静药物或全身麻醉。

二、对肥胖儿童进行局麻的特殊考虑

对于正常患者可以通过其体重计算最大局麻药物使用剂量,但对于肥胖儿童这种定量标准可能不合适。与体重相似的成年患者相比,肥胖儿童的器官功能不完全,包括血脑屏障和肝脏的发育不完全,不能像成年人的肝脏进行有效的代谢。目前尚未有为肥胖儿童制定的局麻药物使用剂量的标准,在一般情况下,可参考最大剂量的1/2来计算。在局麻药的使用过程中,需高度警惕可能出现的不良事件。

三、高血压患者的局部麻醉问题

局麻药物本身引起的血压升高有限。但紧张、恐惧、局麻注射过程中的疼痛等不良刺激,则可明显地引起血压升高。因此,局麻前适当镇静很有必要,氧化亚氮镇静、口服咪达唑仑等,可有效消除患者的紧张恐惧情绪,使血压趋于问题。此外,局麻注射过程的无痛也非常重要,计算机控制的无痛麻醉、表面麻醉加缓慢注射均能有效解决注射疼痛的问题,有效的麻醉是完成手术和治疗的前提。如果能做到麻醉前镇静、麻醉注射无痛、手术或治疗无痛、微创,就能保证患者在稳定、安全的血压状态下完成手术或治疗。

四、血管收缩剂的临床应用

由于大多数局麻药物具有不同程度的血管扩张作用,从而使局麻药快速从注射部位弥散,使用血管收缩剂如肾上腺素能延缓麻药吸收、降低麻药毒性、延长麻醉时间、减少注射部位术中出血。口腔局麻药物中最常见的血管收缩剂是 1 : 10 万的盐酸肾上腺素。其使用注意事项包括:

1. 健康患者使用肾上腺素最大剂量是每次 0.2mg。

2. 患有严重心血管疾病患者(ASA 分级 Ⅲ ~ Ⅳ级)最大剂量为 0.04mg。

3. 老年患者或特殊药物相互作用存在时需减量使用。

4. 对放射治疗病史患者有增加骨坏死的风险。

5. 用于使用大剂量胰岛素的糖尿病患者时需谨慎。

由于肾上腺素可引起心悸、紧张、血压升高等,可能诱发脑出血、心律失常、心室纤颤等不良反应,因此临床上应严格控制麻药中肾上腺素的浓度以及一次注射的总量。但近来研究认为,局麻药中适当加入肾上腺素,不会引起血压明显升高,对心血管病、甲状腺功能亢进患者一般不会导致不良反应;相反,由于可以取得良好的麻醉效果,术中无痛,反而可以消除患者的恐惧和不安,降低心率和血压,但一定要控制用药总量。

五、其他常见疾病患者的局部麻醉问题

疾病名称	原　　因	局麻修改方案
糖尿病	肾上腺素具有一定对抗胰岛素的作用	存在严重心血管疾病和(或)未控制糖尿病时慎用肾上腺素
青光眼	血管收缩剂可引起眼压升高	避免使用含血管收缩剂的局麻药物
甲状腺功能亢进	组织对肾上腺素敏感性增强	甲亢未控制时需暂停所有治疗直至病情控制;甲亢已控制时避免用或少用肾上腺素
重症肌无力	酯类局麻药物和阿替卡因竞争胆碱酯酶	避免使用酯类局麻药物和阿替卡因
严重肝疾病	酰胺类局麻药物和胆碱酯酶主要在肝脏代谢	慎用酰胺类局麻药物;可使用阿替卡因,需减少用量
严重肾功能障碍	药物清除率下降,增大药物过量风险	根据严重程度限制药物剂量

六、局部麻醉发展方向及研究热点

关于局部麻醉的研究分为两个部分,即局麻药物的研究及局麻方法的研究。现代局部麻醉药物的研究,包括药物安全性及药效性。安全性在于研究和开发无过敏、无毒或低毒的新药,向着更加安全的方向发展;药效性研究则更加注重麻醉效果及麻醉持续时间。现代局部麻醉技术把麻醉时患者的感受和操作者的便捷作为重点,尤其是注重患者的舒适和无痛。计算机控制的无痛麻醉仪,以缓慢、匀速、自动注射麻药,注射时产生的不适低于正常人群的平均疼痛阈值。而且针尖更细,规格更齐全,穿刺损伤更轻。此外,临床已开始试用无针注射局部麻醉,将麻醉药物放入特殊装置,通过一定的气压将麻药喷射在皮肤黏膜上,并快速渗透到一定深度的组织内,达到局部麻醉的效果,该方法没有注射针头,对皮肤黏膜无创伤,对儿童患者无威胁,可被一些特殊患者接受。这些方法在缓解注射时疼痛方面,较传统的注射方法有着显著的改善,但操作比较复杂、用时较长、价格较贵,使其临床应用受到一定程度的限制。进一步研究将更趋于无痛、微创或无创、操作便捷、价格低廉的麻醉技术和方法。

（赵吉宏）

参 考 文 献

1. ADA. The ADA/PDR Guide to Dental Therapeutics. 4th ed. Montvale, NJ: Thompson PDR Corporation, 2006

2. American Society of Anesthesiologists. ASA Physical Status Classification System, 2006

3. Blanton P, Jeske A. The key to profound local anesthesia-neuroanatomy. Journal of the American Dental Association, 2003, 134: 755-756

4. Dower JS. A review of paresthesia in association with administration of local anesthesia. Dentistry Today, 2003, 8-13

5. Haas A. A update of local anesthetics in dentistry. Journal of the Canadian Dental Association, 2002, 68: 546-551

6. Harn D, Durham M. Incidence of lingual trauma and postinjection complications in conventional mandibular block anesthesia. Journal of the American Dental Association, 1990, 121(4): 519-523

7. Jacobsohn PH. Victory over pain: A historical perspective. Anesthesia & Pain Control in Dentistry, 1992, 1(1): 49-52

8. Jastak JT, Yagiela JA. Regional anesthesia of the oral cavity. St. Louis: Mosby, 1981

9. Johnson M, Badovinac R. Teaching alternatives to the standard alveolar nerve block in dental education: Outcomes in clinical practice. Journal of Dental Education, 2007, 71(9): 1145-1152

10. Kaufman E, Goharian S, Katz Y. Adverse reaction triggered by dental local anesthetics: A clinical Survey. Journal of the American Dental Society of Anesthesia, 2000, 47(4): 134-138

11. Lipp M, Dick W, Daublander M, et al. Exogenous and endogenous plasma levels of epinephrine during dental treatment under local anesthesia. Regional Anesthesia and Pain Medicine, 1993, 18: 6-12

12. Malamed SF. Handbook of local anesthesia. 5th ed. St. Louis: Mosby, 2004

13. Meadows M. Pregnancy and the drug dilemma. FDA Consumer Magazine, 2001

14. Mehra P, Caiazzo A, Maloney P. Lidocaine toxicity. Journal of the American Dental Society of Anesthesia, 1998, 45(1): 38-41

15. Newton T, Allen D, Coates J, et al. How to reduce the stress of dental practice: the need for research into the effectiveness of multifaceted interventions. British Dental Journal, 2006, 200(8): 437-440

16. Oertel R, Rahn R, Kirch W. Clinical pharmacokinetics of articaine. Clinical Pharmacokinetics, 1997, 33: 417-425

17. Quinn CL. Injection techniques to anesthetize the difficult tooth. Journal of the California Dental Association, 1998, 26(9): 665-667

18. van Oss GM, Vree TB, Baars AM, et al. Pharmacokinetics metabolism, and renal excretion of articaine and its metabolite articainic acid in patients after epidural administration. European Journal of Anesthesiology, 1989, 6: 49-56

19. Wilson AW, Deacock S, Downie IP, et al. Allergy to local anesthetic: the importance of thorough investigation. British Dental Journal, 2000, 188: 320-322

20. Yagiela JA. Safely easing the pain for your patients. Dimensions, 2005, 3(5): 20-22

21. 邱蔚六. 口腔颌面外科学. 第 7 版. 北京: 人民卫生出版社, 2012, 184

22. 赵吉宏. 口腔颌面外科门诊手术操作规范与技巧. 北京: 北京大学出版社, 2015

第四章 镇静技术在牙及牙槽外科中的应用

第一节 镇静技术在牙槽外科中的应用范围

一、牙及牙槽外科镇静技术简介

（一）牙及牙槽外科镇静技术发展史

纵观整个牙医学发展史,牙科医师一直在为给患者带来无痛、舒适的治疗而不懈努力。早期的牙科治疗,只是简单的脓肿切开、松动牙拔除,过程虽然不是很疼痛,足以让患者感到非常恐惧了,至于智齿拔除等操作,则会让患者感到非常疼痛了。早期牙科医师的主要目的就是解决牙科治疗中的疼痛问题,包括采用一氧化亚氮(笑气)、一氧化亚氮-氧气混合和乙醚等吸入全身麻醉,以及后来的普鲁卡因、利多卡因等局部麻醉,直到 20 世纪 50 年代后期,才依靠局部麻醉解决了治疗中的疼痛问题。20 世纪后半段,越来越多的医师开始研究如何减轻患者牙科治疗过程的恐惧,尤其是 21 世纪初的十几年,随着大量的新技术、新方法和新的镇痛镇静药物的采用,无痛舒适的牙科治疗这一美好的愿望逐渐得到实现,无痛舒适的牙科治疗理念也逐步得到广大牙科医师的认同和患者的热烈欢迎。

在牙医学镇痛镇静发展过程中,一直与牙及牙槽外科息息相关,以下几个发展节点可资证明:

1. 最早的麻醉方法就是通过拔牙过程引入医学界的。

1844 年,牙科医师 Dr. Horace Wells 亲自吸入一氧化亚氮进行自我麻醉,由医师 Dr. John Riggs 为其拔了一颗智齿,这是在医学领域第一次应用一氧化亚氮进行麻醉,他的学生和挚友 Dr. William Morton 后来研究用乙醚替代一氧化亚氮进行麻醉,取得了非常好的效果。Wells 医师和 Morton 医师后来被称为麻醉医学的开山鼻祖。

2. 较早开展牙科静脉镇静技术的 Niels Jorgensen 就是作为颌面外科医师工作时,遇到不便全麻的患者而萌发口服及静脉镇静想法的,其随后的工作为牙科疼痛控制与镇静技术的发展作出了很大贡献。

3. 20 世纪 50 年代,在美国,最初成立的美国牙科麻醉协会(American Dental Society of Anesthesiology),其中大部分医师都是颌面外科医师。

4. 如今,在发达国家,牙科镇静技术广泛应用于牙科门诊各个专业,但是在颌面外科比率是最高的,包括智齿的拔除和一些门诊小的手术。

（二）常用术语及定义

为帮助理解本章内容,首先明确一些经常提及的术语的定义。

1. 局部麻醉(local anesthesia)　本文所指的局部麻醉是在口腔治疗过程中,通过在局部或区域注射药物,达到消除口腔治疗中的局部感觉,尤其是疼痛感觉的过程。

2. 无痛局部麻醉注射(painless local anesthesia injection)　在进行局部麻醉时,通过采用预麻醉和慢速给药等方式,达到整个注射过程完全无痛的一种注射技术。

3. 轻度镇静(minimal sedation)　轻度镇静是一种通过药物达到的意识抑制状态,期间患者对口头指令反应正常,尽管认知功能和协调性可能受到影响,但心肺功能不受干扰。

4. 中度镇静(moderate sedation)　中度镇静是一种通过药物达到的意识抑制状态,期间在有或没有轻度触觉刺激的条件下,患者对口头指令可以做出有意识的反应。不需要专门的措施来维持气道通畅,自主呼吸正常,心血管功能多数情况下不受干扰。

5. 深度镇静(deep sedation)　深度镇静是一种药物诱导的意识抑制状态,患者不易被唤醒,但可以对重复性的或疼痛刺激做出反应。维持自主换气的能力可能受到影响,患者可能需要辅助措施维持气道通畅,自主换气可能不充分。心血管功能多可维持。

6. 全身麻醉(general anesthesia)　全身麻醉是一种药物诱导的可控的意识丧失状态,患者甚至不能被疼痛刺激唤醒,自主呼吸的能力大多受到抑制,需要辅助措施维持气道通畅,由于自主换气抑制和药物造成的神经肌肉功能障碍,常需要辅助通气。心血管功能可能会受到影响。

7. 滴定技术(titration)　逐渐增加药物剂量直到起效的一种给药技术。

二、牙及牙槽外科镇静技术的应用范围

镇静技术最初在牙科治疗领域的应用就是配合局部麻醉来缓解患者的紧张情绪,有时也用于不能配合的患者,尤其是儿童和智障的患者。所以,镇静技术在牙及牙槽外科领域的应用非常广泛。主要用于两个方面:一是缓解或消除患者的紧张和恐惧情绪;二是促进不能配合的患者配合治疗,有此类需求的患者理论上都是应用镇静技术的可能适应证。

有一点需要明确指出,镇静技术是配合局部麻醉使用的,或者说是在保证患者治疗过程包括局部麻醉完全无痛的情况下使用的,而不能替代局部麻醉。只有保证患者整个检查、治疗过程完全无痛的情况下,才能用相对较浅的镇静取得理想的效果,一旦患者在检查或治疗过程中感到疼痛,镇静效果将大打折扣,甚至造成镇静失败,这是我们在采用镇静技术时必须注意的。

同时,一些情况则不适合采用镇静技术,包括:

1. 患者单纯因为害怕疼痛或有疼痛的治疗经历而害怕看牙。对于这类患者即使采用镇静技术,也应事先向患者解释清楚,镇静是帮助其缓解紧张情绪的,局麻才是解决其疼痛问题的主要方法,否则容易让患者产生误解,不断要求加深镇静程度,降低安全性。而且,一旦出现一点疼痛则怀疑镇静效果。

2. 各类镇静方法,尤其是中度及深度镇静,对于呼吸及循环系统有一定的抑制作用,为保证安全,对于全身情况不好的患者应慎用,主要适用于 ASA 分级 1 级及 2 级的患者,对于3 级甚至 4 级的患者如一定需要镇静应充分评估全身情况,或者选择全身麻醉。

3. 一些镇静方法有较强的抗焦虑作用,有的在实施过程中,患者会有一定程度的欣快感,所以对于药物依赖患者要慎用。

三、选择镇静技术的注意事项

在牙槽外科门诊，经常采用各类镇静技术。以镇静方法分，有口服药物镇静技术、吸入镇静技术和静脉给药镇静技术。以镇静程度分，有轻度镇静技术、中度镇静技术和深度镇静技术。下面从治疗内容、镇静方法和镇静程度等几个角度加以阐述。

（一）根据患者治疗内容选择

在牙及牙槽外科门诊，对于一些治疗内容经常需要采用镇静技术，包括复杂牙拔除、牙槽外科手术以及种植牙手术等。

1. 复杂牙拔除　这一类患者占门诊选择镇静技术的很大比例，其中大部分患者，对看牙感到轻度或中度恐惧的患者，一般来说采用一氧化亚氮吸入即可取得很好效果，镇静程度可以选择轻度或中度镇静。那些对于看牙极度恐惧的患者，可以采用静脉清醒镇静，其中大部分患者也可以获得良好的效果，静脉清醒镇静属于中度镇静范畴。对个别患者也可采用深度镇静。

2. 牙槽外科一般性手术　尤其是当儿童或青少年需做牙槽外科手术时，采用镇静技术可以有效缓解其紧张情绪，取得非常好的效果。对于儿童患者可以采用口服镇静药物方式，大龄儿童或青少年可以采用氧化亚氮吸入镇静，镇静程度保持在轻度镇静即可，偶尔可以达到中度镇静。

3. 种植手术　种植手术因手术的特殊性，患者大多要求采用镇静技术，一般一氧化亚氮吸入即可取得良好效果，对于上颌手术不便采用一氧化亚氮吸入方式或恐惧程度较重的患者可以采用静脉清醒镇静技术，效果确切。

（二）根据镇静方法选择

在牙及牙槽外科门诊，不同的镇静方法有其相对不同的适应证。

1. 口服药物镇静　口服药物镇静多数情况下可以取得轻度镇静程度，有时，尤其是复合一氧化亚氮吸入的情况下可以取得中度甚至深度镇静。口服药物无需穿刺等有创操作，患者易于接受。所以适合低龄儿童的门诊小手术如黏液腺囊肿切除术、舌系带延长术以及小的清创缝合等。治疗过程应注意无痛局麻注射，加之大多数手术时间较短，所以效果良好。

2. 一氧化亚氮吸入镇静　一氧化亚氮吸入镇静适合绝大多数牙及牙槽外科门诊患者，使用一氧化亚氮吸入镇静的目的包括缓解对看牙感到恐惧患者的紧张情绪，为复杂牙拔除术、种植术等复杂手术提供舒适治疗过程以及复合口服药使不愿配合治疗的儿童配合治疗等。作为减轻患者紧张情绪的方法，可以用于各类牙槽外科治疗，不一定非是复杂治疗。另外，对于青少年，一氧化亚氮抗焦虑、缓解紧张情绪的作用非常明显。

（三）根据镇静程度选择

不同的镇静程度也有其相对应的适应证。

1. 轻度镇静　轻度镇静适用于对牙科治疗恐惧程度较轻的，采用镇静措施可以提高其治疗的舒适程度，使用效果较好的人群包括青少年患者、对牙科治疗体验要求较高的成人患者和对看牙感到轻度恐惧的患者，也包括一部分因恐惧而害怕看牙不愿配合的儿童。总体来说，门诊就诊的患者有 1/2 左右适合使用轻度镇静。

2. 中度镇静　适应人群对看牙的恐惧程度往往高于适用轻度镇静的,其适应人群从年龄分组上看基本同轻度镇静相似,只是这些患者对看牙的恐惧程度要远远高于前者,占门诊患者的比例也要远远低于前者。

3. 深度镇静　深度镇静适合极度恐惧的患者以及极度哭闹不能配合的儿童或智障的患者,深度镇静会对循环和呼吸系统造成一定的影响,采用时要充分保障治疗的安全性。

第二节　牙及牙槽外科常用的镇静技术

一、口服药镇静技术

口服镇静药物是牙槽外科门诊常用的镇静措施之一,尤其适用于不愿配合的儿童患者。通过口服镇静药物一般可以获得轻度或中度的镇静效果,这对于缓解儿童患者的恐惧很有帮助,但没有止痛作用,所以整个过程的无痛措施一定要做好,既往有的报道这一方法效果不明显,通常是因为没有做到治疗全程的完全无痛。儿童患者,特别是对口腔治疗非常恐惧的儿童,对于疼痛非常敏感,哪怕轻微疼痛,都会作出较激烈的反应,使前期的镇静措施效果功亏一篑,这一点非常值得引起重视。

(一) 口服药物镇静的优缺点

1. 口服镇静药物的优点

(1) 口服给药,无创操作,患者尤其是儿童容易接受。

(2) 单纯口服给药一般达到的镇静程度较浅,为轻度或中度镇静,安全性较高。

(3) 常用的口服药物有较强的抗焦虑作用,对于缓解儿童的恐惧情绪,尤其是没有不良看牙经历的儿童,效果非常理想。

(4) 不需复杂设备,成本较低。

2. 口服镇静药物缺点

(1) 当前常用的口服药物,镇静效果个体差异比较大,镇静程度较难预期和精确控制。

(2) 牙科医师使用口服药物,为保证安全性一般不建议附加给药,如果镇静程度不够,建议复诊滴定给药,比其他方式费时。

(3) 单纯口服给药,不易达到较深的镇静程度。

(4) 和其他给药方式比较,起效时间较长,有效操作时间较短,恢复时间长。

(二) 常用的口服镇静药物

目前,常用的口服镇静药物有水合氯醛、羟嗪和安定类药物(例如地西泮和咪达唑仑)。口服剂型的咪达唑仑是近年来世界范围内常用于儿童牙科镇静的药物,与其他口服镇静药物比较,咪达唑仑起效更快,抗焦虑的作用更明显。一般推荐剂量为 $0.25 \sim 0.75 mg/kg$,最大剂量不超过 15mg。

(三) 操作注意事项

1. 术前准备　对于拟采用口服药物的儿童,术前应评估患儿拟进行的牙科治疗,评估期是否需局麻、操作是否复杂以及操作时间等。同时还要充分评估患儿的全身情况,保证镇静过程的安全。对于是否控制饮食目前有一定争论,一般来说晨起空腹操作比较安全,又容易让患儿接受。所以,采用复诊预约的模式比较理想,术前应告知患儿家属注意事项。

2. **药物准备**　对于常用的镇静药物,国内尚没有专门给儿童的口服药物剂型,一般的片剂一是不容易把握精确的剂量,而且口味不好。给儿童喂食时可以准备少量饮料,一般不超过 10ml。

3. **服药注意事项**　儿童服药时要注意是否有遗撒,是否全部吞食,尤其是在诊室外服药时更应注意,否则容易因药量不够而达不到理想的镇静效果。同时还要检查给药器皿内有无残渣遗留,这也是药物剂量不足的常见原因。

4. **起效时间及治疗注意事项**　各类药物起效时间不同,以咪达唑仑为例,一般服药后 15 ~ 20 分钟起效,患儿可能出现肢体发软、松弛、神情倦怠等表现。只要患儿感到放松,能够配合治疗即是达到镇静目的,有时在不引起患儿激烈反抗的情况下,甚至可以采取轻微的束缚措施。

口服药物镇静程度一般较浅,镇静效果非常依赖于无痛操作,整个治疗过程,包括局部麻醉都应在无痛下完成。否则,轻微的疼痛,都会对患者尤其低龄儿童造成较强烈的刺激,导致镇静失败而无法完成治疗。

一般来说,口服药物镇静对于没有不良牙科治疗经历的儿童来说,效果更好。对于经历过痛苦牙科治疗过程的儿童或性格暴躁的儿童来说,效果要打折扣。

咪达唑仑有效的镇静操作时间在 20 ~ 40 分钟,口腔临床操作时间可以根据情况灵活掌握,但不能为了多看牙、减少复诊而人为地延长单次治疗时间,造成患儿不适。

镇静过程中应监测患儿的生命体征,包括呼吸频率、心率、血压和指端血氧饱和度。

在实施口服咪达唑仑镇静的过程中,应密切注意观察患儿的呼吸情况。一方面咪达唑仑主要的副作用是呼吸的抑制作用。还有儿童在口腔治疗时,因治疗器械喷水、唾液分泌旺盛等原因容易造成呛咳甚至误吸而导致呼吸问题。另外,还要注意治疗的体位,呼吸道不畅也常是造成呼吸抑制的原因。

如果因镇静不足无法完成治疗,可以在下次复诊时适当加大药物剂量,即所谓的分次就诊滴定给药。

5. **术后注意事项**　治疗结束以后,至少应在院观察 30 分钟以上,经评估满意后方可离院。在离院后相当长时间内(有时可达数小时),镇静作用可能仍旧存在,所以,一定叮嘱监护人做好陪护工作,尤其是防止意外跌伤,还要注意怀抱年龄较小儿童时的颈部保护。

二、肌注镇静技术

肌内注射镇静技术的应用随着口服药物镇静和门诊全身麻醉的发展而逐渐减少了。肌内注射镇静的优点和缺点都很明显,有其一定的适应证。尤其是急诊极度哭闹的儿童和醉酒的患者。

(一) 肌注镇静的优缺点

1. **肌注镇静的优点**　肌内注射镇静的最大优点是实施过程不依赖于患者的依从性,也就是说,即使患者不愿配合,也可以采用肌内注射镇静。

2. **肌注镇静缺点**　肌内注射镇静的缺点也同样很明显,会给患者造成较大程度的心理创伤,而且镇静程度也不易控制,同样的镇静程度,其安全性不如静脉等方式容易控制。

（二）常用的肌注镇静药物

肌注药物可以选择咪达唑仑,剂量 0.2mg/kg 或 0.3mg/kg,或者氯胺酮 3mg/kg、复合咪达唑仑 0.05mg/kg。由于肌注给药不易控制镇静程度,如果选择氯胺酮复合咪达唑仑给药,要注意药物剂量控制,预防镇静过度,并充分做好应对镇静过度的准备。

（三）操作注意事项

1. 术前准备　术前准备包括通过患者或家属及陪同人员询问病史,尤其是全身情况。安排固定患者的人员和设施。

2. 药物准备　准备好实施肌肉镇静的药物,包括出现过度镇静等各类突发情况的需使用的药物。

3. 肌注镇静注意事项　采用肌内注射镇静,尤其是使用较大剂量的镇静剂,预期可能实施深度镇静的情况下,为保证安全性,建议有麻醉医师参与。

4. 起效时间及治疗注意事项　下面以咪达唑仑复合氯胺酮为例介绍肌注药物镇静操作注意事项:

对于特别哭闹、不能配合的儿童,或急诊醉酒无法配合治疗的急诊患者,在口腔外科治疗前可以给肌注药物镇静,在强制措施下,给予药物肌内注射,注射后立即进行血压、心率等生命体征的监测,在患儿无力反抗或反抗不激烈后开始口腔治疗。复合药物的起效时间大约 10 ~ 15 分钟,有效操作时间可达 30 分钟以上。

治疗前一定要实施完善、无痛的局部麻醉。治疗过程中注意生命体征观察,尤其是呼吸和血氧变化等容易较早出现的镇静过度体征。一旦镇静过度,需酌情给予气道管理。

5. 术后注意事项　治疗结束后,待患儿各项监测指标符合离院标准后方可离院。

三、一氧化亚氮-氧气混合吸入镇静技术

一氧化亚氮-氧气混合吸入镇静技术,简称一氧化亚氮吸入镇静技术,是牙槽外科门诊最常用的镇静技术。可以达到轻度或中度镇静程度,正确使用时,患者治疗全过程保持清醒状态,可以有效地缓解患者的紧张情绪,对于儿童、青少年和成人都有较好疗效,适应范围也比较广泛,包括各类牙拔除术、门诊外科小手术和种植手术等等。

（一）一氧化亚氮-氧气混合吸入镇静的优缺点

1. 一氧化亚氮-氧气混合吸入镇静的优点

（1）无需有创操作,患者容易接受。

（2）镇静程度可以控制,能够实施滴定给药。

（3）起效时间短,数分钟即可起效,通过滴定很快可以达到理想镇静程度,操作时间可以选择,结束后可以很快恢复清醒。

（4）一氧化亚氮镇静因需要患者自行吸入一氧化亚氮镇静,当患者保持清醒时是一种自控镇静,安全性较其他镇静方法要高。

2. 一氧化亚氮-氧气混合吸入镇静缺点

（1）需要购买专门的设备,如果镇静时间较长时,一氧化亚氮的耗费也是一笔支出。

（2）因需要患者配合,缩窄了适应证。

（3）长时间使用一氧化亚氮需注意废气处理问题,如处理不当,可能危害医务人员的健康。

（二）操作注意事项

1. 术前准备　一氧化亚氮镇静的术前准备非常重要,尤其要做好和患者的交流和沟通。包括告知如何吸入和呼出一氧化亚氮,如何和医师沟通来调节一氧化亚氮浓度,以及如何达到最佳的镇静效果。发现患者对一氧化亚氮使用有抵触心理要及时终止使用一氧化亚氮。

2. 器械准备和保养　一氧化亚氮镇静因使用专门的设备,所以器械的准备和设备的保养也非常重要。包括以下几个方面:

（1）设备的日常维护:检查气体是否充足;管路是否正确安装、是否漏气等。

（2）使用前器械准备:选择合适鼻罩,保证患者佩戴舒适且密合。废弃处理系统是否正常工作等等。

3. 治疗注意事项　使用一氧化亚氮镇静时与患者的沟通特别重要,通过沟通才可以教会患者如何使用一氧化亚氮,通过沟通才能达到理想的镇静程度和效果,通过沟通还可以达到一定的心理诱导作用,使一氧化亚氮镇静的效果事半功倍。

4. 操作流程及注意事项　一氧化亚氮的起效时间很短,数分钟即可达到理想的镇静程度。具体操作流程及注意事项如下:

（1）与患者交流沟通,教会患者如何使用一氧化亚氮镇静,尤其是如何达到理想的镇静程度。理想的镇静程度以患者感到舒适/能够配合治疗为准,而不应以是否出现某种感觉为准。

告知患者如何与医师交流,如想增加一氧化亚氮浓度,可以用向上的手势表示;如想降低一氧化亚氮浓度,可以用向下的手势表示;如想停止使用一氧化亚氮,可以采用暂停的手势。尤其应与患者讲明,何为理想的镇静程度,防止因患者不了解一氧化亚氮的功能而产生镇静过度等不适感。

告知患者如果有恶心的感觉说明已经有镇静过度的表现,应及时与医师沟通,减轻或停止使用一氧化亚氮,以免发生进一步反应。

与患者交流时,根据患者情况,可以采用一些心理暗示的方法,例如告知患者进入镇静状态后可以想一些愉快的事情或闭目养神,治疗结束时会通知他。

（2）给患者吸纯氧,并根据气囊的状态,确定气体流量。流量过大,容易造成漏气,且气体冲击患者鼻腔而使之感到不适。流量过小则患者会有憋闷感。

（3）流量调节完成后,可以从低浓度开始给一氧化亚氮,对于一氧化亚氮初始浓度有一些争议,如果从安全和患者舒适角度讲,可以从较低的浓度开始,甚至从0%开始,每次增加3%~5%,这样的话大部分患者达到理想镇静程度需要较长时间。

对于日常患者来说,可以采用初始一氧化亚氮10%浓度,每次增加5%,直到理想镇静程度,这样的方法适合大多数患者。

（4）治疗过程中还可以调整氧化亚氮的浓度,理想镇静程度应多以患者的感受为主,即患者感到舒适、能够配合治疗为好,如患者感到不适即降低一氧化亚氮浓度。而不是以嘴唇麻木、出现漂浮感等体征为增加或减少氧化亚氮浓度的标准。

（5）达到理想镇静程度后即可开始治疗，最好能保证无痛操作，包括采用无痛局麻注射技术，如不能达到完全无痛，在局部麻醉或其他刺激操作时，可以短暂增加一氧化亚氮浓度，然后再恢复正常。

5. 术后注意事项　治疗结束后吸氧 3~5 分钟进行肺泡盥洗，当天不做精细操作。

四、静脉镇静技术

通过静脉给药进行牙科治疗的镇静方法可以较好地控制镇静程度，适应极度恐惧的患者和不愿使用一氧化亚氮的患者。

（一）静脉镇静的优缺点

1. 静脉镇静的优点

（1）多数静脉镇静给药能够比较容易控制镇静程度，可以达到滴定给药，通过泵或分次给药逐渐达到理想镇静程度。

（2）通过静脉给药可以达到比一氧化亚氮和口服给药更深的镇静程度。

（3）有些药物，例如咪达唑仑有拮抗剂，如出现过度镇静，容易处理一些。

（4）开放静脉通路，一旦出现紧急情况，易于抢救。

2. 静脉镇静缺点

（1）需要静脉穿刺，儿童和一部分青少年患者不易接受。

（2）静脉穿刺有时会有静脉炎等并发症。

（3）熟练掌握静脉穿刺需经过专业培训和长时间实践。

（4）静脉镇静相对于口服药物镇静和一氧化亚氮镇静来说更容易获得较深镇静程度，也更容易出现镇静过度。

（二）常用的静脉镇静药物

常用的静脉镇静药物有丙泊酚、咪达唑仑和右美托咪定等，可单独用药和复合用药。临床常用的是比较安全的咪达唑仑单独给药镇静技术。

（三）操作注意事项

以咪达唑仑单独静脉镇静技术为例介绍。

1. 术前准备　术前准备包括与患者交流、签署知情同意书和当天全身状态的评估等等。

2. 药物准备　抽好准备镇静的药物备用，备好拮抗剂氟马西尼。

3. 静脉输液的注意事项　静脉镇静可以较容易达到较深的镇静程度，很容易造成镇静过度，治疗过程中应充分与患者交流，掌握镇静状态，避免镇静过度。

4. 操作流程

（1）完成静脉穿刺。

（2）静脉给药镇静：分次给药咪达唑仑 1mg/次，间隔 3~5 分钟，直至达到理想镇静程度，镇静不足时可追加 1mg/次，最大剂量不超过 15mg。也可泵持续给药，达到理想镇静程度后减量维持。

（3）镇静状态下完成治疗，治疗中需密切监测血压、心率、呼吸频率和血氧等生命体征。

（4）如出现镇静过度应暂停治疗，待恢复后再行治疗。也可给氟马泽尼拮抗。

5. 术后注意事项　治疗完成后应给予充分的恢复时间，符合离院标准后方可离院。尤其应注意用药量较大及肥胖的患者，必须落实完全清醒后方可离院。

第三节　牙及牙槽外科镇静技术的操作流程

一、患 者 评 估

镇静患者的评估，包括治疗前评估、治疗中评估和治疗后评估。

对于镇静患者，治疗前应充分评估，其中包括患者恐惧程度和恐惧原因的评估，从而确定镇静方案；包括全身状态的评估，从而确定能否进行镇静。

（一）牙科治疗恐惧的评估

对于患者牙科治疗恐惧的评估主要通过一些量表，通过这些量表可以评估患者的恐惧程度和原因。

1. 牙科焦虑评价量表（dental anxiety scale，DAS）　此量表是筛查量表，由 Corah 于 1969 年提出，1970 年改进，后来又经过大量学者验证和改进，效度和信度良好，是目前筛查牙科恐惧最常用的调查量表。量表设置简单、使用方便，可以根据不同专业采用改良的 Corah 牙科焦虑量表，改良量表加入了根据不同专业设置的条目（附录1）。

附录1　改良牙科焦虑量表（中文版）

1. 如果您明天要去看牙医，您会感到
　　轻松　有点紧张　紧张　焦虑　很焦虑，出汗甚至有点恶心
2. 当您在口腔科等待就诊时，你会感到
　　轻松　有点紧张　紧张　焦虑　很焦虑，出汗甚至有点恶心
3. 当您坐在牙科诊椅上等待治疗，牙医正在准备钻针，这时你会感到
　　轻松　有点紧张　紧张　焦虑　很焦虑，出汗甚至有点恶心
4. 您去洗牙，牙医正在准备洗牙用的器械，您会感到
　　轻松　有点紧张　紧张　焦虑　很焦虑，出汗甚至有点恶心
5. 牙医正准备给您的上面一颗后牙的牙床上打麻药，您会感到
　　轻松　有点紧张　紧张　焦虑　很焦虑，出汗甚至有点恶心

轻松——1 分

有点紧张——2 分

紧张——3 分

焦虑——4 分

很焦虑，出汗甚至有点恶心——5 分

引自：杨少清. 改良牙科焦虑量表及牙科焦虑病因的研究；学位论文，1994：29-30

2. 牙科恐惧调查量表（dental fear scale，DFS）　牙科恐惧调查量表除了可以评估患者的恐惧程度以外，还可以评估患者的恐惧原因。量表缺点是条目较多，完成费时，可用于重度恐惧的患者（附录2）。

3. 儿童恐惧量表牙科分量表　是目前国际上较常用的评估儿童牙科恐惧的量表，对于幼小儿童患者还可以结合表情图片进行评价（附录3）。

附录2　牙科畏惧调查量表(中文版)

1. 您是否曾因害怕牙科治疗而推迟复诊
①从来没有;②很少这样;③有时候会;④经常这样;⑤总是这样

2. 您是否曾因害怕牙科治疗而取消复诊
①从来没有;②很少这样;③有时候会;④经常这样;⑤总是这样

3. 当您在看牙时,您有没有感到肌肉紧张
①从来没有;②很少这样;③有时候会;④经常这样;⑤总是这样

4. 当您在看牙时,您有没有感到呼吸加快
①从来没有;②很少这样;③有时候会;④经常这样;⑤总是这样

5. 当您在看牙时,您有没有感到出汗增加
①从来没有;②很少这样;③有时候会;④经常这样;⑤总是这样

6. 当您在看牙时,您有没有感到恶心或者呕吐
①从来没有;②很少这样;③有时候会;④经常这样;⑤总是这样

7. 当您在看牙时,您有没有感到心跳加快
①从来没有;②很少这样;③有时候会;④经常这样;⑤总是这样

8. 当您与医师约诊时有没有感到紧张和害怕
①没有;②轻微的紧张和害怕;③有一点紧张和害怕;④比较紧张和害怕;⑤非常紧张和害怕

9. 当您走进牙科诊室时有没有感到紧张和害怕
①没有;②轻微的紧张和害怕;③有一点紧张和害怕;④比较紧张和害怕;⑤非常紧张和害怕

10. 当您在候诊室等待就医时有没有感到紧张和害怕
①没有;②轻微的紧张和害怕;③有一点紧张和害怕;④比较紧张和害怕;⑤非常紧张和害怕

11. 当您躺在牙科治疗椅上准备接受治疗时有没有感到紧张和害怕
①没有;②轻微的紧张和害怕;③有一点紧张和害怕;④比较紧张和害怕;⑤非常紧张和害怕

12. 您对牙科诊室里的气味有没有感到不舒服
①没有;②很轻;③有一点;④比较不舒服;⑤非常不舒服

13. 当您看到牙科医师并准备交谈时有没有感到紧张和害怕
①没有;②轻微的紧张和害怕;③有一点紧张和害怕;④比较紧张和害怕;⑤非常紧张和害怕

14. 当您看到准备给您打麻醉的针头时有没有感到紧张和害怕
①没有;②轻微的紧张和害怕;③有一点紧张和害怕;④比较紧张和害怕;⑤非常紧张和害怕

15. 当麻醉针头注入您的口腔时有没有感到紧张和害怕
①没有;②轻微的紧张和害怕;③有一点紧张和害怕;④比较紧张和害怕;⑤非常紧张和害怕

16. 当您看到钻牙的机器时有没有感到紧张和害怕
①没有;②轻微的紧张和害怕;③有一点紧张和害怕;④比较紧张和害怕;⑤非常紧张和害怕

17. 当您听到钻牙机器的钻动声音时有没有感到紧张和害怕
①没有;②轻微的紧张和害怕;③有一点紧张和害怕;④比较紧张和害怕;⑤非常紧张和害怕

18. 当医师用牙钻钻您的牙齿时有没有感到紧张和害怕
①没有;②轻微的紧张和害怕;③有一点紧张和害怕;④比较紧张和害怕;⑤非常紧张和害怕

19. 当医师用器械检查或清洗您的牙齿时有没有感到紧张和害怕
①没有;②轻微的紧张和害怕;③有 一点紧张和害怕;④比较紧张和害怕;⑤非常紧张和害怕

20. 总的来说,您在看牙时的紧张或害怕程度是
①没有;②很轻;③有一点;④比较紧张和害怕;⑤非常紧张和害怕

引自:梁焕友,彭助力,潘集阳,等. 牙科畏惧调查(DFS)量表中文版的研制与评价. 中山大学学报(医学科学版),2006,27(2):240-244

附录3 儿童恐惧量表,牙科分量表(中文版)

	一点也不害怕 ☺	有一点害怕 ☺	比较害怕 ☺	相当害怕 ☹	非常害怕 ☹
	1	2	3	4	5
牙医					
医师					
打针					
牙医检查口腔					
不得不张着嘴					
牙医碰触你					
牙医看着你					
牙医钻牙					
看见牙医钻牙					
牙医钻牙的噪音					
牙医将器械放入你口中					
透不过气					
不得不去医院					
穿白大衣的人					
牙医清洁你的牙齿					

北京协和医院提供

通过对于患者焦虑及恐惧情绪的评价,可以为下一步制订镇静方案提供依据。

(二) 全身情况的评估

对患者全身状态的评估包括患者的一般情况、系统疾病、既往史和用药史等。对于有严重系统疾病、镇静药物过敏或依赖的患者采用镇静措施要小心。用药史也应详细采集,以明确所用药物与计划使用的镇静药物是否有冲突或协同作用。

采集病史还要涉及患者的个人情况。对口服和静脉镇静来说,需要有一个可负责任的成年人陪伴患者,确保患者镇静治疗后在家里能得到安全的照顾。是否具备合适的私人交通工具也是需要考虑的问题。要询问成年患者有无烟酒及服用精神类药物的嗜好,因为这可能影响所用的镇静药物的效果。

下面可以根据美国麻醉医师协会分类(ASA)系统来分别阐述不同分类患者采用镇静的情况:

ASA 分类如下:

ASA Ⅰ 一般健康患者。

ASA Ⅱ 轻度全身疾病患者。

ASAⅢ严重全身疾病患者,活动受限并未丧失活动能力。

ASAⅣ丧失活动能力并危及生命安全。

ASAⅤ垂死的患者,存活不超过24小时。

1. ASAⅠ类患者适合进行清醒镇静,风险低,但要注意即使貌似非常健康的患者也可能患有未诊断出的疾病。

2. ASAⅡ类患者患有轻度全身疾病。ASAⅡ类患者能进行正常的活动,可以爬一层楼梯或步行两个街区,但由于身体不适在活动后必须休息。可以进行牙科镇静的ASAⅡ类患者包括:①健康的妊娠妇女;②60岁以上的健康老年患者;③药物过敏或患有遗传性过敏症的患者;④轻度高血压,血压在140~159mmHg和(或)90~94mmHg;⑤2型糖尿病患者;⑥控制好的癫痫患者,在一年内没有发作;⑦症状控制好的哮喘患者;⑧患有甲状腺功能亢进或甲状腺功能减退病史的患者,目前甲状腺功能正常。与ASAⅠ类患者相比,ASAⅡ类患者镇静风险较高,但通过采取正确的预防措施,很多患者适合在口腔诊所的环境下接受镇静治疗,并且采用镇静措施后,可以减少其全身疾患较重或发作的几率。

3. ASAⅢ类患者在休息时(例如接诊室)没有身体不适的症状或表现,但当处于压力环境下(如在牙椅上)不适的症状就表现出来。ASAⅢ患者可以爬一层楼梯或步行两个街区,但由于身体不适在活动中至少需要休息一次。ASAⅢ患者包括:①通过胰岛素控制好的1型糖尿病;②有临床症状的甲状腺疾病(甲亢或甲低);③6个月前或更早患有心梗,目前没有后遗症;④6个月前或更早患有脑血管意外,目前没有后遗症;⑤血压在160~199mmHg和(或)95~114mmHg;⑥癫痫患者,症状控制不佳,每年发作数次;⑦症状控制不好的哮喘患者,压力或活动可诱发哮喘或者有因哮喘住院病史;⑧稳定的心绞痛;⑨心衰患者伴端坐呼吸;⑩慢性阻塞性肺病的患者(如肺气肿或慢性支气管炎)。这些患者患有严重但已获得控制的全身疾病,正常活动受限并未丧失活动能力。对此类患者进行镇静有利于降低患者生理和心理压力,降低口腔治疗中疾病急性发作的风险,但是,此类患者镇静风险增高,应在能提供急诊抢救的医疗机构进行治疗。

除了真正的ASAⅢ类患者,还应包括那些没有系统疾病但身高体重指数超过35的患者或65岁以上的老年患者。这是因为过度肥胖患者呼吸容量降低,老年人对镇静药物比较敏感,生理代谢过程减缓。

4. ASAⅣ类患者患有危及生命安全的重度系统疾病,丧失活动能力,不能爬一层楼梯或步行两个街区。ASAⅣ类患者包括:①不稳定的心绞痛;②近6个月内患有心梗;③近6个月内患有脑血管意外;④血压超过200mmHg和(或)115mmHg;⑤未控制的心律不齐;⑥重度心衰或慢性阻塞性肺病,患者坐轮椅和(或)需要氧气治疗;⑦未控制的癫痫;⑧未控制的1型糖尿病。此类患者应在麻醉师指导下,在具备急诊抢救条件和麻醉支持的医院住院进行治疗。

5. ASAⅤ类患者包括终末期的癌症、心肺疾病、肝肾疾病或感染性疾病(如艾滋病)患者。对于ASAⅤ类患者,只提供急诊治疗。此类患者可因为医疗需要进行镇静,但极少进行口腔镇静治疗。

尽管ASA分类会有重叠,然而,ASA分类不失是一种判断镇静风险的相对简单的方法。对于一些患有多种疾病的患者很难进行分类,如轻度哮喘患者伴控制好的糖尿病,为了降低患者风险使得口腔治疗安全有效地进行,我们应该根据疾病记录最高的 ASA 分类,并进行相应的治疗。

(三) 牙科治疗内容的评估

对于需要镇静治疗的患者,还应尽可能对需要进行的牙科治疗内容进行评估,尤其是特别恐惧的患者和儿童患者,术前的评估可能会遇到问题,患者可能拒绝探诊、温度测试等检查,此时对治疗方案的预计更依赖于医师的临床经验。

简单的牙科治疗可以采用持续时间短的镇静措施,例如吸入镇静或口服药镇静,操作较长的可以考虑一氧化亚氮镇静或静脉镇静。

二、制订镇静方案及预约

(一) 制订治疗及镇静方案

根据患者的全身情况、恐惧情况和牙科治疗内容,综合评估后制订镇静及治疗方案。镇静方案的制订应与患者或监护人进行协商,除了考虑有效减轻患者紧张恐惧情绪外,还应充分考虑镇静的安全性。

1. 对于低龄儿童来说,没有不良牙科治疗经历的、牙科治疗内容简单的首选口服药物镇静。口服药物镇静可以采用复诊滴定的方法,即首次治疗给较低剂量药物,如镇静效果不好,复诊再增加剂量,而不应追加用药,造成镇静程度的不确定性,增加镇静风险,尤其是牙科医师实施口服药镇静时,为确保安全性,更应遵循这一原则。

对于低龄儿童且因不良牙科治疗经历等原因,剧烈哭闹,不能配合的患者,如能够配合口服药物,可考虑口服药物复合一氧化亚氮吸入镇静,此方法镇静程度往往较深,需密切观察患者生命体征变化。也可以考虑全麻下治疗。

对于治疗内容多、操作时间长及口服药镇静无法配合的低龄患者应考虑全身麻醉下治疗。需全身麻醉下进行牙科治疗的患儿术前应请麻醉医师会诊。

2. 对于大龄儿童或青少年患者,在保证完全无痛的情况下,一氧化亚氮镇静多可以取得非常好的效果,镇静过程中可以配合一些心理暗示或催眠术的方法,可以提高镇静效果并减少一氧化亚氮使用浓度,个别效果不好的患者可以采用静脉镇静。

3. 轻中度恐惧的成人患者或要求提高治疗舒适度的成人患者可以采用一氧化亚氮镇静的方法,不愿使用一氧化亚氮或重度恐惧的患者可以采用静脉镇静措施。对于成人患者来说,一氧化亚氮镇静和静脉清醒镇静可以解决绝大多数的问题,很少需要全身麻醉。

口服药及氧化亚氮镇静的患者镇静过程中应主要考虑患者的舒适度,可以多次复诊。静脉镇静或全身麻醉可以考虑尽量减少患者的复诊次数,不过必须保证治疗的安全性,例如门诊儿童全身麻醉的时间不宜超过 3 小时。

(二) 预约时间及签署知情同意书

镇静及治疗方案制订后,即可预约患者并交代术前注意事项,签署相关镇静治疗的知情同意书(附录 4、附录 5)。拟采用一氧化亚氮镇静的患者可以当天操作,但也应告知注意事项及签署知情同意书。

附录4　儿童牙科口服药物镇静治疗须知

尊敬的家长,您好:

　　您的孩子已预约于_____年____月____日____时在口服药物镇静下接受牙科治疗。为了更加安全顺利地为您的孩子提供牙科治疗,请仔细阅读并严格遵守以下要求,以免延误治疗。

　　1. 在就诊前6小时禁食、禁水。

　　2. 如儿童在就诊前出现任何疾病,服用任何药物,您应告知医师,因其可能会影响治疗。

　　3. 如儿童在治疗前1~2天仍有咳嗽、发热等症状,请致电_____,可将此次预约延期至儿童痊愈后。

　　4. 治疗前请排空大小便。

　　5. 口服药物镇静治疗是使用药物帮助儿童配合牙科治疗,如此次治疗效果不佳,可能会择期更换药物剂量或使用其他镇静方法。

　　6. 至少有一名家长于治疗全程在候诊区陪同,并在治疗之后24小时内严密照看儿童。

　　7. 治疗后观察评估儿童达到离院标准后方可离院。

　　8. 治疗后建议乘坐私家车或出租车回家,不建议乘坐公共交通工具。

　　9. 治疗后尽量让儿童坐直,头位于直立位便于呼吸。

　　10. 儿童镇静后最常见的不良反应是烦躁,个别也可能出现复视、困倦和昏睡等情况。一般在镇静后1~2小时后出现,家长无需紧张,随着药物代谢,这些症状会逐渐消失。

　　11. 镇静后2小时可进食少量流食(水、果汁等),如出现呛咳,停止进食。

　　12. 镇静后如出现恶心、呕吐,立即将儿童头向一侧倾斜,防止呕吐物误吸。

　　13. 回家后儿童尽量减少活动,防止外伤,镇静后24小时内由家长监管儿童。

　　14. 离院后如出现任何问题,请随时致电牙科医师_____。

注:协和医院提供,仅供参考

附录5　牙科镇静治疗知情同意书

姓名　　　　　　性别　　　　　　出生日期　　　　　　　　病历号
诊断

　　根据您所患有的牙科疾患及您存在的牙科恐惧及其他特殊情况,您需要接受_____辅助下的牙科治疗。镇静一般是安全的,但由于个体差异也有可能发生意外和并发症。现告知如下:

　　1. 使用镇静药物可能会出现中毒、过敏、神经毒性等反应,导致休克、呼吸心跳停止,必要时需要抢救。

　　2. 镇静前已经采取力所能及的预防措施,但仍不能完全避免发生呕吐、误吸、呼吸抑制等并发症,必要时需要抢救。

　　3. 某些镇静药可引起恶性高热、精神异常。

　　4. 镇静可诱发、加重已有的合并症,导致组织器官功能衰竭。

　　5. 患者本身合并其他疾病或有重要脏器损害者,相关并发症和镇静危险性显著增加。

　　6. 术后可能会出现药物引起的不适症状,如嗜睡、头晕、多语、复视等。

　　7. 如镇静效果不佳,不能完成本次治疗,可能会择期更换药物剂量或使用其他镇静方法。

　　8. 其他。

　　作为患者,我已详细阅读以上内容,对医师的告知表示完全理解,经慎重考虑,我决定进行此项镇静。我明白在于术中,在不可预见的情况下,可能需要变更治疗方案或附加其他操作,我授权医师在遇有紧急情况时,为保障我的生命安全实施必要的救治措施,并保证承担全部所需费用。

　　患者/监护人签名:　　　　　　主治医师签名:

　　日期:　　　　　　　　　　　日期:

注:协和医院提供,仅供参考

三、镇静操作

镇静操作是使用一氧化亚氮或镇静药物对患者的意识进行控制,整个过程应遵循由浅入深的原则,尽量采用滴定操作。牙科医师采用镇静技术时,应不断对镇静程度进行评估,对生命体征进行检测,保障镇静的安全。

(一)镇静程度的评估

镇静可分为轻度镇静、中度镇静和深度镇静,牙科医师采用镇静技术时,维持在轻度镇静和中度镇静比较安全,一旦进入深度镇静,应减少或停止给药,使之逆转为中度镇静,在有拮抗剂的情况下,也可酌情使用拮抗剂。

1. 镇静程度的比较 镇静程度的评估非常重要,从表4-1中可以看出,对于中度镇静来说,患者对刺激有反应,不需要人工通气,自主通气正常,心血管功能正常,处于清醒、安全状态。而全身麻醉时,对刺激即使疼痛刺激也没有反应了,常需要人工通气,自主呼吸已不充分,且心血管功能受到抑制,处于意识丧失状态,对于门诊镇静来说,是必须避免的。而深度镇静,处于由中度镇静向全身麻醉变化的过程之中,此过程是连续的过程。所以,在门诊镇静过程中,除特殊安排,保持在中度镇静对于未经过麻醉医师技能培训的牙科医师来说比较安全,一旦出现深度镇静,即应停止或逆转。对于需要深度镇静的患者,应由经过相应培训的医师来操作。

表4-1 镇静程度分级及比较

	轻度镇静	中度镇静	深度镇静	全身麻醉
反应	对指令反应正常	对指令或刺激能够反应	重复或疼痛刺激有反应	对疼痛刺激无反应
呼吸道	未受影响	可能有影响,不需人工通气	可能需要人工通气	常需要人工通气
自主通气	未受影响	充分	可能不充分	常不充分
心血管功能	未受影响	基本正常	基本正常	受到抑制

2. 镇静状态的评价 如何使镇静程度保持轻度和中度,也就是如何保证患者是清醒的,可以通过对患者的镇静状态评分来进行,见表4-2。

表4-2 OAA/S清醒/镇静观察者评价量表

反应性	语音	面部表情	眼睛	评分
对正常语调反应快	正常	正常	无眼睑下垂	5
对正常语调反应冷淡	稍慢或含糊	稍微放松	眼睑轻度下垂	4
仅对大声呼名有反应	不清或明显变慢	明显放松	眼睑明显下垂	3
仅对轻推有反应	吐字不清	——	——	2
对推动无反应	——	——	——	1

注:朱也森,姜红. 口腔麻醉学. 北京:科学出版社,2012

当我们进行镇静操作时,可以通过患者对指令的反应、说话的语音语调、面部表情和眼睛的状态来评价患者的镇静状态,如果能保证患者处于清醒状态,则过程安全可控,所以,除明确的深度镇静以外,牙科医师进行镇静操作时,应使患者保持清醒状态。从表 4-2 我们可以看出,相应的表现对应一定的分值,如果评分是 5 分或 4 分,说明患者处于清醒状态,安全可控;如果评分是 3 分,说明患者处于由清醒向失去意识的过程当中,应当停止镇静操作,待患者恢复清醒后再继续,或给拮抗剂行逆向操作。

对各项指标评价时,有一项满足即达到相应分值,例如只要出现"对正常语调反应冷淡"即可评价为 4 分,或者其他"语音、面部表情和眼睛"三项指标里任何一项满足都可评价为 4分,而不需四项指标均满足。在临床工作中,我们也经常无法同时评价四项指标,例如有的患者治疗中保持静息状态,就不适合反复进行反应性和语音的评价。有的患者喜欢闭目养神,就不适合评价眼睛的反应。当然,如果我们怀疑患者镇静程度过深,可以对四项都进行评价。

对患者镇静状态的评价是牙科医师进行镇静操作时需要掌握的最重要的技能。因临床需要,往往要不断加深镇静程度,从安全角度考虑,需保证镇静不超过安全程度,所以正确的镇静程度的评价,既是治疗成功的关键,也是保证镇静操作安全的关键。

(二) 生命体征的监测

在镇静过程中,根据不同的镇静程度,需对患者进行生命体征的监测。对于轻度镇静,可以监测呼吸频率、心率和末端指氧。对于中度镇静,在患者配合的情况下,应该加上血压的监测。对于深度镇静或可疑进入深度镇静的时候,应密切观察呼吸情况,包括气管听诊和呼吸末二氧化碳监测。

生命体征监测应保证完整记录。

(三) 治疗及镇静操作的记录

牙科治疗的操作记录除按常规记录以外,还应包括患者的配合情况,尤其是儿童患者的配合情况,为今后采取镇静措施提供依据。评价配合情况和治疗效果可以参考 Frankle 治疗依从性评价量表和 Houpt 治疗效果评价量表(附录 6、附录 7)。同时治疗结束后还应对患者的满意度进行评价。

镇静记录应完整规范,包括镇静方法、所用药物、达到的镇静程度和患者的镇静状态及生命体征监测记录(附录 8)。

附录 6 Frankl 治疗依从性评价量表(中文版)

评分	评价	描 述
1 分	完全拒绝	拒绝治疗;用力哭闹;极度恐惧;有明显拒绝治疗的动作或言语及表情
2 分	相对拒绝	可以接受治疗但不情愿;有不明显拒绝治疗情况出现
3 分	相对配合	可以接受治疗,表现谨慎小心;不能完全主动配合
4 分	完全配合	主动接受治疗,与医师关系融洽;能够积极参与到治疗过程中

注:北京协和医院提供

附录7 Houpt 治疗全过程依从性评价量表（中文版）

评分	描 述
1分	完全失败:治疗过程根本无法进行
2分	部分完成:治疗过程被打断,只有部分治疗完成
3分	勉强完成:治疗过程被打断,最终治疗得以完成
4分	完成:治疗过程虽困难但得以不间断完成
5分	顺利完成:治疗过程只有轻微的哭闹和反抗
6分	非常顺利:治疗过程顺利,没有哭闹也没有反抗

注:北京协和医院提供

附录8 牙科镇静治疗记录

姓名　　　　　　　性别　　　　　　　出生日期　　　　　　　　病历号

电话　　　　　　　治疗日期　　　　　　　主治医师

牙科治疗内容

治疗可能包含的刺激和程度

采取方案　心理行为治疗　无痛治疗　吸入镇静　口服药物镇静　肌内注射镇静　静脉浅镇静　静脉深镇静

患者要求的镇静程度　基本清醒完全可控　部分清醒可控　完全睡着

镇静药物和剂量

镇静治疗监测记录

时间	治疗内容	呼吸	心率	氧饱和度	血压	OAA/S 评分	给药名称、剂量、速率 氧气-氧化亚氮总流量/比例

不良反应:

各种药物总剂量:

Frankl 评分

Houpt 评分

起效时间(给药到开始治疗)

镇静治疗总时间(给药到停药)

恢复时间(从停药到满足 Aldrete 离院评分)

顺行性遗忘情况:无遗忘　部分遗忘　完全遗忘

术中疼痛评分(0 无痛~10 剧痛):

术中恐惧评分(0 无恐惧~10 极端恐惧):

患者满意度:1(不满意)~5(非常满意)

医师评价及备注:

注:北京协和医院提供,仅供参考

四、术后恢复及离院

对镇静程度的控制和患者镇静状态的评价是进行镇静操作需要掌握的重要内容,术后恢复和离院标准是需要掌握的另一项重要内容。不同的镇静方法、不同的镇静程度、用药剂量的多少,都影响着术后恢复时间和离院时间,不同的情况术后应注意的事项也有差别。

(一) 术后恢复

1. 一氧化亚氮吸入镇静 一氧化亚氮吸入镇静术后恢复的最快,单纯一氧化亚氮吸入镇静,经过3~5分钟的氧气肺泡灌洗后患者意识已经完全清醒,经过30分钟观察如无异常反应即可自行离院。因一氧化亚氮镇静或麻醉的机制至今没有完全明确,所以建议患者当天不进行精细操作。

2. 口服药物镇静 单纯口服药物镇静一般达到的镇静程度为轻度或中度镇静,不同药物术后恢复时间不同,以常用的咪达唑仑为例,治疗完成后30分钟内患者可以基本清醒,清醒后观察30分钟符合离院标准后可以离院,对于肥胖的儿童应注意出现二次镇静的可能。

3. 口服药物复合一氧化亚氮吸入镇静 此类镇静往往会达到较深镇静程度,术后应慎重离院,除符合离院标准外,还应详细告知注意事项,保持及时的电话联系。

4. 静脉镇静 静脉镇静根据使用药物的不同,术后恢复时间也有较大差异。以常用的咪达唑仑静脉镇静为例,操作时间短、用药少的患者术后30分钟内基本可以离院。而时间长、用药剂量大的患者恢复时间要长很多,对其中的肥胖患者也需注意二次镇静的问题。

(二) 离院标准

患者镇静及门诊麻醉的离院标准有很多,较适合牙科门诊镇静的离院标准见表4-3。

表4-3 改良 Aldrete 离院评分系统

改良 Aldrete 离院评分系统	
离院标准	分数
意识水平	
清醒,定向力好	2
轻微刺激即可唤醒	1
只对触觉刺激有反应	0
肢体活动	
各肢体能完成指令运动	2
肢体活动减弱	1
不能自主活动	0

续表

改良 Aldrete 离院评分系统	
离院标准	**分数**
血流动力学稳定	
血压波动<基础平均动脉压值的 15%	2
血压波动在基础平均动脉压值的 15%~30%	1
血压波动>基础平均动脉压值的 30%	0
呼吸稳定	
可深呼吸	2
呼吸急促但咳嗽有力	1
呼吸困难且咳嗽无力	0
血氧饱和度	
吸空气时能维持血氧饱和度>90%	2
需鼻导管吸氧	1
吸氧时血氧饱和度<90%	0
术后疼痛	
无或轻微不适	2
中至重度疼痛需用静脉止疼药物控制	1
持续严重疼痛	0
术后恶心呕吐	
无或轻度恶心,无呕吐	2
短暂呕吐或干呕	1
持续中至重度恶心呕吐	0
总分	
总分大于 12 分,且单项没有低于 1 分的情况可以离院	

注:李芸,李天佐.日间手术麻醉离院标准.国际麻醉学与复苏杂志,2011,12(32):744

    这一离院标准评价内容包括了通常的意识水平、肢体活动情况和血压情况。还包括我们牙科治疗常用镇静措施比较关注的呼吸情况、血氧饱和度及是否感到恶心和呕吐。是目前评价指标比较适合且全面的评价系统,应该熟练掌握。

五、随 访

    随访包括电话随访和复诊。对于用药剂量较大、镇静程度较深和操作时间较长的患者应及时随访,了解和掌握患者的恢复情况,出现情况给予及时指导。对于出现二次镇静的患者,如情况严重可以考虑及时复诊观察。

第四节　牙科镇静技术相关的研究热点

与牙科镇静技术相关的研究内容一般包括流行病学调查、临床研究和少量的基础研究。下面就一些国内外的研究热点做初步解析。

一、各类筛查、评价量表的制定和语言转化

对牙科治疗恐惧的研究,首先就要用到一些评价恐惧和焦虑的量表以及配合程度、镇静程度等量表,一些基本的量表例如牙科焦虑量表、牙科恐惧量表以及儿童焦虑量表牙科分量表等已经有国外学者提出,并经过其后很多学者的验证和改进,现已很成熟。这些量表以前只是用于欧美少数几个国家,现在随着全世界各地对牙科恐惧症的研究,不同地区对量表的语言转化和本地化适应评价是目前的研究热点。近年来先后有巴西、俄罗斯、中国香港、中国台湾省和中国内地等各个地区先后进行了各类量表的语言转化和本地适应性评价。另外,在临床和科研过程中,不断需要制订新的量表,新量表的制订和信度效度评价以及旧量表的改良和修改都是目前的研究热点。

二、对牙科治疗中采用镇静措施的调查

近几年来,随着一些新技术的采用以及牙科镇静技术家的推广,相关领域得到了较快的发展,牙科医师、护士和相关人员对牙科镇静技术的培训需求增长很快,为举办更多的培训课程,一些管理相对规范的国家,有关牙科治疗领域开展镇静措施的调查和相关论文最近逐渐增多,包括开展镇静技术的牙科治疗机构比例、医师比例、开展的内容、是否经过培训、培训内容、出现镇静急症的比例以及医师对培训的需求等等。发达国家由于有较完善的登记、报告系统,做相关调查容易一些,而像中国内地这样发展不均衡的地区,做相关调查就困难一些,目前还没有一份有关这些内容的权威报告,这些调查结果确实可以为了解我们目前牙科镇静技术发展状态、如何开展培训等工作提供指导性意见。

三、儿童口服镇静药物临床效果循证评价

儿童口服镇静药物世界范围内最常用的目前还是咪达唑仑,单独使用或复合氧化亚氮,对不配合的儿童有效率在50%左右。对其疗效的临床随机对照研究并不多,其临床效果的循证评价是大家关注的热点之一。

另外,有关儿童其他药物的镇静效果主要是复合用药的镇静效果,也是目前的研究热点,例如咪达唑仑、羟嗪复合一氧化亚氮、右美托咪定的应用等。

四、一氧化亚氮-氧气混合吸入镇静效果的评价

氧化亚氮镇静的效果和患者的配合、医患之间的沟通密切相关,所以不同的地区、不同

的国家以及不同的文化背景的人群在应用一氧化亚氮镇静时,其镇静效果和使用注意事项都会有差异。在开展不同的牙科治疗时,例如复杂牙齿拔除、牙槽外科门诊小手术和种植手术等使用一氧化亚氮镇静的方法和效果评价都有所不同。总之,有关一氧化亚氮镇静的研究,尤其是临床治疗效果的研究是目前发展中国家(包括我国)的研究热点。另外,使用一氧化亚氮镇静的安全性相关研究也是一个有应用价值的研究方向。

五、单一或复合药物静脉镇静技术的临床效果和安全性评价

单独应用咪达唑仑静脉清醒镇静技术目前是公认的安全的静脉清醒镇静技术,对其研究热点主要是在治疗适应证方面。复合静脉镇静或丙泊酚等麻醉用药往往可以提供较深的镇静程度,其治疗的有效性和安全性是研究热点。例如,与一氧化亚氮吸入镇静或单独咪达唑仑静脉镇静相比较,对咪达唑仑复合芬太尼或丙泊酚单独镇静的有效性研究,这类研究其实和治疗人群有较大关系,例如对正常人群中的重度恐惧患者和一般的智障患者,其结果就会不同。针对不同人群或者不同治疗内容对比研究不同静脉镇静技术的镇静效果和安全性是目前的研究热点之一。当然,新的静脉镇静技术和镇静药物例如右旋美托咪定也是热点。

六、有关深度镇静的研究

深度镇静的应用,尤其是针对儿童的深度镇静,是目前争论最激烈的领域。深度镇静的适应范围、使用药物、何人使用甚至是否应该采用都存在争议。对其有效性、安全性不同的学者往往给出相反的答案,对于儿童的深度镇静,在门诊确实有很大的需求,而且随着完全无痛治疗技术的推广,在治疗过程中对儿童的疼痛刺激几乎可以完全避免,这样的情况下,深度镇静往往就可以满足临床治疗需求。

七、有关一氧化亚氮浓度、药物剂量的研究

虽然一氧化亚氮镇静的有效浓度、咪达唑仑口服或静脉镇静的剂量,学者有一定的共识,但具体到不同人群、不同治疗内容,其范围确实有一定变化。所以,常用镇静药物的不同剂量的效果一直是研究热点之一,这一领域相当大一部分文献都是研究不同药物剂量镇静效果的文章。

(万　阔)

参 考 文 献

1. Corah NL. Development of a dental anxiety scale. J Dent Res,1969,48(4):596
2. Corah NL,Gale EN,Illig SJ. Assessment of a dental anxiety scale. J Am Dent Assoc,1978,97(5):816-819
3. Coolidge T,Arapostathis KN,Emmanouil D,et al. Psychometric properties of Greek versions of the Modified Corah Dental Anxiety Scale(MDAS) and the Dental Fear Survey(DFS). BMC Oral Health,2008,30(8):29
4. Ma L,Wang M,Jing Q,et al. Reliability and validity of the Chinese version of the Children's Fear Survey Schedule-Dental Subscale. Int J Pediatr Dent,2014,15(10):45-50
5. Walker P. An audit of the sedation activity of participants following their attendance on SAAD conscious sedation

courses. SAAD,2013,29(1):46-50

6. Johnson C,Weber-Gasparoni K,Slayton RL,et al. Conscious sedation attitudes and perceptions:a survey of american academy of pediatric dentistry members. Pediatr Dent,2012,34(2):132-137

7. Peretz B,Kharouba J,Somri M. A comparison of two different dosages of oral midazolam in the same pediatric dental patients. Pediatr Dent,2014,36(3):228-232

8. Ghajari MF,Golpayegani MV,Bargrizan M,et al. Sedative Effect of Oral Midazolam/Hydroxyzine versus Chloral Hydrate/Hydroxyzine on 2-6 Year-Old Uncooperative Dental Patients:A Randomized Clinical Trial. J Dent(Tehran),2014,11(1):93-99

9. Guelmann M,Brackett R,Beavers N,et al. Effect of continuous versus interrupted administration of nitrous oxide-oxygen inhalation on behavior of anxious pediatric dental patients:a pilot study. J Clin Pediatr Dent,2012,37(1):77-82

10. 张国良,朱伟,闫维,等.氧化亚氮镇静配合椅位视频在牙科畏惧症患者拔牙手术中的应用.实用口腔医学杂志,2010,26(1),94-95

11. Craig DC,Wildsmith JA. Royal College of Anaesthetists;Royal College of Surgeons of England. Conscious sedation for dentistry:an update. Br Dent J,2007,203(11):629-631

12. Yen P,Prior S,Riley C,et al. A comparison of fospropofol to midazolam for moderate sedation during outpatient dental procedures. Anesth Prog,2013,60(4):162-177

13. 万阔,景泉,赵继志.静脉泵入咪达唑仑清醒镇静技术控制牙科恐惧症的临床效果评价.华西口腔医学杂志,2007,25(4):365-367

14. 万阔,景泉,刘东阳,等.盐酸咪达唑仑镇静药在阻生智齿拔除术中应用的临床观察.中华口腔医学杂志,2007,42(9):568-569

15. Yu C,Li S,Deng F,et al. Comparison of dexmedetomidine/fentanyl with midazolam/fentanyl combination for sedation and analgesia during tooth extraction. Int J Oral Maxillofac Surg,2014,30(4):136-138

16. American Academy of Pediatric Dentistry. Clinical Affairs Committee-Sedation and General Anesthesia Subcommittee. Guideline on use of anesthesia personnel in the administration of office-based deep sedation/general anesthesia to the pediatric dental patient. Pediatr Dent,2012,34(5):170-172

17. 景泉,万阔,马林,等.咪达唑仑口服镇静术在不同年龄段儿童口腔治疗中的效果评价.中华口腔医学杂志,2010,45(12):770-772

18. Ueno D,Sato J,Nejima J,et al. Effects of implant surgery on blood pressure and heart rate during sedation with propofol and midazolam. Int J Oral Maxillofac Implants,2012,27(6):1520-1526

第五章 牙槽外科常用器械

手术器械是外科手术操作的必备工具，随着临床医学的不断发展，为适应临床治疗的需要，手术器械在不断地创新及改进。正确掌握各类手术器械的结构特点和基本性能，并且熟练选择及使用是完成手术的基本要求。牙槽外科除了涉及常用外科器械外，因需要对坚硬的牙及牙槽骨进行切割，所以还涉及各种外科微动力系统。近年来，专门设计用于分牙去骨的冲击式气动式手机，由于其在分牙去骨中的优势，逐渐成为外科拔牙术的主要器械。牙槽外科常用手术器械根据工作原理的不同将手术器械分为两类：一类是带有关节的器械，以手柄作为施力点，以关节作为支点，于尖端处形成受力点，从而在工作端产生大的机械力，如牙钳、持针器等，便于稳定持握；另一类力点位于器械的顶端或中间部，于工作端形成受力点，如牙挺、手术刀、镊子等，持握稳定性好，便于精细操作。

第一节 软组织手术相关器械

一、手 术 刀

许多外科的治疗需要切开，基本的工具是手术刀，由刀柄（scalpel handle）和可拆卸的一次性刀片（scalpel blade）组成（图5-1），通常以持针器钳夹刀片组装及拆卸，以免

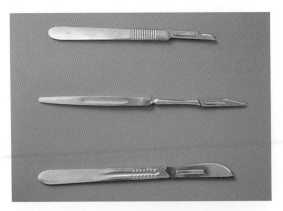

图5-1 手术刀及刀片有大小不同规格，牙槽外科常选用7号刀片适配15号小圆刀

（西安交通大学口腔医学院 李旭奎供图）

损伤手指。刀柄有大小和长短不同,用于不同手术部位。一种刀柄可适配多种刀片。刀片的种类很多,按形态可分为圆刀、弯刀、三角刀;按大小可分为大刀、中刀和小刀。手术时需要根据实际情况选择不同的刀片和刀柄,牙槽外科常选用 7 号刀柄适配 15 号小圆刀片,切割时需绷紧并保持组织的稳定,执笔式握刀以利于口腔内的精细操作(图5-2)。

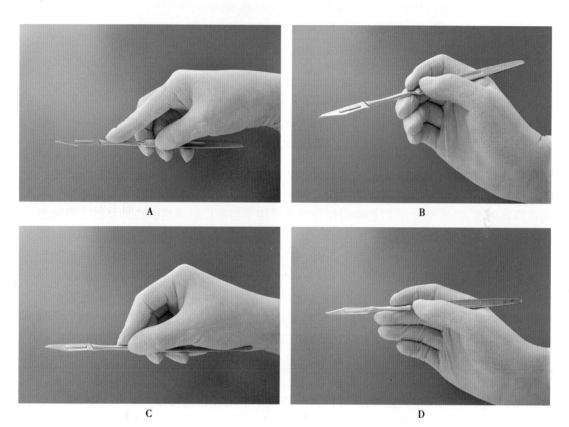

A   B

C   D

图 5-2 不同部位组织的切开可选用不同的持刀方法,执笔式持刀较为常用,有利于控制切开的方向及力量
A. 持弓式;B. 执笔式;C. 握持式;D. 反挑式(西安交通大学口腔医学院 李旭奎供图)

二、软组织分离器械

1. 牙龈分离器 用于分离牙龈与牙颈部的连接,避免拔牙时撕裂牙龈。其两头反向弯曲,曲度更适于贴近牙体外形,能彻底分离牙周组织的附着(图5-3)。

2. 骨膜分离器(periosteal elevator) 黏骨膜切开后,需要使用骨膜分离器将瓣与骨面分离(图5-3)。牙槽外科最为常用的骨膜分离器的两个工作端,大小不等。在分离牙龈乳头时常以尖头使用旋转的撬动的力进行分离,宽头使用时应置于骨膜下通过滑动的力掀起组织瓣,以保证黏骨膜为一整体。偶尔骨膜分离器也可用于牵拉组织瓣,协助显露手术视野。

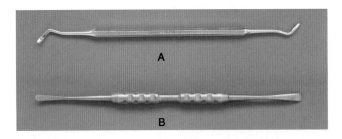

图 5-3

A. 牙龈分离器对称设计为反向弯曲；B. 骨膜剥离器两工作端大小不等，便于在翻起黏膜瓣的不同部位时使用（西安交通大学口腔医学院 李旭奎供图）

三、牵拉软组织器械

良好的视野和入路是手术成功的必要条件。为了使口腔内手术视野清楚，需要专门器械牵拉唇颊、舌、掀起的组织瓣等软组织。常用的有口镜、颊拉钩等（图 5-4），也可使用宽头的骨膜剥离器、棉签等物，在口腔前份操作时也可用手指牵拉唇颊组织协助显露。口镜是一般口腔器械盒内的标准组件，除用于在普通牙拔牙术中作为牵拉器械使用外，常用于口腔直视及非直视下的检查。在行外科拔牙术时，最好选用颊拉钩牵拉和保护软组织，因颊拉钩与口镜牵拉相比较具有明显的优势：①可以更好地暴露手术视野，有利于手术顺利、快速的完成。口镜的面积相对较小，对口颊部的阻挡作用有限，同时口镜呈圆形较光滑，很难将掀起的黏骨膜瓣阻挡在术区外侧，既不能很好地暴露术区，也易被车针损伤；而颊拉钩为金属制成，前后宽度相同，宽约 2cm，便于拉开口颊部，顶端呈三角形，可插入黏骨膜瓣及骨面之间，可以有效地将组织瓣阻挡在术区之外，从而更好地显露术区。②可以更好地保护软组织。口镜在牵拉过程中，其较细小的手柄会对口角黏膜产生较大的压力。由于压强与接触面积成反比，而颊拉钩较口镜柄宽大，从而极大地降低了口角损伤的几率。此外，在拔牙过程中始终保持颊拉钩顶端置于黏骨膜瓣和骨面之间，保证黏骨膜瓣位于手术野外侧，可有效地防止牙钻对黏骨膜瓣的意外损伤。③便于握持，减少术者疲劳感。使用口镜牵拉时，由于手柄

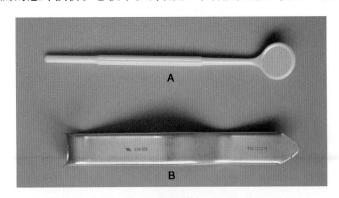

图 5-4

A. 口镜是牙槽外科最常用的检查及牵拉器械；B. 颊拉钩是非常优秀的牵拉唇颊及黏膜的拉钩（西安交通大学口腔医学院李旭奎供图）

较小,术者只能用执笔式持握,很容易感到疲劳。而颊拉钩手柄较宽,更符合人体工学原理,适应全手掌抓握,易于用力,不易疲劳,避免了因疲劳而导致手术中断,缩短了手术时间。同时颊拉钩手柄的末端较宽,在口腔前部手术中也可用于牵拉口唇及掀起黏骨膜瓣。

四、手 术 镊

手术镊常用于夹持组织以便于分离、解剖、缝合等操作(图5-5),也可用于夹持缝针和辅料。其种类较多,镊的工作端可分为有齿镊和无齿镊两种,有齿镊可以更牢固地稳定夹持物,但力量过大易造成组织损伤。为了便于使用,牙槽外科常用镊子前端弯曲与柄部形成角度,尽管其不是专门用于夹持组织使用,但适应口腔内的操作,用于夹持棉球、纱布等柔软物,勿夹持已脱位的牙齿残片,以免弹入口咽腔引起误咽或误吸,如需夹出可选用专用镊子,因其工作端宽大,有凹槽便于稳定钳夹(图5-6)。

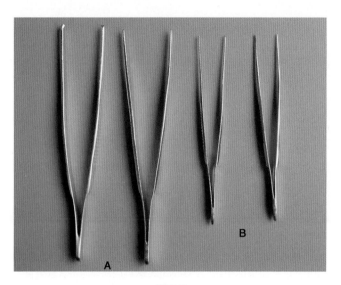

图5-5
A. 有齿镊固定组织牢靠;B. 无齿镊对组织损伤小(西安交通大学口腔医学院 李旭奎供图)

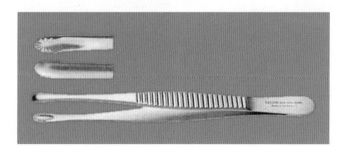

图5-6 夹持端宽大,有凹槽夹持牙齿残片稳固,防止滑脱
(第四军医大学口腔医学院 胡开进供图)

五、止 血 钳

牙槽外科手术中的出血,通常可以通过局部压迫的办法达到止血的目的,偶尔压迫止血无法控制较大血管出血时,需要使用止血钳钳夹止血(图5-7)。根据钳喙的角度及形态有弯角、直角、有齿、无齿等不同类型,又有大小之分,其内面有平行的沟槽,有利于钳夹组织止血,手柄部均有扣锁钳的齿槽,锁齿后可持续钳夹血管,便于下一步处理术中钳夹的血管。也可用于分离、解剖和钳夹组织、牵引缝线、拔针、代替组织镊取出牙槽窝内的肉芽组织、牙碎片等使用。持钳方式通常采用指扣式,拇指及无名指套入钳柄的环内,示指放在关节处,中指和小指位于外侧协助稳定(图5-8)。

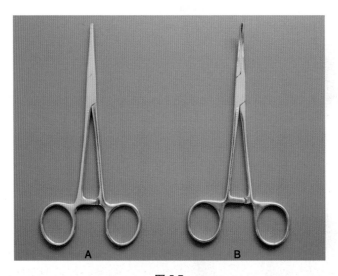

图 5-7

A. 直血管钳用于浅层组织止血和协助拔针;B. 弯血管钳用于钳夹
深部组织止血和协助暴露(西安交通大学口腔医学院 李旭奎供图)

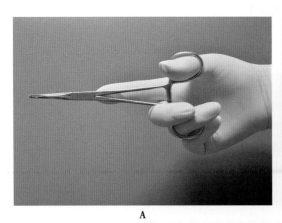
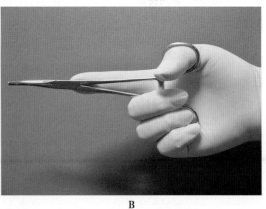

图 5-8

A. 指扣式用于钳夹组织止血;B. 掌握法更易于扶钳结扎、牵引(西安交通大学口腔医学院
李旭奎供图)

六、持 针 器

持针器的钳喙较止血钳短钝,不同于止血钳的平行设计,持针器的持针面有交叉的沟槽,有利于稳定钳夹针线,柄部带有锁齿,主要用于钳夹缝针来缝合组织,在牙槽外科手术中也用于后续打结。持针器也有大小不同的规格,进行口腔内操作应选用较长尺寸的持针器。持针器的持握方法有多种,如抓把式、指扣式、掌指法、掌拇法等,可依据习惯选用(图5-9)。

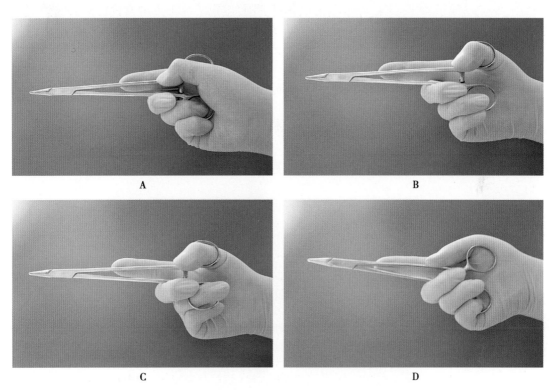

图 5-9　常用持握法为抓把式和指扣式,抓把式操作灵活,指扣式开合随意,便于后续打结
A. 掌拇式;B. 掌指式;C. 指扣式;D. 抓把式(西安交通大学口腔医学院 李旭奎供图)

七、缝 合 针

由三部分组成:针尾、针体和针尖。缝针的形态用针长、弧长、半径和直径来描述(图5-10)。针长是指从针尾到针尖的距离;弧长是指针尖到针尾的直线距离;半径是指沿针弧形所虚构的圆的半径;直径是指针的粗细。根据缝针的形状分为直针和弯针;根据针尖的形态分为圆针和角针,角针比圆针更能顺利穿透黏骨膜。角针的针尖为三棱形,约占针长的1/3,较锋利,用于缝合皮肤、软骨、韧带等坚韧组织,使用不当可引起针孔周围组织的损伤,故除以上组织外,一般应选用圆针。缝合口腔黏骨膜切口常选用半弧或3/4弧的缝针,以利于在口腔狭小的空间内操作。持针时应钳夹于弯针的中外1/3交界处,以便于有足够的针体能够穿透组织(图5-11)。缝合组织时,用力方向应与弯针的弧形方向一致,使用手腕的旋转力,拔针时也应顺势用力,以免断针。

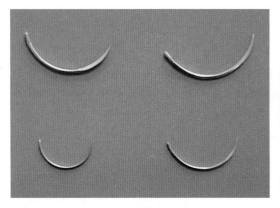

图 5-10　不同规格的缝针
（西安交通大学口腔医学院　李旭奎供图）

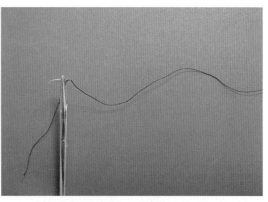

图 5-11　持针器应夹持在弯针的中外 1/3 交界处
（西安交通大学口腔医学院　李旭奎供图）

八、手 术 用 线

手术缝线根据直径、是否可吸收及组成股数分为多种类型（图 5-12）。

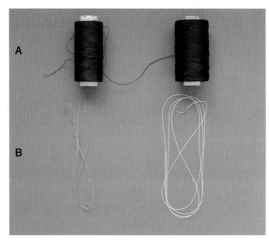

图 5-12　各种不同直径及不同材质的缝线
A. 丝线；B. 可吸收线（西安交通大学口腔医学院　李旭奎供图）

缝线的粗细以数字表示,数字大则表示缝线较粗。口腔黏膜的缝合时常选用 0 号线,更细可选择 3-0（000）,这类缝线的强度足以复位黏膜,也便于使用持针器打结。为减少术后瘢痕组织,面部皮肤无张力缝合时可使用 6-0 的美容线。如有特殊的考虑或缝合舌体时也可使用 1 号线及 4 号线,以免撕裂组织。

可吸收线是由健康哺乳动物的胶原或人工合成的聚合物制备而成。这类缝线可被机体内的酶类消化分解或水解作用吸收,常用的可吸收缝线有肠线及合成纤维线,在体内支撑时间不同,应根据不同部位及使用目的选择。不可吸收线:这类缝线不可被机体内的酶类消化分解或水解作用吸收,用于体表皮肤的缝合,伤口愈合后即应拆除;用于体内组织的缝合,通常会被组织永久包裹。常用的不可吸收线有丝线、尼龙线、棉线等,在外科手术中最常用的是丝线,它通常是由人工合成的或有机纤维制作而成,具有组织反应小、质软不滑便于打结、强度好及价廉等优势。

　　缝线根据其所组成的股数分为单股纤维与多股纤维。单股缝线穿透组织的阻力较小,易于打结,但反复折叠或卷曲可能抗张强度下降,导致缝线断裂。多股有更大的强度,打结后不易松脱,切端柔软,不刺激组织,但易于有细菌聚集。

九、手　术　剪

　　可分为组织剪和线剪两大类,大小、长短不一,适用于不同部位的手术需要(图5-13)。组织剪刀薄、锐利,可分为直剪和弯剪两类,主要用于组织的分离、解剖和剪开;线剪一般为直剪,可分为剪线剪和拆线剪(图5-14)。

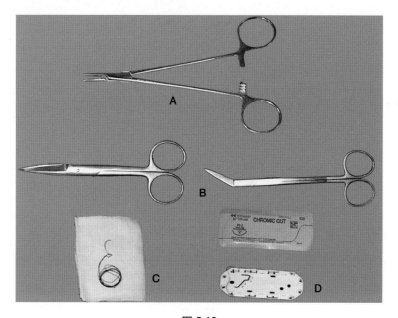

图5-13
A. 持针器;B. 线剪;C. 小圆针和一号丝线;D. 可吸收缝线(第四军医大学口腔医学院　胡开进供图)

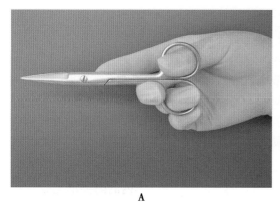
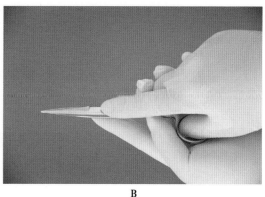

图5-14　持剪可使用指扣式,双手持剪稳定性更好
A. 单手持剪(指扣式);B. 双手持剪(扶剪法)(西安交通大学口腔医学院　李旭奎供图)

十、开 口 器

对于开口度过小、患有颞下颌关节病、无法配合手术及拔牙时间较长的患者,通过使用开口器维持适度的空间,可以为手术提供便利的条件,也可减少对颞下颌关节的损伤,减轻患者的疲劳(图5-15)。但因金属开口器缺乏必要的缓冲,使用不当,可能对牙及颞下颌关节造成过大的压力而产生损伤,所以推荐选用橡胶开口器。不同型号的橡胶开口器可以适用不同年龄和不同开口度的患者,选择合适大小的橡胶开口器放置于健侧磨牙区,令患者轻轻咬住,既不影响手术操作,还使患者感觉舒适、安全。

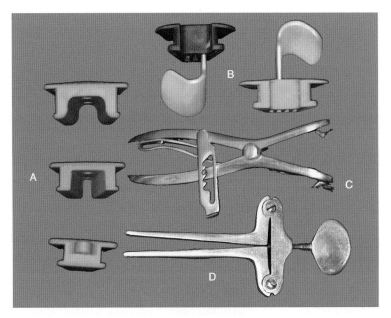

图 5-15
A. 不同开口大小的橡胶开口器;B. 具有牵拉舌体功能的橡胶开口器;C. 旁开式开口器;D. 鸭嘴式开口器(第四军医大学口腔医学院 胡开进供图)

十一、吸 引 器 头

吸引头连接吸引器用于抽吸血液、唾液、冲洗液等(图5-16)。牙槽外科常用的吸引头为单管,一般有金属吸引头和一次性塑料吸引头,可以和牙科治疗椅上的吸引器连接,便于使用。金属吸引头较细小,可产生较强的吸引力,能深入牙槽窝内,吸出液体及细小的牙体碎片,保持视野清晰,同时可用于牵张软组织协助暴露手术视野。

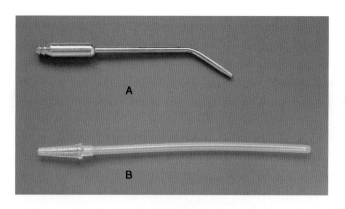

图 5-16
A. 金属吸引器具有吸力强及协助牵拉的作用;B. 一次性塑料
吸引器头(西安交通大学口腔医学院 李旭奎供图)

第二节 骨组织手术相关器械

一、牙 挺

牙挺是拔牙术中最重要的器械之一,用于解除牙与骨之间的联系扩大牙槽窝,达到松动牙齿的目的,以便于牙钳拔除,减少冠折、根折及牙槽骨损伤的发生。即使发生根折后,挺松后的牙根也易于拔除。

(一) 牙挺的结构

牙挺由挺刃、挺杆和挺柄三部分组成(图 5-17)。挺柄的大小和形状应达到抓握舒适、易于施加可控力量的目的,分直柄和横柄两类。横柄与挺刃通常形成一个大于90°的角,使用时可在挺刃产生较大的力,因此合理施加适度的力量是关键,使用横柄的牙挺时,更应小心。挺刃是牙挺呈凹陷型的末端,其大小、弧度、角度与牙体、牙根形态和大小有关,作用于患牙及牙槽骨之间,起到切断牙周膜,适度增隙,挺松患牙,简化拔牙过程,是牙挺的区别最大的部分(图 5-18)。挺杆连接挺刃和挺柄,应有足够的强度承受从挺柄传到挺刃的作用力。

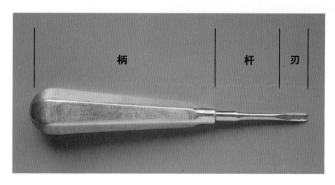

柄　　杆 刃

图 5-17　牙挺的结构
(西安交通大学口腔医学院 李旭奎供图)

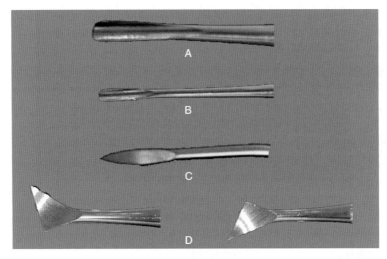

图5-18 不同规格的挺刃

A. 牙挺挺刃;B. 根挺挺刃;C. 根尖挺挺刃;D. 三角挺挺刃(第四军医大学口腔医学院 胡开进供图)

(二) 种类

根据作用部位不同,可分为挺松牙体的牙挺、用于挺松牙根的根挺和用于挺出挺根中折断的根挺和挺出在近根尖1/3处折断的根尖挺(图5-19)。

根据形状可分为直挺、弯挺和横柄挺(图5-20),后两种挺一般左右成对,以便于从不同的方向施力。

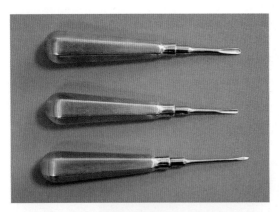

图5-19 直挺最常用,根据挺刃宽度的不同,分成不同类型的牙挺

(西安交通大学口腔医学院 李旭奎供图)

特殊使用的牙挺:

三角挺:属于横柄挺,挺刃为内凹状的三角形,刃部较坚厚,刃与挺杆呈钝角。旋动挺柄时,会产生较大的力量,主要利用有相邻空虚牙槽窝时挺出牙槽窝内的断根。

巴氏挺:挺刃成角弯曲,左、右成对,用于拔除上颌第三磨牙。

(三) 牙挺的使用

牙挺使用时通过利用杠杆、楔力及轮轴等机械原理产生放大的力,以提高拔牙效率,使用得当时,是一很有效的拔牙器械。但使用时必须高度警惕,遵循一定的原则,稍有疏忽,可能损伤邻牙或将其挺松。杠杆原理及轮轴原理应用时,机械效益较大,特别在拔除下颌阻生智齿时,过大力量有导致骨折的风险。使用时,必须利用左手手指保护,防止挺突然滑脱,刺伤软组织。必须注意挺的位置及用力方向,否则有将牙推入上颌窦、下颌神经管或颌周间隙等处的可能。使用牙挺最为重要的是寻找稳定可靠的支点。通常以近中的牙槽骨为支点,上颌腭侧骨板较厚,尤其是拔除前牙时可作为首选支点;拔除

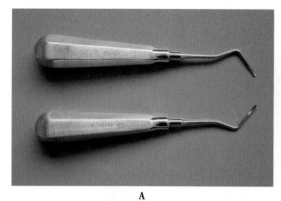
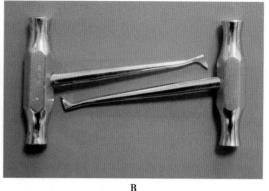

A   B

图 5-20

A. 弯挺左右成对,可从不同方向插入牙根和牙槽骨之间;B. 横柄三角挺借助轮轴原理,可产生较大力量,使用时要格外小心(西安交通大学口腔医学院 李旭奎供图)

下颌智齿时,因其颊侧骨板有外斜线加强,骨板较厚也可作为支点。

牙挺的使用方法:牙挺多用于坚固的牙齿及临床牙冠较短无法用钳夹持或残根的拔除中。使用时,要把牙挺刃插入牙根与槽骨之间的牙周膜间隙内,以牙槽骨为支点,通过旋转和向根尖部楔的力量,使牙周膜纤维断裂并挤压牙根向上移动。

牙挺的握法有两种:①指握法:即挺柄位于掌心,以拇指及对侧四指握牢挺柄,示指位于挺杆,起稳定作用。通过楔力、轮轴力的结合使用,插入牙周膜间隙。这种方法感觉灵敏,多用于拔牙开始寻找牙与牙槽骨之间的间隙时(图 5-21)。②掌握法:即挺柄后端位于掌心,以五指环抱柄周,牙挺长轴与掌心垂直,借用轮轴原理可产生的力量较大,但是感觉不灵敏,在挺刃未达到一定深度时易损伤邻牙或牙槽骨。牙挺使用时,通常插入点选在牙的近远中面与颊面的轴角处,与牙根平行,挺刃的凹面紧贴患牙牙根,插入牙周膜间隙;残根或断根可选择断面高的一侧;拔除上颌患牙时,由于腭侧骨板较厚,可从腭侧插入。使用向根尖方向的楔力,结合旋转牙挺,撕裂牙周膜及扩大牙槽窝,使牙松动。开始时,使用指握法,可知麻醉效果及牙体动度,待寻找到合适的支点后加用掌握法,施加足够的力量以扩大牙槽窝并逐渐向根尖方向推进,在任何时候及任何情况下都应注意支点的位置,否则邻牙必然遭致损伤。有时牙挺也可与牙根垂直或呈一定的角度插入,其支点在牙槽嵴顶处,挺刃的凹面对应患牙,挺刃向远中旋转,使牙体向远中及殆向脱出,此时可调整牙挺与牙长轴角度,加用根向楔力,使牙脱位。通常拔除前牙时牙挺和牙体长轴的夹角相对较小,而后牙角度较大,随患牙松动度的变化,调整牙挺与牙体长轴的角度。三角挺在使用中同样应注意挺刃与支点的位置关系,以免损伤邻牙。三角挺效率最高的用法是邻近断根的牙槽窝空虚时,典型例子是在拔除多根磨牙时,如有一个根已拔除,可将尖端放置在空虚的牙槽窝底,并与牙槽中隔垂直,以三角形底边抵于牙槽骨作为支点,使用向殆面的轮轴力,此时三角挺尖端形成杠杆,而其柄部形成轮轴,连同牙槽中隔及患牙根一起挺出。三角挺是一种很省力的牙体拔除工具,但使用时因其机械效率较大,损伤性亦大,故在使用中应密切观察其各部所在位置,避免意外发生。

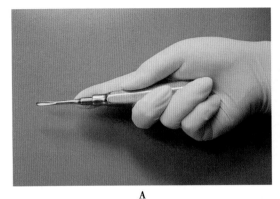
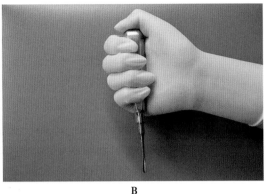

图 5-21
A. 指握法；B. 掌握法（西安交通大学口腔医学院 李旭奎供图）

二、微创拔牙刀

此类拔牙器械最常见的形态是以常规牙挺为雏形，但工作原理与牙挺有很大不同，其挺端薄如刀刃，仅使用楔力使之能够深入牙周膜间隙，切断牙周膜，松动患牙（图 5-22）。刀刃宽度为适应不同直径的牙根而成系列，并有不同的弯角，便于从不同的方向切断牙周膜。挺柄部分更符合人体工学要求，握持舒适，易于操控，并最大限度地发挥杠杆省力作用，避免锤凿增隙，更好地维持牙槽骨的高度。使用时将牙挺沿牙体长轴方向插入牙周膜间隙，用持续轻巧的环绕动作使牙挺尖端进入牙槽窝，再以锋利的工作端切断牙周膜，同时压缩牙槽骨，切断大部分牙周膜，解除牙齿脱位阻力，如不成功，可从牙齿另一侧重复。一旦有足够的牙周韧带被切断后，可利用牙挺、牙钳拔除患牙。

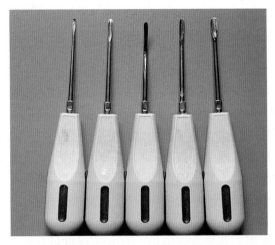

图 5-22 微创拔牙刀使用原理不同于牙挺，使用楔力插入牙周膜间隙，切断牙周膜，松动牙齿，不可旋转，以免损坏刀刃

（西安交通大学口腔医学院 李旭奎供图）

三、牙 钳

牙钳（dental forceps）是通过楔入、摇动、扭转和牵引等方式将牙齿从牙槽骨内拔除的器械，常用于松动或牙挺挺松后的牙齿的拔除。因人类牙齿形态各异，为与之适应而不同设计形态和结构的牙钳，用于拔除不同部位、不同形态的牙齿。

（一）牙钳的结构

牙钳由钳柄、关节和钳喙组成（图 5-23）。

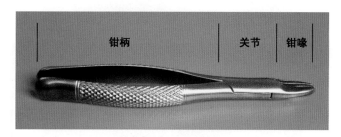

图 5-23 牙钳的组成
（西安交通大学口腔医学院 李旭奎供图）

钳柄为持握部分，有各种形态，通常有直线型和曲线型。钳柄的大小应符合人体力学原则，表面有沟槽设计，能舒适牢固地持握，防止滑脱，以传递足够的力量拔除患牙。

关节是连接钳柄和钳喙的部分，通过钳柄的开合产生杠杆力传导至钳喙钳夹患牙，避免加伤唇颊等邻近组织。关节的形式有两种明显不同的设计，英国式的下颌前牙钳关节为垂直的，钳柄亦是垂直的，需垂直抓握，使用时产生的力量较大，应格外小心，避免断根。美国式的关节为水平的，钳柄亦是水平的，较为常用，因此其抓握方式为水平式抓握。

钳喙即钳夹患牙的工作端，为适应钳夹不同牙而设计成多种形态，是牙钳之间的主要差异，形态为外侧凸起而内侧凹陷，凹槽的表面可设计有平行条纹或网格状条纹，便于牢固钳夹患牙。钳喙的设计应当最大限度地与牙颈部冠面及根面相适应，综合考虑下列相关因素：①与牙冠形态有关：钳喙内侧的凹陷是为使用时能够环抱牙体，与牙面形成面与面的接触，其外形应与牙冠唇（颊）舌（腭）面相吻合。②与牙根的形态与数目有关：钳喙尖端的不同形态的设计是为了适应不同牙根形态和数目，从而减少断根的风险。钳喙尖端的形态与牙根越匹配，机械效率越高，并发症发生率越低。③钳喙与钳柄具有不同的角度，以适应钳夹不同部位的牙体。因此，上前牙钳喙与柄成一直线。上颌磨牙钳呈 S 型曲线，可避开下颌阻挡，方便牙钳深入口腔后部，且能使钳喙与牙体长轴平行（图 5-24）。下牙钳喙和柄成直角或稍

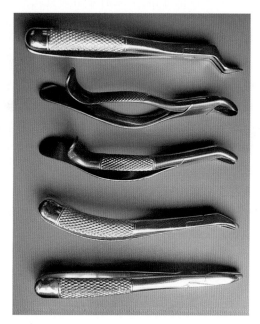

图 5-24 上颌牙钳钳喙与钳柄平行，多成"S"，其大小与牙体大小及牙颈部形态一致
（西安交通大学口腔医学院 李旭奎供图）

大于直角的钝角，这种弯曲使得术者舒适可控地将牙钳置于下颌牙（图 5-25）。安放牙钳时，应越过牙体外形高点后钳夹，并将钳喙推入龈沟内，避免因夹持牙龈引发牙龈撕裂进而导致拔牙术后出血。拔牙时需始终保持钳喙与牙体长轴平行，以免损伤邻牙。

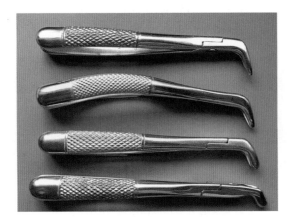

图 5-25　下颌牙钳钳喙与钳柄形成角度
（西安交通大学口腔医学院　李旭奎供图）

（二）牙钳的分类

上颌切牙、尖牙、前磨牙牙根多为单根，第一前磨牙即使分为两根，也因其分叉位置较高而不影响钳喙按单根牙来设计，磨牙通常为三根，钳喙的设计形态适应这种结构的变化。

1. 上颌牙钳

（1）上颌前牙钳：上颌前牙钳为直线型钳柄、对称型钳喙牙钳，是所有牙钳中历史最长、外形最简单的牙钳。它适用于上颌中切牙至尖牙的拔除。

（2）上颌前磨牙钳：上颌前磨牙钳为 S 型钳柄、对称型钳喙的牙钳，喙细长，喙缘上无齿，略弯曲，可方便地进入口腔内，拔除上颌前磨牙。除用于拔除上颌前磨牙外，在特殊情况下还可用于其他牙位，因而又被称为"万能牙钳"。

（3）上颌第一、二磨牙钳：上颌第一、二磨牙钳是唯一左右成对的牙钳，有两种：其一为喙上有尖者，称为上颌磨牙钳；其二为三叉钳，更适用于残冠的拔除。区分左右的方法为：右手握持牙钳，钳喙向上，此时单喙尖朝向患者的哪个方向即为哪一侧的牙钳，即钳喙颊侧内面之三角形突起所在方向，这与牙冠的颊侧有颊沟和两个牙根有关，拔牙时，此突起的尖端应放在正对颊沟或颊侧近远中牙根的根分叉处，使钳喙与牙颈部贴附，上颌磨牙钳为上颌牙钳中喙宽最大者，使用时应采用颊舌向的摇力及合向牵引力并注意是否正确夹持牙冠，否则易损伤邻牙。

（4）上颌第三磨牙钳：上颌第三磨牙钳呈刺刀状或 S 形两种，钳喙较宽、短，无喙突，主要用于拔除上颌第三磨牙。

（5）上颌根钳：上颌根尖钳分为两种，一种侧面观类似带刺刀的步枪，被称为刺枪式根尖钳；另一种为侧面观呈 S 形的上颌根尖钳。其中最常用者为刺枪式钳。上颌根尖钳钳喙尖、细、长，两喙合拢时，喙尖可咬合，多用于拔除上颌残根或断根时深入牙槽窝以夹持断根。

2. 下颌牙钳　下颌牙切牙、尖牙、前磨牙多牙根为单根，钳喙按单根牙来设计，磨牙通常为两根，钳喙的设计应与之匹配（见图 5-24）。

（1）下颌前牙钳：下颌前牙钳钳喙与钳柄几乎成直角。喙尖较窄用于拔除下颌前磨牙以前的牙齿，但因牵引方向与握持方向成 90° 角，使用中主要发力方式为右手腕部旋转，这种力量大小不易掌握，因此当下前牙牙周膜撕裂时，阻力突然减小，如若力量控制不好，钳喙突然上抬易损伤上颌前牙,在拔除下颌前牙时应以左手手指放于上颌前牙及钳喙之间适当缓冲,给予保护。

（2）下颌前磨牙钳:下颌前磨牙钳自侧面观为 C 形,钳喙细长,类似于上颌同名牙钳,除用于下颌前磨牙的拔除外,在特定情况下还可用于下颌前牙的拔除。在拔除下颌前磨牙时,使用颊舌向摇力,使牙体脱位。

（3）下颌磨牙钳:下颌磨牙钳为直角式钳,喙宽,双侧喙中部各有一个喙尖,自喙上方俯视,喙为葫芦形,便于钳喙能紧贴于近、远中牙根分叉和牙颈部。喙尖夹持下颌磨牙的根分叉区,防止在拔除过程中牙钳滑脱。在使用中应采用颊舌向摇力及𬌗向牵引力并使牙齿脱位。在脱位时应注意保护对颌牙。

（4）下颌第三磨牙钳:下颌第三磨牙钳钳喙短而宽,无喙突,以利于在口腔深部操作,主要用于拔除下颌第三磨牙。

（5）下颌根钳:下颌根尖钳为直角式钳,钳喙类似于上颌根尖钳,略窄于下颌前牙钳,闭合时喙尖几无间隙。

3. 特殊用途牙钳

（1）牛角钳:顾名思义,钳喙类似水牛的尖角,钳喙尖锐,多用于牙冠已大部龋(损)坏的下颌磨牙的拔除(图 5-26),使用时将钳喙放置于后牙的根分叉区,用力捏紧钳柄,钳喙插入根分叉,以颊舌侧牙槽骨为支点,在双侧喙尖楔力的作用下牙体向上脱位或根分叉被劈开达到分根的效果,避免直接钳夹大面积龋坏牙造成的破碎。

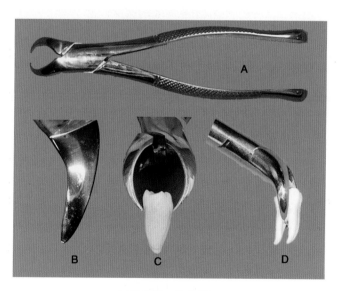

图 5-26　牛角钳
（第四军医大学口腔医学院　胡开进供图）

（2）上颌磨牙残冠钳:左右成对,用于拔除严重龋坏的上颌磨牙(图 5-27)。大体形态与上颌磨牙牙钳相似,主要区别在于钳喙。腭侧钳喙分叉,便于紧抱腭根,颊侧钳喙长而弯曲,锐利的点状喙尖可以插入根分叉下方,通过挤压力及适度的摆动将牙齿挤出。

（3）分根钳:拔除下颌磨牙残冠时除可选用牛角钳外,也可选用分根钳(图 5-28)。该牙钳形状与下颌根钳相似,但其钳喙内侧锐利呈刃状,使用时将钳喙尖端置于根分叉下方,

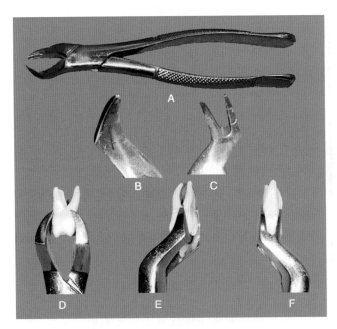

图 5-27　上颌磨牙残冠钳
（第四军医大学口腔医学院　胡开进供图）

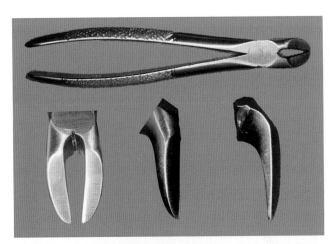

图 5-28　分根钳
（第四军医大学口腔医学院　胡开进供图）

于钳柄处施力即可将患牙分成近远中两瓣，简化拔牙过程。

（三）持钳方法

由于拔除患牙的牙位不同，握持牙钳的方法也不同（图5-29）。拔除上颌牙齿时，掌心向上，抓握牙钳，无名指和小指置于钳柄之间，以便于开合，钳夹牙体后拇指置于关节附近，其余四指和大鱼肌相向施力，抓握钳柄，可通过调整抓握钳柄的位置，利用杠杆原理于钳喙产生较大的钳夹力。拔除下颌牙时掌心可位于钳柄的上方或下方。

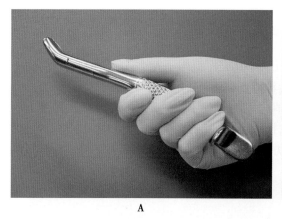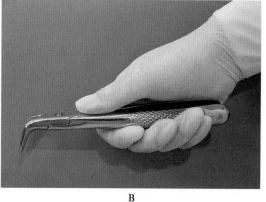

图 5-29

A. 上颌牙钳握持方法；B. 下颌牙钳握持方法可与握持上颌牙钳相同，或掌心向下（西安交通大学口腔医学院 李旭奎供图）

（四）乳牙钳

设计思路与恒牙钳相同，体积较小。

四、骨凿和骨锤

骨凿（bone chisel）用以凿去骨质或劈开牙齿，一般与骨锤（mallet）结合使用（图 5-30）。骨凿分两种，即平凿和弧形凿。在凿除牙槽骨时，最好用窄平骨凿或弧形凿，以准确去除牙槽骨。在劈开牙齿时，应选用宽的平骨凿。在传统劈冠凿骨法拔除阻生齿的过程中，骨凿是一种常用器械，其与小骨锤结合使用。随着微创拔牙器械的发展及微创技术的应用，这类器械在拔牙手术中已渐被淘汰。

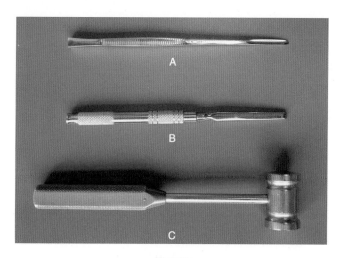

图 5-30

A. 直骨凿用于劈冠、去骨；B. 弧形骨凿用于去骨；C. 骨锤（西安交通大学口腔医学院 李旭奎供图）

五、牙钻及冲击式气动式手机

目前,冲击式气动手机和外科专用切割钻(图5-31)是广泛用于去骨、分牙的首选微创动力系统,该手机和牙科常用的涡轮机有很多不同,其特点如下:①手机头部呈45°仰角,更加适合在口腔深部的操作,即便是在位置较深的下颌阻生第三磨牙拔除中,也可很容易达到手术部位。②手机头部较小,减少对术者视线的阻挡,操作更加准确、安全。③冷却水不同于涡轮机呈雾状喷洒在牙体,以便保护整个牙体组织的方式,冲击式气动手机目的是对牙体进行破坏性分割,其冷却水呈柱状直接喷在车针头部,仅对切割部位冷却,这样既避免了切割产生高温灼伤邻近组织,也可避免雾状喷洒降温导致的手术视野不清的问题。④涡轮机需要有头部的高速气体将冷却水形成雾状喷洒在牙体上,而冲击式气动手机的气体是向四周分散,顶端没有气体,避免了气体直接喷入伤口,减少了将污物推入伤口深部引发伤口感染的几率和发生皮下气肿的风险。⑤手机与普通综合治疗椅上的手机接口相匹配,因而极大地方便了操作,降低了购置

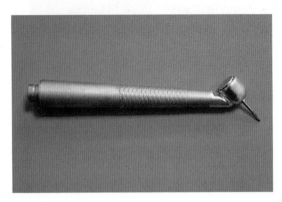

图5-31　冲击式气动手机和外科专用切割钻
(西安交通大学口腔医学院　李旭奎供图)

费用,适合临床治疗的需要。⑥外科专用切割钻较一般的裂钻更长,便于对深部牙的切割;钻针的纹理设计更符合切割牙体的需要,切割能力更强,缩短了手术时间,减少手术创伤。

六、骨　　锉

用于锉平骨突和锐利的骨缘(图5-32),不适用于大量骨的去除,锉后常遗留很多细小骨碎片在伤口内,要仔细清除干净。通常为大小不等的双头工作端设计,适应不同部位,仅在拉时起到光滑骨面的作用。

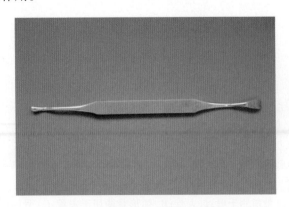

图5-32　修整小的尖骨骨突、光滑面,不适用大块骨的去除
(西安交通大学口腔医学院　李旭奎供图)

七、刮 匙

刮匙(curette)头部呈勺型(图5-33),通常在其末端形成两个方向相反的形态,主要用于刮出拔牙后牙槽窝内的炎性肉芽组织,对于正常牙槽窝、乳牙牙槽窝及急性炎症期牙槽窝均应避免搔刮。持握刮匙应为持笔式,轻握,不要急于搔刮拔牙创而应手感探查,如确认存在有残余的病理组织时再用力刮净。使用时应从窝底向牙槽嵴方向搔刮,避免向窝底用力。牙槽窝邻近神经管和上颌窦时,为避免损伤下牙槽神经血管束和上颌窦底,也可用吸引器将肉芽组织吸出牙槽窝,在直视下去除。

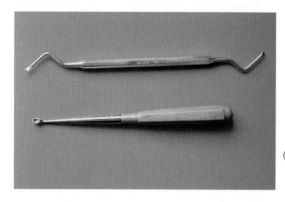

图5-33 双头刮匙用于拔牙后牙槽窝清理,单头刮匙抓握舒适,用于囊壁的刮除
(西安交通大学口腔医学院 李旭奎供图)

八、器 械 包

为了便于临床使用,常需要根据手术将器械组合在一起包裹在托盘,消毒后使用(图5-34)。普通拔牙术手术包应包括牙龈分离器、刮匙、直挺、拔牙钳、拉钩、镊子、金属吸唾器管

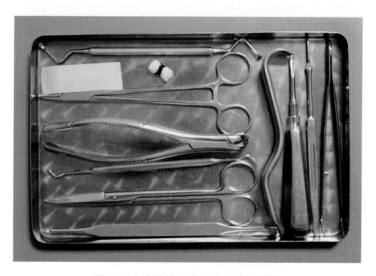

图5-34 外科拔牙术手术包常用器械
(西安交通大学口腔医学院 李旭奎供图)

及棉球棉卷等。外科拔牙术还应当包括手术刀、骨膜剥离器、持针器及针线、线剪等,结合动力系统的使用,进行切开、翻瓣、去骨分牙及缝合。

第三节 其 他 器 械

一、超 声 骨 刀

超声骨刀(piezosurgery)(图5-35)是利用高强度聚焦超声技术,通过特殊转换装置将电能转化为机械能,经高频超声震荡,使所接触的组织细胞内的水汽化、蛋白氢键断裂,从而将需要切割的骨组织彻底破坏。超声骨刀工作频率24~29.5kHz(千赫兹),刀头的摆动幅度水平方向60~200μm,垂直方向20~60μm,是肉眼无法观察出变化的微幅振动,而且刀头与骨组织接触面积均匀,精确稳定,可有效地避免不必要的骨损伤,减少了机械振动对患者的心理影响;超声骨刀工作频率低于29kHz,有很强的硬组织识别能力,不适宜切割软组织,因而可最大限度地避免损伤黏膜及神经血管组织;超声震荡造成的空化作用,可减少术区血液渗出,视野清楚;产热少,结合冷却水降温措施,可始终保持创口温度低于38°,保证细胞活性,有利于伤口愈合,减少术后反应。由于超声骨刀的上述优势,超声骨刀常用于与下牙槽神经毗邻关系密切的阻生牙的拔除及贴邻上颌窦位置的外科临床治疗中。Mozzati在拔除下颌阻生智齿临床随机对照试验中,通过比较两种方法的手术时间、肿胀程度、疼痛持续时间、下牙槽神经损伤情况等,结果证实与传统转动式切割设备相比虽然由于超声骨刀切骨效率较低导致手术时间延长,但可明显降低术后并发症发生的几率,这种时间上的代价是值得的,因此超声骨刀不失为降低拔牙手术风险的一件良好的工具,尤其在拔除与下颌神经关系密切的患牙时可优先选用。

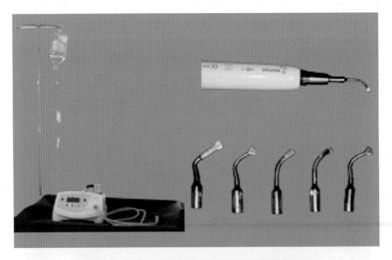

图5-35 超声骨刀配有不同的刀头,应选择使用
(第四军医大学口腔医学院 胡开进供图)

二、医用激光器

电子具有特定不同的能级,电子从高能级向低能级跃迁时,会释放出相应能量的电磁波称为自发辐射。在两能级间存在着自发辐射跃迁、受激辐射跃迁和受激吸收跃迁等三种过程。受激发射跃迁所产生的受激发射光,与入射光具有相同的频率、相位、传播方向和偏振方向。一般的发光体中,这些电子释放光子是随机的,所释放出的光子也没有相同的特性,除自发辐射外,处于高能级上的粒子还可以另一方式跃迁到较低能级。当外加能量以电场、光子、化学等方式注入到一个能级系统并为之吸收的话,会导致电子从低能级向高能级跃迁,当自发辐射产生的光子碰到这些因外加能量而跃上高能级的电子时,这些高能级的电子会因受诱导而迁到低能级并释放出光子。如果大量原子处在高能级,当有一个特定频率的光子入射,从而激励高能级上的原子产生受激辐射,得到两个特征完全相同的光子,这两个光子再激励高能级上原子,又使其产生受激辐射,可得到四个特征相同的光子,这意味着原来的光信号被放大了。这种在受激辐射过程中产生并被放大的光就是激光。由于激光具有能量和动量,激光作用于生物分子,就有可能使生物分子产生物理、化学或生物反应,这就是激光生物效应,大致有五类:激光生物热效应、激光生物光化学效应、激光生物压力效应、激光生物电磁效应和激光生物刺激效应。根据激光输出能量的高低分为低能量激光和高能量激光。低能量激光具有刺激组织血液循环和细胞活性的作用,可促进组织愈合、减轻炎症反应、缓解疼痛的作用;高能量激光广泛应用于外科手术。根据激光物理状态的不同可分为气体激光、固体激光、半导体激光和液体激光。主要的类型有 CO_2 激光(气体激光)、氩气激光(气体激光)、Nd:YAG 激光(固体激光)、脉冲染料激光(液体激光)、Er:YAG 激光(固体激光)、Er、Cr:YSGG 激光(固体激光)。

随着激光技术的发展,许多口腔医生将激光引入到牙槽外科领域,对相关疾病进行治疗,利用 CO_2 激光、氩气激光、Nd:YAG 等激光的激光生物热效应达到切割、杀菌和止血的效应,可代替手术刀进行手术治疗,具有出血少、手术野清晰、术后反应轻、瘢痕小等优势,为传统治疗提供了新的补充和选择。利用脉冲染料激光选择性光热分解原理、利用 Nd:YAG 激光选择性热凝固作用、Krypton 激光利用选择性光化学破坏作用的激光光动力治疗,可用于血管畸形及血管瘤的治疗。Er:YAG 激光(固体激光)、Er、Cr:YSGG 激光被称为铒激光,其能量不仅能被水分子强烈吸收,也可被生物物体中的有机物和羟基磷灰石强烈吸收,这一特点决定了铒激光不仅能以较小的能量对软组织进行精确切割,也能用于牙釉质和牙本质的切割而不会对牙髓神经产生热损伤。Stubinger 利用 Er:YAG 激光这类非接触式、低振动的分牙去骨的优势用于阻生牙的拔除,显示可减轻术后反应,但存在容易损伤软组织、切割效率不高、深度难以控制的弊端,限制了其在拔牙术中的应用。

三、高 频 电 刀

电刀是外科常用的设备,融切割、分离、止血为一体,使这些分开性的操作同时完成,减少结扎或缝合止血的频度,可大大缩短手术时间。电刀系利用高频电流来切开组织和达到止血的效果。高频电切割时,通常应用针形或刀形电极,有效面积很小,而电极下组织中的电流密度却很大,因而可以在一瞬间产生大量的热,把电极下的组织爆发性地蒸发掉,分裂成一个不出血的、窄而平坦的、深几毫米的切口。电刀在手术中可达到以下几种功能:①干燥:低功率凝结不需要电光;②切割:释放电光,对组织有切割效果;③凝固:电光对组织不会割伤,可用于止血和烧焦组织;④混切:同时起切割及止血作用。其工作模式有两种:

1. 单极模式 在单极模式中,用一完整的电路来切割和凝固组织,该电路由高频电刀内的高频发生器、患者极板、接连导线和电极组成。在大多数的应用中,电流通过有效导线和电极穿过患者,再由患者极板及其导线返回高频电刀的发生器。它是将高电流密度的高频电流聚集起来,直接作用于有效电极尖端相接触一点下的组织。当与有效电极相接触或相邻近的组织或细胞的温度上升到细胞中的蛋白质变性的时候,便产生凝血,这种精确的外科效果是由波形、电压、电流、组织的类型和电极的形状及大小来决定的。为避免在电流离开患者返回高频电刀时继续对组织加热以致灼伤患者,单极装置中的患者极板必须具有相对大的和患者相接触的面积,以提供低阻抗和低电流密度的通道。大多数通用型高频电刀所用的电流较大,因而需用患者极板。与地隔离的输出系统使得高频电刀的电流不再需要和患者、大地之间的辅助通道,从而减少了可能和接地物相接触的体部被灼烧的危险性。而采用以地为基准的系统,灼伤的危险性要比绝缘输出系统大。

2. 双极模式 双极高频是通过双极镊子的两个尖端向机体组织提供高频电能,电流仅在两极之间的组织区域高的电流密度,用于产生所需的热量。因器械本身已有电流回路,所以也就不再需要患者极板,电流在患者身上存在的区域很小,消除了在患者和导电体接触处发生意外烧伤的危险性。此外,双极模式对手术中连接和内置的其他电子装置很少产生干扰,因而双极电凝的安全性正在逐渐被人所认识,其使用范围也在逐渐扩大。

为了更好地服务于临床,高频电刀不断地进行一些改良,如可以伸缩的电极,以随意控制长短;管状电极并电刀尾部连接吸引器管,这有利于术中边操作边吸引,减少空气中烟雾,吸净视野的血液和渗液;刮匙样电极具有边刮吸边电切的作用,特别有利于切除肿瘤的操作。

第四节　牙槽外科器械发展的研究热点

一、传统拔牙器械的改良发展

随着医学模式的转变及患者对牙缺失后修复要求的提高,现代口腔修复学在不断提高自身技术和材料的同时,也对维护牙槽突骨量、保持牙龈丰满度提出了新的要求。特别是近年来口腔种植修复学的发展,为使种植体可以在更理想的位置和状态下植入,也要求拔牙后的牙槽突吸收应尽量减少。目前减小拔牙后牙槽突吸收最基本的临床环节是减轻拔牙术中的创伤,达到这一目的的关键是尽量做到少去骨,减少微骨折,不翻瓣,不使骨膜与骨面分离,达到微创。近年来,随着牙槽外科的发展,各种微创拔牙器械的不断出现和改进,开启了牙拔除术的新时代,尤其是各种微动力系统的应用,不仅简化了拔牙过程,缩短了手术时间,更减轻了患者的恐惧和痛苦,也有效减少了并发症的发生,使得微创拔牙的理念及技术能够真正融入临床实践中。拔牙钳的改良发展是从单一的形态到种类繁多的演变过程,使之能够有效地适应复杂的临床需要,减小了手术创伤,但过多的种类也存不利的方面。物理拔牙钳(physical forceps)是由 Dr. Richard Golden 发明的一种利用一类杠杆原理拔除患牙的新型拔牙钳。使用时戴有缓冲器的钳喙通常放置在患牙颊侧的膜龈联合处,在拔牙过程中起支点作用,另一呈鹰嘴样的钳喙钳夹于舌根或腭根的靠近龈沟的部位,与传统拔牙方式不同,在拔牙时平稳轻柔地利用腕部的旋转产生挤压的力量拔除患牙。使用物理拔牙钳不需要翻瓣,不需牙挺的协助,拔牙时使用力量很小,可有效地保护牙槽骨,达到微创的目的。它的出现既简化了拔牙的过程,也有一钳多用的特点,值得深入的研究。牙挺主要的改进应是挺刃及挺杆角度的创新,以适应不同部位牙的拔除,有研究者已经做出尝试。微创拔牙刀是一种替代传统牙挺的有发展前途的新器械,目前存在切割效率低、刀刃容易损伤、适应范围有限的局限性,是今后需要重点解决的问题。

二、动力系统在外科拔牙术中的应用

自凿骨劈冠拔牙这一革命性的方法在临床操作中的应用以来,通过骨凿劈冠、去骨、增隙等,减少了去骨量,大大缩短了手术时间,阻生牙拔除术所造成的并发症明显减少,创伤得以降低。但这种传统的用骨凿劈冠的方法,在技术上有一定的难度,初学者不易掌握,有时还因劈冠失败而增加拔牙难度。故有人设计专门用于分牙冠的劈冠器,这种改进虽然提高了劈冠的成功率,但仍然无法克服凿骨劈冠拔牙术所固有的缺陷。传统拔牙术中的去骨、劈冠、分牙等,无论劈冠还是分牙都需要很大的冲击力,或因牙体位置、发育状态等因素影响需要反复试劈,这种力量会导致下颌骨不可避免的移动,操作不当可造成咀嚼肌和颞下颌关节的损伤,甚至造成牙移位,因而这种方法存在创伤大、意外多、手术时间长、术中术后并发症多,易造成患者心理上的损害。

随着微创拔牙理念和技术的发展,凿骨劈冠拔牙法逐渐被基于外科动力系统微创拔牙技术所取代。为了克服传统常规拔牙术的缺陷,20世纪50年代开始,Kilpatrick 首次将涡轮机用于阻生牙的拔除,涡轮机切削能力强,振动小,切削的方向和范围易于精确调控,可以快速、准确地去除复杂牙拔除时遇到的邻牙和骨阻力,避免了冲击力的使用,缩短手术时间,从而减少术中、术后并发症的发生,缓解了患者的紧张、恐惧的心理反应。但涡轮机也存在着一些缺点,如无法达到深部手术部位、易造成软组织损伤、较强的高速气流易造成术后皮下气肿等。针对以上问题,有些学者尝试试用种植机、超声骨刀等器械用于阻生牙的拔除,虽然这些方法都能够对牙体进行有效、准确的分割和增隙,避免了敲击产生的冲击力,极大地降低了术中、术后的并发症,减轻了患者的恐惧感。但由于这些设备较为昂贵,切割效率过低等原因,使其使用受到了限制。20世纪90年代,国外将外科动力系统用于牙的拔除,该方法不仅避免了凿骨劈冠和涡轮机拔牙的缺点,还提高了拔牙效率,极大地减少了手术并发症的发生率,因而现已被广泛使用。目前最简便、实用、高效、价格低廉的去骨、切割的工具是冲击式气动手机和外科专用切割钻。外科动力系统动力源有气动和电动两类,相应的配有气动和电动手机,但使用哪类动力系统拔牙都应满足以下条件:手机顶部不能有气体喷入伤口,以免将污物和碎屑吹入创口深部或导致皮下气肿;为保证手术野清晰,冷却水只需呈柱状直接喷在切割钻头部,保证切割部位的冷却即可;可大量配备,以满足临床需要。电动手机虽然没有气动手机带来的污染问题,但需另行配置,经济性差,两种手机同时使用存在有噪音,会对患者心理造成影响,如果能克服铒激光的局限性,必将对牙槽外科治疗产生一个新的时代。

（李旭奎）

参 考 文 献

1. Stubinger S, von Rechenberg V, Zeihofer HF, et al. Er:YAG laster osteotomy for removal of impacted teetn:clinical comparison of tow techiques. Laster Surg Med,2007,39:583-588

2. AdamWeiss, AvichaiStern, Harry Dym. Technological advances in extraction techiques and outpatient oral surgery. Dent Clin North Am,2011,55(3):501-513

3. Waseen J, Zaid H, Colin H. CO_2 laser in management of potentially malignant and malignant oral disorders. Head and neck oncology,2012,4:17

4. Anand K, Luke C, James AM, et al. How should we manage oral leukoplakia. British Journal of oral and maxillofacial surgery,2013,51:377-383

5. Mozzati M, Gallesio G, Pusso A, et al. Third-Molar Extraction With Ultrasound Bone Surgery:A Case-Control Study. Craniofac Surg,2014,25(3):856-859

6. Kaune KM1, Lauerer P, Kietz S, et al. Combination therapy of infantile hemangiomas with pulsed dye laser and Nd:YAG laser is effective and safe. J Craniofac Surg,2014[Epub ahead of print]

7. Pradeep Singh, Xiao Shui Sheng, Ajmera Deepal Haresh. "P" Elevator:An Innovatively Designed Elevator For Extraction of Third Molars. Chinese Journal of Dental Research,2014

8. 中华口腔医学会口腔颌面外科专业委员会脉管性疾病学组. 口腔颌面部血管瘤治疗指南. 口腔颌面外科杂志,2010,9(1):61-66

9. 邱蔚六. 口腔颌面外科. 第7版. 北京:人民卫生出版社,2012

10. 陈宁,余剑波,王国林. 常用手术器械图谱. 北京:人民军医出版社,2013

11. 胡开进. 口腔外科门诊手术操作规范. 北京:人民卫生出版社,2013

12. James R. Hupp, Myron R. Tucker, Edward E. Contemporary oral and maxillofacial surgery. 6th ed. Elsevier:Mosby,2013

第六章 普通牙拔除术

牙拔除术是指在局部或全身麻醉下通过手术的方法,将不能再行使口腔咀嚼功能的牙以及已经成为病灶不能治疗保存的牙或妨碍正常咬合系统的牙从牙槽骨拔除。它是口腔颌面外科应用最广泛的手术,也是口腔颌面部处理牙源性疾病的外科措施。

牙拔除术必然会造成局部软、硬组织不同程度的损伤,产生出血、肿胀、疼痛、感染等手术局部并发症,同时也可能激发某些全身系统疾病加重或诱发严重的全身并发症。因此,主诊医师应当对患者局部和全身状况作出充分的评估,对拔牙术可能引发的各种并发症及对全身疾病的影响有深入的了解,围术期调控好患者的心理状况,方能成功地完成这一外科手术。

牙拔除术的准备和操作应遵循"无痛、无菌、微创"等基本的外科手术原则。疼痛控制是手术顺利完成的必要条件,很多术中出现的不良反应都与疼痛控制不佳有关。尽管口腔内天然存在大量微生物,目前消毒措施也无法使之变成一个无细菌污染的环境,但无菌操作的基本原则仍应坚决地执行。微创是指要以最小的损伤换取手术的成功。如何降低拔牙的创伤,减少牙槽骨的丢失,维持牙槽嵴的宽度和高度,为后续的修复奠定基础已成为拔牙术发展的方向。

从技术上来讲,拔除一颗牙齿或者一个牙根,情况允许时可以采取较简便的普通拔牙方法,国外文献有时候称之为牙钳拔牙法或简单拔牙法。相对应的,有些复杂的牙齿则不能用普通拔牙方法来拔除,而必须采取翻瓣、牙钻切割等外科技术,也叫外科拔牙法。当然,临床上采用常规拔牙器械对简单牙及牙根进行拔除的普通拔牙手术应用最多。

第一节 适应证与禁忌证

一、拔牙适应证

最近十来年,国内由于种植技术的迅猛发展,对由各种原因导致的保守治疗效果不好的患牙,虽然可以尽早拔除以利于及时种植修复,但需要强调的是,口腔医师的基本职责还是应最大限度地保存患者的牙齿,维持其功能和美观。随着临床医学、口腔医学和相关学科的发展,拔牙的适应证也在不断变化。过去很多人认为应当拔除的患牙现已可以通过治疗和修复得以保留。患牙是否应该拔除与当代医疗技术发展水平、医师的技术水平和诊疗条件、患者整体治疗计划、患者的要求、患者的生理和心理承受能力、患者的经济条件等多种因素有关。因此,临床工作中具体情况应具体分析,决定是否拔牙要慎重,必须掌握好牙拔除术的适应证。属于下列情况下的牙齿可以考虑拔除。

（一）牙体病损

牙体组织龋坏或破坏严重、用现有的修复手段已无法恢复和利用者可拔除,如残根、残冠(图6-1、6-2)。牙髓坏死的患牙因根管钙化、根管过度弯曲等原因无法治疗;或经牙髓治疗后失败(图6-3、6-4);或患者拒绝牙髓治疗者。患牙髓腔壁内吸收过多,易发生病理性折断,应当拔除。对于那些牙冠破坏严重而牙根经治疗后可用桩核、根帽等方式利用者应尽力保留。

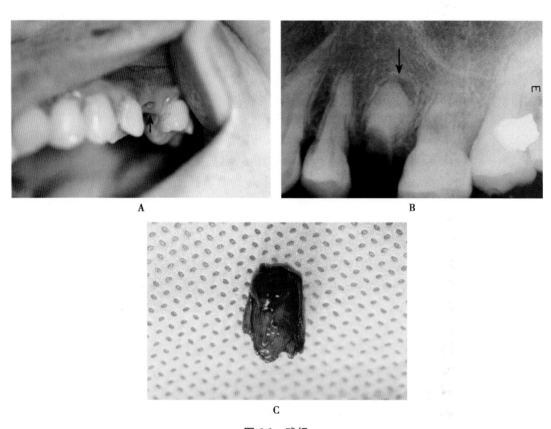

图6-1 残根

A. 左上颌第二前磨牙因严重龋坏成残根;B. X线显示牙根短小并有根尖周炎症,无法保留,需要拔除;C. 拔出的牙根及根尖肉芽(四川大学华西口腔医学院 潘剑供图)

残根是否拔除不仅与残根本身的情况有关,还与患者的整体治疗计划密切相关。如果患者缺牙较多,且欲通过种植义齿进行整体修复时,可以考虑尽早拔除残根。反之,对于准备行活动或固定义齿修复的患者,可以对残根进行彻底的牙体治疗后进行覆盖义齿或固定义齿修复,以便最大限度地保存牙槽嵴丰满度。

（二）根尖周病

根尖周病变不能用根管治疗、根尖切除等方法治愈者或牙再植术等方法保留者可拔除(图6-5)。应当注意的是,部分根尖周病变的恢复需要一定的治疗周期,决定拔牙前应观察足够长的时间。

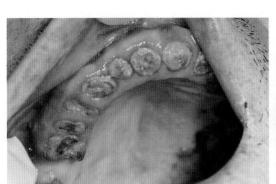
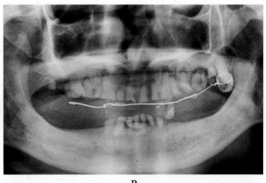

图6-2　多个残根

A. 上颌多个残根；B. 曲面体层片显示多数有根尖周炎症，需要拔除后义齿修复（四川大学华西口腔医学院　潘剑供图）

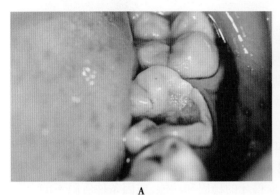
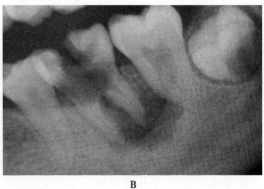

图6-3　残冠

A. 左下颌第一磨牙残冠，累及髓底；B. X线片显示远中根尖周炎骨质吸收明显，无法保留（四川大学华西口腔医学院　潘剑供图）

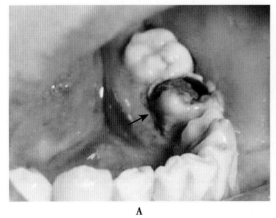
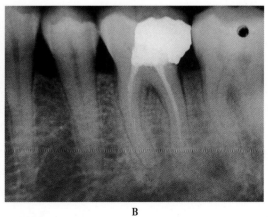

图6-4　死髓牙根管治疗失败牙

A. 左下颌第一磨牙牙髓坏死，牙冠已变色，舌侧牙周反复形成脓肿；B. X线显示根管治疗失败，无法保留（第四军医大学口腔医学院　胡开进供图）

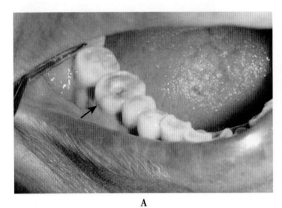
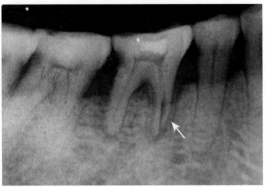

图6-5　牙根纵折

A. 右下颌第一磨牙根尖周病,反复颊侧瘘管不愈;B. X线显示近中牙根根尖区纵折,不能治疗,需要拔除(第四军医大学口腔医学院　胡开进供图)

根尖周病和牙髓病患者进行患牙拔除时常因局部炎症导致麻醉效果不佳。对于患有心脏病、高血压、拔牙恐惧症的患者来说,在患牙拔除时一定要保证无痛操作,因为疼痛、恐惧可能会导致此类患者发生危及生命的严重并发症。因此,面对此类患者时,应对患者的全身情况、术者水平、拔除方法、是否具备镇静、急救设备与技术等方面综合评估后再决定。

（三）牙周病

牙周病累及的患牙拔除还是保留,除了考虑骨组织丧失情况外,还应综合考虑患者的年龄和患者的要求等。对于晚期牙周病、重度成人牙周炎、牙槽骨破坏严重、牙周骨组织支持大部分破坏丧失,采用常规和手术治疗已无法取得牙的稳固和功能,或因条件所限不能治疗者应拔除患牙(图6-6)。采用常规牙周手术治疗无法确定治疗效果的患牙,如患者年轻且要求种植修复时应建议尽早拔除以避免骨质进一步破坏;而对于老年患者且要求后期行活动义齿修复时,可以先尝试进行常规的牙周治疗,视日后的治疗效果再作进一步决定。

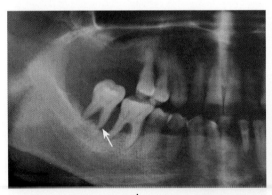
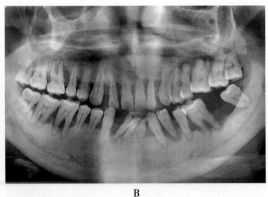

图6-6　重度牙周病

A. 右下颌第二磨牙重度牙周病,松动三度,X线显示近中远中牙根根周骨质吸收近根尖,不能治疗,需要拔除;B. 全口多个牙重度牙周病,牙槽骨骨质吸收近根尖1/3,松动Ⅲ°,无法通过治疗保留,需要拔除(四川大学华西口腔医学院　潘剑供图)

（四）牙外伤

冠折后留在牙槽骨的牙体组织通常经过治疗处理是可以保留的。冠根折应依据断面位于龈下的位置、松动度、牙周组织状况、固定条件等综合考虑是否保留；也可经冠延长等手术改良条件后留存患牙。根中 1/3 折断一般为拔牙适应证，根尖 1/3 折断可经治疗后观察。脱位或半脱位的牙，如牙体组织基本完整，均应复位保留，大多数可再植成功（图 6-7）。

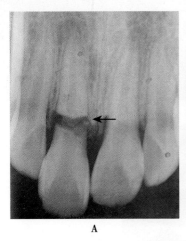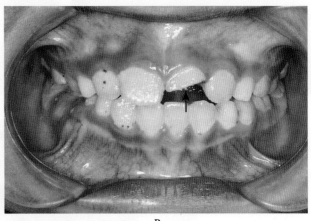

A   B

图 6-7 牙外伤
A. 右上中切牙根中 1/3 折断，不能治疗，需要拔除；B. 左上中切牙牙冠折断，余留牙体可以继续保留（四川大学华西口腔医学院 潘剑供图）

外伤松动牙是否保留与患者年龄及有无牙周病密切相关。对于年轻且牙周状况良好的患者，通过松牙固定后，一般可以取得良好的效果。但对于老年患者或者患有严重牙周病的患者，建议早期拔除外伤所致的松动牙后择期修复（详见相关章节）。

（五）错位牙

影响功能、美观、造成邻近组织病变或邻牙龋坏，食物嵌塞，不能用正畸等方法恢复正常位置者均可考虑拔除；或者在义齿修复时妨碍义齿就位的移位牙或错位牙，均应拔除（图 6-8）。

（六）额外牙

额外牙也称为多生牙，多发生在上前牙区，有些可以萌出，常会引起正常牙的萌出障碍或错位，造成错𬌗畸形，常为拔牙适应证（图 6-9）。而未萌出的多生牙，在牙弓牙列范围内者需要拔除，而在牙弓范围以外又没有继发病变者可给予观察，如果担心继发囊肿等其他病变也可以早期拔除（图 6-10）。

多生牙及错位牙的处理除了应考虑其

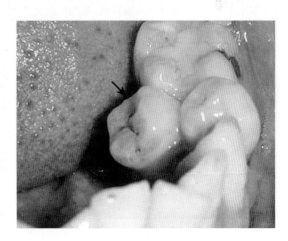

图 6-8 错位牙
左侧下颌第二前磨牙位于第一前磨牙和第一磨牙接触面的舌侧，正畸矫治困难，干扰咬合并不易清洁，易引起相邻牙龋坏，需拔除（四川大学华西口腔医学院 潘剑供图）

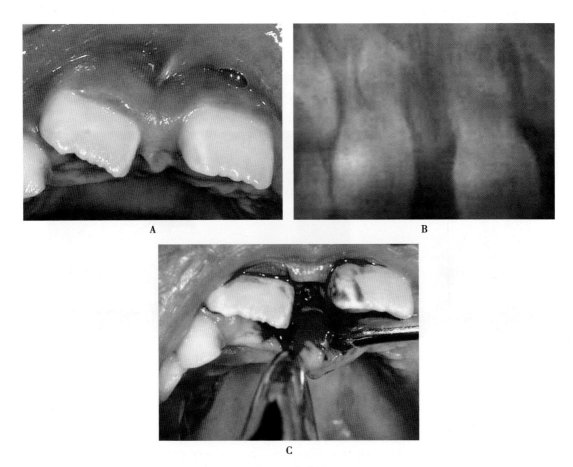

图 6-9 多生牙

A. 埋藏多生牙导致前牙间隙不能关闭;B. X线显示上颌前牙正中有一颗埋藏多生牙;C. 切开后见多生牙位于上颌前牙之间偏腭侧(第四军医大学口腔医学院 胡开进供图)

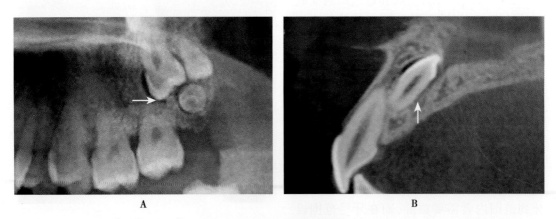

图 6-10 阻生牙与多生牙并存

A. 左上颌第三磨牙阻生,同时该区有两个多生牙,牙冠周围囊性阴影,宜拔除阻生牙和多生牙;
B. 右上中切牙腭侧埋伏阻生多生牙,冠周暗影有成囊肿趋势,宜早期拔除(四川大学华西口腔医学院 潘剑供图)

对周围正常组织的影响外,还应考虑患者的全身状况及要求。特别是埋藏多生牙的拔除,因为手术难度相对较大,耗时较长,对于年龄较大、全身情况较差的患者拔除时应慎重。对于小儿患者前牙区埋伏阻生多生牙的拔除,考虑到患儿的配合程度,尤其是术区恒牙胚的发育,根据笔者临床经验,宜在 8 岁以后拔除。

(七) 埋伏牙、阻生牙

引起邻牙牙根吸收、冠周炎、牙列不齐、邻牙龋坏均应拔除。青少年患者发现阻生的恒牙,有条件的可采用正畸治疗。部分阻生牙也可采用牙移植的方法加以利用。有些埋伏的恒牙虽然没有症状也没有继发病变,但为了种植手术需要拔除(图 6-11、6-12)。

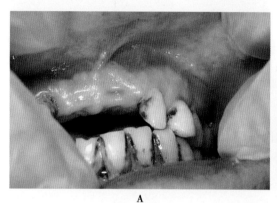
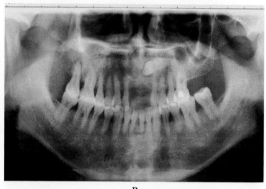

A   B

图 6-11　埋伏尖牙

A. 患者上前牙缺失,欲行种植义齿修复;B. X 线显示患者左侧上颌尖牙埋伏阻生,为了避免影响种植体植入,建议种植前拔除该牙(第四军医大学口腔医学院 胡开进供图)

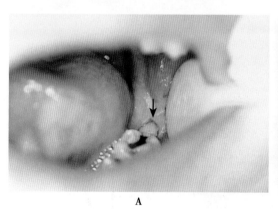
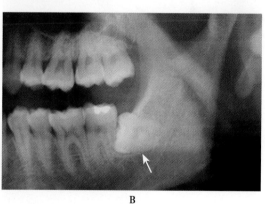

A   B

图 6-12　左下颌第三磨牙水平阻生

A. 患者左卜颌第三磨牙水平阻生;B. X 线片显示紧抵第二磨牙远中根面,建议拔除该牙以保护第二磨牙(四川大学华西口腔医学院 潘剑供图)

(八) 滞留乳牙

乳牙滞留或发生于乳牙列的融合牙及双生牙如牙根的生理性吸收延缓,影响恒牙萌出者应当拔除。乳牙根端刺破黏膜引起炎症或根尖周炎症不能控制时应拔除(图 6-13)。如成人牙列滞留的乳牙,但对应恒牙先天缺失或无法就位,可暂保留。

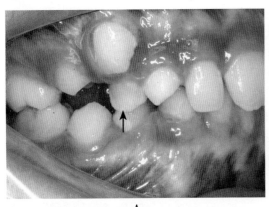
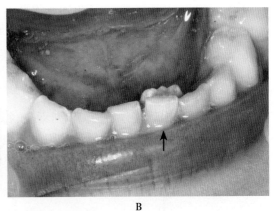

图 6-13 乳牙滞留

A. 右上颌第一乳磨牙滞留,影响前磨牙正常萌出;B. 由于左下乳中切牙迟脱导致左下中切牙舌侧萌出,故建议拔除上述两颗乳牙(四川大学华西口腔医学院 潘剑供图)

(九) 治疗需要

因正畸治疗需要进行减数的牙(图 6-14);因正颌手术需要拔除的第三磨牙;因义齿修复需要拔除的牙;囊肿或良性肿瘤累及的牙(图 6-15),可能影响治疗效果者均为拔牙适应证。

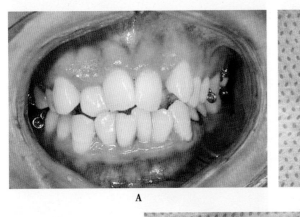
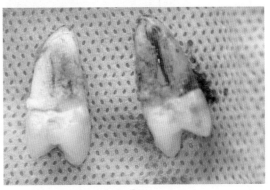
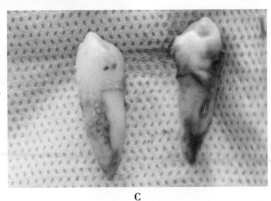

图 6-14 牙列不齐、拥挤

A. 牙列不齐、拥挤,影响美观,正畸矫正要求拔除上、下第一前磨牙;B. 拔除的上颌第一前磨牙;
C. 拔除的下颌第一前磨牙(四川大学华西口腔医学院 潘剑供图)

恶性肿瘤放疗前,为减少某些并发症的发生,拔牙适应证可适当放宽(图6-16)。还有些萌出后因无对𬌗而伸长的第三磨牙,被怀疑为颞下颌关节病的诱因或原因,也应该拔除(图6-17)。

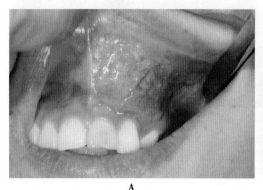
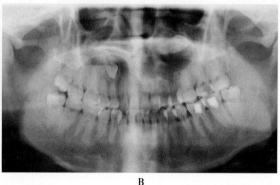

| A | B |

图6-15　含牙囊肿

A. 患者左上颌前牙区明显膨隆;B. X线显示为含牙囊肿,手术时需同时将囊肿内的牙去除(第四军医大学口腔医学院　胡开进供图)

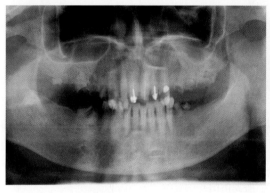
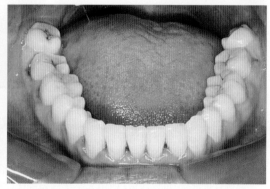

图6-16　放疗前残根

患者因舌癌需行放射治疗,放疗前需将放射治疗区内所有的残根、残冠和不良修复体去除(四川大学华西口腔医学院　潘剑供图)

图6-17　双侧下颌第三磨牙无对𬌗、伸长

患者颞下颌关节病,双侧下颌第三磨牙无对𬌗、伸长,造成咬合干扰,故建议拔除(第四军医大学口腔医学院　胡开进供图)

(十)　病灶牙

引起颌骨骨髓炎、牙源性上颌窦炎等局部病变的病灶牙在急性炎症控制后为拔除适应证(图6-18)。内科疾病的病灶感染学说认为,在极少数情况下,口腔内患牙的局部病变可能会成为远隔组织、器官疾病的致病因素,可能引发亚急性心内膜炎、某些肾炎、虹膜睫状体炎、视神经炎、视网膜炎等。在相关科医师的要求下可慎重考虑拔除。

(十一)　骨折累及的牙

颌骨骨折线上的牙或牙槽突骨折所累及的牙,应根据牙本身的情况决定,在不影响骨折愈合的前提下尽可能保留。但如果干扰骨折断端的对位愈合,则需要拔除造成干扰的牙(图6-19)。

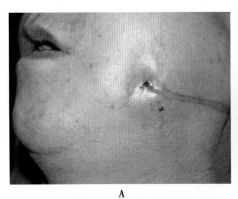
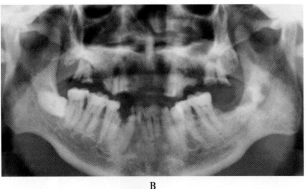

图6-18 第三磨牙残根伴根尖周感染,颊瘘

A. 患者左颊部反复瘘管溢脓,有拔牙史,口内检查左下第二和第三磨牙缺失;B. 曲面体层片显示左下第三磨牙残根伴根尖周感染,此残根需要拔除(四川大学华西口腔医学院 潘剑供图)

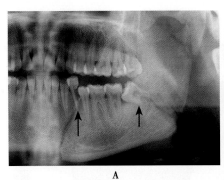
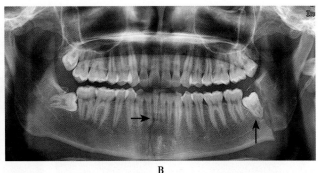

图6-19 骨折累及的牙

A. X线显示左侧下颌角骨折,骨折断端在第二与第三磨牙之间,第二骨折线在颏孔前方,左下第一前磨牙根折,前倾的第三磨牙影响骨折的复位及伤口愈合,这两颗骨折线上的牙需要拔除;B. 也有两处骨折线,左下颌第三磨牙影响骨折复位和愈合,需要拔除;正中联合区骨折线上的两颗前牙不影响骨折愈合,可以保留(四川大学华西口腔医学院 潘剑供图)

二、拔牙禁忌证

一般来说,拔牙术属于择期手术,在禁忌证存在时,应延缓或暂停手术。对于大多数患有系统疾病的患者来说,拔牙术是可以承受的。在对病情充分了解和掌控的前提下,减小不良刺激,尽力减轻手术创伤,以及准确合理的术前术后用药,可使拔牙术平稳地完成。

牙拔除术的禁忌证亦具有相对性。禁忌证受全身系统状况、口腔局部情况、患者精神心理状况、医师水平、设备药物条件等因素的综合影响。在一定程度上,拔牙的禁忌证是可以转化的。某些疾病经综合处理后,在一定的监控条件下可以实施拔牙手术。有系统性疾病的部分患者,对手术所承受的精神心理压力一般较正常人要高,而这种压力会成为诱发或加重全身疾病并发症的重要原因。因此,应特别重视对这类患者精神心理的疏导。

(一) 心脏疾病

心脏病患者拔牙时机的选择应注重术前的判断和调控,应充分尊重内科医师的意见。

一般而言,心脏病患者如心功能尚好,为Ⅰ或Ⅱ级,可以耐受拔牙及其他口腔小手术。但必须保证镇痛完全;保证患者情绪不激动,操作轻柔快速、术后处理完善;有条件的可在心电监护下完成牙拔除术。

冠心病患者可因拔牙而诱发急性心肌梗死、房颤、室颤等严重并发症,应注意预防。心脏瓣膜受损患者应注意预防感染。口腔是一种有细菌污染的手术环境,并且所要拔除的患牙周围通常有慢性感染存在,拔牙操作可能使细菌进入血液循环,引起一过性的菌血症。与牙周组织状况、拔牙数目、手术持续时间和口腔卫生状况有关。大多情况下不会引起严重不良后果,而对心脏瓣膜受损类疾病、极度衰竭的患者则可能造成严重威胁。预防性使用抗生素是心瓣膜病患者接受口腔手术处理前所必需的。

心律失常者,如为偶见的期前收缩,不增加手术危险性。频发性室性期前收缩者在麻醉和手术时易增多,有发生室性快速心律的可能性,应及时控制。无症状的一度或二度房室传导阻滞一般可耐受手术。三度者不宜拔牙。右束支传导阻滞而心功能良好者可拔牙。需注意完全性左束支传导阻滞常发生于严重心脏病,双侧阻滞者危险性大,不可拔牙。慢性心房颤动者有发生栓塞性并发症的可能,应在控制其病情后拔牙。

以下情况应视为拔牙禁忌证或暂缓拔牙:

1. 有近期心肌梗死病史者。有人主张在经治疗好转后6个月,临床症状及心电图变化皆已稳定后方可考虑拔牙。疼痛、恐惧、紧张等可诱使再次发生心梗,极为危险。如必需拔牙,需经专科医师全面检查并密切合作。

2. 近期心绞痛频繁发作。

3. 心功能Ⅲ~Ⅳ级或有端坐呼吸、发绀、颈静脉怒张、下肢水肿等症状。

4. 心脏病合并高血压者,应先治疗其高血压后拔牙。

5. 有三度或二度Ⅱ型房室传导阻滞、双束支阻滞、阿斯综合征(突然神志丧失合并心传导阻滞)史者。

（二）高血压

据WHO的有关血压界定,收缩压/舒张压<120/85mmHg为正常血压;>140/90mmHg为异常血压;介于两者之间为临界血压。如为单纯性高血压病,在无心、脑、肾并发症的情况下,一般对拔牙有良好的耐受性。手术的激惹必然造成血压的骤然升高,如术前血压较高,可能导致高血压脑病或脑血管意外等危象。如血压高于180/100mmHg,必须先控制后再行拔牙。在注意血压值的同时,还应注意患者的自觉症状、既往血压最高值和近期血压的波动情况,如患者有头痛头晕症状、血压在既往最高水平、近来血压波动较大,即使当天血压未达前述值也应暂缓拔牙。

如为异常血压,最好在监护下行牙拔除术。拔牙前应做好准备工作,手术前晚应休息好,可采用缓解焦虑的措施,术前也可给予适量的镇静剂,有条件时最好使用镇静术。手术时必须保证无痛,局麻药以使用利多卡因为宜,如使用含有肾上腺素的局麻药,肾上腺素一次剂量不能超过0.04mg。

（三）造血系统疾病（血液病）

1. 贫血 指外周血液血红蛋白量低于正常值的下限,一般伴有红细胞数量或血细胞比容减少。WHO诊断贫血的血红蛋白标准（氰高铁血红蛋白法测定）为:成年男性低于130g/L,成年女性为低于120g/L,孕妇低于110g/L。

血红蛋白在 80g/L 以上,血细胞比容在 30% 以上,一般可以拔牙。慢性贫血者因机体已有良好适应性和代偿功能,即使血红蛋白较低,也能耐受一般手术。但老年或动脉硬化者,血红蛋白应先保持在 100g/L 左右,以防止术中术后出血。

2. 白细胞减少症和粒细胞缺乏症　周围血白细胞低于 $4 \times 10^9/L$,称为白细胞减少症。粒细胞绝对计数持续低于 $2 \times 10^9/L$,为粒细胞减少症;如低于 $1 \times 10^9/L$,称为粒细胞缺乏症。在多数情况下其病因及发病机制相同,但抑制的程度不同。中性粒细胞如低于 $1 \times 10^9/L$ 时,易引起严重感染和影响创口愈合,应避免拔牙及手术。如中性粒细胞在 $(2 \sim 2.5) \times 10^9/L$,或白细胞总数在 $4 \times 10^9/L$ 以上,患者可耐受拔牙及手术。

3. 白血病　急性白血病常有发热和感染,而以咽峡炎及口腔炎多见。约 1/3 以上患者起病时伴出血倾向,出血的主要原因是血小板减少。2/3 患者有贫血。白血病细胞浸润口腔黏膜可引起牙龈及舌肿胀,龈出血并继发感染。急性白血病为拔牙的禁忌证。

慢性白血病国内以慢性粒细胞白血病多见,主要见于中年。慢性淋巴细胞白血病多见于 50 ~ 60 岁的中、老年人,起病较缓慢,早期多无明显症状,常因发现脾大或白细胞异常而确诊。多数慢粒患者经治疗而处于稳定期者,必须拔牙者可在与有关专家合作下进行,注意预防感染及出血。

4. 恶性淋巴瘤　为原发于淋巴结或淋巴组织的恶性肿瘤,有淋巴细胞和(或)组织细胞的大量增生。恶性程度不一。典型者有无痛性、进行性淋巴结肿大,并多见于颈部。常见发热及肝脾大。晚期有恶病质、贫血等表现。恶性淋巴瘤低度恶性者经合理治疗可有较长生存期,可在有关专家合作下拔牙;高度恶性者预后差,拔牙应慎重。

5. 出血性疾病　为止血功能缺陷引起,表现为自发性出血或损伤后出血不止。

(1) 原发性血小板减少性紫癜:特点为血小板寿命缩短,脾脏无明显肿大,骨髓巨细胞增多。急性型常见于儿童,突然发生广泛、严重的皮肤及黏膜出血。此时不可拔牙。慢性型较常见,约 80% 为青年女性。起病慢,可有持续性出血或反复发作。有皮肤出血、牙龈及口腔黏膜出血,女性有月经过多。血小板质和量的异常与手术出血的关系密切。如功能良好的血小板在 $100 \times 10^9/L$ 以上,则引起出血的机会很少。低于 $50 \times 10^9/L$ 时,拔牙或手术后伤口渗血常见。拔牙或手术最好在血小板计数高于 $100 \times 10^9/L$ 时进行。必要时行专科会诊检查,与专科医师合作拔牙。

(2) 血友病:为一组遗传性凝血功能障碍的出血性疾病。共同特征为活性凝血活酶生成障碍,凝血时间延长,终身皆有轻微创伤后就出血倾向。血友病甲如必须拔牙时,应补充凝血因子Ⅷ。当血浆因子Ⅷ的浓度提高到正常的 30% 时,可进行拔牙或小手术。血友病甲及乙仅见于男性;血友病丙男女均可患病,但在我国少见。

总之,患有造血系统疾病患者拔牙时应当特别关注的问题是出血和感染。因此,在控制原发病的同时,手术应力求减小创伤,彻底去除炎性肉芽组织,拔牙后拉拢缝合牙龈,缩小创口,拔牙创内填塞止血材料。口腔清洁和合理使用抗生素。

(四) 糖尿病

糖尿病患者手术后发生感染的可能性高于正常人,伤口的愈合因蛋白合成障碍可能延迟。一般拔牙或小手术用局麻者,对糖尿病的影响较小,对糖尿病原有的治疗方案不必改变。拔牙时,空腹血糖以控制在 8.88mmol/L(160mg/dl) 以下为宜,并在术前 1 天开始预防性使用抗生素。未控制而严重的糖尿病,应暂缓拔牙。

（五）甲状腺功能亢进

本病为甲状腺呈高功能状态,其特征为甲状腺肿大、基础代谢率增加和自主神经系统失常。手术可能诱发引起甲状腺危象,有危及生命的可能。通常选择性手术应当在甲状腺功能正常的情况下进行,因此拔牙应在本病控制后,静息脉搏在 100 次/min 以下,基础代谢率在+20%以下方可进行。麻药中勿加肾上腺素。术前、术中、术后应监测脉搏和血压,注意预防术后感染。

（六）肾脏疾病

各类急性肾病均应暂缓拔牙。对各种慢性肾病,应判定肾的损害程度。如处于肾功能代偿期,即内生肌酐清除率>50%,血肌酐<132.6μmol/L(1.5mg/dl),临床无症状,则可拔牙。但应注意预防感染,因其可使肾功能恶化。对于慢性肾衰竭接受透析治疗的患者,患牙作为病灶具有较大危害时,可在完成一次透析后进行手术,应避免使用可能加重肾负担的药物,如某些抗生素、非甾体类抗炎止痛药等。

（七）肝炎

急性肝炎期间应暂缓拔牙。慢性肝炎肝功能有明显损害者,患者可因凝血酶原及其他凝血因子的合成障碍,拔牙后易出血。故术前应作凝血功能检查。异常者应与专科医师合作于术前 2~3 天开始,给予足量维生素 K 及维生素 C,并给其他保肝药物;术后继续给予。术中还应加用局部止血药物。

对肝炎患者实施手术应注意病毒防护,避免交叉感染。肝硬化患者如处于肝功能代偿期,肝功能检查在正常范围内或仅有轻度异常,拔牙为非禁忌证,但应注意出血的可能性。

（八）妊娠与月经期

在怀孕的第 4、5、6 个月期间,进行拔牙或手术较为安全。妊娠期的前 3 个月易发生流产,且前 3 个月时,孕妇可能仍有恶心、呕吐等反应,使口腔内的操作困难;后 3 个月时,则有可能早产,且不宜长时间坐于手术椅上。对有流产、早产史者,更应注意。拔牙时应解除患者顾虑及恐惧,局麻药中不加肾上腺素。

女性月经期,考虑到全身状况并非最佳健康期,一般认为应暂缓拔牙。但必要时,简单的拔牙仍可进行。

（九）急性感染期

这里指的是口腔颌面部的急性感染。在感染的急性期拔牙应根据感染的部位、波及的范围、病程的发展阶段、细菌的种类和毒力、拔牙创伤的大小、医师所能使用的抗生素水平、患者的全身状况、有无并发症等因素综合考虑。如感染是牙源性的,已控制局限,拔牙有利于去除病灶和引流,未发生全身并发症,且易于拔除的牙,可在有效的抗生素控制下拔除。术后应严密观察。而对于急性蜂窝织炎,在急性炎症未控制前,应首先控制炎症,一旦炎症得到控制则应及时拔除患牙。急性颌骨骨髓炎当牙已高度松动,拔牙有助于引流及炎症局限时,在抗生素控制下亦可拔牙。复杂阻生牙拔除,由于创伤大,有可能使炎症扩散,则应先控制炎症。但容易拔除的阻生牙,拔除有利于冠周炎症的控制,可在抗生素控制下拔牙。腐败坏死性龈炎、急性传染性口炎应暂缓拔牙。

（十）肿瘤

恶性肿瘤患者,如牙位于恶性肿瘤中或已被肿瘤累及,单纯拔牙可能激惹肿瘤并引起扩散,应视为禁忌,一般应与肿瘤一同切除。远离肿瘤部位的牙,拔牙后的伤口可能会为肿瘤种植提供土壤,亦不宜拔牙。放射治疗前,位于照射部位的患牙,应在放射治疗前至少7~10天拔除或完成治疗。放射治疗后,对位于照射区内的患牙拔除,应持慎重态度。一般认为,在放疗后3~5年内不应拔牙,否则可引起放射性骨坏死。

颌骨良性肿瘤如成釉细胞瘤累及的牙齿,因为牙根的截根样吸收和根周骨质的吸收,会出现松动,这样的牙齿也应该在肿瘤切除时一并去除而非单独拔牙(图6-20)。

(十一) 长期抗凝药物患者

治疗陈旧性心肌梗死、冠心病合并高血脂、血黏滞性增高、持续性房颤或有脑血栓病史的患者现多采用抗凝剂降低血液黏滞度、防止血栓形成,以预防复发。对长期服用小剂量阿司匹林或者华法林者,要考虑到停药的风险比拔牙后出血的危害更大,拔牙前建议不停药。如果 INR 超过3.0,应与心血管内科医师等相关科室医师会诊协助处理。(详见相关章节)

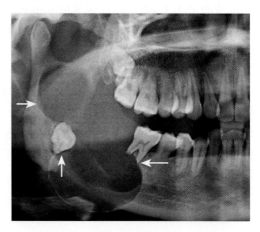

图6-20　下颌骨成釉细胞瘤牙根吸收
X 线显示右侧下颌骨成釉细胞瘤,右下第一磨牙截根样吸收,周围骨质破坏,右下第二磨牙位于瘤体底部,这两个磨牙都不要单独拔除,而应该在切除肿瘤摘除右下颌骨时整体去除(四川大学华西口腔医学院潘剑供图)

(十二) 长期肾上腺皮质激素治疗患者

长期使用此类药物,可导致肾上腺皮质萎缩。此种患者的机体应激反应能力及抵抗力均降低,如发生感染、创伤、手术等应激情况时,可导致危象的发生,必须及时抢救。术后20小时左右是发生危象最危险的时期。此类患者在拔牙前应与专科医师合作,术前迅速加大皮质激素用量,并需注意减少创伤、消除患者顾虑及恐惧、保证无痛及预防感染。

(十三) 神经精神疾患

主要为合作问题。如帕金森病,经常有不随意的活动;大脑性麻痹,有痉挛状态;这些患者皆不能合作。必须使用全麻方可进行拔牙。癫痫患者拔牙时,术前应给予抗癫痫药,去除口内义齿,进入口内的器械越少越好。

第二节　拔牙术前准备

术前准备就是依据手术目的制订计划,在手术前对患者的身体状态作出必要的调整,对手术人员、手术器械、手术场地进行必要准备和检查,对手术野进行必要的清洁和预备,以保证手术安全顺利地完成。

牙拔除术需要在手术前对患者口腔颌面部局部病况、全身状况、既往病史等相关情况充分了解掌握,对各种可能发生的问题和处理考虑周全,才能安全、稳妥地完成手术。通过术前评估明确患牙该不该拔?能不能拔?什么时候拔?如何拔?需要采取哪些辅助治疗和监测等等。为了使术前评估客观、全面、完善,对病史的询问应有足够的重视;对患牙与口颌系统、口颌系统与全身系统这两种局部与整体的关系有清醒的认识。

一、询问病史和全身状况评估

对于符合拔牙适应证的患者应仔细询问患者的病史及全身情况，必须对可能影响拔牙手术实施及预后的各种系统疾病作深入的了解。如是否患有心血管疾病、肝炎、哮喘、糖尿病、肾病、性传播疾病、癫痫、人造关节置入以及过敏性疾病等。其中应特别注意心血管系统疾病，如是否有心绞痛、心肌梗死、心脏杂音、风湿热等病史。是否长期使用抗凝药物、皮质类激素、高血压药物及其他药物。（详见相关章节）

二、口腔情况和牙齿拔除难度的临床评估

对需要拔牙的患者，首先要对口腔情况做全面细致检查，然后再检查将要拔除的牙。要杜绝眼中只有被拔的牙齿而无口腔颌面及全身整体观念的现象。在对口颌系统检查时应当注意口腔黏膜的情况，警惕有无溃疡或新生物；应当常规对颞下颌关节进行检查。对将要拔除的牙要判断牙体组织的破坏程度、牙周组织状态、有无瘘管、是否存在增生物。口腔检查还要对邻牙的状况，特别是大充填体、隐裂给予关注。对松动牙的检查也要审慎，避免简单判定为牙周病而漏诊颌骨内病变。对所拔患牙的检查将决定手术的路径、器械的选择、技术手法的运用。患牙拔除前应对其拔除难度进行仔细评估，要认真考虑以下各种因素：

1. 手术入路　张口度和患牙位于牙弓的位置决定了手术的入路。张口受限的原因多为感染导致的牙关紧闭、TMJ 功能障碍或肌肉纤维化等。张口受限会妨碍拔牙操作。如果患者张口明显受限，则不适合拔牙。位置正常的牙齿易于安置牙挺或牙钳，而牙列拥挤或错位牙则给安置常规使用的牙钳带来困难，此时应选择合适的根钳、牙挺或考虑使用外科拔除法。

2. 牙齿动度　松动的患牙易于拔除，但拔牙后要对软组织进行妥善处理，特别是重度牙周炎的患牙，要对牙槽窝进行仔细搔刮，避免遗留病理性肉芽组织（图 6-21）。对小于正常

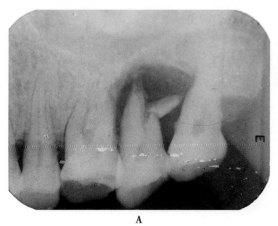
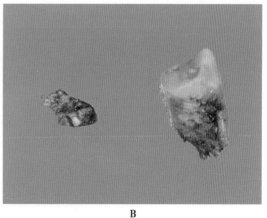

图 6-21　根折根尖周炎

A. 影像检查显示左上颌第二磨牙远中根折断、根尖周炎症明显；B. 拔除该牙时须注意要彻底刮除拔牙窝内的炎性组织和断根（第四军医大学口腔医学院　胡开进供图）

动度的患牙应仔细评估是否存在牙骨质增生或牙根粘连。牙根粘连常见于滞留的乳磨牙、曾行根管治疗的死髓牙。如果牙根发生粘连应考虑使用外科拔除法。

3. 牙冠情况 如果牙冠大面积龋坏或有大面积的牙冠修复体，牙冠的脆性会增大，在拔除过程中很可能发生冠折，拔除时应将牙钳尽量向根方放置(图6-22)。

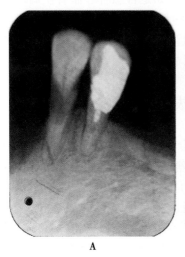
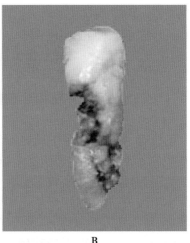

A   B

图6-22 牙颈部严重龋坏

A. 左下颌第一前磨牙颈部龋坏严重，导致牙冠脆性增大；第二前磨牙有大面积的牙冠修复体，术中不能受力；B. 拔下来的龋坏牙(第四军医大学口腔医学院 胡开进供图)

如果患牙表面有大量牙结石，在拔除前应先用刮匙或超声洁牙机去除牙结石。因牙结石可能会妨碍牙钳就位，而且可能会脱落于牙槽窝中造成感染(图6-23)。

4. 邻牙情况 当邻牙有大面积银汞合金、做过根管治疗或有冠修复时，在使用牙挺或牙钳拔除患牙过程中应特别小心，因为可能会造成修复体折断。术前应告知患者有损伤修复体的可能(图6-24)。

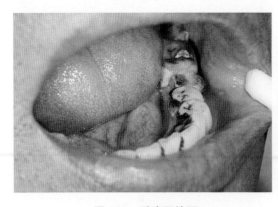
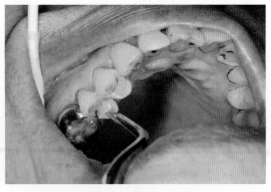

图6-23 重度牙结石

左下颌第一磨牙拔除前须对其及邻牙表面的牙结石进行去除(第四军医大学口腔医学院 胡开进供图)

图6-24 注意保护邻牙金属冠

右上颌第二前磨牙纵折需拔除，邻牙金属冠修复，拔除时应避免损伤修复体(第四军医大学口腔医学院 胡开进供图)

三、影像学检查

拔牙术前应常规作 X 线片检查,如牙片、全口牙位曲面体层 X 线片和 CBCT 等。X 线片除用于判定牙根的情况、根周病变、牙槽骨密度、有无牙根固连外,也是了解患牙与周围重要解剖结构、邻牙相互关系的主要手段。对阻生牙和埋伏多生牙应该常规拍摄 CBCT,了解牙齿在颌骨内的三维立体信息,具体阐述如下。

(一) 患牙与邻牙的关系

应注意患牙与邻牙及邻牙牙根的关系。拔乳牙时应注意患牙牙根与其下方恒牙的关系。

(二) 患牙与重要解剖结构之间的关系

拔除上颌磨牙时应注意牙根与上颌窦底之间的关系。如果其间只存在一薄层骨板,拔牙过程中上颌窦底穿通的可能性将增加,需使用外科法拔除患牙。下颌磨牙的牙根与下牙槽神经管很近。在拔除下颌阻生磨牙前评估下牙槽神经管与下颌磨牙牙根之间的关系极其重要,否则可能会损伤下牙槽神经管并导致术后下牙槽神经麻痹。

(三) 牙根的结构

1. 牙根数目　首先要判断牙根的数目,牙根数目越多,牙齿拔除难度越大。通常每颗牙齿都有特定的牙根数,但有时会发生变异。如果术前可以明确牙根数,便能够及时调整拔除方法以避免断根。

2. 牙根弯曲度及分叉程度　牙根的弯曲度与根分叉程度越严重,牙齿拔除难度越大。如果牙根的弯曲度或根分叉程度过大时需要采用外科法拔除患牙。牙根为短圆锥形则较容易拔除。如果牙根较长、弧度较大或根尖处弯曲成勾则较难拔除(图 6-25)。

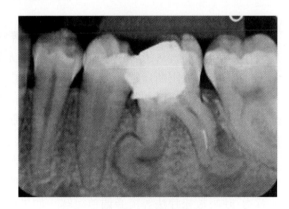

图 6-25　牙根弯曲
左下第一磨牙近中牙根根尖 1/3 极度弯曲,拔牙难度大,应选择外科拔牙术(四川大学华西口腔医学院　潘剑供图)

3. 牙根大小　短根牙比长根牙容易拔除。如果牙根较长且有牙骨质增生则较难拔除。因为牙骨质增生常见于老年患者,对这些患者应仔细观察是否存在牙骨质增生。

4. 有无根龋和牙根吸收　根龋会增加根折发生的可能性。牙根的内吸收或外吸收会使根折的发生率增加。若牙根广泛吸收则应考虑外科拔除法。

5. 有无根管治疗史　接受过根管治疗的患牙会出现牙根粘连或变脆,应采用外科拔除法。

(四) 周围骨组织情况

首先了解骨密度和根尖病变情况。牙片的透射性越高则骨密度越低,患牙拔除越容易;若阻射性增加则意味着骨密度增加,可能有骨炎或骨质硬化,牙齿拔除的难度则增加。其次要了解患牙周围骨质是否存在根尖病变。如果死髓牙根尖周围出现透射影,即说明患牙根尖周围发生肉芽肿或根尖周囊肿,拔牙后搔刮牙槽窝时应将这些病变组织彻底清除(图6-26)。在极其罕见的情况下,拔牙前的一张曲面体层片可以发现牙根下方颌骨骨质内的血管瘤或血管畸形(图6-27),在不知情的情况下拔牙则会造成危及患者生命的大出血。因此,要形成拔牙前常规拍摄X线影像的标准流程。

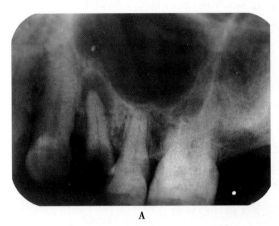
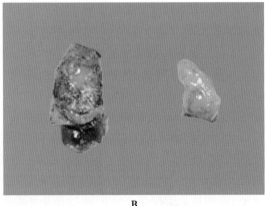

图6-26 牙根尖肉芽肿
A. 左上颌第一前磨牙根尖周围出现透射影;B. 拔除的患牙及刮除的肉芽肿(第四军医大学口腔医学院 胡开进供图)

四、患者的准备

由于患者在拔牙前可能通过不同途径了解到过分夸张的痛苦拔牙经历,因而可能对拔牙治疗存在心理恐惧;患者很想避免拔牙但又无法避免,于是患者会焦虑不安。在拔牙过程中,虽然局麻可以阻断痛觉,但压力感受还存在,另外还存在其他不良刺激,使患者感觉拔牙过程确实不舒服,从而加重患者的焦虑和恐惧。如果患者还同时患有其他全身性疾病,可能会导致患者病情加重并可能诱发危及患者生命的状况发生。因此,在术前和术中控制患者焦虑非常重要。

为达到调整患者心理状态的目的,首先应与患者良好地沟通。通过适当的解释、安慰性的语言取得患者的信赖;避免使用刺激性的字眼。对于恐惧严重的患者可以使用放松、分散注意力、呼吸放松疗法等椅旁调整缓解。如果患者过于焦虑,则需要使用药物辅助治疗。对于中度焦虑患者可以使用一氧化亚氮镇静;对极度焦虑的患者,则需要静脉镇静或者全麻下拔牙。

在术前谈话中应向患者和家属说明手术的必要性、局麻下可能出现的术中感受、如何配合医师、术中及术后可能出现的问题和并发症以及术后注意事项,使患者对手术有充分的了解和信心。术前应与患者或家属签署手术知情同意书。术前对于有全身系统疾病的患者应当在内科医师的参与下对所患疾病进行适当的调控,使全身状态为手术应激奠定较好基础。对于操作复杂的牙齿,术前可给予治疗量的抗菌药物预防感染。

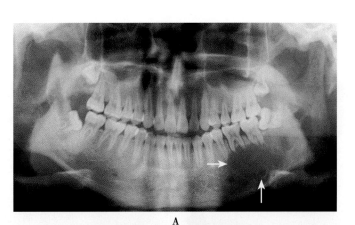

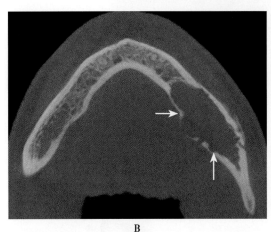

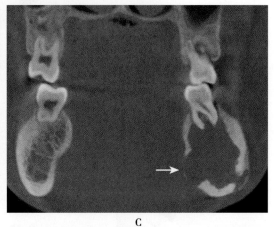

图 6-27 颌骨内血管畸形

患者拟拔除左下前倾阻生第三磨牙。A. 术前常规拍摄曲面体层片发现左下颌磨牙区根方颌骨内不规则低密度影像,怀疑血管畸形;B,C. CBCT 显示病变三维情况,后证实为颌骨中央性血管畸形(四川大学华西口腔医学院 潘剑供图)

五、规范化的医师及患者体位

术者站或坐在患者的右前或右后方,前臂与地面平行,肘部位于患牙水平,该种姿势比较舒适而且方便操作。助手站于患者左侧,即 2~4 点的位置,此位置便于传递器械及吸唾。麻醉时患者应采取仰卧位或半仰卧位。拔除上颌牙时,牙椅椅背部分应与水平面呈 120°左右的角度,患者头部应稍后仰,调节椅位使患者在大张口时上颌𬌗平面与地面呈 45°左右。拔除下颌牙时,患者稍直立,大张口时下颌𬌗平面与地平面平行。拔除上下颌前牙时患者头部居中,双眼正视前方。拔除右侧上下颌后牙时,患者的头部偏离术者。拔除左侧上下颌后牙时,患者头部略偏向术者(图 6-28~6-31)。

六、手术医师及术区的准备

手术医师首先应当对患者的病情、患牙情况有全面细致的掌握。制订恰当的手术预案。

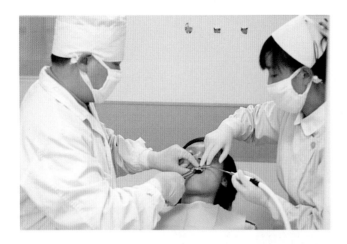

图 6-28　拔除上颌前牙体位
拔除上颌前牙时,患者向后倾斜,患者口腔与术者肘部高度相当,术者位于患者右前方,助手位于对侧,患者头部居中(第四军医大学口腔医学院　胡开进供图)

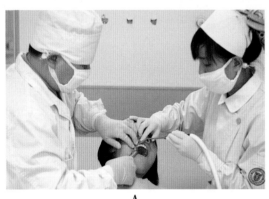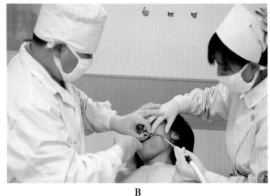

A　　　　　　　　　　　　　　　　　B

图 6-29　拔上颌后牙体位
拔除上颌后牙时,患者头可以居正位,也可以偏向手术的另一侧。A. 例如拔除右侧上颌牙时,患者的头部可偏向助手侧;B. 拔除左侧上颌牙时,患者的头部可偏向术者(第四军医大学口腔医学院胡开进供图)

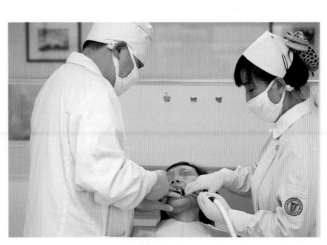

图 6-30　拔下颌牙体位
拔除下颌牙时,术者位于患者右前方,助手位于对侧,患者头部居中,正视前方,大张口时下颌𬌗平面与地面平行(第四军医大学口腔医学院胡开进供图)

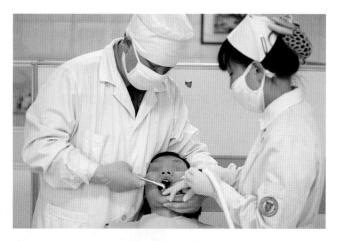

图 6-31 拔下颌前牙体位

拔除下颌前牙时,术者也可位于患者后方,患者头部居中,正视前方,大张口时下颌𬌗平面与地面平行(第四军医大学口腔医学院 胡开进供图)

对于各项准备工作进行认真的审查。以冷静、平和、自信的心态去迎接手术。手术医师应当穿好手术衣,戴好手术帽和口罩。按照标准手法使用洗手液和流动水洗手。

口腔是多种致病微生物和非致病微生物驻留的环境,但绝不能因此而放弃无菌原则。应尽可能减少口腔内的细菌量,更不能发生医源性感染。在术前准备时,最好先完成牙周龈上洁治;术前口腔冲洗或含漱是有效减少细菌量的方法,可用 1:5000 的高锰酸钾溶液或0.05% 的氯己定溶液;较为复杂的口腔手术应使用 75% 乙醇消毒口周和面部皮肤,然后用无菌孔巾遮盖面部。拔牙术区使用 1% 碘酊消毒。

七、器 械 准 备

根据患牙位于牙列中的位置、牙冠大小、牙根的数目和形态、牙体组织破坏程度、周围骨质状况选择合理、适用、效率高的拔牙器械,牙龈分离器和刮匙也是必备器械。同时根据手术步骤的需要准备相应的辅助器械,如手术刀、骨膜分离器、牵引拉钩、持针器、手术剪、缝针缝线、牙钻动力系统、负压吸引器等等。

最好将所有器械集中于托盘,包在一起消毒,在手术中打开,方便实用。普通牙拔除器械除局麻注射器和局麻药外应包括牙龈分离器一把、刮匙一把、直挺一把、拔牙钳一把、口镜一把、镊子一把、金属吸唾器一支、纱球两个。

第三节 普通牙拔除术的基本步骤及各类牙的拔除方法

一、拔牙的基本步骤

牙根、牙周组织及牙槽骨牢固地连接在一起。牙拔除术就是通过外科手术操作将它们之间的连接完全分离,先分离软组织的附着,然后用牙挺或牙钳扩大牙槽窝后将患牙取出。

在完成术前各项准备工作后,根据所拔患牙的位置和难易程度,选择适宜的麻醉方法进行麻醉;麻醉注射后,要严密观察患者的反应,不可离去;经检查,确认麻醉起效,认真核对应拔患牙的牙位后,按以下步骤进行:

(一)分离牙龈

分离牙龈的目的是安放牙钳时,为钳喙插入龈沟下提供空间,防止夹伤牙龈;避免拔牙动作连带造成牙龈的撕裂。

持笔式握牙龈分离器,以邻牙为支点,自牙的近中或远中,紧贴牙面插入龈沟,直达牙槽嵴顶,沿龈沟分离至牙的另一侧。先完成唇(颊)和舌侧,再分离近中和远中邻面(图6-32)。新型的微创牙龈分离器械由于刃很薄,还可以深入到牙周间隙离断部分牙周膜。在做分离牙龈的操作时,应有支点,操作时要避免牙龈的损伤和撕裂,应将牙龈完整彻底地从牙颈部分离。对于根面位于龈缘下方的牙根,牙龈分离应更加充分,可以将牙根两侧龈乳头及部分附着龈自牙槽嵴骨面剥离翻起,形成一个小型的"封套牙龈瓣",从而达到充分显露根面和牙周间隙的目的(图6-33)。

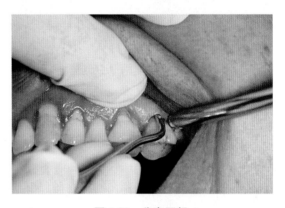

图6-32 分离牙龈

以邻牙为支点,将牙龈分离器插入龈沟内达牙槽嵴顶部,将牙龈完全分离(第四军医大学口腔医学院 胡开进供图)

应该在一个面采用连续的分离动作,而不能反复来回分离,以减少组织的创伤。同时,左手的大拇指和示指应该放置在被拔牙附近的唇颊侧和舌腭侧,既可以暴露手术视野,还能够保护口腔内其他组织被误伤。

(二)挺松患牙

对于牢固的或死髓牙,或牙冠有大充填体,或冠部破坏大的牙,可先用牙挺将牙挺松至一定程度后,改用牙钳。牙挺能够挺松患牙的前提条件是有合适的支点,牙槽骨有一定程度的弹性。实际上,大多数上颌第三磨牙的拔除主要靠牙挺的力量就可以顺利挺出,因为其远中是较疏松的上颌结节,而且没有其他牙齿的阻挡,下颌第三磨牙如果正位萌出,只要牙根变异不显著,也可以靠牙挺的力量脱位。而位于牙列中的牙,靠挺的力量往往效果并不明显,因为合适的支点不好寻找。死髓牙牙体组织脆性大,如果牙根与牙槽骨还有粘连的话,牙挺几乎不能发挥作用。在使用牙挺试图挺松患牙的时候,一定不能用邻牙做支点,同时注意不要使用暴力以免牙挺顺着光滑的牙体表面滑脱,多用旋转的力量,左手要注意保护好牙挺,指尖要感知前后邻牙有无受力。

将牙挺挺喙插入患牙近中颊侧牙槽骨与牙根之间,以牙槽突为支点,向根尖方向楔入后,再同时使用转动和翘动力量,使牙槽窝扩大,牙齿松动并向上浮动(图6-34)。

(三)安放牙钳

合理地选择适用的牙钳,张开钳喙,沿牙面插入已被完全分离的龈沟间隙内,推进至牙颈部外形高点以下,尽量向根方推入,保持钳喙与牙长轴平行一致,夹紧患牙(图6-35)。对于某些额外牙、错位牙无法从唇(颊)和舌(腭)面夹持时,可从近、远中方向安放牙钳。此时

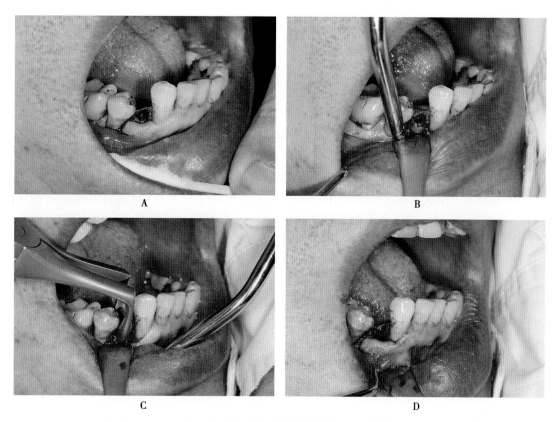

图 6-33 封套牙龈瓣

A. 右下颌第一前磨牙残根,根面位于龈缘下方;B. 分离牙龈时需将牙根两侧龈乳头及部分附着龈自牙槽嵴骨面翻起才能达到目的;C. 用骨膜分离器宽面牵拉、保护翻起的牙龈瓣,充分显露牙根面和牙周间隙后用牙挺或根钳拔除牙根;D. 牙根拔除后将翻起的牙龈瓣复位即可(第四军医大学口腔医学院 胡开进供图)

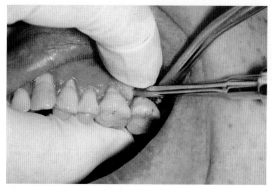

图 6-34 牙挺拔牙

将牙挺挺喙楔入到患牙近中颊侧牙槽骨与牙根之间后,再同时使用转动和翘动力量(第四军医大学口腔医学院 胡开进供图)

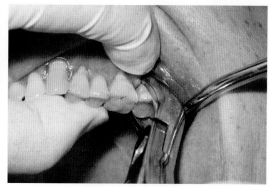

图 6-35 安放牙钳

将钳喙沿牙齿长轴方向尽量向根方插入,钳喙牢固地环抱住牙冠后再以根尖为轴心使用力量(第四军医大学口腔医学院 胡开进供图)

谨记对牙钳开始施力前必须再次核对牙位。

（四）患牙脱位

牙钳夹紧后，使用摇动、扭转和牵引等三种主要力量，逐步扩大牙槽窝，离断牙周膜，最终将患牙从牙槽窝脱位。

1. 摇动力 摇动是使牙松动的主要方式。主要适用于扁根的下前牙、前磨牙和多根的磨牙。目的是通过缓慢反复的摇动，利用牙槽骨的弹性和让性，将牙槽窝逐步扩大，并撕断牙周膜。摇动次序是先向弹性大、阻力小、牙槽骨比较薄的一侧进行，而后向另一侧摇动；摇动应通过敏锐的手感，在不使牙根折断的限度内，逐渐加大运动的幅度，直至感到牙根已完全松动；切忌使用暴力，或摇动幅度过大、动作过急。

2. 扭转力 主要适用于圆锥形的单根牙，如上颌中切牙和尖牙。扭转是通过沿牙根纵轴方向作反复的旋转，而达到撕断牙周膜、扩大牙槽窝的目的。扭转角度应逐步加大；多根牙、扁根牙、弯根牙不能进行扭转，否则将出现断根。

3. 牵引力 牵引是使患牙自牙槽窝中脱出必需的、直接的力量，一般是使患牙脱位的最后步骤。适用于任何类型的牙。牵引运动应在牙有一定的松动度后开始，并应继续与摇动或扭动结合进行；牵引方向与牙根形态和牙槽骨阻力有关，最终脱位方向沿阻力最小路线进行，应"顺势力导"完成。直根牙可作直线牵引，弯根牙沿与根相近的弧线进行，多根牙向各根阻力合力最小的方向牵引。在牙最终松动之前，切忌使用暴力牵拉，以免发生断根和对颌牙损伤。如拔除多根牙时无法避免断根，可断上颌后牙颊根（相对于腭根来说，颊根较为容易取出）或下颌第三磨牙远中根（相对于近中根来说，远中根较为容易取出）（图6-36）。

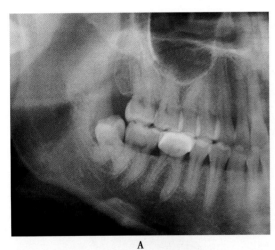
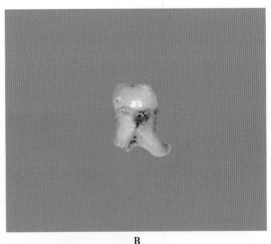

A   B

图6-36 下颌第三磨牙牙根分叉大

A. 下颌第三磨牙牙根分叉过大，采用常规拔牙方法无法避免断根；B. 为了减小在拔断根时的难度，可断远中根（第四军医大学口腔医学院 胡开进供图）

以上三种基本动作，在拔牙过程中一般不单独施行，而须根据不同牙位的解剖形态在拔牙过程中有机组合，以顺利完成手术。牙钳拔牙的基本步骤可以简化总结为以下5步：①插：将钳喙尽量向牙根方向插入，钳喙长轴应与牙齿长轴一致，避免钳夹住牙龈；②抱：钳喙牢固地环抱住牙颈部；③摇：以根尖为轴心，向唇（颊）、舌（腭）侧逐渐摇动牙齿；④转：部分单圆根牙齿可使用旋转力使牙齿松动;⑤牵:当牙齿松动后一般从骨质较薄弱的一侧牵引拔除患牙。

（五）拔牙后的检查及拔牙创处理

牙拔出后,要检查牙齿是否完整、处理干净牙槽窝后复位,必要时缝合软组织伤口,无活动性出血时,咬纱球离院,即"查、刮、压、缝、咬"。

1. 查　牙齿拔出后,首先应检查牙齿的牙根数目是否相符,牙根外形是否完整。其次应检查牙槽窝,助手用吸引器吸净唾液和血液清楚显露牙槽窝后,根据拔出牙齿检查结果查找有无断根等遗留、有无炎性肉芽组织、有无折裂骨片和锐利的骨尖骨嵴、有无活动性出血等。如果牙根表面不完整应鉴别是断根还是牙根吸收(图6-37)。牙根吸收表现为牙根表面粗糙不平,似"虫蚀状"(图6-38),但需注意的是,根折的患牙如果时间较长,其牙根断面因炎性刺激而出现牙根吸收样表现,如不小心易将折断的根尖部分遗留在牙槽窝(图6-39);断根表面光滑、新鲜而有光泽、质地坚硬。然后检查牙槽窝,助手用吸引器吸净牙槽窝内的唾液和血液清楚显露牙槽窝,术者仔细观察避免将牙碎片、较大断根、炎性牙根残片等残留于牙槽窝内而导致术后疼痛、创口愈合不良。最后检查牙龈等软组织有无撕裂、渗血,邻牙有无异常松动等。并根据以上检查结果给予对症处理。

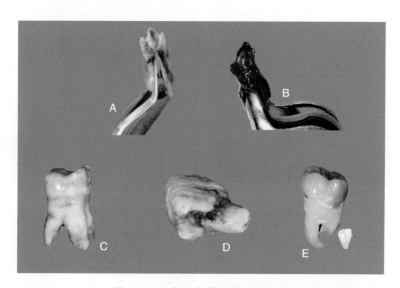

图6-37　牙根完整性的检查与判断
A. 患牙拔除后牙根表面光滑、完整;B. 患牙拔除后发现腭根完整,颊根断面粗糙不平似"虫蚀状",是炎性刺激导致牙根吸收;C. 牙根完整的患牙;D. 牙根断面粗糙不平,因长时间炎性刺激而出现吸收样表现;E. 术中断根的患牙,断根表面光滑、新鲜而有光泽(第四军医大学口腔医学院　胡开进供图)

2. 刮　用刮匙搔刮牙槽窝底的炎性肉芽组织、碎牙片及结石等异物,用咬骨钳修整过高的牙槽中隔、骨嵴或牙槽骨壁,用生理盐水冲洗牙槽窝(图6-40A)。

3. 压　用示指和拇指压住纱球挤压牙槽骨,使扩张的牙槽骨壁复位(图6-40B)。

4. 缝　一次拔除多个相邻的牙齿时,应对连续的伤口进行缝合,或者有牙龈撕裂者亦应该缝合。

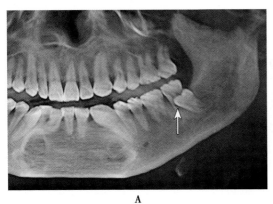 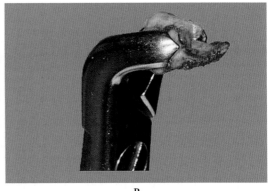

A   B

图 6-38 牙根吸收

A. 影像检查显示左下颌第二磨牙远中根吸收;B. 拔除后的患牙缺失远中根,缺损表面粗糙不平(第四军医大学口腔医学院 胡开进供图)

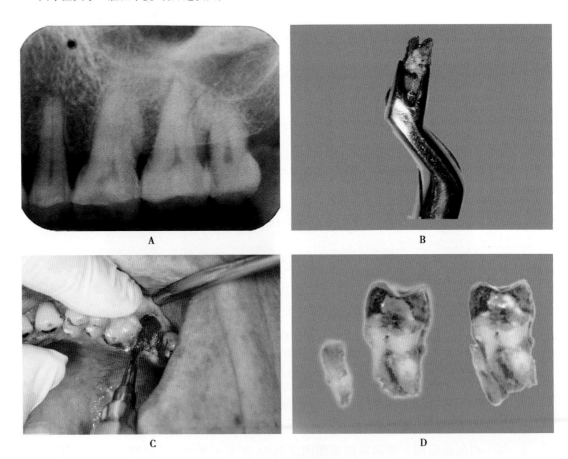

图 6-39 腭根根折

A. 影像检查显示上颌第二磨牙根尖周炎,疑似有根折;B. 用牙钳拔除患牙后不要脱离牙钳,先检查患牙的完整性和牙根情况,发现患牙缺少腭根,根断面粗糙不平,似"虫蚀状",有可能是根折断面因长时间炎性刺激而出现牙根吸收样表现;C. 检查牙槽窝发现腭根残留;D. 拔除的患牙和腭根,将拔除的患牙和腭根拼接后再检查发现患牙完整(第四军医大学口腔医学院 胡开进供图)

5. 咬 消毒纱球覆盖拔牙创口并嘱患者咬紧加压止血,嘱 30 分钟后弃除纱球(图 6-40C)。

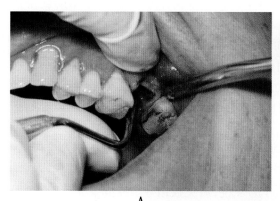
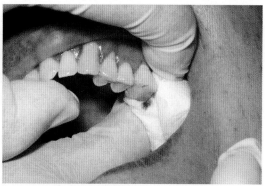

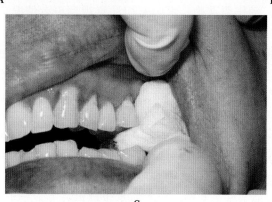

图 6-40 处理牙槽窝
A. 用刮匙搔刮牙槽窝;B. 用手指压住纱球挤压牙槽骨;C. 用纱球覆盖拔牙创口并嘱患者咬紧加压止血(第四军医大学口腔医学院 胡开进供图)

(六)拔牙后注意事项

拔牙结束后应该口头向患者或家属交代清楚拔牙注意事项,最好还有一张写明注意事项的纸质告知单,让患者知道拔牙后几天如何保护伤口促进伤口的愈合。一般包括以下几个方面:

1. 要强调患者注意休息。拔牙手术虽然一般不甚复杂,但毕竟对人的机体和精神造成了一定的创伤。因此,拔牙后 1~2 天应该好好休息。不能做剧烈运动,不能抽烟和喝酒,少说话。

2. 保持口腔卫生 拔牙后 24 小时内不可刷牙或漱口,以预防出血,第二天可以漱口刷牙,用漱口液或者淡盐水漱口时用力要温柔,一天 3 次即可,刷牙时不能刷创口。

3. 饮食 拔牙 2 小时后方可进食,拔牙当天应进软食,食物不宜过热。避免患侧咀嚼;勿用舌舔创口,更不可反复吸吮。这样做的目的是保护对拔牙创愈合至关重要的血凝块,以保证伤口愈合、防止术后出血。

4. 出血情况的观察 拔牙后咬紧纱球止血,30 分钟后吐出纱球。当天或次日唾液中有血丝或者淡红色的口水,属正常现象。如有血块吐出,应将备用的纱球放置在拔牙创表面继续紧咬40分钟,这样处理后仍有血块吐出应立即复诊。

5. 术后疼痛的处理 在局麻药物作用消失以后,拔牙创口会因组织的创伤和炎性因子的渗出刺激神经末梢产生疼痛。疼痛的感受程度个体差异很大,除了与拔牙手术的创伤大小有关以外,还和患者对疼痛的敏感阈值相关。部分人群觉得拔牙后的疼痛很轻微,而少部分人群觉得拔牙后的疼痛十分明显。对后者而言,可以服用止疼药物来缓解。

6. 术后水肿的防范 对于比较难拔的创伤大的牙齿拔出后,为了减轻面部组织的水肿,4~6个小时内可用布包裹的冰块局部冷敷,每次冷敷10~15分钟,每30分钟一次。

7. 术后抗生素的应用 如果患者全身健康状态不佳,或局部有炎症的存在,或者创伤较大,均是应用抗生素的指征。

8. 拆线 如果拔牙创口有缝线缝合,除非是可吸收线,一般在术后5~7天拆除缝线。

(七)牙拔除术中注意要点

1. 正确掌握拔牙适应证,应反复核对拔除牙的牙位,避免拔错牙。麻醉要完善,要在无痛下拔牙。操作要轻巧,动作要准确。术中密切注意观察患者情况变化。局麻下的操作过程中,术者宜不时使用言语安慰患者或转移患者注意力,以减轻其不适感。

2. 防止损伤邻牙和软组织。术中要正确使用器械和掌握稳定的支点,避免器械滑脱或使用暴力操作。对已损伤的组织结构,应立即复位或缝合。拔除滞留乳磨牙时,因乳磨牙牙根吸收不全,恒牙牙胚嵌入乳牙牙根之间,手术操作时应注意保护,避免损伤恒牙牙胚。

3. 预防牙根突入上颌窦或颌周筋膜间隙。手术过程中,尤其是拔除上颌后牙和下颌第三磨牙的牙根时,要保持清楚的手术野,禁止使用暴力和粗暴操作,避免将牙根挺插在牙根上。(详见并发症处理章节)

4. 防止颌骨骨折或颞下颌关节脱臼。主要是正确操作及必要时用手托住下颌,避免使用暴力和持续大张口。若出现颌骨骨折或颞下颌关节脱位时,应立即处理。

5. 防止皮下气肿发生。主要是在拔除下颌阻生第三磨牙时,避免颊侧切口过深,翻瓣不宜过于广泛,去除牙槽骨不宜过多。用气动动力系统牙钻分牙或去骨时,避免气体直接冲入黏骨膜瓣下面。

6. 折裂牙的拔除 折裂牙包括冠折、根折和冠根联合折裂,由于外伤导致的主要是横行折断,而临床最常见的是由于咬合导致的牙近远中向的纵行折裂和纵行根折。当拔除纵行牙折的患牙时,不要急于先拔除已松动的牙片,应先用牙挺插入折裂的间隙中,尽量向根方插入后旋转挺柄,将折裂的两部分都挺松后再将松动、折裂的牙体复位,最后用牙钳拔除(图6-41)。

二、各类牙拔除术

在拔除不同部位的病牙时,除按照一般牙拔除术的基本方法和步骤外,还要结合各类牙的牙体解剖形态和周围牙槽突的解剖特点灵活应用各种手法。要想取得普通牙拔除术的成功,必须注意以下几点:首先,要告知患者手术的目的、大概过程,以减轻其紧张感和害怕程度,围术期更好地配合医师的操作;其次,术者应熟悉牙齿的解剖结构,包括可能出现的解剖变异;第三,详细的临床和影响学检查评估,以便制订恰当的手术设计和准备合适的手术器

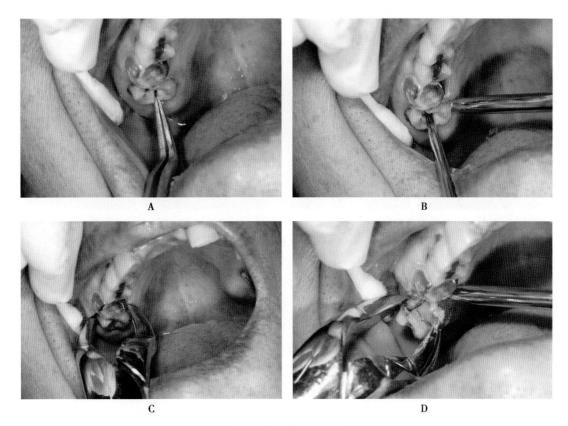

图 6-41　折裂牙的拔除

A. 右上颌第二磨牙纵行折裂；B. 将牙挺插入折裂的间隙中，尽量向根方插入将折裂的两部分都挺松；C. 将折裂的两部分牙体复位后上牙钳；D. 用牙钳拔除患牙（第四军医大学口腔医学院　胡开进供图）

械；第四，正确的体位以及无菌操作原则。

（一）上颌切牙

采用上颌前牙钳可以拔除上颌的 6 个前牙。上颌中切牙为单根，牙根粗壮较直，牙根向根尖逐渐缩小近似圆锥形，根长较冠长稍长，也有根长短于冠长者，还有少见的牙根弯向唇侧、腭侧和远中唇侧者。唇侧牙槽骨弹性较腭侧大且壁薄。术者应该站立在患者的右前方，右手持钳，左手的示指放在被拔牙邻牙的牙槽突唇侧，大拇指放于相应位置的腭侧以便获得良好的手术视野。拔除时钳喙牢固夹持住牙冠并与牙长轴一致，第一次施力必须温柔，先向唇侧摇动，然后腭侧加力，再做扭转动作，然后逐步加大力量，在牙周膜断裂牙槽窝稍微扩大后，牙齿就达到一定程度的松动，此时作直线牵引即可拔出（图 6-42）。上颌中切牙是恒牙列中相对容易拔除的一颗牙齿，如果在拔除时感受到阻力很大，应该考虑牙根有弯曲变形。注意脱位时的力量必须温柔，以免牙钳损伤下颌牙齿。温柔脱位原则在所有牙钳拔牙脱位时都必须坚持。

上颌侧切牙牙根较中切牙稍细，单根，近远中两面略扁平，根尖 1/3 常微弯向远中。拔除以摇动为主，除非有牙周骨质的吸收，一般不要开始就用扭转的力量，在牙槽窝适当扩大后可施以幅度较小的扭转力量，牵引方向宜向下前并逐渐偏向远中。

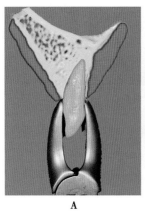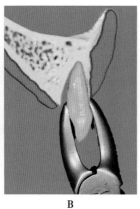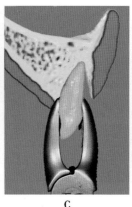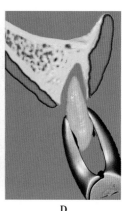

A   B   C   D

图 6-42　上颌切牙拔除

A. 钳夹患牙；B. 向唇侧摇动；C. 向腭侧摇动；D. 轻度旋转后向唇侧下方牵引（第四军医大学口腔
医学院　胡开进供图）

（二）上颌尖牙

上颌尖牙为单根牙，牙根的横断面为椭圆形并略成三角形，唇舌径大于近远中径，牙根
粗大并且牙根长度是口腔中最长的，根长约为冠长的两倍，根尖弯向远中。唇侧骨板较薄。
拔除时牙钳钳喙应尽量向尖牙根方放置，先向唇侧使用摇动再向腭侧摇动，当牙槽窝被扩大
且牙齿有一定动度后，结合扭转力但幅度要小，最后向唇侧向牵引拔出。应注意该牙拔除时
易发生唇侧牙槽骨骨折和牙龈撕裂。

（三）上颌前磨牙

上颌前磨牙是扁根，断面呈颊腭径宽的哑铃状。上颌第一前磨牙常在根尖 1/3 分为颊、
腭两个较细易断的根，颊根长于腭根，根的近远中面较平，自颈缘以下到根分叉处有沟状凹
陷；年龄大于 35 岁的成年人拔牙时最易发生断根的就是上颌第一前磨牙，特别是骨密度增
加的老年患者。少数为单根，其近中面的沟长约占根长的大部分，根尖偏向远中。

有专门的上颌前磨牙钳用来拔除上颌前磨牙。由于上颌第一前磨牙牙根有两个相对较
细的根尖部分，当向颊侧用力时，容易折断颊根；当向腭侧用力时，容易折断腭根，所以拔除
时必须控制力量，应先使用直挺尽可能将该牙挺松后再用牙钳拔除，即便是发生断根，松动
的根尖也容易被取出。牙钳开始先向颊侧用力，向腭侧的力量应相对较小，以免腭根折断，
因颊侧骨板较薄，即便是颊根折断也相对容易取出，最后以略偏颊侧的牵引力使牙齿脱位。
拔牙过程中应避免使用旋转力（图 6-43）。

上颌第二前磨牙多为单根，颊侧骨壁较腭侧薄。拔除时先向颊侧小幅度摇动，感到阻力
较大后，转向腭侧，逐渐增大幅度，同时向颊侧远中牵引。该牙拔除不能使用扭转力，以免断
根。注意上颌前磨牙与上颌窦接近，根尖感染可波及上颌窦，取断根时应避免使用推力，以
防止其进入上颌窦内。

（四）上颌第一、第二磨牙

上颌第一磨牙比较坚固，有近颊、远颊和腭侧三根，近中颊根位于牙冠近中颊侧颈部之
上，根的近远中面皆平，颊面宽于腭侧面；远中颊根位于牙冠远中颊侧颈部之上，较近中颊根
短小，多为圆形较细；腭侧根最大，位于牙冠腭侧颈部之上，圆锥形；两颊根之间相距较近，颊

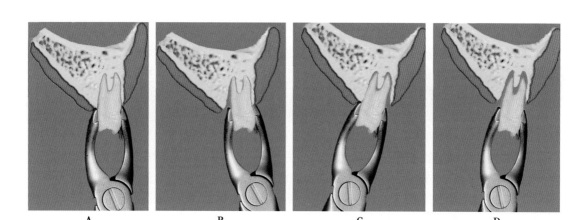

图 6-43 上颌前磨牙拔除

A. 钳夹患牙；B. 向唇侧摇动；C. 向腭侧摇动；D. 向颊侧下方牵引（第四军医大学口腔医学院 胡开进供图）

根与腭根之间根分叉较大，三根之间所占的面积较大从而有利于牙的稳固。上颌第二磨牙牙根数目也多为三根，但较第一磨牙略细，三根分叉比较靠近，且向远中偏斜。也有颊侧两个根或三根完全融合者。上颌第一、第二磨牙周围骨质坚实，颊侧稍薄，但第一磨牙的颊侧又有颧牙槽嵴的加强，不利于牙齿的拔除。

拔牙前需对该牙进行影像学检查，应注意三个牙根的大小、弯曲度、根分叉程度及牙根与上颌窦的关系。如果两颊根分叉也较大，则很难拔除；如果牙根接近上颌窦且根分叉较大，发生上颌窦瘘的可能性就大。此时应该考虑使用外科拔牙术。

拔牙时，通常使用左、右成对的上颌磨牙钳拔除上颌磨牙，该拔牙钳的颊侧钳喙上有一个突起可以插入颊侧两根之间。当上颌磨牙牙冠大面积龋坏或有修复体时，建议使用上颌磨牙残冠钳。如比较牢固，可先用牙挺挺松，牙钳应尽量向根方放置，用较大而缓慢均匀的力量向颊腭侧摇动，向颊侧的力量略大于腭侧，不能使用旋转力（图6-44），待牙松动到一定程度，沿阻力小的方向，向下、远中、颊侧牵引拔出。切勿使用暴力。如果根分叉较大，预计

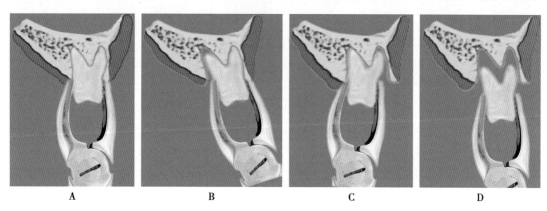

图 6-44 上颌磨牙拔除

A. 钳夹患牙；B. 向唇侧摇动；C. 向腭侧摇动；D. 向颊侧下方牵引（第四军医大学口腔医学院 胡开进供图）

会有一个牙根折断时,因为颊根更容易取出,应避免折断腭根,所以需控制向腭侧的力量和幅度。

需要再次提醒的是,上颌磨牙与上颌窦接近,根尖感染可波及上颌窦,取断根时应避免使用推力,尤其注意上颌第一磨牙的腭侧根断根,以防止其进入上颌窦内。

(五) 上颌第三磨牙

上颌第三磨牙牙根变异较大,但多数为单根或颊、腭两根,一般向远中弯曲,周围的骨质疏松,远中为上颌结节,拔除相对较易。已萌出的上颌第三磨牙通常是锥形根,一般情况下,只需使用牙挺即可拔除,可用牙挺向后、下、外方施力,多可拔出。有时也可以使用上颌第三磨牙钳拔除,该牙钳左右通用。用牙钳在摇动的基础上,向下、远中颊侧牵引。因该牙解剖变异较多,经常会出现小而弯的根,而该牙断根后又非常难取,所以术前一定要进行影像学检查,应注意防止断根及上颌结节骨折。

(六) 下颌切牙

下颌切牙牙冠小,牙根扁平而细短,近远中径小,且多为直根。唇及舌侧骨板均薄,尤以唇侧更甚。通常使用下颌前牙钳拔除下颌前牙,有时也可以使用鹰嘴钳。牙钳钳喙应尽量向牙齿根方放置,脱位运动先向唇舌侧再向舌侧摇动,摇动的力量和幅度基本相等,最后向唇侧上方牵引。不能使用扭转力。牵引时应用左手拇指控制牙钳,防止碰伤上颌门牙(图6-45)。

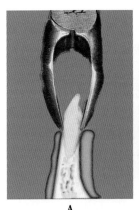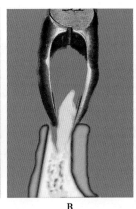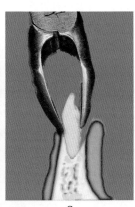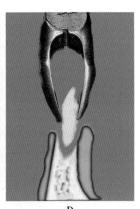

A	B	C	D

图6-45 下颌切牙拔除

A. 钳夹患牙;B. 向唇侧摇动;C. 向舌侧摇动;D. 轻度旋转后向唇侧上方牵引(第四军医大学口腔医学院 胡开进供图)

(七) 下颌尖牙

下颌尖牙为单根牙,根较长略粗,横断面近似三角形,根尖有时向远中略弯,唇侧骨板较薄。拔除时,先向唇侧,后向舌侧反复摇动,可配合小幅度的扭转,最后向上、向唇侧牵引。通常当牙齿有一定的松动度后再使用旋转力进一步扩大牙槽窝。最后通过牵引力使牙齿从牙槽窝内脱位。

(八) 下颌前磨牙

下颌第一、第二前磨牙解剖形态近似,均为锥形单根,有时根尖向远中略弯,横断面为颊舌径大的扁圆形,颊侧骨板较薄。下颌前磨牙舌侧骨板稍厚,颊侧骨板较薄,通常使用下颌前磨牙钳拔除,牙钳应尽量向根方放置,拔牙动作主要为颊舌向摇动,先向颊侧用力摇动,再向舌侧摇动,辅以小幅度的扭转,最后向上、颊侧、远中方向牵引(图6-46)。下颌两个前磨牙根尖连线中点下方颊侧有颏孔,下牙槽神经的终末分支颏神经从此离开下颌神经管支配下唇软组织的感觉,在拔牙过程中,尤其需要翻瓣去骨拔断根或做根尖手术时应该很好地保护之。术前必须进行影像学检查以确定根尖1/3是否存在弯曲,如果存在弯曲,则应尽量减少或者不使用旋转力。

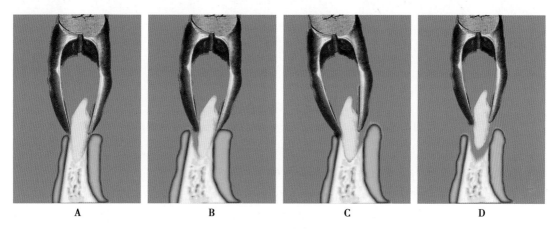

| A | B | C | D |

图6-46 下颌前磨牙拔除
A. 钳夹患牙;B. 向颊侧摇动;C. 向舌侧摇动;D. 轻度旋转后向颊侧上方牵引(第四军医大学口腔医学院 胡开进供图)

(九)下颌磨牙

下颌第一磨牙多为近中及远中两根,其颊舌径大,扁平粗壮,略弯向远中。有时远中可分为颊、舌两根,远中颊根扁,与近中根相似,但稍小;远中舌根细而圆,略呈沟状弯曲,断面为圆形,术中易折断并遗留,此型约占22%。第二磨牙与第一磨牙相似,多为两根,两根相距较近并皆偏远中,有时为一个融合的粗大牙根,极少数分叉为三根,即近中颊根、近中舌根和远中根,此型占3%,临床工作中应注意此关系。还有少数牙近、远中根颊侧融合,舌侧仍分开,牙根断面呈C型,故称之为C型根。下颌第一和第二磨牙处的颊、舌侧骨板坚厚,颊侧还有外斜线加强。下颌第三磨牙变异大,阻生多,详见相关章节。

通常使用下颌磨牙钳拔除下颌磨牙,该牙钳两侧钳喙都有与双根相适应尖形突起。下颌磨牙的颊舌侧骨板在全口牙中最厚,牙根通常比较粗大,常为双根,牙根有时会在根尖1/3与牙槽骨发生融合,拔除难度较大,第一磨牙根分叉常比第二磨牙大,更增加了操作难度,所以全口牙齿中最难拔除的是卜颌第一磨牙。

拔下颌磨牙,钳喙尽可能向根方放置,用较大的力量向颊舌侧摇动扩大牙槽窝,松动后再使牙齿向颊𬌗方向脱位(图6-47)。第二磨牙舌侧骨板较颊侧薄,所以用较大的舌侧力量可以比较容易拔除第二磨牙。有时舌侧骨板薄,术中应注意感知,此时可向舌侧加大力量,并向舌侧向牵引脱位。

下颌第一磨牙如冠部破坏大,一般下颌磨牙钳不易夹紧,且易夹碎,此时可以选用牛角钳。将钳喙角尖插入根分叉,以牙槽突做支点,握紧钳柄可将患牙自牙槽窝楔出。即使不能楔出也可起到分根的作用,为下一步工作创造条件。下颌磨牙根尖与下颌神经管邻近,拔断

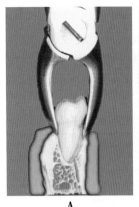
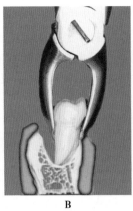
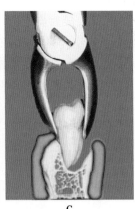
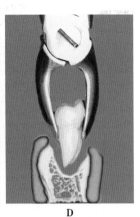

A   B   C   D

图 6-47　下颌磨牙拔除

A. 钳夹患牙；B. 向舌侧摇动；C. 向颊侧摇动；D. 向舌侧上方牵引（第四军医大学口腔医学院　胡开进供图）

根时不宜用向下的压力，以免损伤下牙槽神经管。

　　萌出的下颌第三磨牙通常为融合的锥形根或根分叉较小，舌侧骨板明显较颊侧骨板薄，常用下颌第三磨牙钳拔除，大多数情况下患牙经摇动而松动后向舌侧用力使患牙从舌侧𬌗面脱位。如果因根分叉较大等各种原因导致拔除困难时应先用直挺将牙齿挺至中度松动，然后使用牙钳并逐渐增加摇动力量，在牙齿完全松解后再使用牵引力使牙齿脱位。拔除根尖弯向远中的下颌第三磨牙时，用牙钳夹紧牙后，缓慢用力上抬牙钳钳柄即可将整个牙顺着牙根弯曲的方向进行轻微的旋转牵引，可以较为顺利地将其拔出（图 6-48）。对于根肥大或根分叉大的下颌第三磨牙，采用普通拔牙技术难以拔除，而需要采用外科拔牙法。

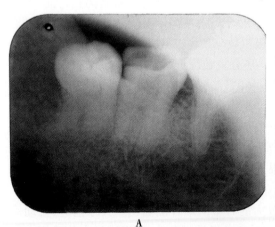
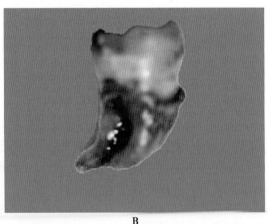

A   B

图 6-48　下颌第三磨牙拔除

A. 牙片示下颌第三磨牙牙根弯向远中；B. 牙钳夹紧牙后上抬钳柄即可将牙顺着牙根弯曲的方向旋转牵引拔除（第四军医大学口腔医学院　胡开进供图）

（十）乳牙拔除

乳牙拔除钳较恒牙拔牙钳小巧，钳喙更窄，以适应于乳牙特殊的解剖结构。乳牙拔除术的手术技巧和原则与恒牙拔除术相同。只是要特别提醒的是,在拔除乳磨牙时,有时候存在将紧邻乳磨牙根分叉下的恒牙胚一并拔出来的风险。究其原因,主要是乳磨牙的牙冠短小,如果采用拔除恒牙的手法,牙钳的钳喙向乳磨牙牙颈部深入夹持时可能会将下面的恒牙胚牙冠部分同时夹住,施力后造成乳牙和恒牙的同时脱位。因此,在拔除乳磨牙时,牙钳的钳喙应该夹持在乳磨牙的偏近中或者偏远中,而不是在中间根分叉的地方,这样就不会误夹到下方的恒牙胚牙冠(图6-49)。

当乳磨牙的牙根紧紧"抱住"下方的恒牙前磨牙的牙冠时,就需要采用外科拔牙

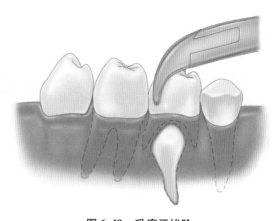

图6-49　乳磨牙拔除
在拔除滞留乳磨牙时,牙钳应靠乳磨牙的近中或者远中夹持,而非正中夹持,以免伤及下方的恒牙(第四军医大学口腔医学院　胡开进供图)

技术来拔除乳磨牙,而不能采用常规的普通拔牙法。如果在拔乳磨牙过程中发生断根,可用窄的牙挺小心挺出,在操作中始终注意不要伤及恒牙胚。一般来讲,牙根呈水平吸收变短的乳牙拔除难度较拔除恒牙的难度小,但是,当乳牙的牙根吸收不完全,牙根长度没有变短,而是部分吸收时牙根变得更加纤细,纤细的乳牙牙根嵌塞在恒牙冠和牙槽骨之间,很容易发生断根。

三、牙根拔除术

牙根拔除术是指将牙冠已破坏遗留于牙槽骨内的残根和牙拔除术中折断的断根取出的方法。

拔牙术中断根的发生有两个方面的原因,即操作技术方面的原因和患牙局部解剖因素的原因。在操作技术方面,如果钳喙安放时位置不正确,或未与牙的长轴平行,或未夹住牙根而仅夹住了牙冠;器械选择不当,拔牙钳钳喙不能紧密贴于牙面;或者拔牙时用力不当,或为用力时方向错误,或为在不该使用旋转力时而误用之,或为使用突然的暴力等等。在解剖因素方面,例如牙冠有广泛破坏,或有较大的充填物;牙的脆性增加如老年人的牙、死髓牙皆易折断;牙根外形变异,或有弯曲,或有牙骨质增生,或有额外根;牙根周围骨质因各种原因而过度致密,或与牙根固连,或牙槽骨失去弹性而牙槽窝不能扩大等。

残根和断根的类型很多,情况较为复杂,拔除的难易程度主要与牙根的以下几种状况有关:①牙根断面与牙槽嵴边缘的关系:牙根断面高于或与牙槽窝边缘平齐则拔除相对容易;牙根断面低于牙槽窝边缘,特别是牙根断面表面部分或全部被牙龈覆盖时,由于不能沿着牙根表面探寻牙根与牙槽骨之间的间隙则拔除相对困难。②牙根间隙的状况:残根由于受到长期的慢性炎症刺激,导致根周与牙槽骨壁之间产生不同程度的破坏和吸收,使牙根间隙扩大则拔除相对容易;断根由于其牙根与牙槽骨之间的正常间隙未被破坏则拔除相对困难;有的残根受到慢性炎症刺激后导致牙骨质与牙槽骨粘连,使牙根失去正常的牙根间隙则拔除难度最大。③牙根牙髓的状况:死髓牙牙根由于失去牙髓营养供应会使牙根组织变得疏松

而易碎,拔除时容易导致上段牙根碎裂,使根断面进一步向牙槽窝深入,增大拔除难度,因而死髓牙牙根较活髓牙牙根难以拔除。④牙根的形态、数目和周围组织的关系:弯曲、膨大、细长等有变异的牙根比直立、短小、圆钝的牙根难以拔除;多根牙比单根牙难以拔除;牙根与周围重要组织如上颌窦、下颌管关系密切者难以拔除。

由于牙根拔除的难易程度变化很大,牙根拔除前应仔细检查分析,判定牙根的数目、大小、部位、深浅、断端斜面情况、拔除时可能的阻力部位、与周围重要组织的相邻位置关系等。情况不明者必须摄 X 线片检查。根据全面的检查结果,制订手术方案,选择合适的手术器械。并应向患者说明情况,以取得患者的理解和配合。

顺利取出断根的前提是清晰辨别断面,特别是牙与骨的交界面,切忌盲目操作。要求光源明、术野清、耐心足。光线必须照入牙槽窝底,可加设辅助光源或利用口镜的反光。术区应止血充分,可使用干棉球或含血管收缩剂的棉球压迫,要压至牙槽窝的底部。或术中使用吸引器可以较好地清洁术野。术中应避免急躁情绪,忌用暴力,防止出现断根的进一步移位。

(一) 牙根拔除术的指征

对于残根、断根,特别是根周组织有各种病变者,原则上都应拔除。遗留牙根可能妨碍拔牙创的愈合,引起炎症和疼痛,或可成为慢性病灶,造成局部感染,引起疼痛、溢脓、瘘管等症状。

如 3mm 以下的短小断根,根周组织无明显病变,继续取根创伤过大,或可能引起神经损伤、上颌窦穿孔等并发症,可考虑不拔除,或者不松动且本身并无炎症存在(一般为阻生牙、埋伏牙、错位牙)时也可不拔除。对于全身状况不良、耐受性差、手术复杂时间长者,可考虑暂缓拔除断根。对于预计术中可能出现断根及其如何处理,继续拔除或者留待观察还是暂缓拔除等计划,应该在拔牙局麻操作之前就告知患者,如果在拔牙术中断根后再解释短小根尖可不拔除或拔除风险很大时,往往患者不能很好地理解。

(二) 根钳取根法

牙根的具体状况不同,拔除方法也不一样。根钳取根法适用于牙根断面高于牙槽窝边缘的牙根和牙根断面虽平齐或低于牙槽窝边缘但在去除少许牙槽骨壁后能用根钳夹住的牙根,但是由于用去除牙槽骨壁的方法在术后存在牙槽嵴高度降低、外形凹陷的缺点,最好不要采用此法,可改用直挺拔除法。安置根钳时,钳喙应尽量向根方插入,要尽量多地环抱根体,然后尝试摇动并缓慢加力,随着牙槽窝的扩大,钳喙不断向根方深入,对扁平的牙根主要依靠楔入和摇动的力量拔除,对圆钝的牙根还可使用扭转力(图 6-50)。只有当牙根断面低于牙槽突过多,无法钳夹时才配合使用牙挺或采取翻瓣去骨法。应当注意残根的表面多为龋坏的腐质,钳喙端夹持点要在坚实的牙体组织上,力量要适度,随着拔牙的进展钳喙不断向根尖方向推进,以便多夹住牙根,防止滑脱或夹碎。

(三) 牙挺取根法

牙挺是牙根拔除术重要的器械之一,根挺的结构与一般牙挺相似,工作原理也等同拔牙术。根尖挺挺刃更窄、更薄,喙端为尖锐突起,在取根尖时,更有利于楔入。根挺和根尖挺都有直、弯两种,用于不同的部位和深度。

选择挺刃的大小、宽窄要与牙根的表面曲度相适应,挺刃过宽不易插入根周间隙,还会增加创伤;挺刃过窄力量小,不能挺松较大的牙根。高位断根选择直牙挺;低位断根使用根挺;根尖 1/3 折断选用根尖挺。后牙低位断根选用弯挺。

挺牙根时,支点应放在牙槽中隔、牙槽窝壁或腭侧骨板。上下前牙的唇侧骨板较薄,不

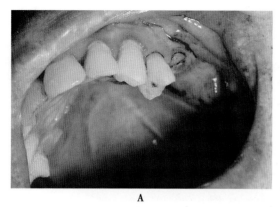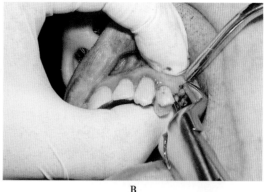

| A | B |

图 6-50　牙根拔除
A. 左上颌第二前磨牙残根需拔除、牙根断面高于牙槽窝边缘；B. 钳喙应尽量向根方插入，通过楔入和摇动的力量拔除（第四军医大学口腔医学院　胡开进供图）

可做支点，否则会使唇侧骨板折裂，甚至造成牙龈撕裂。使用根挺拔除断根的关键是将挺刃插入牙根与牙槽骨板之间。如牙根断面是斜面，根挺应从斜面较高的一侧插入。插挺的最初阶段应试探性用力以找到突破口，不要受限于一点，可多点多方向试探。如插挺确有困难，可用锤轻击挺柄末端以协助挺刃的楔入；或用小骨凿，利用骨质的可压缩性，沿根面预测的斜度方向凿出间隙，骨凿弧度也应与根面弧度相适应。对于位置深在、断根细窄的情况，可用骨凿去除一小块骨壁，形成一骨凹，以利挺的楔入及用力。有时不易找到根与骨的交界面，可用骨凿，在根断面之上，先向牙槽骨壁内凿入少许，再转向根预测的斜度方向凿出间隙。挺插入后，主要使用楔力结合小幅的旋转撬动，在向根尖推进的同时，逐步加大旋转幅度，将牙根挺松并取出。

随着牙挺、根挺生产工艺和外形的改进，在牙根拔除手术过程，应当逐渐摒弃捶击楔入的方式，使用锐薄的器械，以可控制的手力，环绕根周，逐渐突破楔入，离断牙周附着，扩大间隙，并最终拔除牙根。

如断根为根尖，可使用根尖挺，方法与上述相同。如根管内无充填物，可试用探针或根管扩大器，插入根管内，逐渐加力摇动，使其松动后取出。在牙周膜已撕裂，根尖松动时，较易成功。牙根取出后，应仔细检查清理牙槽窝。

在取根过程中，应注意不可将挺、凿等器械顶在根断面上，向根尖方向垂直施力，以防断根移位。在取上颌前磨牙及上颌磨牙，尤其是上颌第一磨牙的腭侧根时，要防止将断根推入上颌窦。下颌磨牙，特别是低位的下颌第三磨牙应注意下颌管的位置。下颌第三磨牙的舌侧骨板薄，有时根尖骨质几乎缺如，应注意防止将根推入口底和咽旁。

多根牙或相邻的牙根需同时拔除时挺刃也可从多根牙或相邻牙根之间插入，以邻近的牙根为支点，这样，在拔除牙根的同时，也挺松了需要拔除的相邻牙根（图 6-51）。

下颌磨牙如一个牙根已拔除，另一牙根除用牙挺直接挺出外，也可用三角挺。将三角挺伸入已拔出牙根的牙槽窝，挺尖抵住牙槽中隔根部，并与牙槽中隔成垂直，以牙槽突做支点，向上旋转用力，将牙槽中隔连带牙根一同挺出。即使未将牙根挺出，牙槽中隔被取出后，牙根阻力减小有利于下一步挺出断根（图 6-52）。

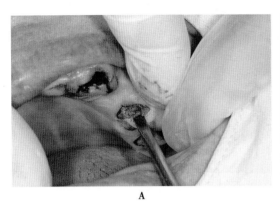
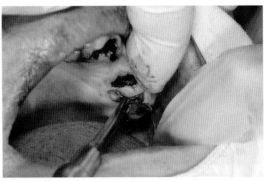

图 6-51　牙挺拔残根

A. 左上颌第二前磨牙残根需拔除、牙根断面低于牙槽窝边缘,挺刃沿着牙根表面尽量向牙根根方插入;B. 第一磨牙残根拔除时挺刃也可从牙根之间插入,以邻近的牙根为支点(第四军医大学口腔医学院　胡开进供图)

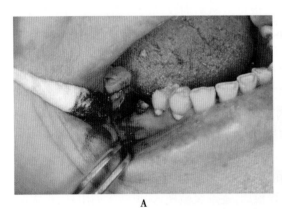
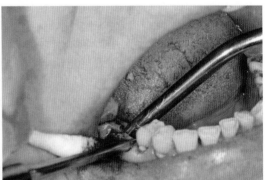
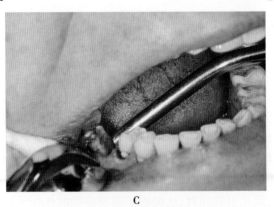

图 6-52　利用三角挺拔除牙根

A. 右下颌第一磨牙远中根拔除后遗留近中根;B. 将三角挺挺刃直接置于近中根贴邻的近中牙槽骨间隔;C. 使用旋转轮轴力即可直接挺出牙根(第四军医大学口腔医学院　胡开进供图)

对于多根牙,为简化手术,可以用牙挺插入根分叉,旋转撬动分开牙根后,按单根分别取出。适用于磨牙残冠折断部位比较低,根钳无法夹住,且根分叉暴露者。此时可以将直挺挺刃插入近远中两根间的根分叉下,旋转挺柄即可将残冠分割成近、远两根,而后根据具体情况,用下颌根钳或牙挺分别拔除(图6-53)。如根分叉低、连接牙体组织厚,可用钻针磨开,完成分根。情况复杂时还需要采取翻瓣去骨的方法来拔除牙根(详见外科拔牙术)。

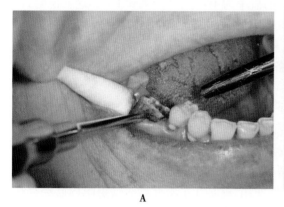
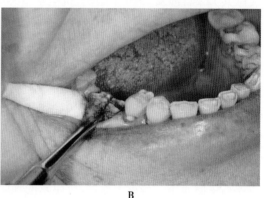

图 6-53　牙挺分根法

A. 将直挺挺刃插入近远中两根间的根分叉下;B. 旋转挺柄即可将残冠分割成近、远两根
(第四军医大学口腔医学院　胡开进供图)

第四节　有关拔牙围术期抗生素应用的争议

拔牙后局部感染可导致创口愈合延迟,增加患者的痛苦,严重的多间隙感染甚至可能威胁患者的生命。在对于由可疑微生物引起感染的治疗中,抗生素治疗已成为不能取代的有力方式。而预防性抗生素的使用也无所不在,比如:在污染或介于无菌-污染手术中,在口腔治疗后防止亚急性细菌性心内膜炎时。拔牙是有菌环境下所行的手术,但是,给接受拔牙的患者预防性使用抗生素却一直有争议。即使用抗生素是否可以真正降低拔牙术后感染率或其他并发症的概率? 目前并没有足够有力又一致的证据来支持常规拔牙术中是否应当使用抗生素。争议的存在有以下几个方面的因素:

第一,理论上来说,如果患者抵抗力差,例如存在控制不好的糖尿病、晚期肾病、尿毒症、免疫性疾病(如艾滋病)、白血病以及使用免疫抑制剂等,传统的观点认为预防性使用抗生素是必要的。但是,近期的一些实验却证明抗生素无法有效预防感染。比如,心内膜炎有很多是由拔牙引起的细菌感染所造成的,这一主流说法在近期就受到质疑,同时,AHA发表的指南中,关于预防性抗生素使用的指征数量也在减少。

第二,拔牙的部位和操作难度、拔牙者的技术等方面都是影响术后疗效的原因。有研究称,第三磨牙拔牙创处的感染率可由1.2%高至27%,大多数研究平均为5%左右。即使未出现干槽症或感染等较严重情况,伴随着拔牙术后而来的疼痛、水肿、张口困难等症状,也严重影响患者的生活质量。因此,多年以来,临床医师都在积极寻找能够减少第三磨牙术后并发症发生的有效方式。而预防性抗生素的使用也被大多医师所接受,成为第三磨牙拔除术

后的常规用药。

那么,抗生素真的有效吗? 2007 年,美国 Rochester 大学的 Ren 等人针对"抗生素在下颌第三磨牙拔除术中的应用"进行了循证学研究。该研究全面回顾了从 1974 年至 2007 年按照随机对照原则进行的临床实验。其中,分析干槽症发病率的文献共 16 篇,涉及 2932 个病例,使用抗生素组在术后发生干槽症的比例是 6.2%,对照组为 14.4%;分析术后感染率的文献共 12 篇,涉及 2396 个病例,抗生素组感染的概率为 4%,对照组为 6.1%。这就说明,每有 13 个需要治疗的患者,就认为抗生素的预防使用对防止术后干槽症是有效的。同理,对于创口感染,每有 25 位需要治疗的患者,抗生素就有效。该结果表明,抗生素对干槽症和感染的预防是有一定作用的。然而,就此问题,各种分析实验无法统一,认为缺少足够证据证明其有效的结果也不在少数。

在认为预防使用抗生素假设有效的前提下,如何正确把握使用时机和掌握用法,是我们考虑的另一个问题。许多国内外随机对照双盲实验证明,术前 0.5~1 小时单次使用,术后 24 小时内继续按量使用抗生素,比术后 3 天按量服用抗生素或从来不使用抗生素,在减少术后疼痛和水肿方面,不论统计学上或临床上都有意义,能够有效减少患者术后不适,提高患者术后生活质量。理论上而言,抗生素的预防性使用,就是在手术开始时使组织内已经存在一定量的抗生素。只有血内抗生素含量达 3~4 倍的 MIC(最小抑制浓度)才能真正达到预防性效果。大多数实验显示,超过术后 24 小时使用的抗生素并没有明显效果。

拔牙术是否需要预防性使用抗生素是一个复杂而且人性化的综合评估。临床工作需要不断地权衡利弊,要考虑到"生活质量"、"副作用"、"经济花费"等无法简单量化的因素,因此,目前还很难给出一个坚定的结论去承认预防性抗生素的疗效或抵制其运用。

(潘 剑)

参 考 文 献

1. Alesia K,Khalil HS. Reasons for and patterns relating to the extraction of permanent teeth in a subset of the Saudi population. Clin Cosmet Investig Dent,2013,30(5):51-56

2. Baccaglini L. A meta-analysis of randomized controlled trials shows no evidence that periodontal treatment during pregnancy prevents adverse pregnancy outcomes. J Am Dent Assoc,2011,142(10):1192-1193

3. Beech N,Robinson S,Porceddu S,et al. Dental management of patients irradiated for head and neck cancer. Aust Dent J,2014,59(1):20-28

4. Blinder D,Manor Y,Martinowitz U,et al. Dental extractions in patients maintained on continued oral anticoagulant:comparision of local hemostatic modalities. Oral Surg Oral Med Oral Pathol Oral Radiol Endod,1999,88:137-140

5. Bounda Guy-Anmel,郝智慧,葛卫红. 世界各地抗凝门诊简介及其对中国内地抗凝管理的启示. 中国临床药物学杂志,2010,19(4):257-262

6. Dugrillon A,Eichler H,Kern S,et al. Prevention of postoperative bleeding in anticoagulated patients undergoing oral surgery:use of platelet-rich plasma gel. J Oral Maxillofac Surg,2003,61(11):1275-1278

7. Giuseppe Monaco,Loredana Tavernese,Renato Agostini,et al. Evaluation of Antibiotic Prophylaxis inReducing Postoperative Infection After Mandibular Third Molar Extraction in Young Patients. J Oral Maxillofac Surg,2009,67(7):1467-1472

8. Huang GJ,Cunha-Cruz J,Rothen M,et al. A prospective study of clinical outcomes related to third molar removal or retention. Am J Public Health,2014,104(4):728-734

9. Kanchan M. Ganda. Dentist's Guide to Medical Conditions, Medications, and Complications. 2nd ed. Iowa (USA): Wiley-Blackwell, 2013

10. Karl R. Koerner. 口腔外科小手术操作指南. 胡开进, 主译. 西安: 世界图书出版社, 2009

11. Leekha S, Terrell CL, Edson RS. General principles of antimicrobial therapy. Mayo Clin Proc, 2011, 86(2): 156-167

12. Michalowicz BS, DiAngelis AJ, Novak MJ, et al. Examining the safety of dental treatment in pregnant women. J Am Dent Assoc, 2008, 139(6): 685-695

13. Neves FS, Souza TC, Almeida SM, et al. Correlation of panoramic radiography and cone beam CT findings in the assessment of the relationship between impacted mandibular third molars and the mandibular canal. Dentomaxillofac Radiol, 2012, 41(7): 553-557

14. Oomens MA, Forouzanfar T. Antibiotic prophylaxis in third molar surgery: a review. Oral Surg Oral Med Oral Pathol Oral Radiol, 2012, 114(6): e5-12

15. Peterson. 口腔颌面外科学. 第2版. 蔡志刚, 主译. 北京: 人民卫生出版社, 2011

16. Saksena A, Pemberton MN, Shaw A, et al. Preventing wrong tooth extraction: experience in development and implementation of an outpatient safety checklist. Br Dent J, 2014, 217(7): 357-362

17. Shahidi S, Zamiri B, Bronoosh P. Comparison of panoramic radiography with cone beam CT in predicting the relationship of the mandibular third molar roots to the alveolar canal. Imaging Sci Dent, 2013, 43(2): 105-109

18. 胡开进. 口腔外科门诊手术操作规范. 北京: 人民卫生出版社, 2013

19. 张志愿. 口腔颌面外科学. 第7版. 北京: 人民卫生出版社, 2012

20. 周宏志, 胡开进, 秦瑞峰, 等. 下颌复杂阻生智齿拔除手术并发症的药物控制. 实用口腔医学杂志, 2009, 25(5): 706-709

第七章　复杂牙拔除术

第一节　概　　述

复杂牙拔除术(surgical extraction)是指由于各种原因,无法通过直接使用牙钳、牙挺等普通牙拔除方法拔除患牙,而需要通过切开、翻瓣、去骨和分割牙齿等手段拔除患牙的方法。在国外教科书中通常称之为"外科拔牙术",用"surgical extraction"一词表示,也有学者将其称为"open extraction""transalveovar extraction"或"complicated exodontia"。在传统的国内教科书分类中,其内容归类于牙根拔除术中的翻瓣去骨法;国内《复杂牙拔除技术》(吴煜农教授主编)专著,首次将复杂牙作为专有名词进行了讨论。近年来,国内部分专著开始提及"外科拔牙术"这一名词,如《标准拔牙手术图谱》、《口腔外科门诊手术操作规范》(胡开进教授主编)、《口腔外科小手术操作指南》(胡开进教授主译)、《口腔疾病的诊断流程与治疗策略》(王林教授主编)等专著中有了专门论述。

牙拔除术的基本方法是通过楔、杠杆、轮轴等原理,使得牙齿松动,从冠方脱位。普通拔牙方法是否得以完成取决于以下条件:患牙是否有足够的强度和暴露的牙冠或牙根部组织能用于牙钳有效夹持;是否有稳固、可靠的支点存在;是否有良好的脱位方向;牙齿与牙槽骨之间是否存在粘连;牙根周围的骨组织硬度是否低于牙根的硬度。复杂牙拔除术的优势是通过切开翻瓣的方法,获得手术野的良好暴露,同时解除软组织阻力;通过去骨、增隙的方法,获得良好的手术入路,同时降低或解除患牙的骨阻力;结合牙齿分割,获得良好的脱位方向,从而顺利地拔除患牙。因此,复杂牙拔除术的目的和重点在于如何选择手术暴露切口,解除冠部软组织、骨组织覆盖、邻牙阻挡和牙根异常形态造成的牙冠及牙根部的阻力,同时翻瓣、去骨、分牙(根)应考虑最大程度减少手术操作造成的机体损伤,从而达到最小的组织反应。手术入路的选择、骨阻力的解除和局部组织反应的减少是复杂牙拔除术中需要重点考虑的问题。

本章节主要介绍复杂牙拔除术的指征、方法与步骤及相关的技巧。

第二节　复杂牙拔除术的指征

实施牙拔除前应对患牙进行全面评估,评估内容包括患牙的暴露情况,牙冠、牙根结构情况,牙根变异情况,牙周围骨质情况和根骨粘连是否存在等。评估的手段主要有:临床检查及影像学检查。通过拔牙前的临床检查,可以确定牙齿、牙冠是否完整,是否存在修复体,能否满足和承受牙钳的夹持,是否存在稳固的牙挺施力支点,是否具有安全的脱位空间,同时可确定牙齿的松动度;影像学检查可通过拍摄根尖X线片来判断牙根是否存在变异或折裂,牙根与周围骨质是否粘连,周围的骨质是否有致密现象(图7-1);通过拍摄全口牙位曲面体层X线片能判断牙根周围是否邻近重要的解剖结构,如上颌窦、下颌管等(图7-2);通过拍摄锥形束CT(cone beam CT,CBCT)则可准确判断牙根与上颌窦、下颌管的三维空间关系,并可发现隐匿性的根折、牙根纵裂(图7-3),确定牙根异常移位的部位等情况(图7-4A)。根据拔牙前仔细的评估,可以确定患牙是否具有复杂牙拔除术指征。

以下情况应考虑为复杂牙拔除术的指征:

1. 牙冠破坏、脆性增加 由于龋坏等原因导致的牙冠大面积缺损,或牙冠有大面积的

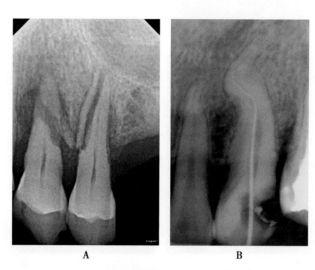

图 7-1
A. 左上颌第一、二前磨牙牙根折裂;B. 牙根弯曲(南京医科大学附属口腔医院供图)

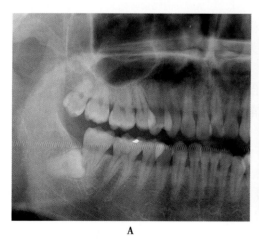
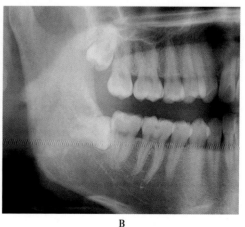

图 7-2
A. 上颌第一磨牙牙根位于上颌窦内;B. 下颌第三磨牙牙根与下颌管重叠(南京医科大学附属口腔医院供图)

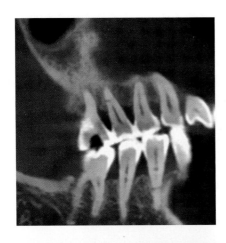

图7-3　CBCT 显示右上第一前磨牙根折
（南京医科大学附属口腔医院供图）

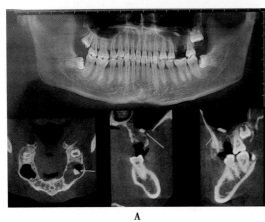

A

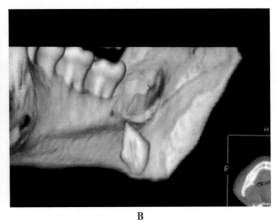

B

图7-4
A. CBCT 显示：牙根移位进入上颌窦；B. CBCT 提示下颌第三磨牙进入舌侧间隙（第四军医大学口腔医学院供图）

修复体，或曾行牙髓治疗，从而导致牙体脆性增加，或牙齿本身结构异常，如四环素牙、釉质发育不良等，导致无法承受牙挺的楔力或牙钳无法钳夹，或者钳夹后牙体碎裂、折断，造成拔除困难（图7-5）。

2. 牙冠磨损、磨耗严重　由于夜磨牙、咬合力过大、不良咀嚼习惯等原因造成患牙临床牙冠短小，使得牙钳无法有效钳夹，并且此类情况通常合并患牙周围骨质密度增高，从而导致骨阻力增大，拔除困难。

3. 牙根形态异常　异常的牙根形态如：牙根过长、牙根细长、牙根弯曲、根端肥大、牙根变异、分叉多根等，可能造成拔牙根部骨阻力较大，患牙脱位困难，或者脱位方向上存在对抗的骨阻力，易术中根折，拔除难度较大（图7-7）。

4. 牙体结构异常　死髓牙、根管治疗后的牙齿、牙内吸收等可导致牙体脆性增加，导致术中牙体折裂；牙发育异常如牙内陷、融合牙、双生牙、结合牙等造成牙体形态异常，导致拔除困难（图7-8）。

5. 牙周围组织异常　牙齿唇颊侧骨板异常增厚、致密，采用普通拔牙法，无法有效扩大牙槽窝，容易造成断根或牙槽突骨折；牙根部病变造成根骨粘连；乳磨牙牙根包绕继承恒前

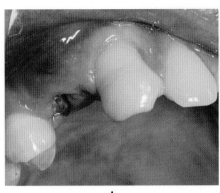 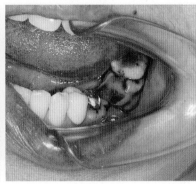 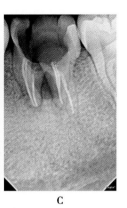

A   B   C

图 7-5

A. 牙大面积龋坏(第四军医大学口腔医学院供图);B. 牙大面积银汞充填;C. 后牙根管治疗术后,牙冠大面积龋坏(南京医科大学附属口腔医院供图)

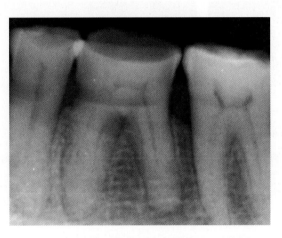

图 7-6 左下第一磨牙牙冠磨耗明显,牙冠变短
(第四军医大学口腔医学院供图)

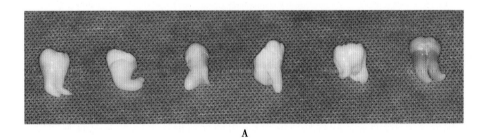

A

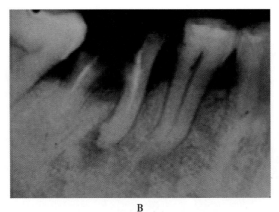

B

图 7-7

A. 多个牙根异常的牙齿(南京医科大学口腔医学院供图);B. 下颌第一磨牙牙根细长、远中根根尖肥大(第四军医大学口腔医学院供图)

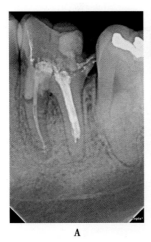

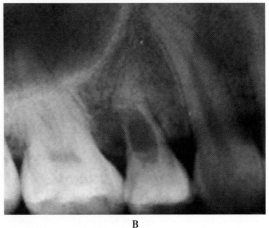

A   B

图 7-8

A. 下颌第一磨牙根管治疗后,牙根分叉大,牙根折裂(南京医科大学口腔医学院供图);B. 右上颌第一前磨牙牙内吸收(第四军医大学口腔医学院供图)

磨牙,直接拔除可能导致恒前磨牙松动者(图7-9)。

6. 牙齿萌出位置异常　牙冠完全萌出,但位于牙弓外,常伴有牙冠的扭转,一侧牙面常与邻牙紧密相连,并常伴有牙冠的龋坏,从而造成牙钳无法钳夹,没有脱位方向(图7-10)。

7. 牙齿与周围重要解剖结构关系密切或异常　上颌后牙牙根位于上颌窦内者,如上颌第一磨牙根分叉大,普通拔牙法容易造成根折,可能导致损伤上颌窦黏膜或者牙根进入上颌窦;下颌第三磨牙牙根邻近下颌管,则可能损伤下牙槽神经,下颌前磨牙区邻近颏神经,应考虑采用复杂牙拔除术(图7-11)。

8. 牙体或牙根移位　由于患牙区存在解剖上的薄弱点,操作者盲视下操作或操作不当,可能导致牙体或牙根移位,如上颌牙牙根进入上颌窦者,上颌前牙进入鼻底或鼻腔,下颌

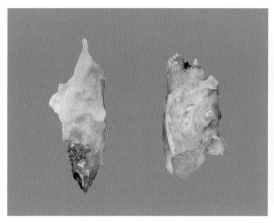

图 7-9　根骨粘连
（第四军医大学口腔医学院供图）

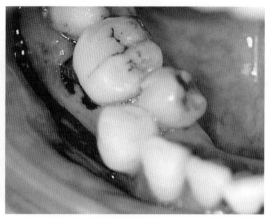

图 7-10　右下颌第二前磨牙错位萌出
（南京医科大学附属口腔医院供图）

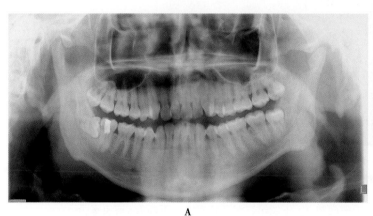

A

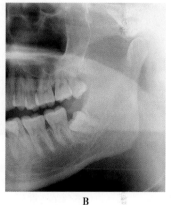

B

图 7-11
A. 上颌第一磨牙牙根分叉大,并且位于上颌窦;B. 下颌第三磨牙牙根与下颌管重叠(南京医科大学附属口腔医院供图)

牙牙根进入下颌管者;上、下颌牙进入黏膜下或邻近软组织间隙,如下颌阻生智齿进入舌下间隙、下颌下间隙者。由于移位后的牙或牙根成为组织内的异物,原则上应取出,常需采用复杂牙拔除术(图7-12)。

9. 其他因素　患者由于各种原因导致的张口受限,将造成拔牙难度增加,特别是患者咬肌肥厚,张口后严重影响上下颌磨牙,尤其是第三磨牙的拔除。有时,采用普通拔牙方法可以拔除的牙齿,但需使用暴力(即不受操作者控制的力量)才能拔除患牙,或存在可能造成牙折、牙槽骨骨折甚至颌骨骨折的风险,此时也应积极采用复杂牙拔除术。

10. 各种阻生牙、埋伏牙、埋伏多生牙　详见阻生牙拔除章节。

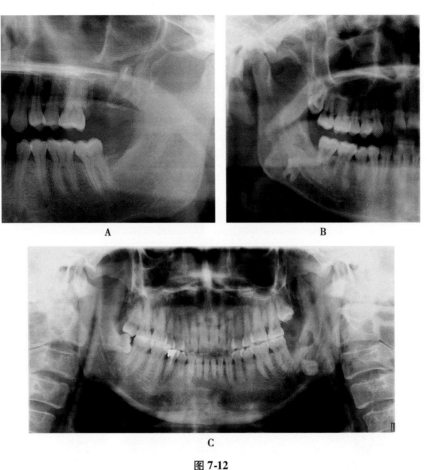

图 7-12
A. 左上第二磨牙牙根进入上颌窦（南京医科大学口腔医学院供图）；B. 右下颌第三磨牙进入舌侧间隙；C. 下颌第三磨牙牙根进入下颌管（第四军医大学口腔医学院供图）

第三节　复杂牙拔除术的基本方法与步骤

复杂牙拔除术的基本方法与步骤包括：①软组织瓣的设计、切开和掀起；②增隙、去骨；③牙冠或牙根的分割；④牙挺或牙钳的使用；⑤软组织瓣的复位及缝合。

一、软组织瓣的设计、切开和掀起

切开翻瓣的目的是为复杂牙拔除术提供良好的术野暴露，显露软组织下方的牙槽骨、牙齿和（或）牙根，为使用牙挺、牙钳寻找支点、夹住患牙等创造条件。

（一）软组织瓣的设计原则

软组织瓣的设计应遵循以下原则：

1. 软组织瓣的基底要等于或宽于其游离端，以保证组织瓣血供充足，防止瓣发生感染和坏死（图 7-13）。

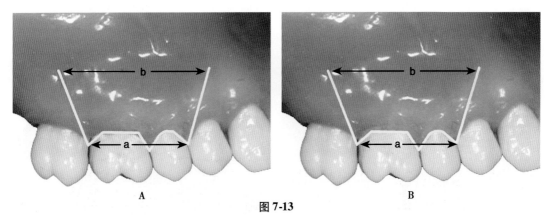

图 7-13

A. 错误设计：软组织瓣的基底部小于游离端；B. 正确设计：软组织瓣的基底部宽于游离端（第四军医大学口腔医学院供图）

2. 软组织瓣的大小应合理，既能保证充足的血供，又为后续操作提供足够的手术视野和空间，以便于手术器械的进入和操作。过小的软组织瓣，可能导致牵拉时张力过大，造成组织损伤；过大的软组织瓣，造成术创过大，增加感染的风险。

3. 软组织瓣的切口下方应有骨壁支持，与病变区保持一定距离，以保证术创的一期愈合。如颊侧骨板存在病变，瓣松弛切口应距离病变区 6～8mm，如果距离太近可能造成术后软组织塌陷，从而引起术创的感染、疼痛、开裂等（图 7-14）。

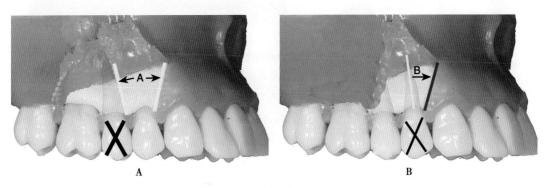

图 7-14

A. 瓣的松弛切口应远离术区 6～8mm；B. 松弛切口距离术区过近，导致切口部位没有骨壁支持（第四军医大学口腔医学院供图）

4. 软组织瓣的切口设计应避免损伤重要的解剖结构。在下颌应防止损伤舌神经以及颏神经，在上颌应防止损伤鼻腭神经和腭大神经血管束（图 7-15）。

5. 软组织瓣的厚度应为全厚瓣，即包括黏膜、黏膜下层以及骨膜。因为翻瓣的目的是为了更好地暴露术区，以便去骨和分牙，骨膜与骨之间血管较少，有利于减少出血，保持视野清晰。此外，与其他组织瓣相比，黏骨膜瓣更有利于术创的愈合（图 7-16）。

6. 上颌前牙区的软组织瓣应考虑前牙区美学原则。高位笑线患者，应结合牙周红色美学的设计原则，避免垂直向的松弛切口，以防止瘢痕形成；避免损伤龈乳头，以防止牙龈退缩，"黑三角"形成（图 7-17）。

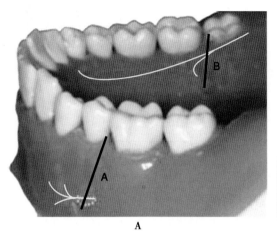
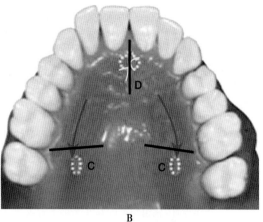

A   B

图 7-15

A. 避免在颏孔区使用松弛切口；B. 避免下颌舌侧磨牙区作松弛切口；C、D. 尽量避免在上腭后部使用松弛切口，尽量避免在切牙孔区使用松弛切口（第四军医大学口腔医学院供图）

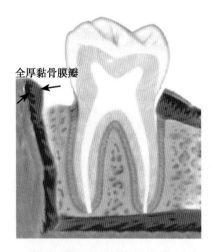

全厚黏骨膜瓣

图 7-16 软组织瓣应包括黏膜、黏膜下层和骨膜
（第四军医大学口腔医学院供图）

图 7-17 前牙牙龈萎缩，黑三角形成
（南京医科大学附属口腔医院供图）

（二）软组织瓣的类型

适用于复杂牙拔除术的软组织瓣主要为以下类型：袋形瓣、三角瓣、梯形瓣和弧形瓣等（图 7-18）。

1. 袋形瓣（envelope flap） 切口通常位于牙齿颈缘唇颊侧或舌腭侧龈沟内，没有垂直向的松弛切口，通过冠根向的翻瓣能有效暴露术创，主要显露牙槽嵴顶及邻近区域。对于无牙颌患者，可由牙槽嵴顶切开，并可根据手术需要设计延长切口。对于下颌骨重度吸收患者，应注意防止损伤颏神经。其缺点在于翻瓣相对困难，尤其是腭侧翻瓣；此外，与其他类型的软组织瓣相比，张力相对较大，应注意预防龈缘撕裂。

2. 三角瓣（triangular flap） 在袋形瓣的近中或远中辅以垂直向的松弛切口（从口腔前

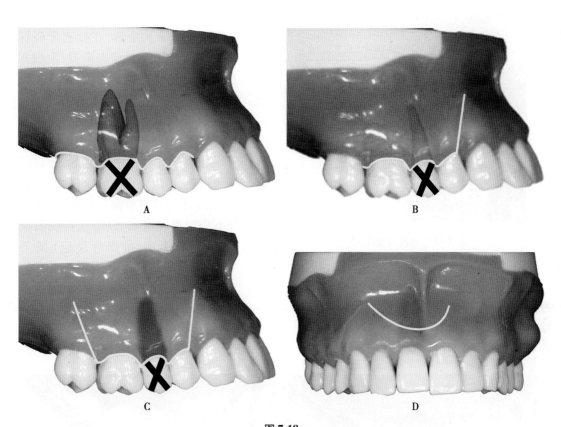

图 7-18
A. 袋形瓣；B. 三角瓣；C. 梯形瓣；D. 弧形瓣（第四军医大学口腔医学院供图）

庭沟至龈乳头），即为三角瓣，呈 L 型。三角瓣有足够的血供，能进行良好的复位，也便于进行各种改良，可在不延长龈沟内切口的情况下，获得更多的根方视野，尤其适合于后牙的拔除。其缺点在于垂直切口损伤了附着龈。

3. 梯形瓣（trapezoidal flap）　在袋形瓣的近远中各作一个垂直松弛切口至颊侧前庭沟，即为梯形瓣。此瓣暴露术野范围大，特别是根方视野，并且没有宽度限制，能很好地原位复位，但是造成了附着龈的损伤。

4. 弧形瓣（semilunar flap）　位于前庭沟和附着龈之间的一个弧形切开的软组织瓣，其弧形的最高点一般凸向附着龈。其主要缺点是：术野暴露有限，组织张力缓解有限，复位及缝合相对困难，前牙区容易瘢痕形成。该瓣主要适用于根尖的拔除、根管外科、较小范围的根尖囊肿手术。

（三）软组织瓣的切开
软组织瓣的切开应选择锐利的 11# 或者 15# 刀片，采用执笔式，刀刃与牙成 15°，沿着龈沟由后向前切开，应直达骨面，并始终保持与骨面的接触，全层连续快速切开，避免反复切割。垂直松弛切口，应由口腔前庭沟向龈乳头方向切开，同时应避免损伤龈乳头和牙龈顶点，否则可能造成牙龈退缩（图 7-19）。

（四）软组织瓣的掀起和牵拉
翻瓣应采用骨膜剥离器的尖而锐的一端，插入龈乳头下方，使用轻柔、稳定的力量滑

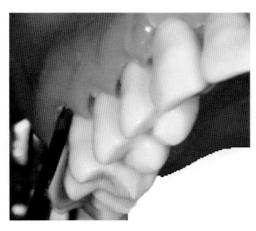

图7-19 刀片与牙成15°
（第四军医大学口腔医学院供图）

动，掀起龈乳头，继而向前推进，完成翻瓣。如果是三角瓣或者梯形瓣，在掀起牙龈乳头后，应采用宽而大的骨膜剥离器，由根方向冠方推进，小心地分离附着龈，防止其撕裂，术中应保持支点稳定，力量均匀、稳定、可控，如果术中无法翻瓣，则可能为组织瓣没有全层切透，不能使用暴力，否则容易造成软组织撕裂。某些特殊情况下，骨膜可能与骨面粘连，形成致密的纤维样组织，此时，应考虑手术刀锐性分离。翻瓣时，瓣的基底部不应超过前庭沟，以防止损伤肌肉附着，造成术后出血、肿胀等反应（图7-20）。

完成翻瓣后，可将骨膜剥离器宽头或颊拉钩置于瓣与骨面间，牵拉，暴露术创，同时保护软组织瓣，术中应避免过度牵拉、挤压、折叠软组织瓣，以免损伤血供，导致术创愈合不良或者延期愈合，甚至不愈合。

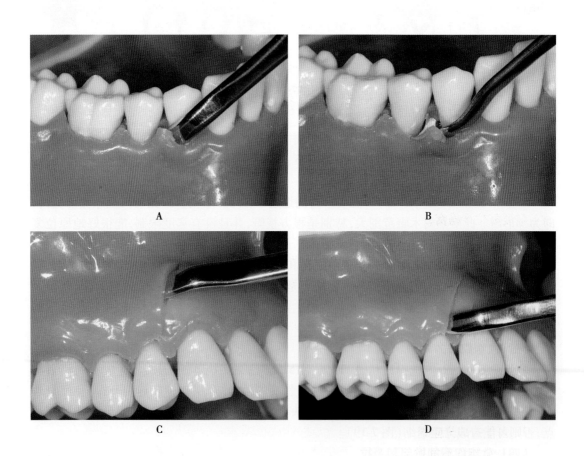

A

B

C

D

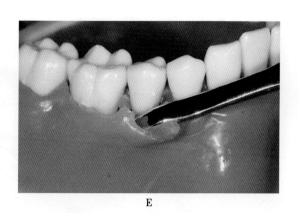

E

图 7-20
A. 将骨膜剥离器锐端插入切口内;B. 旋转剥离器使牙龈乳沟与骨面分离;C. 将剥离器沿着牙槽嵴向远中推进至下一个龈乳头;D. 如果是三角瓣,先用骨膜剥离器锐端掀起龈乳头;E. 将剥离器宽头插入松弛切口下方,向远中及根方推进(第四军医大学口腔医学院供图)

二、增隙和去骨

当翻瓣完成后,如仍无法使用牙挺和牙钳拔除患牙,则可以采用增隙和去骨方法来获得更好的暴露、提供器械使用的间隙和降低骨组织阻力。增隙是指将骨凿紧贴牙根面凿入,利用松质骨的可压缩性,以扩大牙周间隙,解除根周骨阻力的方法。增隙法是锤凿拔牙的常用手段。去骨是指使用骨凿、齿科微动力系统等工具,去除牙齿周围部分骨组织,以暴露牙体,减少或解除骨阻力的方法。

(一)增隙的方法及优缺点

增隙通常使用圆骨凿、峨眉凿等凿入根长的 1/2 或 2/3,以扩大牙周间隙,解除阻力,方便牙挺插入。增隙的优点在于没有去除牙槽骨,只是对其进行了挤压;其缺点在于:在骨质薄弱区可能造成牙槽突向唇颊侧或者舌腭侧突出,严重时可能造成牙槽突折裂,因此拔牙完成后需要复位牙槽窝,因此,有学者认为,增隙是造成拔牙术后局部异常骨尖的原因之一,其次骨板异常增厚、致密时效果不佳,并且锤击次数增加,患者可能难以耐受,最后有锤凿法本身的缺点,包括:锤击可能造成或加重患者的拔牙恐惧心理;下颌区的锤击可能造成对颞下颌关节的损伤,上颌区的锤击可能导致头部震动难以忍受;锤击可能导致牙槽突、牙槽骨甚至颌骨的骨折等严重并发症;锤击器械支点不稳,可能造成邻近组织损伤。因此,应用锤凿法增隙,应注意适应证的选择。随着齿科微动力系统的应用,在牙体表面与牙槽骨之间,磨除部分骨质和(或)牙体组织,形成沟槽,可达到增隙的效果,而此方法在临床上逐渐替代以往的增隙方法(图 7-21)。

(二)去骨的原则

复杂牙拔除术中的去骨应考虑以下原则:

1. 去骨的部位应既有利于术创暴露,便于器械操作,又避免损伤重要的解剖结构。

2. 去骨的量不宜过多,以能解除阻力,暴露牙根,形成脱位通道为目标。在实际操作中,以能插入牙挺,或者使用牙钳钳夹即可;应尽量保存唇颊侧的骨壁,尤其是骨壁的高度;

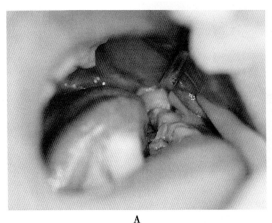
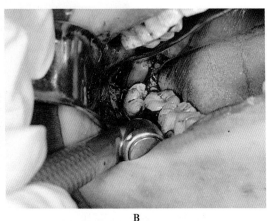

A   B

图 7-21

A. 锤凿增隙法(南京医科大学口腔医学院供图);B. 外科专用切割手机增隙法(第四军医大学口腔医学院供图)

去骨的近远中宽度不应超过牙体宽度,避免暴露或损伤邻牙。

3. 去骨的实施过程中,应先准确估计去骨量,尽量一次完成,避免重复多次去骨,增加组织创伤。

(三) 去骨的方法及优缺点

去骨的常用方法有:锤凿去骨法,齿科微动力系统去骨法。

锤凿去骨法是经典的去骨方法,将骨凿(平凿、圆凿、单面凿、峨眉凿等)通过锤击,凿入骨内,从而去除骨质。凿骨应充分利用骨纹理,减少锤凿次数,减少术后创伤。其优点:工具常见,使用方便,特别是随着工艺的改进,骨凿的使用寿命增加,锋利程度增加,去骨效率增加;使用得当,能缩短操作时间,减少创伤。其缺点:去骨量不易控制,易损伤邻近结构;骨质密度对其影响较大;锤凿法本身的缺点,特别是在颌骨薄弱区域、骨质疏松、颌骨萎缩的患者,应防止罕见而严重的并发症颌骨骨折的发生。随着齿科微动力系统的发展,该方法在临床上的使用已逐步减少。

齿科微动力系统去骨法是使用各种专用器械通过切割、磨除等方法去骨。常用的齿科微动力系统有:外科专用切割手机,超声骨刀,种植机等。其优点:能准确控制去骨的部位和去骨量;术中震动小,去骨速度快,效率高,能进入口腔较深的位置操作;术中患者不适感减少,依从性增加。其缺点:需要使用专门的工具,价格相对昂贵;需实时使用冷却水,以减少热损伤;术中可能造成软组织的切割伤;钻头、吸引器等工具同时进入口腔,可能造成干扰,影响手术视野;切割碎屑可能进入邻近组织,成为感染源;气动式工具,可能造成皮下气肿;部分口腔异物感强,腭咽反射明显的患者不适宜使用。使用齿科微动力系统结合四手操作,进行复杂牙拔除术,已经在口腔临床逐步推广,并将成为主流模式(图 7-22)。

三、牙齿或牙根分割

分割牙齿或牙根的目的主要是解除牙冠、牙根、邻牙等形成的阻力。

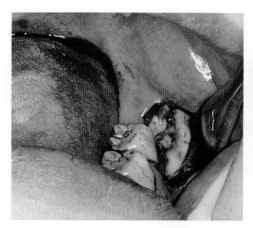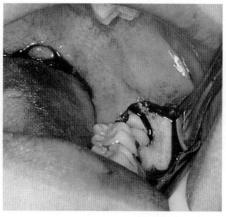

图 7-22　外科专用切割手机去骨
（南京医科大学口腔医学院供图）

（一）牙齿、牙根分割的方法

经典的牙齿或牙根分割方法同样是锤凿法,利用牙冠的发育沟、根分叉等解剖发育标记进行劈开、分牙。对于发育沟不明显、冠部龋坏明显、牙体结构异常者,可能造成分牙困难;骨凿放置位置、方向不准确,锤击力量不当可能造成分牙失败、邻牙损伤,并可能增加手术拔牙难度;在颌骨解剖薄弱区域,锤击可能造成牙或牙齿的移位、牙槽骨及颌骨的骨折。因此,该方法的选择,应严格控制适应证。

齿科微动力系统是目前进行牙齿或牙根分割的主要方法,其操作方法及优缺点与去骨类似。通常牙体组织的硬度要高于骨组织,因此切割牙体的效率要低于切割骨组织,从磨除效率来说,应考虑磨除骨质,从术后创伤来看,则应考虑多磨除牙齿;在牙与骨之间切割时,切割钻两侧受到的扭力不一致,可能增加手机及钻的损耗,并存在钻折断的可能性。

（二）齿科微动力系统分割牙齿或牙根

采用齿科微动力系统分割牙齿或牙根包括:牙冠的分割、牙根的分割、多根牙的分根、冠根分割、解除阻生牙阻力等分割方式。牙冠的分割主要是解除牙冠部骨和邻牙的阻力,为牙齿脱位提供通道,同时也是多根牙分根的一个步骤。在分割牙冠时,通常从颊侧向舌腭侧进行,应防止损伤舌腭侧软硬组织,一般达牙冠颊舌径的 4/5 即可,深度则应达釉牙骨质界或根分叉处;牙根的分割主要是解除牙根的阻力,在单个牙根粗大时,从中央进行切割,将其分成两部分,切割深部不可超过牙根,应注意防止牙槽骨及邻牙的损伤以及深部组织的热损伤;多根牙的分根,通过切割,将其变成多个单根牙,从而解除因根分叉大或牙根环抱形成的牙根阻力;牙冠根分离是指通过去骨等操作暴露釉牙骨质界或根分叉,将牙齿横断,常结合牙冠的分割,将牙分成多个部分。

四、牙挺或牙钳的使用

当通过翻瓣、去骨使牙齿获得足够暴露后,可参照普通拔牙的方法进行挺出或拔出患牙。在复杂牙拔除术中,由于牙体组织为非正常形态或牙齿位置与正常牙齿位置不同,因此使用按照常规拔牙方法设计的器械常常会无法操作,因此需要根据具体情况灵活选择和使用器械。

五、软组织瓣的复位及缝合

(一) 术创的处理

使用复杂牙拔除术后,除应进行常规的拔牙窝处理外,需要注意以下方面:应特别注意清理瓣的基底部的碎屑,这可能是导致术后局部感染的一个重要因素;修整拔牙创周围的尖锐骨壁,可结合暂时性复位软组织瓣,通过触诊评估;检查软组织瓣是否存在血供异常,有无撕裂;使用生理盐水彻底冲洗;为促进牙槽窝愈合和防止出血,可置入明胶海绵、骨胶原等充填材料。

此外,使用增隙、去骨方法后,可能造成了牙槽窝不同类型的骨壁缺损,如三型骨壁缺损、开裂性缺损等,应结合引导骨再生技术、位点保存与改进等原则,进行处理,以阻断拔牙位点软硬组织在水平和垂直向的吸收,为后期修复治疗,尤其是种植修复创造条件。

(二) 软组织瓣的复位和缝合

在完成术创处理后应原位复位组织瓣,缝合术创。由于瓣的设计不同,缝合的方式和顺序各有不同。对于袋形瓣、弧形瓣,则通常采用间断缝合,由游离端向固定端缝合。对于三角瓣及梯形瓣,则应先缝合垂直切口顶端的一针,以此复位、固定软组织瓣。缝合的主要目的是固定软组织瓣的位置,使其贴合骨面,同时减少创缘间隙,促进术创快速、有效的愈合;减少张力,减少术后拔牙创出血,同时稳固拔牙创内血凝块。

(三) 复杂牙拔除术中常用的缝合类型

包括:间断缝合、连续缝合、水平褥式缝合、8 字缝合等。

1. 间断缝合　简单而常用,一般从瓣的游离端距离瓣边缘 2~3mm 处垂直进针,再穿过术创另一端,由于附着龈容易撕裂,因此建议分次穿过术创两侧组织,使用外科结,松紧适度。缝合过紧,可能造成软组织撕裂,组织瓣游离端缺血坏死,如果发现创缘发白或者缺血,应拆掉重新缝合;缝合过松,可能导致两侧创缘间隙过大,延期愈合,软组织瓣脱离骨面,创缘对位不齐,可能导致术创感染等,不利于术创愈合。间断缝合的优势在于,一个线结松脱,不会影响其他线结,并且每个缝线的松紧度可不同。

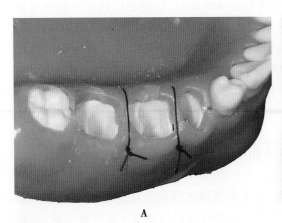

A

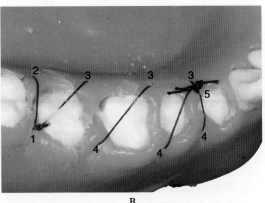

B

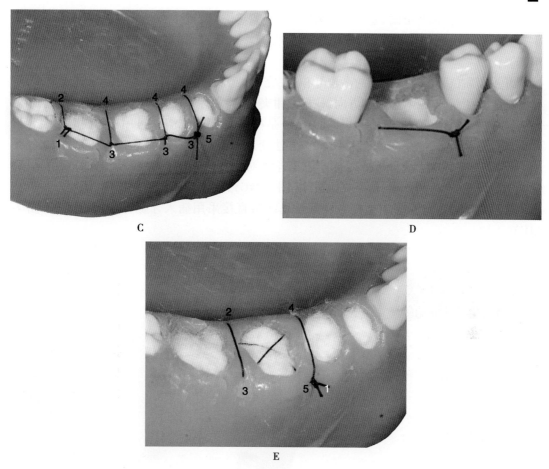

图 7-23

A. 间断缝合；B. 连续非锁扣式缝合；C. 连续锁扣式缝合；D. 水平褥式缝合；E. 8 字缝合（第四军医大学口腔医学院供图）

2. 连续缝合　如果术创较长，可以采用连续缝合，其可以分为连续（非）锁扣式缝合和连续褥式缝合等。连续缝合的优势在于打结少，缝合速度相对较快，对创缘的压迫相对轻，能有效避免术创的缺血，但是一个线结松脱可能导致整个缝合的失败。

3. 水平褥式缝合　相当于两个间断缝合，能缓解张力。此外，水平褥式缝合可进行不同的改良。8 字缝合即为其中一种，能通过牙槽嵴顶十字交叉线，加强对牙槽窝血凝块的固位力，促进伤口愈合（图 7-23）。

第四节　常见的复杂牙拔除术

一、复杂单根牙拔除术

单根牙是指具有单一牙根的牙齿或牙根。单根牙采用手术拔牙通常见于：高位牙根因暴露不良或无法夹持或无法将挺子楔入；中位牙根器械无法楔入挺出牙根；低位牙根或根尖使用根尖器械拔除失败。

高位牙根,首选袋形瓣,通常大小为患牙近中 2 个牙位,远中一个牙位,切开翻瓣后能提供有效的手术视野和操作空间;中低位牙根应选择三角瓣、梯形瓣;根尖拔除更多选择弧形瓣。

　　牙根断面位于牙槽嵴上方的高位牙根,在完成翻瓣暴露后,可直接使用牙钳或根钳,将钳喙插入患牙间隙,沿着牙长轴方向,往根方钳夹,拔除患牙(图 7-24A);牙根断面位于牙槽嵴齐平或位于其稍下方的高位牙根,其方法一是在完成翻瓣暴露后,可用根钳同时钳夹牙根和唇侧少量骨板,拔除患牙(图 7-24B),该方法使用时需要一定的手术技巧,同时需要仔细判断,容易出现唇侧大块骨板折裂的情况,有学者对此方法进行了改良,使用外科切割钻,磨除颊侧少量骨质,暴露牙根,然后夹钳拔除(图 7-24C),或在牙根上磨一凹槽,使用三角挺挺出患牙(图 7-24D)。方法二是在完成翻瓣暴露后直接采用插入牙挺方法楔出牙根(图 7-24E)。

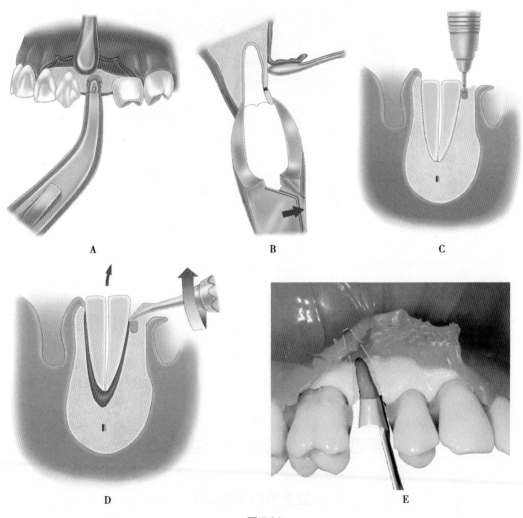

图 7-24

A. 根钳拔除法:翻瓣后直接钳夹牙根;B. 根钳拔除法:同时钳夹唇侧少量骨质和牙根;C. 颊侧磨出间隙后,钳夹牙根;D. 颊侧磨出间隙后,在牙根上磨出凹槽,使用三角挺拔除;E. 翻瓣后,牙挺楔入拔除(第四军医大学口腔医学院供图)

牙根断面位于牙槽窝中部的中位牙根,可先使用切割钻在牙与较厚的一侧牙槽骨之间,沿着患牙表面切割,增隙,磨出沟槽,然后挺松患牙,拔除(图7-25A)。对于粗大的牙根,可沿着牙长轴,进行冠根向切割,切割深度不可超过牙根,将牙根分成两部分,逐个挺松,拔除(图7-25B)。此外,也可采用颊侧部分去骨法:使用切割钻于患牙颊侧去骨,宽度为患牙近远中径,深度为牙根长度的1/2～2/3,完成去骨后,使用牙挺,配合牙钳使患牙从颊侧脱位(图7-25C)。如部分去骨后仍无法拔除,则考虑继续去骨至患牙根尖,从而拔除患牙。该方法造成了牙槽窝垂直向和水平向的骨缺损,不利于拔牙创愈合,不利于后期的修复,特别是种植修复,应谨慎选择(图7-25D)。

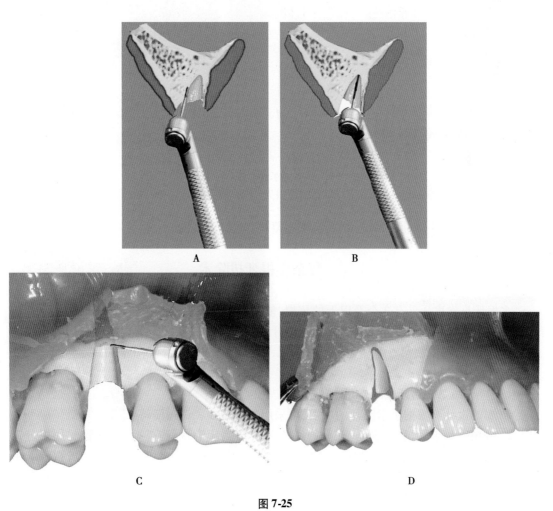

图 7-25

A. 增隙拔牙法;B. 分割牙根拔牙法;C. 颊侧部分去骨法;D. 颊侧去骨法(第四军医大学口腔医学院供图)

　　低位牙根由于牙根位置较深,体积小,视野不清晰,需要依赖灯光和有效的吸引,以获得良好的手术视野,方能看清牙根上端位置。有丰富经验的外科医师,可以尝试使用窄而薄的根尖挺从断端高的一侧,楔入牙根与牙槽骨之间,挺松牙根而拔除,由于视野不清,入路受限,操作空间有限,耗时较长,并存在较多的风险,如将牙根拨入牙槽骨内而不见,牙根进入根方重要结构如上颌窦、下颌管、鼻底等。对于该类患牙,常用的方法为颊侧开窗去骨法:采用弧形瓣,暴露患牙根尖对应颊侧区域,使用切割钻或球钻颊侧开窗,磨除颊侧部分骨质,暴露根尖,使用牙挺插入,使患牙向冠方脱位,或扩大术创,从开窗侧取出牙根。如仅为牙根尖,可使用球钻磨除,应注意防止术中热损伤和邻近组织损伤(图7-26)。

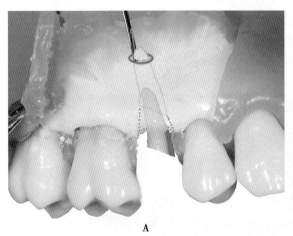
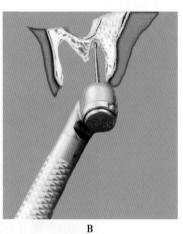

图7-26
A. 颊侧开窗去骨法;B. 球钻磨除根尖(第四军医大学口腔医学院供图)

术创的处理:生理盐水冲洗术创,组织瓣复位,缝合术创。

二、复杂多根牙拔除术

多根牙是指患牙具有2个及以上的牙根,复杂多根牙拔除术的原则就是分根,从而变成多个单根牙的拔除术,常用于上、下颌第一磨牙,尤其是牙根长、根分叉大或经过牙髓治疗的患牙。一般来说,下颌第一磨牙为近远中两根,部分牙可见远中舌根,上颌第一磨牙为三根,即颊侧近远中根和腭根。

(一) 下颌第一磨牙拔除术(图7-27)

1. 瓣的设计　根据手术医师的习惯,可采用袋形瓣或者三角瓣。

2. 分根　翻瓣后,暴露术创,充分显露患牙及颊侧牙槽骨,检查根分叉情况,如根分叉未暴露,则应使用微动力系统,去除颊侧牙槽嵴顶至根分叉之间的部分骨质,沿着根分叉由颊侧向舌侧分牙、分根,切割至牙冠舌侧3/4～4/5即可,注意防止损伤舌侧软硬组织,深度达根分叉处即可;将牙挺插入切割形成的缝隙中,旋转,将患牙分成近远中两部分。

3. 将患牙近远中部分,互为支点,挺松,使用牙钳分别拔除,也可在拔除一侧后,用三角挺挺出另一侧。如牙根有变异者,则可考虑去除牙槽纵隔,拔除患牙。

4. 术创处理　生理盐水,彻底冲洗,尤其是颊侧软组织瓣基底部,修整尖锐牙槽嵴,复位软组织瓣,可采用间断或者八字缝合术创。

(二) 上颌第一磨牙拔除术(图7-28)

1. 瓣的设计　与下颌第一磨牙类似。

2. 去冠及分根　翻瓣后,暴露术创,如根分叉可见,则使用切割钻从颊侧水平进入,将

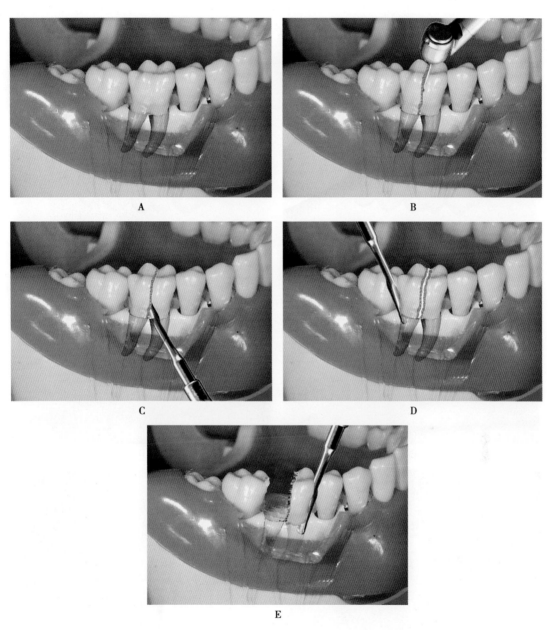

图 7-27

A. 翻瓣显露颊侧根分叉；B. 用钻从患牙颊侧正中切割至舌侧 3/4，深度达根分叉处；C. 使用牙挺插入缝隙，旋转将牙齿分成近远中两部分；D. 用牙挺拔除远中部分；E. 再拔除近中部分（第四军医大学口腔医学院供图）

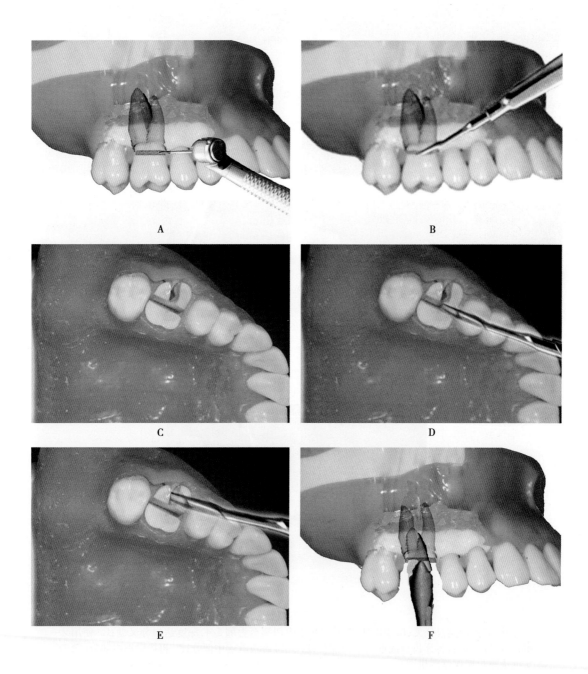

A

B

C

D

E

F

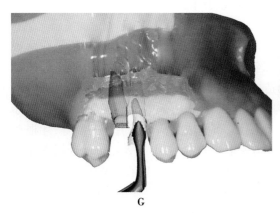
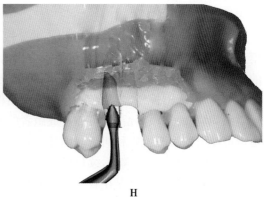

G　　　　　　　　　　　　　　　H

图 7-28

A. 翻瓣后，用钻水平向从颊侧向舌侧切割；B. 将牙挺插入切割间隙，去除牙冠；C. 用钻将残牙切割成近颊、远颊、腭侧三部分；D. 牙挺插入颊、腭之间，分离腭根；E. 牙挺插入颊侧间隙，分离颊侧近远中根，并挺松牙根；F. 用根钳拔除腭根；G. 拔除近中颊根；H. 拔除远中颊根（第四军医大学口腔医学院供图）

颊侧两根与牙冠分离，使用牙钳将牙冠与腭根先拔除，然后在颊舌向切割，分离颊侧近远中根，挺松后，分别拔除；如根分叉不可见，则切割钻由颊侧水平进入，分割牙冠，去除后，将残牙先分成颊舌两部分，再将颊侧两根分割开，用牙挺插入，互为支点，分别挺松，拔除。

3. 术创处理　与下颌第一磨牙类似。

上、下颌第二、三磨牙的拔除参考上、下颌第一磨牙的拔除方法。

三、复杂的异常牙根及根尖拔除术

异常牙根及根尖通常包括：形态异常的牙根，如根尖肥大、根尖弯曲、细长、"C"型根、抱合根等；根骨粘连；埋于骨内需要二次取出的陈旧性牙根。

1. 根尖肥大　如牙根较长，经典方法是颊侧部分去骨法，但需要去除较多颊侧骨板，已经逐步摒弃，改为颊侧开窗去骨法，从根方开窗，从肥大部上方离断牙根，牙挺从开窗口进入，上方牙根从冠方脱位，然后扩大创口，从开窗侧取出肥大根尖，或再将肥大部牙根切割成两部分取出；如牙根短小，可采用增隙法，扩大牙槽窝，取出，或者直接使用球钻磨除，或者颊侧开窗取出。

2. 牙尖弯曲　可参考根尖肥大拔除法，颊侧开窗，牙根转角处离断，分别取出。

3. 根尖细长　可使用颊侧开窗法结合增隙法拔除。

4. "C"型根　此类牙根，阻力在于牙根间厚而深的牙槽间隔，拔除方法主要是分根和增隙。

5. 抱合根　牙根中部分叉，根尖部融合，此类牙拔除方法可以参考多根牙拔除术。

6. 根骨粘连　如牙根较长，则可使用颊侧部分去骨法，结合增隙法拔除；如牙根较短，位置较深，可直接磨除，或者颊侧开窗取出。

7. 埋伏的陈旧性牙根　此类牙根的拔除方法的选择，取决于牙根在骨内的深度和颊舌向的位置。如距离牙槽嵴顶较近，可从嵴顶去骨进入；如位置较深，应结合颊舌向位置,采用开窗法,从最短距离侧进入,同时还需考虑手术入路、视野、局部的解剖结构等因素。

8. 牙根尖的存留问题 对于很小的牙根尖(1～2mm)的处理,是完整取出,还是存留观察,一直存在争议。医师需要考量手术取出的风险和创伤及牙根尖存留的远期风险,即患者的受益和承担的风险。牙根尖取出术,可能会造成较多的损伤,比如需要大量去骨,可能损伤上颌窦、下牙槽神经、颏神经等重要解剖结构,可能导致牙根进入邻近的解剖结构,如深部软组织间隙;而牙根存留,则可能造成患者的心理阴影,可能成为病灶或者感染源等;牙根存留也可能引发医患矛盾和纠纷。国外学者认为:当牙根尖异常小,小于2～3mm,牙根深埋于骨内,无感染风险,不影响后续口腔科相关治疗,可考虑存留观察。留存牙根是否会造成术后感染或影响创口愈合存在着一定的个体差异,如医师评估后,决定存留牙根,应告知患者并予以宣教及解释,获得患者的同意,并告知相关的注意事项;摄片作为后期复查的基准;在病历中记录;术后应对患者进行随访。

四、多个牙的同时拔除

多个牙同时拔除,与单颗牙拔除相比,有些不同。首先,多颗牙的拔除术,除了上述讨论的适应证外,还有一个重要原因,即拔牙同期修整牙槽嵴,或者行修复前外科手术,比如前庭沟加深术等(详见修复前外科),以便于后期修复,避免二次手术。此外,由于同期拔除多个牙,对患者的口腔功能影响较大,因此需要进行诊疗计划的设计,即为后期的暂时或永久修复进行一个完整的规划。最后,涉及一个拔牙顺序问题,即上下颌、前后牙的顺序问题。

1. 拔除计划 临床上需要同时拔除多个牙的患者,其常见原因是牙周病,残根、残冠的残留,也有先天恒牙缺失等罕见疾病。拔牙前,因与修复、牙周等医师共同制订一个全面计划,以缩短诊疗时间,及时恢复患者口颌功能。

2. 拔牙顺序 从麻醉效果上来说,上颌起效快,应先上颌后下颌;从拔除难度来说,应先易后难。先拔上颌牙的优势在于,如果上颌牙需要进行外科拔除术,碎屑、骨屑不会影响下颌牙;其缺点在于,术创渗血影响下颌操作。

3. 拔除的技巧及注意事项 拔除方法与单个牙拔除类似,但是有一些细节值得注意。相邻的多个牙拔除,则可考虑以邻牙互为支点,进行挺松;部分老年患者,上颌前牙,尤其是上颌尖牙,唇侧骨板薄弱,并且常与牙体粘连,应防止牙槽突骨折;对于多个残根、残冠拔除,应防止牙片残留;拔牙后,应进行牙槽嵴的评估,如有异常骨突,需要进行修整;相邻的多个牙拔除,可采用连续缝合技术。

五、阻生牙、埋伏牙及埋伏多生牙的拔除

详见阻生牙拔除章节;牙或牙根的移位的处理详见拔牙并发症章节。

第五节　复杂牙拔除术的研究方向

一、基于不翻瓣理念的复杂牙拔除术的器械改进

翻瓣技术对牙槽骨的影响一直存在争议,既往研究表明,牙周翻瓣手术可能导致牙槽骨高度的丧失,而动物实验研究表明,使用翻瓣或不翻瓣技术拔牙,术后牙槽嵴的高度和宽度的改变无明显异常。目前的复杂牙拔除术,均需采用翻瓣技术,以更好地显露术创,但存在创伤较大的缺点,因此有学者提出无翻瓣的复杂牙拔除技术。Morgan 等提出不翻瓣的情况下,根据牙髓腔的解剖,利用外科专用切割钻进行精确的牙齿分割,能避免颊侧骨质的损伤,减少术后反应。Saad 等根据微创拔牙理念,提出了不翻瓣的系统化的牙齿分割方法,利用外科切割钻,进行牙齿分割,结合牙周膜切割刀,进行拔牙手术,取得了良好的效果。

随着微创拔牙理念的发展,牙周膜切割刀开始在临床使用,并取得了较好的效果,但是存在切割效率低下、耗时长的缺点,有学者应用电动牙周膜切割刀进行拔牙手术,与传统的牙周膜切割刀相比,其切割效率提高,并可进行功率的调整,从而可实现在不翻瓣的情况下,进行复杂牙的拔除。此外,更有学者设计了"生理性牙钳",即一侧嵌嗾配有缓冲装置,以减少对一侧牙槽骨的损伤,同时实现复杂牙的拔除。

齿科微动力系统为代表的拔牙器械的更新,是直接促进复杂牙拔除术发展的另一个因素。从传统的牙科手机到外科专用切割手机、种植机、超声骨刀的应用,从普通的牙钻到外科专用切割钻,使得复杂牙拔除术的并发症逐步减少。

因此,各种微动力系统的改进,各种新兴器械和工具的产生和应用,可能是复杂牙拔除方法的一个研究方向。

二、复杂牙拔除术中牙槽嵴保存

随着种植技术的发展,牙槽嵴保存的研究成为热点之一。系统回顾表明行牙拔除术后,牙槽骨的高度和宽度将发生不同程度的吸收,因此拔牙后牙槽窝即刻植入移植物,以期保存牙槽嵴,相关的动物实验及临床研究已广泛开展,并取得诸多成果,并由此形成了位点保存与改进的概念。复杂牙拔除术,由于术中常需翻瓣、去骨,造成了不同类型、不同程度的牙槽骨缺损,因此其处理更为复杂。复杂牙拔除术的牙槽嵴保存方法和技术的研究,可能是未来的一个热点。

（杨建荣）

参 考 文 献

1. Fragiskos D. Oral Surgery. Springer-Verlag Berlin Heidelberg,2007,95-119

2. James R,Myron R. Tucker,Edward Ellis Ⅲ. Contemporary Oral and Maxillofacial Surgery. 6th ed. Mosby,2013,119-142

3. Datarkar. Exodontia Practice. Jaypee Brothers Medical Publishers(P) Ltd. 2007,61-84

4. Lars Andersson,Karl-Erik Kahnberg,M. Anthony Pogrel. Oral and Maxillofacial Surgery. Wiley-Blackwell,2010,

181-193

5. 张志愿. 口腔颌面外科学. 第 7 版. 北京:人民卫生出版社,2012,90-145

6. 吴煜农. 复杂牙拔除术. 南京:江苏科学技术出版社,2007

7. 胡开进. 标准拔牙手术图谱. 北京:人民卫生出版社,2010

8. 胡开进. 口腔外科门诊手术操作规范. 北京:人民卫生出版社,2013

9. 柯纳. 口腔外科小手术操作指南. 西安:世界图书出版公司,2009

10. 王林. 口腔疾病的诊断流程与治疗策略. 北京:科学出版社,2008

11. Blanco J,Mareque S,Linares A,et al. Vertical and horizontal ridge alterations after tooth extraction in the dog: flap vs. flapless surgery. Clinical oral implants research,2011,22(11):1255-1258

12. Al-Harbi SH. Minimizing trauma during tooth removal:a systematic sectioning approach. The European journal of esthetic dentistry:official journal of the European Academy of Esthetic Dentistry,2010,5(3):274-287

13. Morgan N,Khawaja N,Obisesan O. Flapless sectioning. British dental journal,2013,214(10):485

14. Weiss A,Stern A,Dym H. Technological advances in extraction techniques and outpatient oral surgery. Dental clinics of North America,2011,55(3):501-513

15. Dym H,Weiss A. Exodontia:tips and techniques for better outcomes. Dental clinics of North America,2012,56(1):245-266

16. Tan WL,Wong TL,Wong MC,et al. A systematic review of post-extractional alveolar hard and soft tissue dimensional changes in humans. Clinical oral implants research,2012,23(Suppl 5):1-21

17. Araujo MG,Lindhe J. Ridge alterations following tooth extraction with and without flap elevation:an experimental study in the dog. Clinical oral implants research,2009,20(6):545-549

第八章 阻生牙拔除术

阻生牙(impacted teeth)是指由于邻牙、骨或软组织的阻碍而只能部分萌出或完全不能萌出,且以后也不能萌出的牙。引起牙阻生的主要原因是,随着人类的进化,颌骨退化与牙量退化不一致,导致骨量相对小于牙量(牙弓的长度短于所有牙的近远中径之和),颌骨缺乏足够的空间容纳全部恒牙。

最常见的阻生牙是上、下颌第三磨牙,其次是上颌尖牙和下颌第二前磨牙。由于第三磨牙是最后萌出的牙齿,因此最容易因萌出空间不足而导致阻生;因下颌第二前磨牙是在尖牙和第一磨牙之后萌出,上颌尖牙是在侧切牙和第一前磨牙之后萌出,如果萌出空间不足,也会导致阻生。除上述因素外,引起尖牙阻生还有以下因素:①恒尖牙在发育过程中其牙冠位于乳尖牙牙根舌侧,故乳尖牙如果发生任何病变均可影响恒尖牙牙胚的生长发育;②尖牙在萌出过程中,牙根的发育较其他牙完成得早,因而其萌出力量减弱,并且尖牙从萌出到建立
殆关系,萌出距离最长;③上颌尖牙从腭侧错位萌出比例较高,而腭侧软组织及骨组织均较致密,萌出阻力大。由于尖牙阻生因素较多,故上颌尖牙阻生是除下颌及上颌第三磨牙阻生之外最常见者。

阻生牙拔除难度随着年龄的增长而增加,如果延迟拔除,不但会破坏其周围组织和引发各种疾病,如牙体龋坏、邻牙牙根及牙周骨质吸收、第三磨牙冠周炎、牙列拥挤、边缘性骨髓炎、含牙囊肿等;还会增加拔牙时损伤相邻重要结构的风险等许多问题。由于年轻患者能更好地耐受手术、术后恢复速度及牙周组织的愈合质量好于成年患者、操作相对简单、并发症少,还避免了因阻生牙导致的局部病变等问题,因此在没有拔牙禁忌证的情况下,所有阻生牙均应早期、及时拔除。

第一节 适应证和禁忌证

一、适 应 证

对有症状和病变或可能引起邻近组织产生症状和病变的阻生牙均应拔除。

1. 引起冠周炎的阻生牙 冠周炎是指部分萌出的阻生牙牙冠周围软组织的炎症,临床表现为不同程度的肿痛和张口受限,如果治疗不及时,感染会蔓延到相邻的面颈部间隙,导致严重的面颈部间隙感染。当冠周炎症状减轻或消失时应及早拔除阻生牙(图 8-1A)。

由于阻生牙殆面被软组织覆盖形成的盲袋,成为细菌滋生的良好场所。当患者抵抗力降低时,就会引发冠周炎,为了预防冠周炎的发生,需对阻生牙进行预防性拔除(图8-1B)。

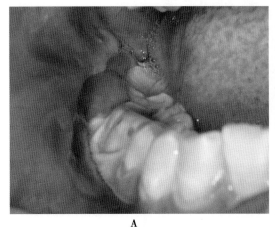
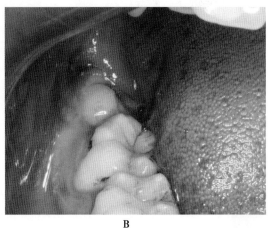

A   B

图 8-1

A. 右下颌第三磨牙阻生,反复引起冠周炎;B. 右下颌第三磨牙阻生,盲袋较深,可能引起冠周炎的发生(第四军医大学口腔医学院 丁宇翔供图)

2. 阻生牙龋坏及导致邻牙龋坏 由于阻生牙常导致口腔局部自洁能力下降,致龋细菌就会引起阻生牙及邻牙龋坏(图8-2A、B)。应及时拔除龋坏阻生牙,以便邻牙的牙体治疗并提高邻牙的自洁能力,龋坏的邻牙应尽量治疗保存。对于年轻患者,为防止邻牙发生龋坏,可预防性拔除阻生牙(图8-2C)。

3. 阻生牙引起食物嵌塞 阻生牙通常无法建立正常咬合关系,若错殆或与邻牙邻接关系不良可导致食物嵌塞,进而发展为牙周病,调殆治疗效果往往不佳,需要及时拔除阻生牙(图8-3)。

4. 阻生牙压迫导致邻牙牙根吸收 阻生牙的压力会引起邻牙牙根吸收,早期及时拔除阻生牙后,缺损可由新生的牙骨质自行修复(图8-4)。

5. 阻生牙导致邻牙牙周组织破坏 由于阻生牙(特别是近中或水平阻生)与紧贴的邻牙之间不易保持清洁,易引起炎症,使上皮附着退缩,形成牙周炎,导致牙槽骨吸收(图8-5A)。应及时拔除阻生牙,通过牙周治疗或牙周组织再生的方法恢复丧失的牙周组织(缺失的骨质由新生骨填充)。早期预防性拔除阻生牙可防止牙周病的发生(图8-5B)。

6. 阻生牙导致牙源性囊肿或肿瘤 牙源性囊肿或肿瘤来自牙源性上皮或滤泡,埋藏在牙槽骨中的阻生牙与滤泡同时存在,滤泡如发生病变有可能发展成为牙源性囊肿或牙源性肿瘤(图8-6A、B)。如发现滤泡发生囊性变需尽早拔除(图8-6C)。

7. 因正畸治疗需要拔除的阻生牙 因正畸治疗需要后推第一、二磨牙时,阻生的第三磨牙会妨碍治疗,需在正畸治疗前拔除(图8-7A)。为保证正畸治疗效果(因阻生第三磨牙可使磨牙和前磨牙向近中移动,导致牙列拥挤),在正畸治疗结束后拔除阻生第三磨牙(尤其是近中阻生第三磨牙)(图8-7B)。

8. 可能为颞下颌关节紊乱病诱因的阻生牙 阻生第三磨牙持续的前移力量可使其他牙移位或阻生牙本身错位萌出,造成创伤殆,影响到颞下颌关节,应及时拔除阻生牙(图8-8)。

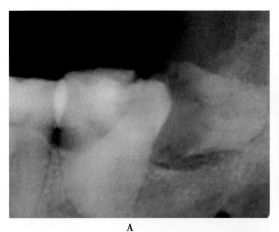
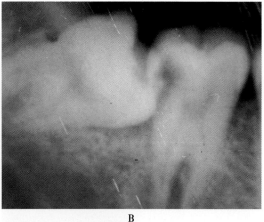

A   B

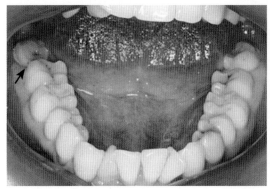

C

图 8-2

A. 下颌阻生第三磨牙和第二磨牙同时龋坏；B. 下颌阻生第三磨牙导致第二磨牙龋坏；
C. 为预防第二磨牙龋坏可拔除无功能的下颌阻生第三磨牙（第四军医大学口腔医学院
丁宇翔供图）

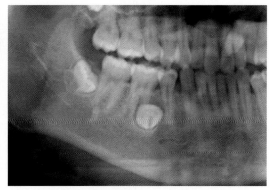

图 8-3　阻生牙与邻牙接触关系不良导
致食物嵌塞，须拔除
（第四军医大学口腔医学院　丁宇翔供图）

图 8-4　下颌阻生第二前磨牙压迫致第
一磨牙近中根部分吸收
（第四军医大学口腔医学院　丁宇翔供图）

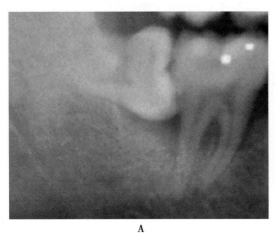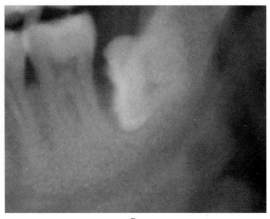

A   B

图 8-5

A. 下颌第三磨牙阻生引起第二磨牙严重牙周病和骨缺损,应及时拔除阻生牙,方便第二磨牙牙周治疗;B. 下颌第三磨牙阻生导致第二磨牙远中骨组织缺损,及时拔除阻生牙,可再生牙周组织(第四军医大学口腔医学院 丁宇翔供图)

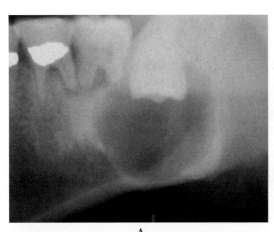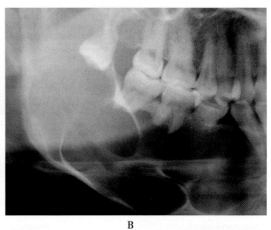

A   B

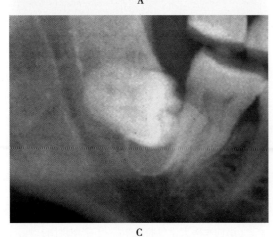

图 8-6

A. 阻生下颌第三磨牙引起的牙源性囊肿;
B. 阻生下颌第三磨牙引起的下颌骨成釉细胞瘤;C. 阻生下颌第三磨牙牙冠表面滤泡发生囊性变,需尽早拔除(第四军医大学口腔医学院 丁宇翔供图)

C

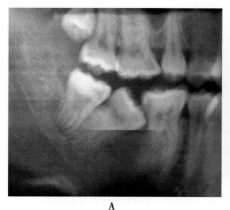

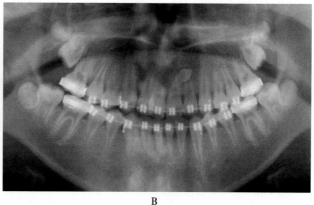

A B

图 8-7

A. 正畸矫正右下颌第二磨牙倾斜,需拔除阻生第三磨牙;B. 正畸治疗结束后,为防止再次出现牙列拥挤需拔除埋伏阻生第三磨牙(第四军医大学口腔医学院 丁宇翔供图)

9. 因完全骨埋伏阻生而被疑为原因不明的神经痛或病灶牙者 完全骨埋伏阻生牙有时也会引起某些不明原因的疼痛。当排除了其他原因后,拔除阻生牙可能会解决疼痛问题(图 8-9)。

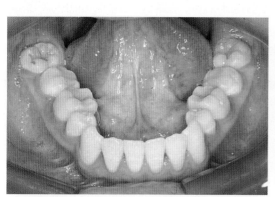

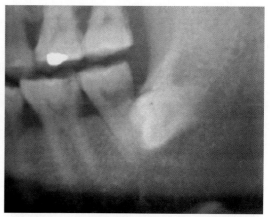

图 8-8 阻生第三磨牙致下颌第一、二磨牙错𬌗,颞下颌关节紊乱,建议拔除双侧阻生第三磨牙

(第四军医大学口腔医学院 丁宇翔供图)

图 8-9 左侧下颌磨牙远中区无明显原因疼痛,拔除埋藏第三磨牙后症状消失

(第四军医大学口腔医学院 丁宇翔供图)

10. 正颌手术需要 当准备行下颌升支矢状劈开术时,阻生第三磨牙会妨碍手术过程,术前 6~9 个月拔除阻生第三磨牙,待颌骨伤口完全愈合后再行正颌手术,新形成的骨有利于正颌术中预知下颌骨截开的状况,还可提供更多的骨量以利于内固定和术后𬌗关系的稳定(图 8-10)。

11. 预防下颌骨骨折 牙槽骨是容纳牙齿的,但牙齿的存在会不同程度地减少牙槽骨的骨量。阻生下颌第三磨牙占据骨组织的空间,就使得此处下颌骨变得薄弱、更容易骨折(图 8-11)。

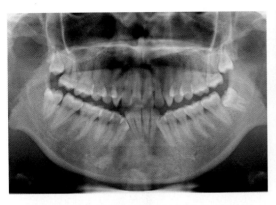

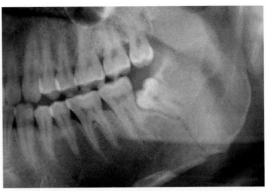

图 8-10　因下颌前伸需做正颌手术,术前应及早拔除下颌阻生第三磨牙

（第四军医大学口腔医学院　丁宇翔供图）

图 8-11　发生在下颌角部阻生第三磨牙处骨折

（第四军医大学口腔医学院　丁宇翔供图）

二、禁　忌　证

阻生牙拔除的一般禁忌证与普通牙拔除术相同,如果患者的心血管系统、呼吸系统及免疫系统功能不健全,或患者有严重的先天性或后天性凝血功能障碍的话,阻生牙不应拔除。

当阻生第三磨牙处于下列情况时可考虑保留:

1. 正位萌出达邻牙𬌗平面,经切除远中覆盖的龈瓣后,可暴露远中冠面,并可与对𬌗牙建立正常咬合关系者(图 8-12)。

2. 当第二磨牙已缺失或因病损无法保留时,如阻生第三磨牙近中倾斜角度不超过45°,可保留作为修复用基牙(图 8-13)。

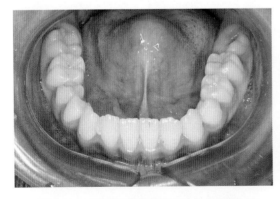

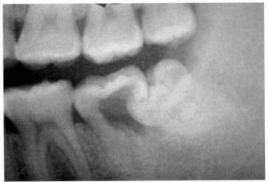

图 8-12　下颌第三磨牙正位萌出,经龈瓣切除术后可建立正常咬合关系,予以保留

（第四军医大学口腔医学院　丁宇翔供图）

图 8-13　左下颌第二磨牙髓室底穿通无法保留,阻生第三磨牙斜角度不超过45°,保留可作为修复用基牙

（第四军医大学口腔医学院　丁宇翔供图）

3. 邻牙牙周骨质缺损过多,但无明显牙周炎症状,拔除阻生牙后可能导致邻牙严重松动,可同时保留邻牙和阻生牙(图 8-14)。

4. 第二磨牙拔除后,如第三磨牙牙根未完全形成,可自行前移替代第二磨牙,与对𬌗牙建立正常咬合（图 8-15）。

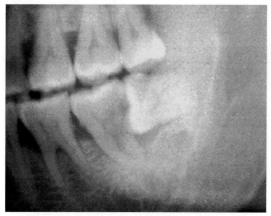
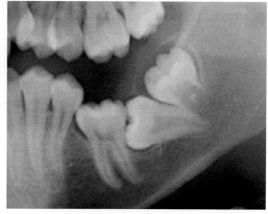

图 8-14 左下颌第二磨牙远中龋坏合并牙周炎，拔除阻生第三磨牙后可能导致第二磨牙松动
（第四军医大学口腔医学院 丁宇翔供图）

图 8-15 下颌第二磨牙水平阻生须拔除，可保留第三磨牙代替第二磨牙
（第四军医大学口腔医学院 丁宇翔供图）

5. 完全埋藏于骨内无症状的阻生牙，与邻牙牙周无相通，可暂时保留观察。成年患者（通常超过 35 岁），如没有其他疾病的表征并且影像学可见到阻生牙周围有一层骨质覆盖，则不需拔除（图 8-16A、B）。

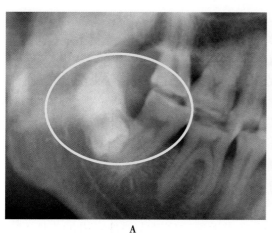
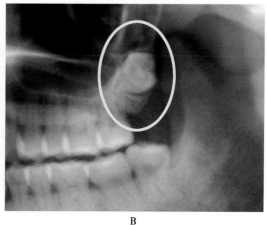

A B

图 8-16

A. 右下颌阻生第三磨牙完全埋伏于骨组织中，没有症状且邻牙未受累，不需拔除；B. 左上颌阻生第三磨牙深部埋伏在骨组织中，没有症状，可观察（第四军医大学口腔医学院 丁宇翔供图）

6. 阻生牙根尖未发育完成，可将其拔出后移植于其他缺失牙齿处（图 8-17）。

7. 如果阻生牙的拔除会造成其周围神经、牙齿或原有修复体的损伤，可将其留在原位观察（图 8-18）。

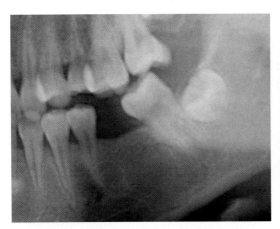

图 8-17 年轻患者第一磨牙缺失,可保留第三磨牙移植代替缺牙

（第四军医大学口腔医学院 丁宇翔供图）

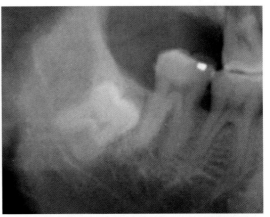

图 8-18 深部埋藏的阻生第三磨牙,非常接近下牙槽神经管,考虑到手术难度和有可能损伤下牙槽神经,可观察

（第四军医大学口腔医学院 丁宇翔供图）

三、说 明

阻生牙与其他患牙相比,拔除难度大,发生术中及术后并发症的可能性也较高,所以对阻生牙的处理方案除考虑阻生牙拔除的适应证和禁忌证外,还应考虑阻生牙的拔除难度(详见本章第二节)、经治医师的技术和诊疗水平、患者整体治疗计划、患者的要求、全身状况(生理和心理承受能力)、经济条件等多种因素,经综合评估后确定处理方式(保留观察、拔除、外科导萌、正畸治疗、深部骨埋藏阻生牙截冠术或转给有经验的医师处理)。

1. 拔牙前必须全面掌握患者的全身状况,围术期有相应的准备:高血压患者要求术前控制血压,规律性服用降压药,如在术前经休息、语言安慰后连续 3 次测量血压仍高于 180/100mmHg,则需要给予干预性降压 (如服用降压药物硝苯地平或硝酸甘油);心脏病患者应注意术前心电图、术中监护导联心律及 ST-T 段的变化,如发现频发室性期前收缩、快速房颤、室上速、严重传导阻滞等均应暂缓拔牙;现在越来越多的心脑血管病患者平时口服阿司匹林,有心梗或脑梗病史患者会服用华法林等抗凝药,对这类患者应在阻生牙拔除后充分止血(电凝、缝合伤口或在牙槽窝内放置止血海绵等);对需要每天注射胰岛素控制血糖的糖尿病患者,手术当天要适度减少胰岛素用量并且不能因拔牙而延迟进餐时间,患者会因为紧张、恐惧拔牙而消耗大量糖原,如果使用常规剂量胰岛素或延迟进餐可能会引起低血糖,同时术前术后应使用抗生素,预防感染的发生。

由于阻生牙拔除手术风险较高,而且拔除难度随着患者年龄增加而增加,而年龄较大的患者往往患有全身系统性疾病,如果患者年龄较大且全身健康条件较差时应根据术者自身水平和诊疗条件慎重考虑,应本着为患者安全考虑的原则,可将其转诊至有更好条件的医疗机构拔除。

2. 应根据患者具体情况决定是否拔除完全骨埋藏、没有任何症状的阻生牙。对年轻患者,首先考虑牙弓是否有阻生牙正常萌出或通过正畸治疗获得足够的萌出空间,第三磨牙平均完全萌出年龄是 20 岁,但有些患者可以推迟至 25 岁,如果有足够的空间,应观察患牙完全萌出至正常位置;如果第三磨牙萌出空间不足,最好在 18~20 岁之间拔除(此时拔除难度最低,也没有引起邻近组织的病变)。对于成年患者,如果阻生牙与邻牙牙周无相通,应建议保留观察(因患牙通常与周围重要组织结构相邻,拔除时创伤大、风险高、并发症多,而那些常年深部埋伏在牙槽骨中的阻生牙引发牙周疾病、龋病及囊性病变的可能性非常低)。

3. 阻生第三磨牙会破坏毗邻第二磨牙远中牙周骨壁的完整,并加速第二磨牙牙周病的发展,同时还会增加第二磨牙局部牙周病治疗的难度。对于年轻患者,如第二磨牙可通过牙周治疗保存,应及早拔除阻生牙;若第二磨牙牙周破坏严重无法保留,第三磨牙可作为第二磨牙缺失修复基牙时,可拔除第二磨牙而保留第三磨牙;但欲行种植修复者,应同时拔除阻生牙,以预防种植体周围炎的发生。对年长的患者,如第二磨牙远中患有严重的牙周疾病,拔除阻生第三磨牙会导致第二磨牙严重松动时,可尝试进行常规牙周治疗,暂时利用阻生牙维持第二磨牙的稳定。如果第二磨牙的龋病可能或已经引起牙髓炎,应在拔牙前先行牙髓失活止痛,以免因术后张口受限而无法进行第二磨牙牙髓治疗。

4. 通常冠周炎急性期是禁止拔牙的,但若患者全身状况较好,患牙拔除难度不大时,只要在围术期合理应用抗生素及镇痛药,也可将患牙及时拔除,这样既可早期解除患者的病痛,也可因及时引流而避免发生严重的全身并发症。当患者因冠周炎导致张口受限时,及时拔除患牙可使患者的张口度得到明显的恢复。

第二节　阻生牙拔除术前准备

一、临 床 检 查

阻生牙拔除术前必须进行详细的病史询问、全面的体格检查、实验室检查和口腔检查。病史询问包括年龄、有无系统性疾病史、手术史、服药史等。

体格检查包括面型、面色、表情、颊部皮肤有无红肿或瘘管,颈部淋巴结是否肿大、有无压痛,关节区有无弹响、压痛,下唇感觉有无异常,张口型、张口度有无异常等。对患有全身疾病的患者还需进行生命体征检查。

实验室检查:对患有全身疾病的患者需根据具体情况进行心电图、血常规、肝肾功、血糖、凝血功能、甲状腺功能等检查。

口腔检查:阻生牙在颌骨中的位置、方向、与邻牙的关系,远中龈瓣的韧性、覆盖牙冠的范围、有无红肿、压痛或糜烂、盲袋内是否有脓性分泌物,牙冠有无龋坏,邻牙的松动度、牙周状况,有无龋坏、折裂、充填体或修复体等,对检查结果要告知患者并详细记录在病历上。

二、影像学检查及难度评估

不同的阻生牙在拔除时难易程度也有所不同,为了在术前预测拔除难度,需制定阻生牙分类标准和拔除难度标准,通过这些标准预测手术难度及术中、术后可能发生的并发症,并可使手术井井有条地进行。现行主要的分类系统和难度评估都是基于对影像学分析得来的,因此拔除阻生牙前需要进行全面的影像学检查。

传统的影像学检查主要是根尖片和全口牙位曲面体层 X 线片,根尖片分辨率较高,投照所需放射线剂量小,对于大多数牙体、根尖区及牙体周围组织均能作出合适的诊断;全口牙位曲面体层 X 线片普及率目前也较高,并且操作简便,一次扫描后可同时观察全口牙列冠根形态以及颌骨大致解剖结构形态,可提供颌面部大部分信息,如下颌阻生牙与下牙槽神经的关系、上颌阻生牙与上颌窦的关系等,避免了因仅拍摄局部 X 线片而发生漏诊的可能。临床医生可根据这两种片位可对大多数阻生第三磨牙及其他疾病作出影像学诊断。但是,这两种片位提供的均是二维平面信息,存在一定的局限性。根尖片仅能提供颊舌方向上各个断面的重叠影像,而全口牙位曲面体层 X 线片仅能提供牙弓曲线上某一断面影像,如判断在上颌骨或下颌骨深部阻生第三磨牙与上颌窦或下牙槽神经管精确定位关系时就难以满足临床需要。

拍摄 X 线平片应注意投照角度差异造成的影像重叠和失真。例如下颌管与牙根影像重叠时,易误认为根尖已突入管内,此时,应观察牙根的牙周膜和骨硬板是否连续,重叠部分的下颌管是否比牙根密度高、有无变窄等,以判断牙根是否已进入下颌管内。下颌阻生第三磨牙常位于下颌升支前下缘内侧,在下颌骨侧位片和第三磨牙根尖片上,牙冠常不同程度地与下颌前缘重叠,形成骨质覆盖的假象,故判断冠部骨阻力时,主要应根据临床检查和探查,尤其是术中所见牙位的高低。

对于阻生第三磨牙的诊断及定位,CT 显示出明显的优势。传统螺旋 CT 空间分辨率最高可以达到 150μm,能够在计算机辅助下三维重建。但该类方法因检查费用相对较高,对人体的照射剂量较大等缺点,限制了其在口腔临床中的运用。锥形束 CT(cone beam computed tomography,CBCT)的放射剂量约为螺旋 CT 的 1/40 ~ 1/30,对患者健康的影响很小,使用上更具有优势,其在口腔科临床的应用也愈发广泛。在阻生第三磨牙的影像学诊断技术方面,无论从精准定位、放射剂量、经济上、效率上,锥形束 CT 无疑都是最佳的选择。

锥形束 CT 用于阻生牙的检查的优点:可避免平片因影像重叠和投照角度偏差而造成的假象;可直观并量化下颌管在不同层面和方位上与下颌第三磨牙的距离关系;通过调节窗将其他组织图像去除,只留下密度较高的牙齿图像,辅以轴位和其他层面图像可以精确地了解埋伏牙的形态、位置、与邻牙的关系以及邻牙有无移位或根吸收等。但锥形束 CT 需专用设备,花费较大,在基层医疗机构的广泛应用受到限制。

(一) 阻生牙的分类与拔牙难度评估

1. 下颌阻生第三磨牙的分类　下颌阻生第三磨牙可通过以下三条标准进行分类。

(1) 角度:是指第三磨牙牙体长轴与第二磨牙牙体长轴所成的角度。根据阻生第三磨牙的长轴与第二磨牙长轴的关系分成七类(图 8-19)。

临床上第三磨牙垂直、近中阻生最常见,水平阻生较多见,其他阻生类型少见。近中和垂直阻生(除低位垂直)的拔除难度相对较低,水平阻生的拔除难度较高,倒置阻生的拔除难度最高。

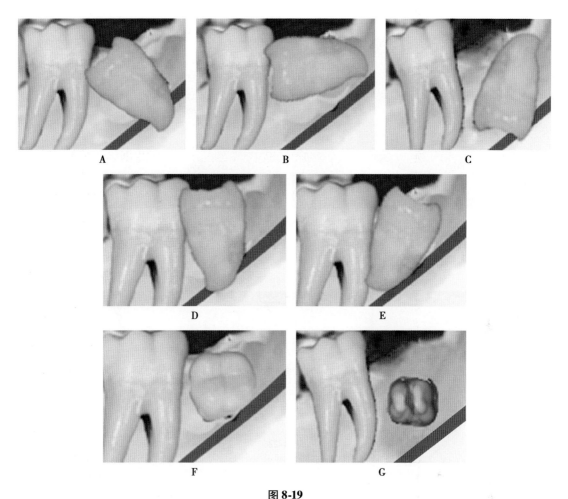

图 8-19

A. 近中阻生；B. 水平阻生；C. 倒置阻生；D. 垂直阻生；E. 远中阻生；F. 颊向阻生；G. 舌向阻生（第四军医大学口腔医学院　丁宇翔供图）

　　阻生第三磨牙除与第二磨牙长轴有成角关系外，牙冠还可能朝颊或舌向倾斜，如果第三磨牙已萌出至牙弓，大多数牙冠是舌向倾斜的（图 8-20）。如果阻生第三磨牙未萌出，可通过拍摄咬合片确定咬合面是朝向颊（舌）侧或颊（舌）向阻生（图 8-21），大多数牙冠位于牙弓偏颊处。

　　（2）与下颌支前缘的关系：根据阻生第三磨牙和下颌升支前缘相对位置关系分为三类：

　　1）Ⅰ类：阻生牙牙冠的近远中径完全位于下颌升支前缘的前方（图 8-22A）。

　　2）Ⅱ类：近远中径 1/2 以内的阻生牙牙冠位于下颌升支内（图 8-22B）。

　　3）Ⅲ类：近远中径 1/2 以上的阻生牙牙冠位于下颌升支内（图 8-22C）。分类越高，牙齿的拔除难度越大。

　　（3）与𬌗平面的关系：根据阻生第三磨牙相对于第二磨牙𬌗平面的位置关系分为 3 种：

　　1）高位阻生：第三磨牙的𬌗平面到达或高于第二磨牙的𬌗平面（图 8-23A）。

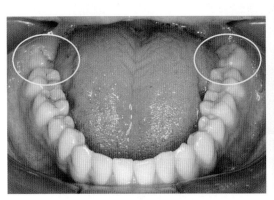

图 8-20　萌出至牙弓的第三磨牙多
向舌侧倾斜
（第四军医大学口腔医学院　丁宇翔供图）

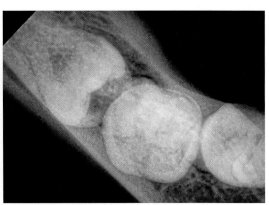

图 8-21　咬合片可确定患牙在颌骨中颊、舌
方向的位置，患牙位于牙弓偏颊处
（第四军医大学口腔医学院　丁宇翔供图）

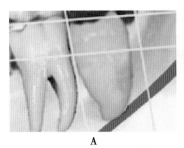
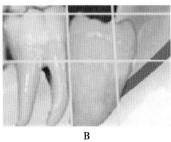
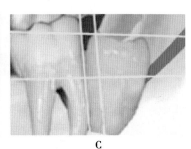

A　　　　　　　　　　B　　　　　　　　　　C

图 8-22
A. Ⅰ类；B. Ⅱ类；C. Ⅲ类（第四军医大学口腔医学院　丁宇翔供图）

2）中位阻生：第三磨牙的𬌗平面位于第二磨牙的𬌗平面和牙颈线之间（图 8-23B）。

3）低位阻生：第三磨牙的𬌗平面低于第二磨牙的牙颈线（图 8-23C）。

拔除的难度随阻生第三磨牙埋藏的深度增加而增大。

2. 三分类法在上颌阻生第三磨牙的应用　三分类法在上颌阻生第三磨牙中的应用与下颌几乎一样，但需考虑以下因素：

（1）角度：上颌第三磨牙垂直、远中阻生最常见，近中阻生少见，颊腭向及水平阻生比较

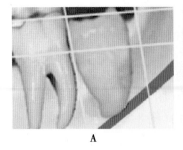
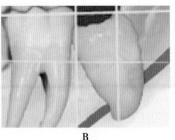
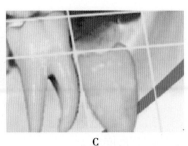

A　　　　　　　　　　B　　　　　　　　　　C

图 8-23
A. 高位阻生；B. 中位阻生；C. 低位阻生（第四军医大学口腔医学院　丁宇翔供图）

罕见。角度分类对上颌阻生牙拔除难度的影响刚好相反,垂直和远中阻生相对简单,而近中阻生拔除困难(图8-24)。

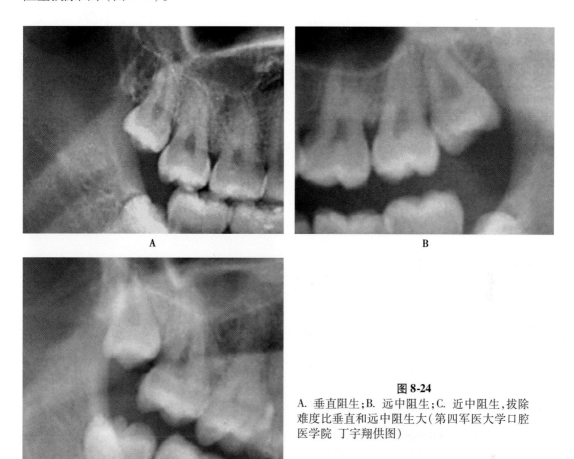

A

B

C

图 8-24
A. 垂直阻生;B. 远中阻生;C. 近中阻生,拔除难度比垂直和远中阻生大(第四军医大学口腔医学院 丁宇翔供图)

(2)上颌阻生第三磨牙颊舌向的位置对拔除难度也有影响。偏颊向的阻生牙(占多数),因颊侧骨板薄而拔除容易;而偏向腭侧的阻生牙拔除难度大(图8-25)。

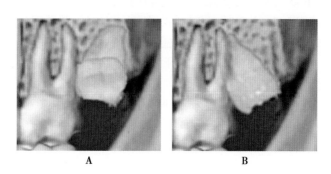

A

B

图 8-25
A. 阻生牙偏向颊侧,拔除难度小;B. 阻生牙偏向腭侧,拔除难度大(第四军医大学口腔医学院 丁宇翔供图)

（3）与殆平面的关系：上颌阻生第三磨牙同样随着埋藏深度的增加而拔除难度增加（图 8-26）。

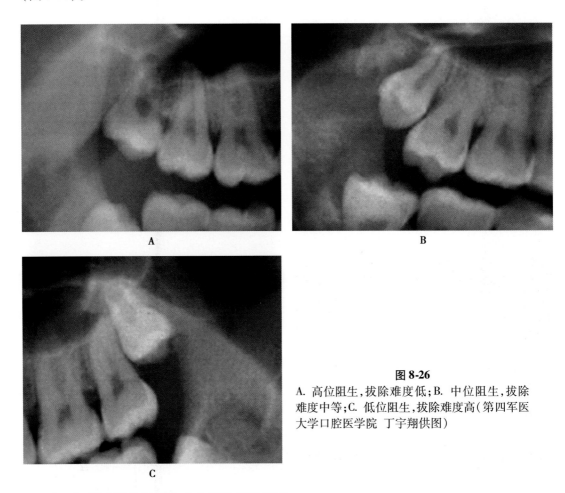

图 8-26
A. 高位阻生，拔除难度低；B. 中位阻生，拔除难度中等；C. 低位阻生，拔除难度高（第四军医大学口腔医学院　丁宇翔供图）

（二）影响阻生牙拔除难度评估其他因素

1. 牙根形态

（1）长度：牙根长度与阻生牙拔除难度之间有非常密切的关系。总体来说，拔除阻生牙最佳时机是牙根已形成 1/3 ~ 2/3 时，此时牙根形态是圆钝的，拔除时很少会断根，而且牙根距离重要解剖结构较远（图 8-27A）。如果牙根完全形成后，拔除难度就会增加（并且随着年龄的增大而增加）。如果在牙根尚未形成的牙胚期拔除，因术中牙胚在牙槽窝内旋转，难以找到合适支点将其挺出，拔除也较困难。

（2）数量：圆锥融合单根牙比多根牙、牙根分叉大的牙易于拔除。若第三磨牙为双根或多根牙，且牙根的分叉较高，分叉度较大，即牙根近远中方向的总宽度大于牙颈线的宽度，其根部的阻力往往较大，则难以拔除，需要更多去骨或在拔除前分根（图 8-27B、C）。

（3）形态：根细而多根的牙要谨慎，不要盲目用力以防止折断；另外，根端肥大的球形根阻生牙需额外去骨才能顺利拔除（图 8-27D、E）。

（4）弯曲度：弯曲的牙根在拔除时经常会在根尖弯曲部折断，使牙拔除过程变得复杂。还需注意牙根弯曲的方向以决定牙脱位取出的方向，如果牙根弯曲的方向（向远中弯曲）与

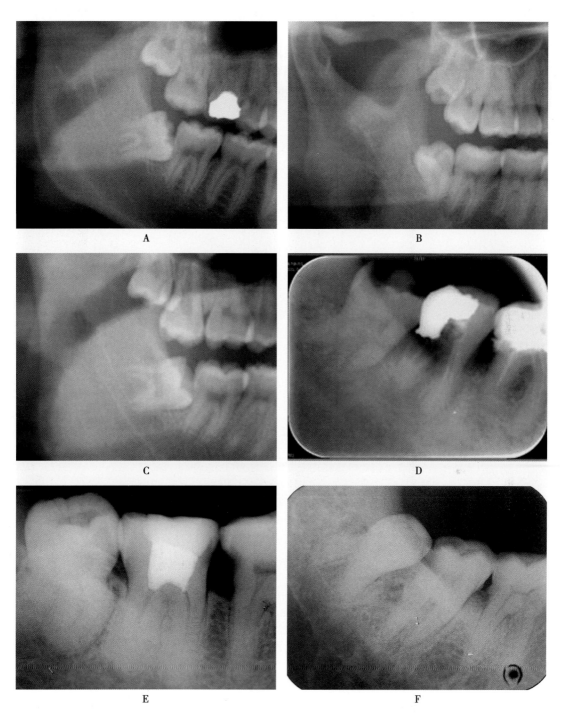

图 8-27

A. 拔除阻生第三磨牙的最佳时间是牙根形成 1/3 ~ 2/3 时,一般是 17 ~ 20 岁;B. 圆锥融合单根牙易于拔除;C. 阻生牙根分叉大,不易拔除;D. 根细而多根的阻生牙且根尖弯曲,拔除困难;E. 阻生牙根端肥大,拔除困难;F. 阻生牙近、远中根极度弯曲,极易断根(第四军医大学口腔医学院 丁宇翔供图)

牙齿脱位的方向一致,拔除相对简单;如果牙根向近中弯曲,则发生断根的几率很大,需分块拔除(图 8-27F)。

2. 牙周膜或牙周滤泡的宽度　阻生牙拔除的难度与牙周膜或牙周滤泡的宽度有关,越宽拔除越容易。由于牙周膜或牙周滤泡随年龄的增加而逐渐变窄,所以年轻患者的拔牙难度较年长患者低。尤其是 40 岁以上的患者,由于牙周膜间隙几乎消失,拔除更困难(图 8-28)。

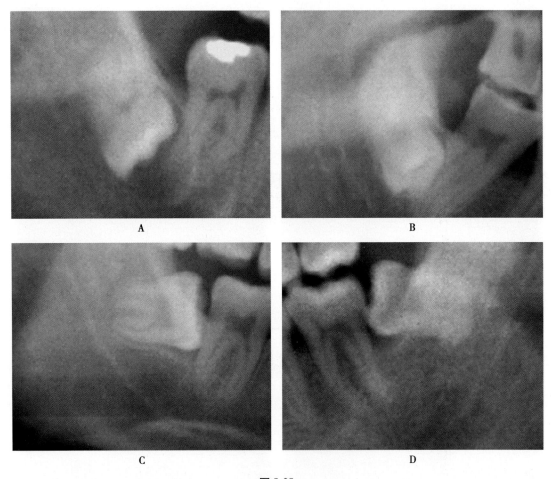

图 8-28

A. 牙囊滤泡宽,拔除难度小;B. 牙囊滤泡窄,拔除难度大;C. 牙周膜腔清楚,拔除难度小;D. 牙周膜腔模糊,拔除难度大(第四军医大学口腔医学院　丁宇翔供图)

3. 周围骨密度　阻生牙拔除难度与周围骨密度有关。骨密度与患者年龄有关,年轻患者骨密度相对低,牙槽骨扩展性大,患牙易于拔除,35 岁以上患者的骨密度高,柔性及扩展性下降,特别是一些中年人第三磨牙牙周膜已完全消失,根与牙槽骨粘连在一起,根部的阻力明显增大,骨阻力增加,拔除难度增大,拔除上颌第三磨牙时,可导致上颌结节骨折(图 8-29)。

4. 与邻牙的关系　如果阻生牙与邻牙之间有间隙则拔除较容易;如果紧靠邻牙,尤其是近中阻生或水平阻生的第三磨牙,其牙冠常抵于第二磨牙的远中,需注意避免损伤邻牙,

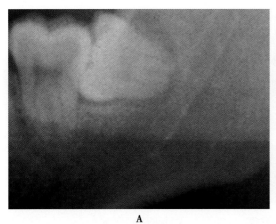
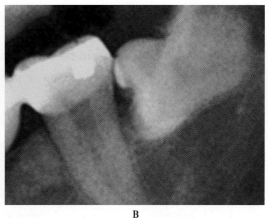

A   B

图 8-29

A. 阻生牙周围骨组织稀,拔除难度小;B. 阻生牙周围骨组织致密,拔除难度大(第四军医大学口腔医学院　丁宇翔供图)

如果邻牙有龋坏、大面积充填物或冠修复时更要格外小心。

5. 与周围重要解剖结构的关系　如果牙根离下牙槽神经、鼻腔或上颌窦很近,术者应注意避免损伤神经、鼻腔和上颌窦。

(三)　阻生第三磨牙拔除难度预测

1. 影响下颌阻生第三磨牙拔除难度的因素很多,根据阻生牙牙体长轴与第二磨牙牙体长轴所成的角度、阻生牙相对于第二磨牙殆平面的位置、阻生牙与下颌支前缘的关系可将其拔除难度分为三个等级(图 8-30):图中绿色标记的患牙拔除比较简单;淡黄色标记的患牙拔除稍困难;红色标记的患牙(包括所有类型的倒置阻生牙)拔除最复杂。

2. 年龄是决定阻生牙拔除难度的另外一个重要因素。下颌阻生第三磨牙拔除的最佳时间是 17~20 岁,此时牙根一般是圆钝的,很少会在拔除时折断,并且距离下颌管较远,牙周膜及牙周滤泡较宽,骨密度相对低,同时年轻患者全身状况良好,因此拔除相对简单且发生并发症的可能性少。上颌阻生第三磨牙最佳的拔除时间比下颌阻生第三磨牙晚,因为前者发育时间较后者晚,另外,由于受上颌骨后部骨量的限制,上颌阻生第三磨牙牙胚埋藏位置较深,与上颌窦只相隔薄层骨质或缺如,过早拔除易导致上颌窦穿通或患牙进入上颌窦。

对于成年和老年患者的阻生牙拔除应慎重,因为随着年龄增长,骨质不断钙化变硬,牙周膜消失,需去除更多的骨质,手术创伤大,同时年长的患者往往有一些系统性疾病,患者对拔牙的耐受变差,手术需在具有相关条件的情况下实施。

3. 面型可作为预测阻生牙拔除难度的附加因素。方面型(国字脸)患者的颧弓比尖面型(瓜子脸)患者低,因而张口时下颌骨喙突就会更加靠近上颌结节,导致拔除上颌阻生牙的难度增加;方面型患者的升支前缘比尖面型患者偏内,会阻挡拔除下颌阻生牙的视野,增加了拔除难度。术前通过各种检查,对所有可能影响阻生牙拔除的因素进行综合分析,可准确预测牙拔除难度并可协助制订手术方案。

(四)　阻生尖牙拔除难度预测

阻生尖牙、前磨牙如果不能通过手术助萌、正畸、移植等方法保留,则需尽早拔除,以防

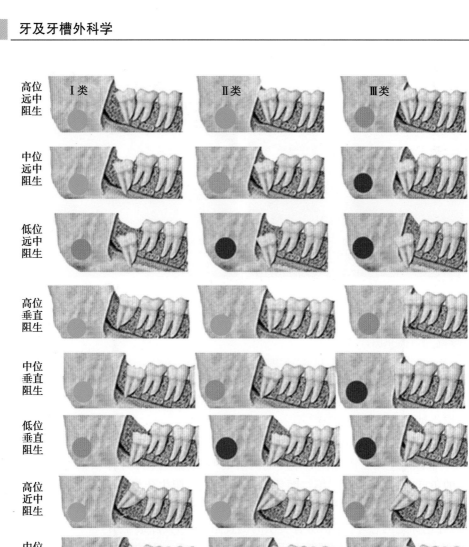

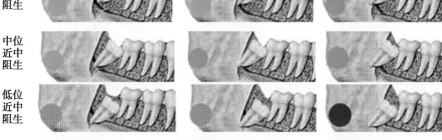

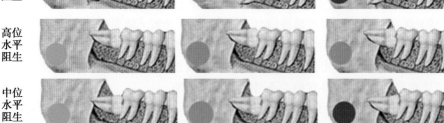

图 8-30　下颌阻生第三磨牙拔除难度等级示意图

（第四军医大学口腔医学院　丁宇翔供图）

止压迫导致邻牙松动、移位或牙根吸收。

阻生尖牙拔除难度主要与牙的埋藏部位和深度有关。由于唇侧较腭侧显露容易,因而位于牙弓颊侧的阻生尖牙较腭侧容易拔除;由于贴近颌骨表面的患牙容易显露,因而位于颌骨表面的阻生尖牙较颌骨中央的拔除难度小;由于牙埋藏越深拔除难度越大,因而高位阻生尖牙较低位拔除难度小。

三、拔牙器械准备

拥有标准的器械可使操作顺利进行,并可减少并发症的发生。阻生牙拔除的常用器械包括:15 号刀片及刀柄、骨膜分离器、颊拉钩、牙挺、持针器、线剪、缝合针及缝线(可吸收或不可吸收)、外科专用气动式手机和外科专用切割钻(图 8-31)。

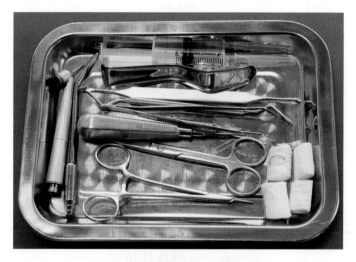

图 8-31 常用阻生牙拔除器械
(第四军医大学口腔医学院 丁宇翔供图)

用于阻生牙拔除时去骨、分牙的器械最好选用高速气动式外科专用 45°仰角手机和外科专用切割钻。目前临床上常用的仰角手机有头部带光源和不带光源两类,带光源的手机更便于口腔深部手术操作(图 8-32A)。切割钻也分为切割钻和球钻两类,切割钻长约 25mm,工作段长约 6mm,主要用于去骨、增隙和分牙;球钻长约 28mm,主要用于磨除深部短小的断根(图 8-32B)。

四、知情同意

术前必须告知患者拔除阻生牙的风险以及可能出现的并发症,如:局麻可能发生药物过量或过敏反应,可能会引起血肿或深部组织感染,针尖刺中下牙槽神经可导致暂时性下唇麻木,腭大神经麻醉可能会导致暂时性咽部异物感、恶心;术中可能需要切开牙龈、去骨、分切牙齿、缝合切口,可能会出现不适感;如果邻牙有龋坏、填充体、修复体或有严重牙周病,术中可能会损害邻牙或修复体;术后疼痛也可能由邻牙牙髓炎引起;拔除上颌第三磨牙、尖牙或

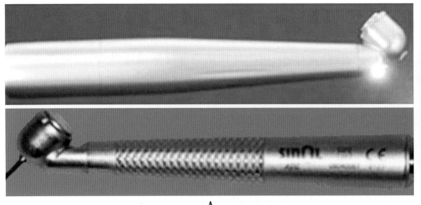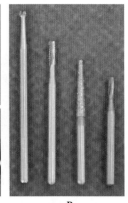

图 8-32

A. 目前常用的外科专用 45°仰角手机,分带光源(上)和不带光源(下)两类;B. 切割钻:切割钻针从长到短依次为外科用球钻、外科用切割钻;牙体、修复用金刚砂车针和裂钻,前两种钻可用于外科拔牙手术(第四军医大学口腔医学院 丁宇翔供图)

多生牙可能会引起上颌结节骨板折裂、患牙或牙根进入上颌窦,可能会损伤上颌窦或鼻腔,导致术后口腔上颌窦瘘或口鼻瘘;拔除下颌第三磨牙或尖牙有可能损伤下牙槽神经、颏神经和舌神经,导致一侧下唇或舌体暂时性或永久性麻木;术后可能会发生出血、肿痛、张口受限、"干槽症";术前、术后可能须使用抗生素及止痛药物等。

知情同意是医疗实践中的一个重要环节,尽量做到术前告知义务,医护人员有义务应用自己的知识给患者讲解、引导其对病情作出合理的治疗决定,这样可最大限度地保证医疗安全。当患者遭受到一个没有事先告知的意外并发症时,会引起患者和医护之间不必要的争执。

五、麻醉及体位

由于阻生牙拔除难度较大,耗时较长,所以长效、足量、完全的麻醉效果非常重要。医护和患者的体位一般同普通牙拔除。由于整个手术过程可能对部分焦虑和牙科畏惧症的患者存在不适的噪音和感觉,对这些患者可在术前控制焦虑,术中配合使用镇静方法等。

由于阻生牙的位置、深度、牙体倾斜角度不同,术者也可根据具体情况选择个性化的医、患体位以便于手术操作;由于拔除阻生牙时间通常较长,患者需长时间大张口并保持特定姿势,容易疲劳,因而术者要根据拔牙难度选择合理的手术方案,尽量缩短手术时间,必要时要牺牲术者自身的合理体位而使患者处于舒适的体位上完成手术。

第二节 下颌阻生第三磨牙拔除

一、阻力分析与手术设计

下颌阻生第三磨牙位于下颌骨体后部与下颌升支交界处,阻生状况具有多样性,将其拔除的关键是如何解除周围的各种阻力,因此手术前对阻力的来源和部位进行仔细的分析,设计相应的手术方案,可避免手术的盲目性,对减小手术创伤、缩短手术时间、降低并发症的发生具有积极的意义。阻力分析是下颌第三磨牙拔除术的必要步骤之一。

(一) 下颌阻生第三磨牙拔除阻力

1. 冠部阻力　包括软组织和骨组织阻力。软组织阻力来自阻生牙上方覆盖的龈瓣,该龈瓣质韧并保持相当的张力包绕牙冠,对阻生牙𬌗向和远中向脱位形成阻力。该阻力通过切开、分离软组织即可解除。

骨阻力来源于包裹牙冠的骨组织,主要是牙冠外形高点以上的骨质。冠部骨阻力主要应根据临床所见牙位的高低和骨覆盖的多少判断,单从 X 线片判断常有误差。解除冠部骨阻力主要采用去骨法,有时分切牙冠或磨削增隙也可以达到减除冠部骨阻力目的。垂直阻生时,冠部骨阻力多在远中;近中或水平阻生第三磨牙的冠部骨阻力则多在远中和颊侧。

2. 根部阻力　根部阻力来自牙根周围的骨组织,是主要的拔牙阻力,其阻力大小与下列情况有关:

(1) 阻生牙倾斜度:垂直阻生牙牙根与拔除脱位方向一致,根部阻力较小;近中阻生牙倾斜度较大,与拔除脱位方向不一致,需要转动角度,所以根部阻力也较大;水平阻生牙倾斜度约90°,与拔除脱位方向更不一致,需更大的转动角度,所以根部阻力更大;倒置阻生牙牙根倾斜度超过90°,冠、根部阻力均最大;拔除水平及倒置阻生牙时需大量去骨后再将牙分割成多段才能拔除,所以拔除最困难。

(2) 牙根形态:融合根、特短根、锥形根的根部阻力小,用挺出法即可拔除;双根且根分叉较高且两根间距较大者,根部阻力较大,需用分根法解除根部阻力;多根牙、根分叉较低且牙颈部有较大骨倒凹者、肥大根、U 形根、特长根的根阻力大,常需去骨达根长 1/3 甚至 1/2 以上才能解除根部阻力。

(3) 根尖形态:正常根尖、根尖弯向远中、根尖发育未完成者,根尖部阻力很小,拔除较容易;根尖弯向近中、颊舌侧或根尖弯曲方向不一致、根端肥大者,根尖阻力较大,拔除较困难。对于双根的近中根向近中弯曲,远中根向远中弯曲(即"八"字形根)和近远中根相向弯曲成环抱状(即 O 形根)要先分根,再分别按照根的脱位走向取出根部。

(4) 周围骨组织密度:年轻人根周骨密度疏松,牙周间隙明显,比中老年人容易拔除;根周骨组织因慢性炎症而出现明显骨吸收者,根阻力小,容易拔除;如因慢性炎症导致骨硬化或根周骨粘连,则根阻力变大,拔除较困难,该情况多见于年长患者。

去除根部骨阻力的方法有分根、去骨、增隙。单纯去骨创伤较大,应多采用分根、增隙等多种方法综合应用解除牙根阻力。

3. 邻牙阻力是指第二磨牙产生的妨碍阻生牙拔除脱位的阻力。其阻力大小视阻生牙与第二磨牙的接触程度和阻生的位置而定。

高位近中或水平阻生第三磨牙近中牙尖抵于邻牙远中面最突点以下不多者,如果根阻力不大,因为挺出方向是向后上方,常可避开邻牙阻力而能挺出;如果近中牙尖抵于邻牙远中面最突点以下时,则无论根部有无阻力,挺出时均有邻牙阻力,常需用分切牙齿后分块挺出。

Thoma 提出在 X 线片上,以近中阻生牙的根尖为圆心,以根尖到冠部近中牙尖为半径划弧线,如果弧线与邻牙冠部远中面相重叠,可判断会有邻牙阻力。应当指出,这种方法只能做参考,而临床观察十分重要。不能仅靠 X 线片显示的两牙抵触紧密情况来决定,这是因为X 线片的投照角度、牙位高低、牙根长短对阻力的判断都产生影响。

邻牙阻力的解除可采取阻生牙分冠和去骨的方法。

（二）手术方案及步骤

要根据阻力分析、器械设备条件和术者经验设计合理的手术方案。手术方案包括：麻醉方法和麻醉药物的选择、切口的设计、解除阻力的方法、去骨部位和去骨量、分切冠根的部位、牙脱位的方向。由于手术方案主要是根据影像结果制订的，如果术中出现与临床实际情况不相符时，应及时调整术前设计的方案。

下颌阻生第三磨牙拔除术是一项较为复杂的手术，手术本身包含对软组织和骨组织的处理，要严格遵守无菌原则。

1. 麻醉　通常选择下牙槽神经、舌神经、颊长神经一次性阻滞麻醉。为减少术中出血、保证术野的清晰和方便操作，可在阻生牙颊侧及远中浸润注射含血管收缩剂（肾上腺素）的麻药。

2. 切口　因下颌阻生第三磨牙位于口腔最后部而导致操作视野有限，通常需切开、翻瓣以提供清晰的视野。高位阻生一般不需切开，或仅在远中切开、分离牙龈即可（图8-33）；下颌阻生第三磨牙的远中磨牙后垫区舌侧有一下颌血管分支经过，该分支通常不越过中线，舌神经位于阻生牙舌侧黏膜下，如果远中切口偏舌侧，可能会切断该血管而导致术中出血多，影响术野，还可能损伤舌神经，因而远中手术切口一定要偏颊侧，基本上是第二磨牙颊侧牙龈沟切口的延伸。

切开前，要仔细触诊磨牙后垫区以确定切口位置，对局部存在感染的病例，应彻底冲洗盲袋，切开后还需对术区进一步冲洗。

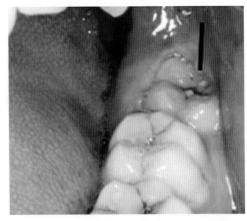

图 8-33　高位垂直阻生，远中横切口，注意要偏颊侧，仅切开覆盖在患牙𬌗面和远中的软组织

（第四军医大学口腔医学院　丁宇翔供图）

中低位阻生最好选用袋型瓣切口，也可选用三角瓣切口。袋型瓣切口从阻生牙颊侧外斜嵴开始，向前切开至第二磨牙远中偏颊处，再沿第二磨牙颊侧牙龈沟向前切开至第二磨牙近中（短袋型切口）或继续沿牙龈沟向前扩展至第一磨牙近中（长袋型切口），牙龈乳头保留在组织瓣上，切开时刀刃应直达骨面，全层切开黏骨膜（图8-34）。

如果阻生牙埋藏很深，也可选用三角瓣切口，该切口是在袋型切口的基础上，在第二磨牙近中或远中颊面轴角处附加一个向前下斜行与龈缘约成45°的减张切口，附加切口与牙龈沟内切口必须保持钝角以保证基部足够宽（提供足够的血供），长度不能超过前庭沟底（图8-35）。

拔除下颌第三磨牙最常用的是袋型切口，该切口沿颊侧牙龈沟向前切开，根据所需视野的大小选择不同的切口长度，可满足所有下颌阻生牙拔除的视野要求，并可在术中根据需要转换成三角切口。由于组织瓣翻得越大，术后肿胀、出血越严重，患者越痛苦，因而翻瓣范围应适当，能保证足够的视野且不影响操作即可，切口长度以翻瓣后能适当暴露患牙颊侧和远中骨面即可；对初学者来说，翻瓣设计的要稍大，以免因操作技术不够熟练而引起过大的组织损伤或因视野不够大而导致患牙拔除困难（图8-36）。

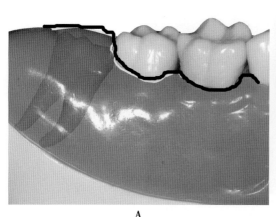
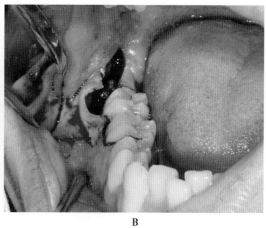

图 8-34

A. 袋型切口示意图：短袋型切口（黄线所示），长袋型切口（黑线所示）；B. 袋型切口（第四军医大学口腔医学院　丁宇翔供图）

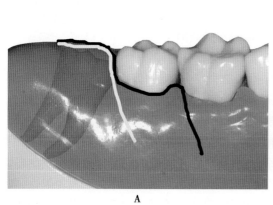
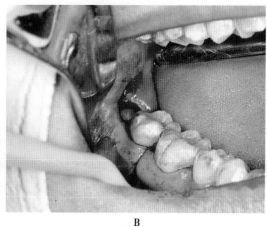

图 8-35

A. 三角形切口：短三角型切口（黄线所示），长三角型切口（黑线所示）；B. 三角型切口（第四军医大学口腔医学院　丁宇翔供图）

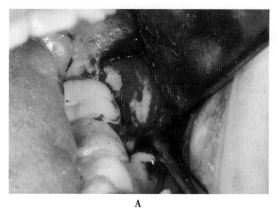
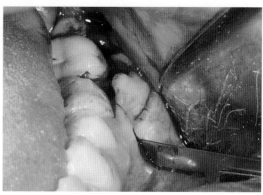

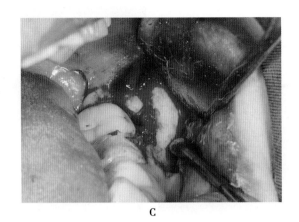
C

图 8-36

A. 袋型切口及显露范围;B. 根据需要可附加切口而改变为三角型切口;C. 三角型切口的显露范围(第四军医大学口腔医学院 丁宇翔供图)

因三角切口对初学者来说其松弛切口缝合较困难,操作时易发生松弛切口黏骨膜处的撕裂,导致拔牙后的渗出物、血液在此处聚居,形成肿胀、血肿和感染,临床表现为拔牙一周后在松弛切口附近出现肿痛;松弛切口部位需有骨质支持,否则会影响组织瓣的愈合。因此,只有当需要较大的术野,特别是需暴露较深的根尖部骨质时才选用。

3. 翻瓣 将骨膜剥离器刃缘朝向骨面插入到骨膜与牙槽骨之间,从切口前端开始,先旋转分离牙龈乳头,再沿牙槽嵴表面向后推进,要确保组织瓣全层分离,如因未完全切开组织瓣而导致分离困难时,应再次彻底切开,避免因强行剥离引起组织撕裂。分离、翻瓣的范围原则上以显露术区即可,颊侧不要超过外斜嵴,舌侧不要越过牙槽嵴,以免引起过重的术后肿胀,组织瓣翻开后将颊拉钩置于组织瓣与术区之间,使组织瓣得以保护并可充分显露术区(图 8-37)。

翻瓣时要注意需将与患牙粘连的软组织完全分离,避免在牙脱位的同时导致软组织撕裂。由于颊肌肌腱和翼内肌前缘的附着大多止于磨牙后垫区,因而第三磨牙远中的剥离较困难,翻瓣时应小心,以免引起软组织撕裂或激惹颊肌肌腱和翼内肌造成术后张口受限,由于舌侧组织疏松,受损后易引起局部肿胀而导致吞咽困难和疼痛,因此舌侧尽量不翻瓣,仅将黏骨膜瓣与患牙秴面和舌侧牙面分离即可,不要越过舌侧牙槽嵴顶部,可用缝线辅助牵开组织瓣(图 8-38)。

4. 去骨 翻瓣后应根据 X 线片和临床实际的骨质覆盖状况决定去骨部位和量,选用外科专用仰角手机和切割钻去骨。去骨的一般原则:显露牙冠的最大周径;尽量保持颊侧皮质骨高度;根据患牙拔除难度以及切割牙冠方式确定去骨量。

去骨的目的是暴露牙冠,包括去除全部秴面和部分颊侧、远中的牙槽骨,为保持牙槽骨高度,去除颊侧及远中牙槽骨时可仅磨除贴近患牙的部分牙槽骨,这样既显露了牙冠,又达到了增隙的目的(图 8-39A)。

舌侧及近中牙槽骨原则上不能去除,因为这样可能会伤及舌神经、第二磨牙及第二磨牙牙周骨质。由于舌神经位于舌侧软组织内,可能平行于牙槽嵴顶行走,为避免损伤神经,在远中去骨时不要超过中线,将分离器置于远中骨板周围进行保护,确保切割钻不伤及软组织(图 8-39B)。

5. 增隙 是在患牙的颊侧和远中骨壁磨出沟槽(在临床实际操作中,该步骤大多已在去骨

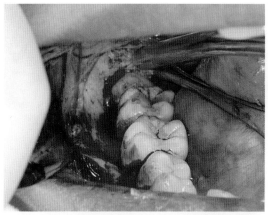

图 8-37　分离、翻瓣的范围：颊侧不要超过外斜嵴，舌侧不要越过牙槽嵴，将颊拉钩置于组织瓣与术区之间，显露术区并保护软组织瓣

（第四军医大学口腔医学院　丁宇翔供图）

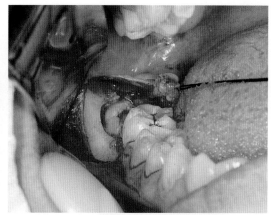

图 8-38　翻瓣时要将与患牙粘连的软组织完全分离，可用缝线辅助牵开组织瓣

（第四军医大学口腔医学院　丁宇翔供图）

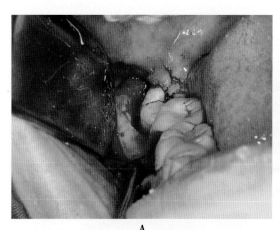

A

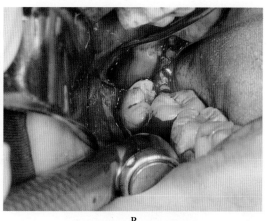

B

图 8-39

A. 去骨的范围包括全部殆面骨质和贴近患牙颊侧和远中的部分牙槽骨；B. 分离器置于远中舌侧骨板保护软组织（第四军医大学口腔医学院　丁宇翔供图）

时完成），将磨出的沟槽作为牙挺的支点。沟槽宽度约 2mm，该宽度既可容纳牙挺，又不会因太宽导致牙挺失去支点在沟槽内打转。增隙时，将牙切割钻与牙体长轴平行，在患牙表面去骨磨出一小沟，从小沟开始向近远中磨除患牙颊侧和（或）远中表面骨质，将患牙和骨壁分离，沟的深度达牙颈部以下（通常与切割钻的长度相当，不会影响颌骨的机械强度），注意不要伤及下牙槽神经管（图 8-40）。

去骨是显露患牙和增隙的一种手段，但去骨太多无疑增加了手术时间、术中损伤相邻结构的机会以及患者术后愈合的时间，有悖于微创拔牙的原则。去骨时先确定最小的去骨量，一般垂直阻生去骨或增隙需达牙冠外形高点以下；水平和近中阻生应达近中颊沟之下，以便分切牙冠；远中阻生至远中牙颈部以下，以便消除远中阻力。

传统拔牙方法需要去除大量骨质以暴露牙齿，骨凿及劈冠器无法有效地分切牙齿，并且容

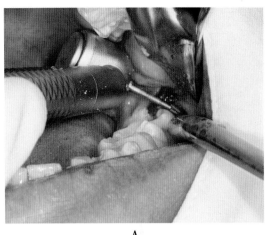
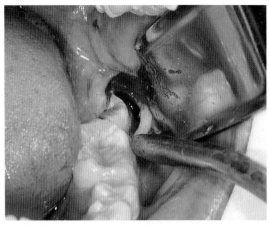

图 8-40

A. 去骨暴露牙冠；B. 颊侧及远中去骨磨出的沟槽增隙，深达牙颈部（第四军医大学口腔医学院丁宇翔供图）

易导致邻牙和下牙槽神经的损伤，不当的锤击分牙和增隙还可能有骨折的风险；使用外科专用仰角手机和切割钻可最大限度地减少去骨量，并减少损伤，使用时要联合使用颊拉钩、吸引器，要注意保护软组织，避免去骨过多或分切牙齿过深导致牙槽窝内滋养动脉损伤和神经损伤。

6. 分切患牙　包括截冠和分根。其目的是解除邻牙阻力、减小根部骨阻力。其优点是减小创伤、减少操作时间、降低并发症。最常用的方法是用切割钻从患牙牙冠颊侧正中向舌侧进行纵向切割，深度达根分叉以下，将牙分成近中和远中两部分（由于有的患牙舌侧面非常接近舌侧骨板，而且舌侧骨板较薄，为避免损伤舌侧软组织及舌神经，通常切割至余留患牙舌侧少部分牙体组织即可，不可将整个患牙颊舌向贯穿磨透，然后用直挺插入沟槽底部旋转将患牙折裂成理想比例的近中、远中两部分（图 8-41）。

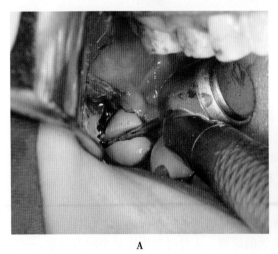
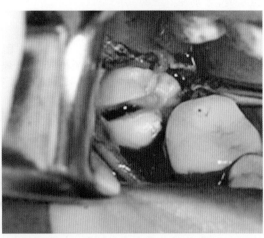

图 8-41

A. 增隙及分牙时，切割钻的工作段应位于骨或牙组织内，颊舌向分切牙冠至根分叉；B. 切割后，应余留患牙舌侧少部分牙体组织（第四军医大学口腔医学院　丁宇翔供图）

有时,近中部分存在邻牙阻力时,可在近中部分釉牙骨质界处做一横断切割,将其分割为牙冠和牙根两部分,先取出牙冠,然后挺出牙根。如是多根牙可将牙根分割成多个单根后再分别挺出(图8-42)。

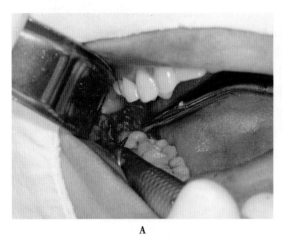
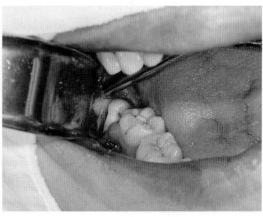

A   B

图 8-42
　A. 横断切割牙冠;B. 牙冠舌侧及底部保留少量牙体组织(第四军医大学口腔医学院　丁宇翔供图)

分割患牙时,从牙冠颊侧向舌侧切割至整个牙冠颊舌径的4/5左右,舌侧牙体组织不切开,深度以略超过根分叉即可,这样既可以避免损伤舌侧的舌神经和下方的下牙槽神经管,也提高了切割效率。由于局部温度高于47℃且超过30秒,可造成骨组织变性坏死,切割时应注意喷水降温,使用提拉式切割方式,时切时停,同时及时更新切割钻,保持较高的切割效率(图8-43)。

7. 拔出患牙　当完全解除邻牙阻力、基本解除骨阻力后,根据临床具体情况,选择合适的牙挺,分别将患牙或分切后的各个部分挺松或挺出,挺松部分用牙钳将其拔除,以减少牙

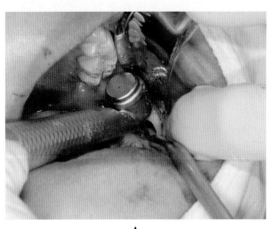
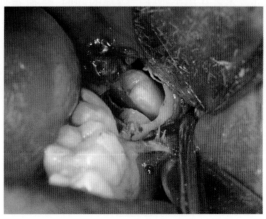

A   B

图 8-43
　A. 分割患牙时不能太深,以免损伤下牙槽神经管;B. 不能将患牙磨透,以免太靠近舌侧而损伤舌侧软组织或舌神经(第四军医大学口腔医学院　丁宇翔供图)

挺滑脱和牙体被误吸、误吞的可能。使用牙挺时切忌使用暴力,应注意保护邻牙及骨组织(用手指接触患牙及邻牙并抵压于舌侧,感知两牙的动度,控制舌侧骨板的扩张幅度),以免造成舌侧骨板、相邻第二磨牙、下颌骨的损伤或患牙移位。

阻生牙颊侧骨板较厚,并有外斜嵴加强,是产生骨阻力的主要部位,因而在其颊侧去骨、增隙即消除了主要骨阻力,又为牙挺的使用创造了有利支点;由于患牙舌侧骨板薄、弹性较大因而拔除患牙时大多向舌侧脱位,但如果患牙与舌侧骨板粘连严重,拔除患牙时易导致舌侧骨板骨折而引起出血、肿胀、咽部疼痛等反应,因而如果发现患牙的牙根阻力不大,颊侧和远中骨阻力均已通过去骨、增隙的方法去除,而患牙仍有较大的脱位阻力时,此时不可强行拔除,应考虑舌侧骨板是否与患牙发生粘连,对发生粘连的患牙可用切割钻从颊侧向舌侧切割患牙牙冠,将牙冠折裂后分块拔除即可避免发生舌侧骨板骨折;如果患牙牙根与根尖骨质发生粘连,拔除牙根过程中易破坏下颌管骨壁,从而造成神经损伤,另外,拔牙后出血和渗出物也会通过破坏、缺损的下颌管骨壁直接压迫下牙槽神经,引起相应的神经症状,因而对与下颌管骨壁发生粘连的牙根可通过外科专用球钻直接磨除即可。

低位阻生牙意味着占据了下颌角骨质的大量空间,加之此区域颌骨骨质由厚变薄,且下颌骨体和下颌升支的方向不同,下颌骨体受力后应力向周边的传递受阻,因而使用牙挺时要防止暴力,以免导致下颌角骨折。

使用牙挺时要有稳定的支点,切莫滑脱刺伤软组织;使用牙钳或镊子取出患牙或牙碎片时,要防止落入口咽腔;近中和水平阻生牙的根尖向近中弯曲较多见,成为拔牙断根的主要原因;出现断根时应根据术前 X 线片通过根尖与下颌管的关系来寻找根尖,也可再加拍一张根尖片来判断位置,不可盲目操作,如果断根没有感染且长度小于 3mm,可不拔除,但须征得患者同意并按期随访拍摄 X 线片检查。

如使用牙挺、牙钳拔除患牙时,需用手托住、固定下颌,这既可增加器械的使用效率,亦可防止颞下颌关节韧带间接损伤或关节脱位导致的关节疼痛不适,固定下颌的方法是:当术者在患者右前方时,用左手从前方托住颏部;当术者在患者右后方时,用左手从后方绕过患者下颌左侧托住颏部;如果术者需要用左手牵拉口角或已翻开的组织瓣时,可由助手托住颏部。术者在用手指扶持颏部的同时,将拇指伸入口内,将拇指腹部压在下颌第二磨牙殆面

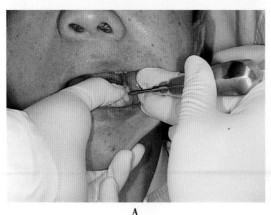
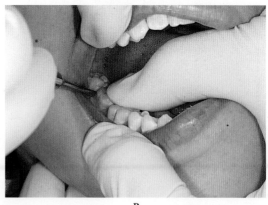

A   B

图 8-44
A. 术者在患者右前方时从前方托住颏部,拇指腹部压在邻牙殆面上保护;B. 术者在患者右后方时从后方托住颏部,拇指腹部压在邻牙殆面上保护(第四军医大学口腔医学院 丁宇翔供图)

上,同时拇指尖轻触患牙,这样在挺出患牙过程中,一方面可增加第二磨牙固位力,感觉其是否受力或受力大小,另一方面可感知患牙受力、移动情况和能否被挺出(图8-44)。

对分割拔出的患牙,应将拔除的牙体组织进行拼对,检查其完整性,如有较大缺损,应仔细检查拔牙窝,避免遗留(图8-45)。

8. 处理拔牙窝　用生理盐水对拔牙窝进行清洗和(或)用强吸的方法彻底清理拔牙时产生的碎片或碎屑,对粘连在软组织上的碎片可用刮匙刮除,但不能过度搔刮牙槽窝,以免损伤残留牙槽骨壁上的牙周膜而影响伤口愈合。

在垂直阻生牙的远中部分、水平阻生或近中阻生牙冠部的下方常存在肉芽组织,X线显示为三角形的低密度区,如探查为脆弱松软、易出血的炎性肉芽组织,应予以刮除;如探查为韧性、致密的纤维结缔组织,则对愈合有利,不必刮除。低位阻生的牙冠常有牙囊包绕,多与牙龈相连,应将其去除,以免形成残余囊肿(图8-46)。

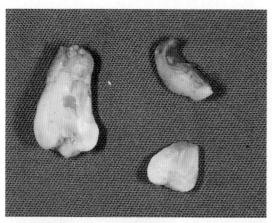
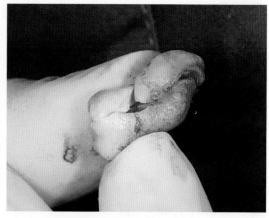

图8-45
A. 拔除的牙碎块;B. 拼对后(第四军医大学口腔医学院　丁宇翔供图)

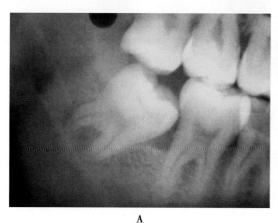
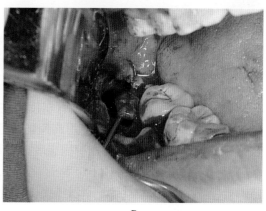

图8-46
A. X线显示患牙冠部下方为三角形的低密度区,应注意探查;B. 刮出的肉芽组织(第四军医大学口腔医学院　丁宇翔供图)

压迫复位扩大的牙槽窝,修整锐利的骨缘,取出游离的折断骨片。为预防出血和感染,可在拔牙窝内放入止血纱布、海绵或胶质银海绵 1~2 块(图 8-47)。

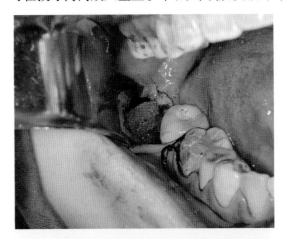

图 8-47 在拔牙窝内放入胶质银海绵
(第四军医大学口腔医学院 丁宇翔供图)

9. 缝合 缝合的目的是将组织瓣复位以利愈合、防止术后出血、缩小拔牙创、避免食物进入、保护血凝块。缝合不宜过于严密,通常第二磨牙远中处可以不缝,这样既可达到缝合目的,又可使伤口内的出血和反应性产物得以引流,从而减轻术后肿胀和血肿的形成(图 8-48)。

缝合切口时,要先缝合组织瓣的解剖标志点,如:切口的切角和牙龈乳头,因为拔牙后有些解剖结构发生了变化,这样可以避免缝合时组织瓣移位。缝合完成后用消毒棉卷覆盖拔牙创并嘱患者咬紧加压止血。

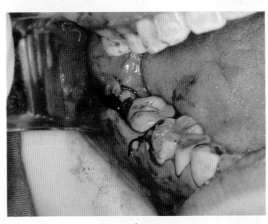 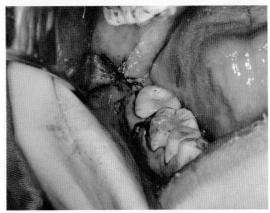

A   B

图 8-48
A. 先缝合解剖标志点牙龈乳头;B. 第二磨牙远中不要严密缝合(第四军医大学口腔医学院 丁宇翔供图)

阻生牙拔除一定要四手操作,牙科助手在整个手术过程中起着很重要的作用,手术时医助人员均应佩戴护目镜,防止使用高速切割手机时血液及水雾溅入眼内;如果手术时间较长,可使用开口𬌗垫,以免在术中因患者疲劳而无意识的开口过小或闭口,导致医患合作不顺利,延误手术时间;助手位于患者头部左侧,一手持拉钩牵拉唇颊部或舌体以方便术者看清术野,避免切割钻和其他手术器械损伤软组织,另一手持吸引器放置于舌颌沟或磨牙后垫区(吸引器头部开口处应与术区软组织平行或呈一定的角度,避免吸引器头部开口与软组织垂直导致软组织因吸力引起的移位而阻塞开口)及时吸除血液及高速手机喷出的水雾,保持术野清晰,及时吸除碎骨块及牙齿碎片,防止患者误吸,吸引器还可用于牵拉软组织,发挥协助暴露术野、遮挡软组织不被损伤的作用。助手在配合手术时不要遮挡术者的视线,不要影响术者的操作,在搔刮、清理牙槽窝时应及时吸除病变骨质及肉芽组织,在缝合时,应及时吸除渗出血液和唾液,保持术区清晰,并配合剪线。在操作过程中应随时调整光线,保证手术顺利完成(图 8-49)。

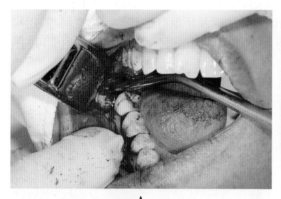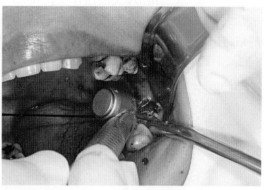

A   B

图 8-49

A. 吸引器头部开口处可放置于骨面或牙槽窝附近;B. 助手要协助显露术区,及时吸除血液、唾液和冷却水等,吸引器头部开口处应避免接触软组织,需要与术区软组织平行或呈一定的角度(第四军医大学口腔医学院 丁宇翔供图)

10. 术后医嘱 同普通牙拔除术。由于下颌阻生牙拔除损伤较大,术后可适当使用抗生素和止痛药。

第三磨牙拔除难度大,手术的时间比较久,拔除后局部会发生疼痛、肿胀的现象;棉卷或纱布卷要咬紧 1 小时,血水、口水都要吞下,2 小时后才能吃饭喝水,但不可食用热、硬、刺激的食物,拔牙后当天不可刷牙、漱口,多注意休息,以帮助血液凝结,伤口复原。拔除第三磨牙后先冰敷,2 天后热敷;适当口服消炎药物,比如克林霉素、阿奇霉素、甲硝唑等广谱+厌氧配伍服用 3~4 天。

二、各类下颌阻生第三磨牙的拔除方法

(一)垂直阻生

如果患牙已完全萌出,根和骨阻力不大时,可分离牙龈后用牙挺直接拔除;如果患牙未完全萌出,存在较大软组织阻力时,可将患牙𬌗面及远中龈瓣切开、翻瓣,完全消除软组织阻力后再用牙挺拔除。将牙挺置于患牙近中,以牙槽突为支点,以楔力为主,逆时针向远中转动,使患牙获得向上后的脱位力。

如果患牙牙冠有较大的骨阻力时,需去除牙冠𬌗面全部骨质和远中部分骨质后再拔除患牙(图 8-50)。如果患牙根分叉大而导致根部骨阻力较大时,应用切割钻将患牙垂直分割成近、远中两瓣后分别拔除(图 8-51)。对于低位、骨阻力大者应采用去骨、增隙、分根等联合方法。

垂直低位阻生患牙根尖部常紧邻下颌管,有时下颌管穿行于牙根之间,术前 X 线如发现患牙根部分叉且两根相向弯曲环抱下颌管时,术中最好垂直分割牙冠及牙根,不可暴力整体挺出患牙而造成神经损伤或断根,搔刮牙槽窝时也要注意防止损伤下牙槽神经。

（二）近中阻生

对邻牙和根部阻力不大的高位近中阻生牙（近中部分位于第二磨牙牙冠外形高点或以上），多可直接挺出。操作时应用拇指肚压紧邻牙进行保护，如患牙牙冠下方有新月形（非炎症性骨吸收）或三角形（炎症性骨吸收）间隙存在时，则更有利于牙挺的插入和施力。

大多数近中阻生牙的邻牙阻力较大，为保证患牙牙冠及牙根有足够的脱位空间，需用切割钻将患牙分割成几部分。如患牙牙根阻力不大，可使用近中分冠法解除邻牙阻力即可（图8-52）。

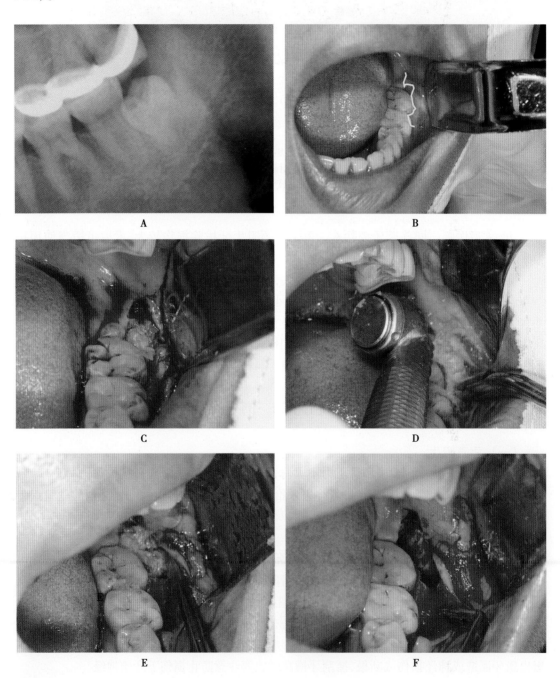

A

B

C

D

E

F

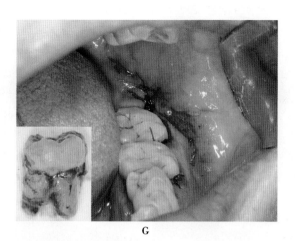

G

图 8-50

A. 31 岁女性患者,左下颌第三磨牙垂直阻生;B. 采用袋型切口;C. 切开、翻瓣后发现患牙颊侧𬌗面有骨质覆盖;D. 磨除患牙𬌗面覆盖骨质并在颊侧及远中磨出沟槽,显露牙冠最大周径;E. 将牙挺插入颊侧沟槽;F. 顺利整体拔除患牙;G. 清理拔牙窝,缝合伤口(第四军医大学口腔医学院 丁宇翔供图)

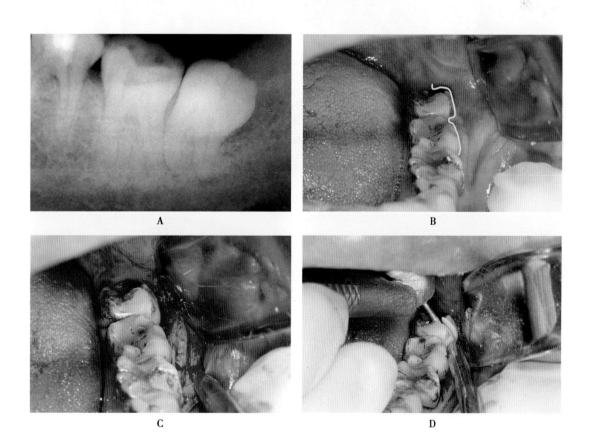

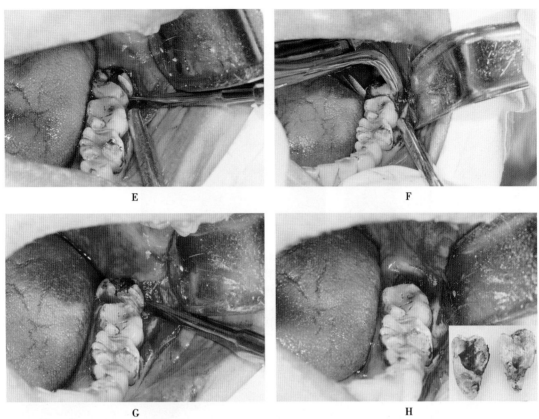

E   F

G   H

图 8-51

A. 39 岁男性患者,左下颌第三磨牙垂直阻生,牙片显示患牙牙根弯曲且分叉;B. 采用袋型切口;C. 翻瓣后在患牙颊侧磨出沟槽显露牙冠最大周径;D. 用切割钻从患牙颊侧中央沟向舌侧切割,深达根分叉;E. 将直挺插入切割的沟槽旋转将患牙分成近远中两瓣;F. 先将近中瓣拔出;G. 再挺出远中瓣;H. 整个牙拔除术后(第四军医大学口腔医学院 丁宇翔供图)

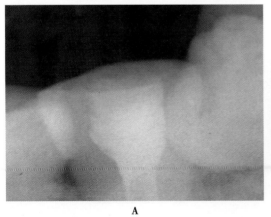

A

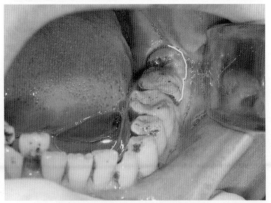

B

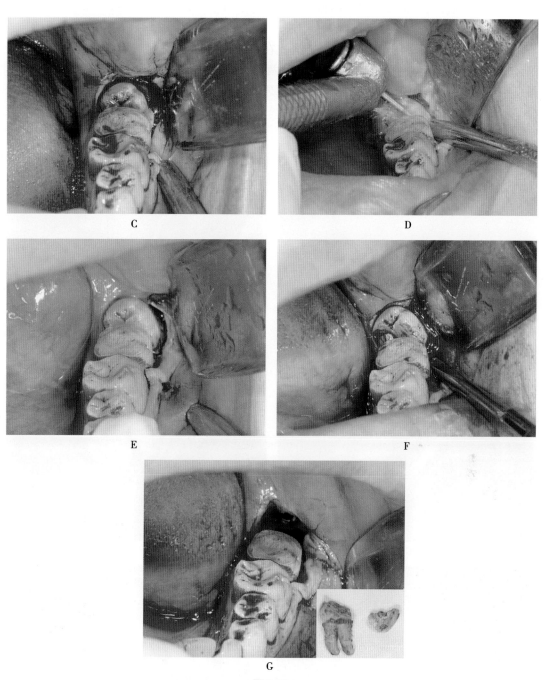

图 8-52

A. 38 岁男性患者,左下颌第三磨牙近中阻生;B. 采用袋型切口;C. 翻瓣,显露患牙牙冠;D. 用切割钻在牙冠颊侧磨出沟槽,并将牙冠近中阻力部分切割分离;E. 取出牙冠近中牙片,消除邻牙阻力;F. 用牙挺挺出患牙其他部分;G. 整个牙拔除术后(第四军医大学口腔医学院 丁宇翔供图)

如患牙牙根阻力较大，需在解除邻牙阻力的同时解除或减小患牙根部骨阻力，应使用正中分冠法，在颊舌向将患牙分成近中和远中两部分后再依次挺出（图8-53）。

（三）水平阻生

高位水平阻生可采用正中分冠法拔除，先在患牙颊侧和远中增隙，用切割钻正中垂直切割牙冠至根分叉以下将患牙分成近中和远中两部分，先挺出远中部分，再挺出近中部分，如果近中部分因邻牙阻挡不能被挺出，可在其釉牙骨质界处进行横断切割，将近中部分再切割

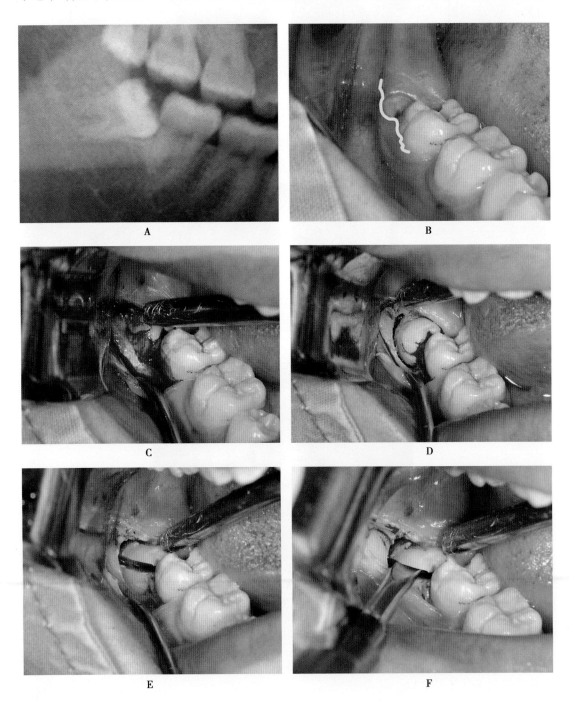

A

B

C

D

E

F

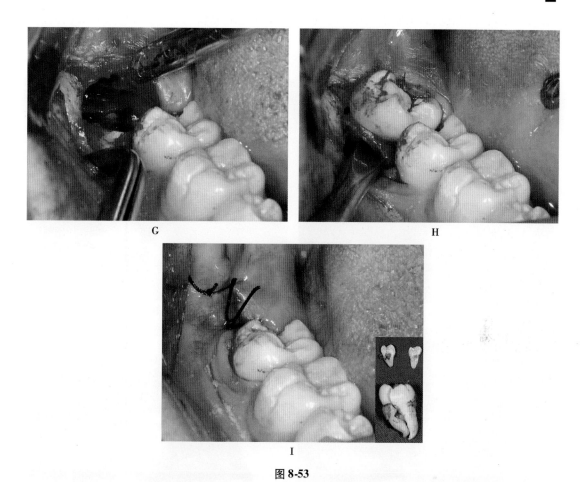

图 8-53

A. 23 岁女性,右下颌第三磨牙近中阻生;B. 采用袋型切口;C. 翻瓣,显露患牙牙冠;D. 在患牙颊侧和远中去骨增隙;E. 用切割钻正中垂直切割牙冠至根分叉以下;F. 将牙挺插入切割间隙中旋转,将患牙分为近、远中两部分;G. 先挺出远中部分;H. 再挺出近中部分;I. 患牙拔除后(第四军医大学口腔医学院 丁宇翔供图)

成冠和根两部分,先取出冠部,再取出根部。

中、低位水平阻生通常邻牙阻力很大,首先需去除覆盖患牙牙冠的骨质并在牙冠的颊侧及远中增隙以显露牙冠,再从牙冠最大周径处将其横断、分离,被分离的牙冠应上宽下窄,以利于取出。取出牙冠后再将其他部分挺出(图 8-54),如分离的牙冠无法整体取出,可再切割分块后取出,如牙根分叉较大时,需分根后依次拔除(图 8-55)。

(四) 远中阻生

由于下颌升支对远中阻生患牙的阻力较大,必须通过去除患牙牙冠或远中部分牙冠,消除患牙远中阻力后,才能将患牙完全拔除;如果患牙牙根阻力较大时,可通过分根的方法解决(图 8-56)。

(五) 倒置阻生

倒置阻生第三磨牙往往深埋在下颌骨及升支内,并与第二磨牙毗邻,拔除相当困难。首先去除覆盖患牙牙根上方的骨质,并在患牙牙根及牙冠周围增隙,然后沿患牙长轴方向分割患牙,最后将分割成块的患牙依次取出。如果患牙牙冠阻力较大时,可先分块取出牙根,再分块取出牙冠(图8-57)。

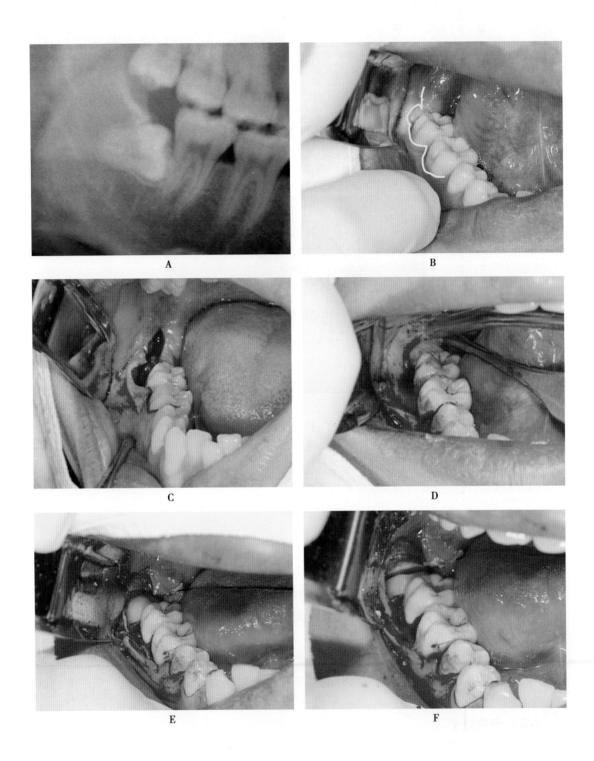

A

B

C

D

E

F

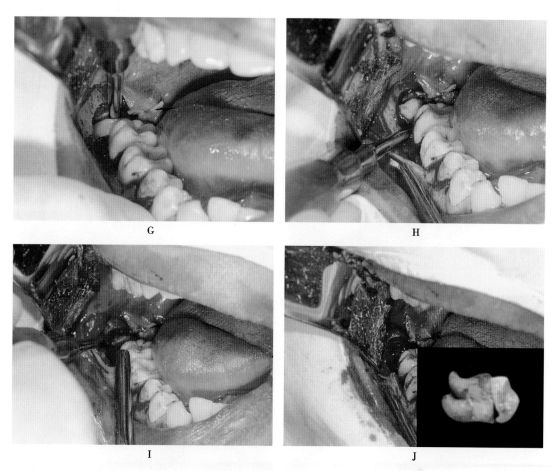

G H I J

图 8-54

A、B. 26 岁男性患者,右下颌第三磨牙水平阻生;C. 采用袋型切口;D. 翻瓣显露患牙;E. 磨除患牙牙冠覆盖骨质并在颊侧及远中磨出沟槽,显露牙冠最大周径;F. 用切割钻在牙冠颊侧最大周径处向舌侧横行切割至牙冠舌侧约 4/5 处;G. 将直挺插入切割沟槽中旋转将牙冠折裂;H. 先挺出牙冠部分;I. 再挺出其他部分;J. 整个牙拔除后(第四军医大学口腔医学院 丁宇翔供图)

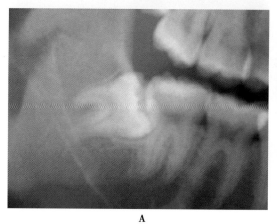

A

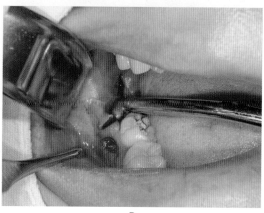

B

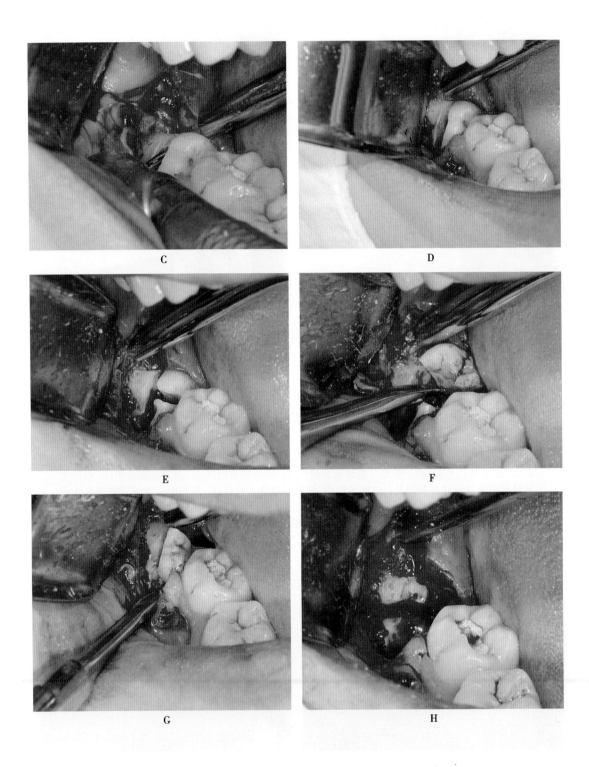

C

D

E

F

G

H

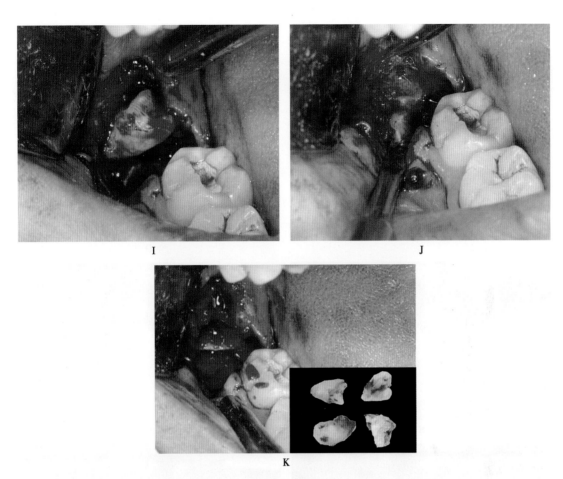

I　　　　　　　　　　　J

K

图 8-55

A. 21 岁男性患者,右下颌第三磨牙水平阻生;B. 采用三角瓣切口;C. 翻瓣、去骨后,在牙冠外形高点处横行切割牙冠;D. 切割、分离牙冠后,仍无法整体取出牙冠;E. 再将分离的牙冠切割成颊、舌两瓣;F. 先取出舌侧瓣;G. 再取出颊侧瓣;H. 将牙根切割为近、远中两部分;I. 先挺出远中牙根;J. 再挺出近中牙根;K. 患牙全部拔除后(第四军医大学口腔医学院　丁宇翔供图)

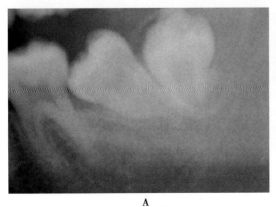

A

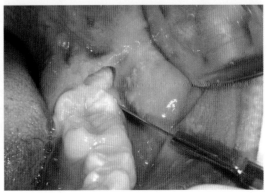

B

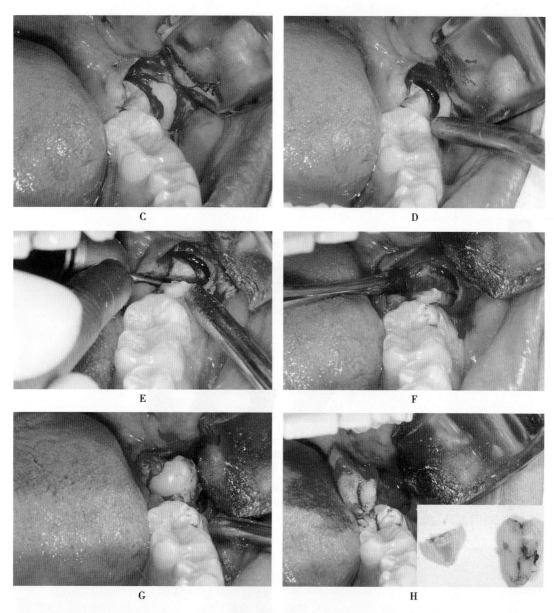

图 8-56

A. 24 岁女性患者,左下颌第三磨牙远中阻生;B. 采用袋型切口;C. 翻瓣后显露患牙;D. 在患牙颊侧增隙;E. 用切割钻颊舌向切割牙冠,将患牙分为远中小片牙冠及近中大部分牙体,以解除远中骨阻力;F. 取出远中小部分牙冠;G. 挺松近中大部分牙体;H. 取出近中大部分牙体(第四军医大学口腔医学院 丁宇翔供图)

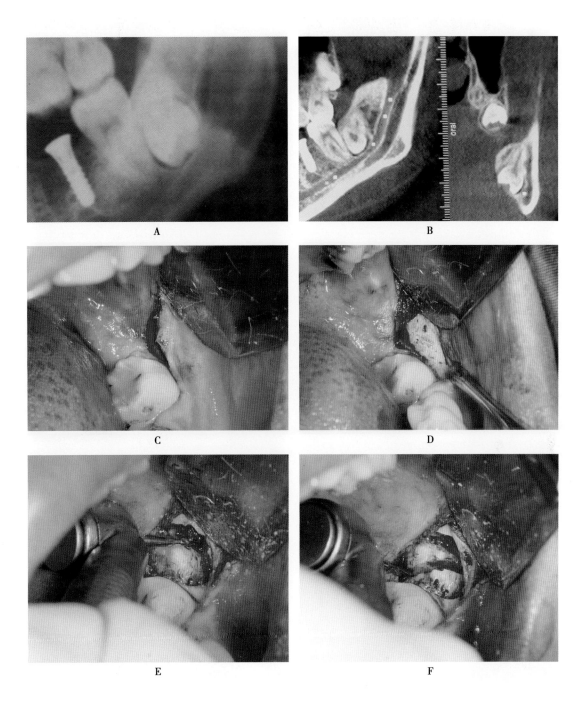

A

B

C

D

E

F

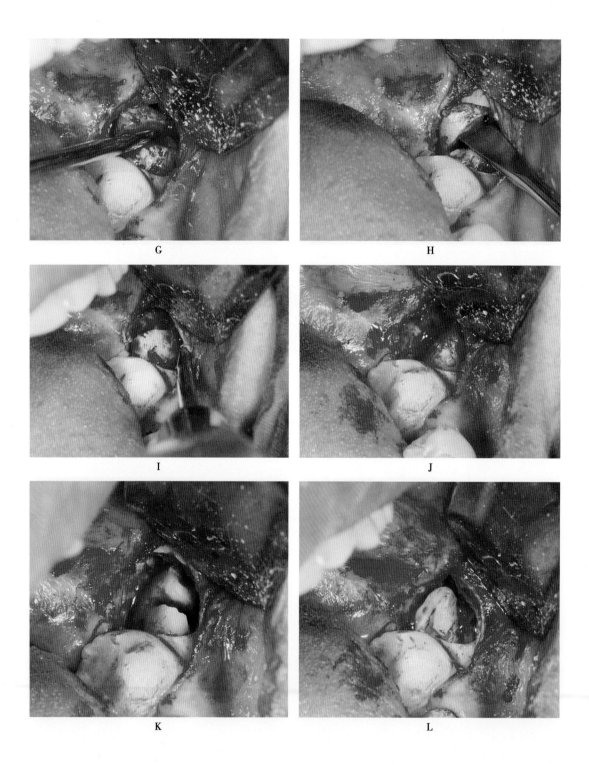

G

H

I

J

K

L

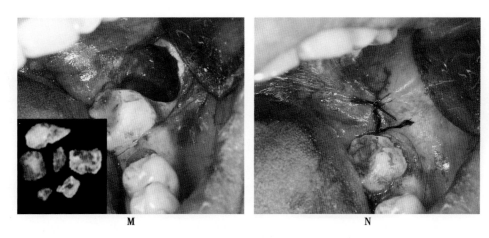

M

N

图 8-57

A. 30 岁男性患者,左下颌第三磨牙倒置阻生,与神经管紧贴;B. CBCT 示神经管紧贴患牙,位于患牙牙冠颊侧;C. 采用短袋型切口;D. 翻瓣,显露覆盖患牙的骨质;E. 用切割钻去骨,显露患牙牙根;F. 从患牙牙根正中分割牙根,深至牙颈部;G. 插入牙挺旋转,将牙根分开;H. 先挺出远中牙根;I. 再挺出近中牙根;J. 牙冠太大,无法整体挺出;K. 再切割牙冠;L. 分块取出牙冠;M. 患牙全部拔除后;N. 缝合后(第四军医大学口腔医学院 丁宇翔供图)

(六)牙胚

因牙胚没有牙根,其周围均有大量的骨质,为减少创伤,可用切割钻仅去除牙胚𬌗面少量骨质,开窗显露牙胚,再将牙胚分切成几部分后分块取出即可(图 8-58)。

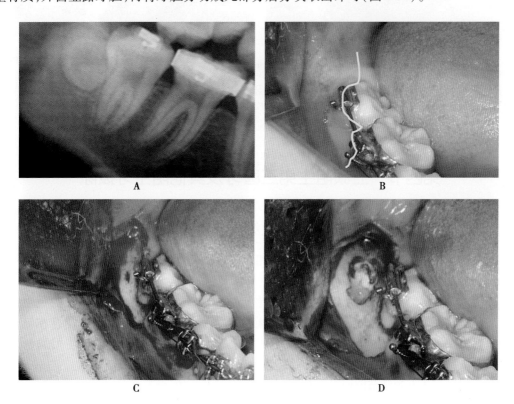

A

B

C

D

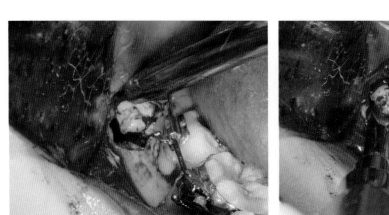
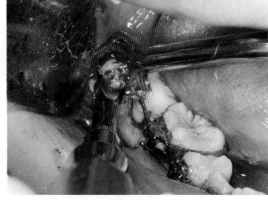

E   F

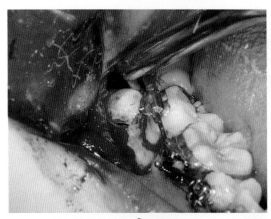
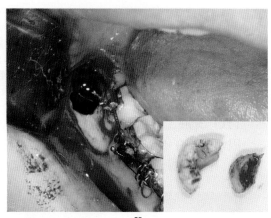

G   H

图 8-58

A. 16 岁女性患者,正畸需要拔除右下颌第三磨牙胚;B. 采用三角瓣切口;C. 翻瓣显露牙胚处颌骨表面;D. 磨除牙胚表面覆盖骨质,显露牙胚;E. 将牙胚颊舌向截开;F. 先挺出远中瓣;G. 再取出近中瓣;H. 整个牙胚拔除术后(第四军医大学口腔医学院 丁宇翔供图)

第四节 上颌阻生第三磨牙及其他阻生牙拔除

一、上颌阻生第三磨牙拔除

上颌阻生第三磨牙与下颌阻生第三磨牙相比拔除难度低,拔除方法也有很多相同点,具体步骤如下:

1. 切口 由于上颌阻生第三磨牙的颊侧和远中没有重要解剖结构,最困难的是手术视野比较局限,特别是低位完全骨埋藏的患牙,无论是袋型切口或三角型切口(注意在缝合松弛切口时需要一定的手术技巧)其术后反应均较轻,因而除了高位阻生患牙使用袋型切口外,为了获得良好的手术视野,低位或埋藏阻生患牙均可使用三角形切口。

袋型切口起于上颌结节前面微偏颊侧,向前至第二磨牙的远中,再沿着第二和第一磨牙牙龈沟向前延伸,如选用三角型切口,可在第二磨牙近中或远中颊侧附加松弛切口(图 8-59)。

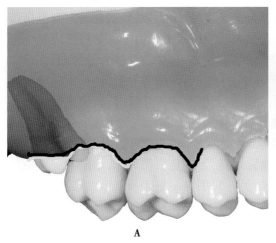 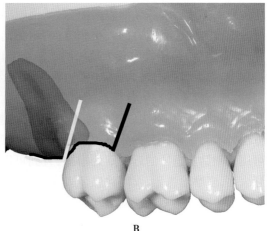

图 8-59

A. 短袋型切口（黄线所示），长袋型切口（黑线所示）；B. 短三角型切口（黄线所示），长三角型切口（黑线所示）（第四军医大学口腔医学院　丁宇翔供图）

2. 翻瓣　同下颌阻生牙拔除。适当扩大翻瓣范围，使用颊拉钩牵拉，这样既可很好地显露术野，又可防止患牙向上方移位等并发症的发生（图 8-60）。但在分离腭侧瓣时要完全游离，范围要超过腭侧牙槽嵴，以免阻挡患牙的脱位（图 8-61）。

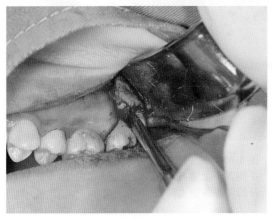 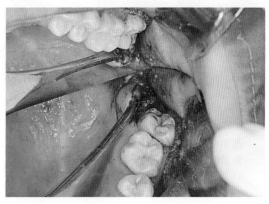

图 8-60　将颊拉钩放置于上颌结节后方，阻挡患牙向上方移位，并可使患牙向𬌗方脱位
（第四军医大学口腔医学院　丁宇翔供图）

图 8-61　腭侧瓣分离时要超过腭侧牙槽嵴，以免阻挡患牙的脱位
（第四军医大学口腔医学院　丁宇翔供图）

另外，当患者大张口时，喙突可向前移动至患牙颊侧而影响手术视野或进路，此时可让患者减小张口度，并让助手用手托住患者下颌向手术侧偏斜（图 8-62）。

3. 去骨、增隙　上颌骨质比较疏松，去骨时要注意尽量保存骨质，一般只需去除患牙颊侧和𬌗面的骨质，暴露牙冠即可。

4. 分牙、挺松、拔除　上颌第三磨牙垂直阻生约 63%，远中阻生约 25%，近中阻生约 12%，其他位置极少。

由于上颌牙槽骨较疏松,弹性较大,因而拔除垂直和远中阻生患牙时一般不需分牙,将牙挺插入患牙近颊侧牙周膜间隙,以牙槽嵴间隔为支点将患牙向远颊𬌗或颊𬌗方向挺出即可。操作时要注意施力的大小和方向,避免向上和向后使用暴力。由于患牙根部或整个患牙(埋藏阻生)位于骨质较为疏松的上颌结节内,紧邻上颌窦,远中及颊侧骨壁薄弱,在拔除过程中,如果骨阻力过大,术中暴力可导致患牙远中骨壁或上颌结节骨折,还可能破坏上颌窦,尤其是成年或发生骨粘连的患者更易发生;如果向上用力插入牙挺时,挺刃未能进入患牙牙周间隙,而是直接作用于患牙,有可能将患牙推入上方的上颌窦或翼下颌间隙。解决的方法是术者手握锐利的牙挺从患牙近中颊间隙插入,并尽量向根方楔入(如果插入有困难,可用切割钻从患牙的近中颊处增隙,直到可以放置牙挺,为避免损伤邻牙,增隙时应紧贴患牙表面,多磨除患牙,仅磨除患牙表面少量骨质),另一只手置一根手指于上颌结节处,在操作过程中通过感知上颌结节和患牙的动度保护上颌结节(图8-63),牙挺在插入过程中可配合轻微的旋转力,直到挺刃顶端达到或超过患牙牙根的1/2,当感觉患牙的动度逐渐增加时再使用较大的旋转力,当感觉患牙有明显的动度时应用撬动力量使患牙向远颊𬌗或颊𬌗方向脱位,应避免向远中方向使用暴力。如果发现患牙拔除阻力较大,有可能发生骨板或上颌结节折断时,应采取去骨、增隙或分割患牙冠和牙根解除阻力后再挺出患牙。

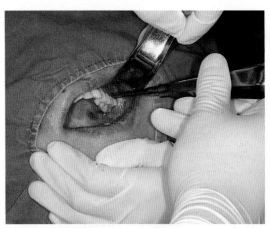

图8-62　让助手用手托住患者下颌向手术侧偏斜,减轻喙突前移对术野的影响
(第四军医大学口腔医学院　丁宇翔供图)

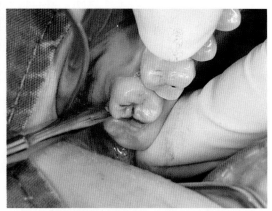

图8-63　拔除阻力较大的上颌第三磨牙时,将手指置于上颌结节处,通过感知上颌结节和患牙的动度保护上颌结节
(第四军医大学口腔医学院　丁宇翔供图)

　　当整体挺出患牙有困难时,需分析原因,如果是骨质粘连引起,可在患牙腭侧和远中去骨、增隙;如果是根阻力较大,可采用分根的方法解决;为避免将患牙推入上方,可将颊拉钩置于上颌结节后方,这既可感知作用力的方向,阻挡患牙向上方移位,还可通过抵挡产生的楔力使患牙向𬌗方脱位。

　　上颌第三磨牙的形态变异大,平均牙长18.6mm,平均冠长7.29mm,牙根主要分为融合型、二根型和三根型三类。其中融合型最多,二根型次之,三根型最少,上颌第三磨牙𬌗面牙尖越多,其牙根也越多。二尖型和三尖型的患牙𬌗面,其牙根多为融合根;四尖型和五尖型的患牙𬌗面,其牙根多为二根或三根。拔除多根的上颌第三磨牙时,如果出现根分叉大、细长根、扁长根、弯根、根周骨密度高等原因,用力不当,易导致断根。由于患牙位于口腔后部,位置较深且有邻牙、颊部组织及下颌骨喙突阻挡难于直视,所以断根拔除较为困难。用以上牙冠𬌗面牙尖的多少和影像学检查来推测患牙牙根形态,对于牙根阻力较大的患牙及时采用分根的方法,将有助于患牙的顺利拔除并避免断根的发生。

分割患牙时,应根据患牙牙冠和牙根的具体形态采取不同的分割方法:若为分叉较大的双根,可将患牙从根分叉处分割成两部分后分别拔除;若牙根分三叉,可采用 T 形分根,将患牙分成三个单独的部分后分别拔除;若是融合根,可先斜形磨除患牙冠根远中部分,为患牙向远颊方向挺出开辟空间;若患牙牙冠阻力很大,可采用增隙或先磨除牙冠远中部分后再将剩余患牙拔除。如果术中发生患牙远中骨壁或上颌结节骨折,要避免剥离骨膜以保障骨折块的血供,从而利于骨折块愈合。如果已经全层翻瓣后发生骨折,应去除骨折部分,因游离骨折块导致术后感染几率很高。

如果发生断根,不可盲目使用牙挺,因为过大的向上力量无论是直接作用到牙根或牙根周围间隙均有可能将断根推入上方间隙或上颌窦内,应在明视下去除断根周围少量骨质以暴露牙根,使用三角挺或弯牙挺向下挺除断根,如果断根位置深而短小也可用外科球钻将断根磨除。

拔除近中阻生患牙时,由于第二磨牙限制了其向远中及𬌗方脱位,可采用分冠法解除邻牙阻力后拔除(图 8-64)。

拔除水平阻生患牙时,需去除较多骨质后显露患牙,再将患牙分割成若干块后,分块拔除(图 8-65)。

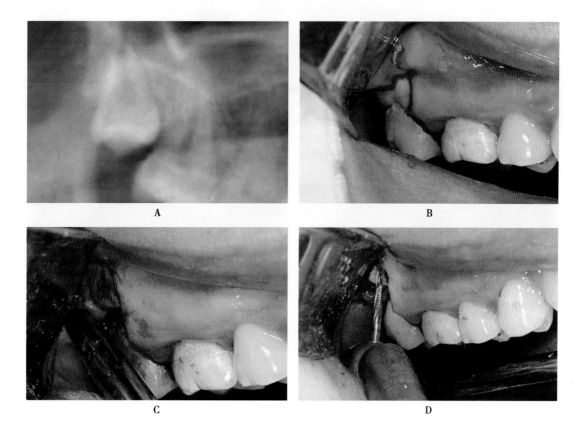

A

B

C

D

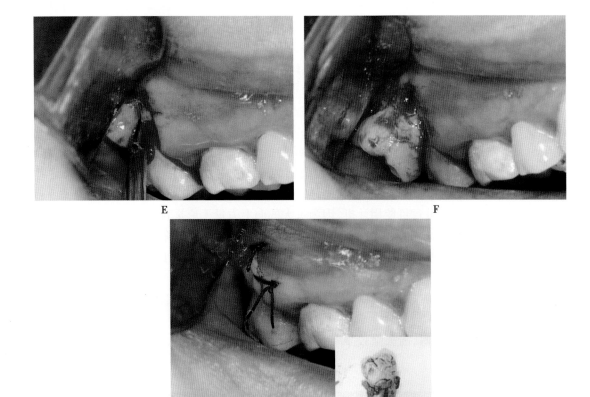

E   F

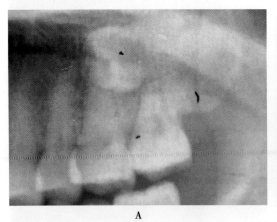

G

图 8-64

A. 20 岁男性患者,需拔除右上颌阻生第三磨牙;B. 采用短三角型切口;C. 翻瓣,显露患牙;
D. 在牙冠近中磨冠,解除邻牙阻力;E. 以颊侧牙槽嵴间隔为支点向远颊𬌗方向挺松患牙;F. 患
牙脱位后;G. 缝合后(第四军医大学口腔医学院 丁宇翔供图)

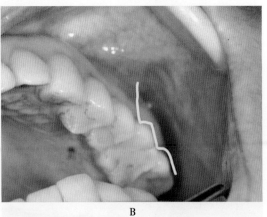

A   B

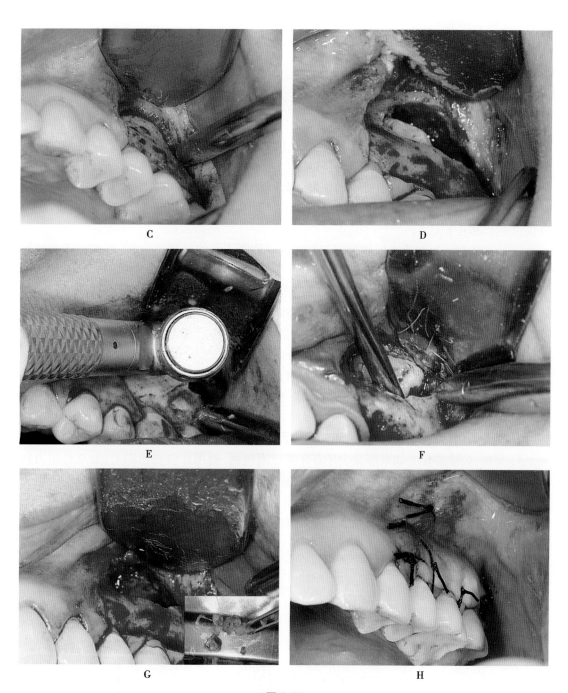

图 8-65

A. 45 岁女性患者,左上颌第三磨牙埋藏阻生,需拔除;B. 设计长三角型切口;C. 按设计切开黏骨膜,翻瓣后显露患牙表面覆盖骨质;D. 磨除覆盖在患牙颊侧表面的骨质;E. 将患牙分割成若干块;F. 分块挺出患牙;G. 患牙拔除后;H. 缝合后(第四军医大学口腔医学院　丁宇翔供图)

5. 清理牙槽窝与缝合 同下颌第三磨牙。因上颌第三磨牙根尖部贴近上颌窦,搔刮时要避免穿通上颌窦。

6. 术后医嘱 同下颌第三磨牙。由于上颌阻生牙拔除手术损伤小,术后恢复要比下颌阻生牙快,通常可以不用止痛药和抗生素。

二、阻生尖牙拔除

尖牙对牙颌系统的功能和美观甚为重要,故对其拔除应持慎重态度。术前应与口腔正畸医师商讨,如能通过手术助萌、正畸、移植等方法,则可不拔除。如决定拔除,术前要拍摄定位或 CT 片,确定患牙在牙槽骨中的位置、邻牙阻力、牙根形态和弯曲度,并确定与鼻底及上颌窦的关系。尖牙阻生好发于上颌,由于阻生下颌尖牙的处理方法基本与上颌一致,故本段仅讨论上颌阻生尖牙。

1. 局部麻醉 唇侧手术区周围浸润麻醉或同侧眶下孔神经阻滞麻醉,腭侧实施鼻腭神经及腭前神经阻滞麻醉。

2. 切口及翻瓣 选择切口是根据对上颌尖牙的定位诊断,上颌尖牙冠颈根部的大小、形态与邻牙根部的毗邻关系。切口的选择在阻生尖牙容易脱位拔除的一侧,通常尖牙的冠部较大,牙冠位于唇侧较位于腭侧或中央容易拔除,其冠部与唇侧近就选择唇侧切口(图 8-66),其冠部与腭侧近就选择腭侧切口(图 8-67)。位于中央的话,可以选择唇、腭两侧入路翻瓣。如尖牙根部长且肥大或弯曲,其根部与唇侧或腭侧近也可选择根侧实施切口;切口可选择袋型、三角型或梯形。如阻生位置高可采用牙槽嵴弧形切口。翻瓣方法同前。

3. 去骨 用切割钻磨除覆盖患牙牙冠的骨组织,显露牙冠最大周径。

4. 分割、拔除患牙 如果埋藏尖牙有牙囊滤泡包裹,则用牙挺挺出即可;如果骨阻力较大或牙根弯曲,难以整体挺出,则用切割钻在患牙牙冠最大周径处将牙冠横断,分别挺出牙冠和牙根。

5. 清理拔牙窝、缝合 同下颌第三磨牙,注意要彻底清除牙囊。

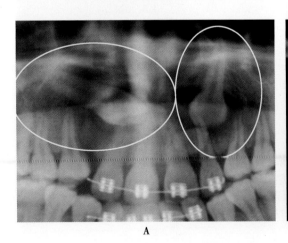

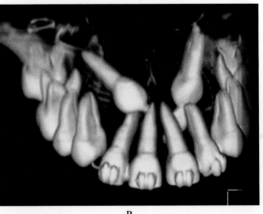

A   B

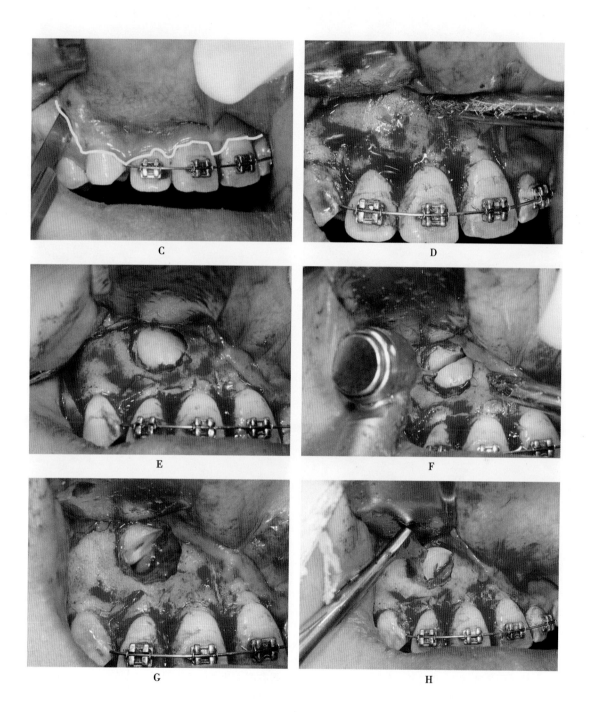

C

D

E

F

G

H

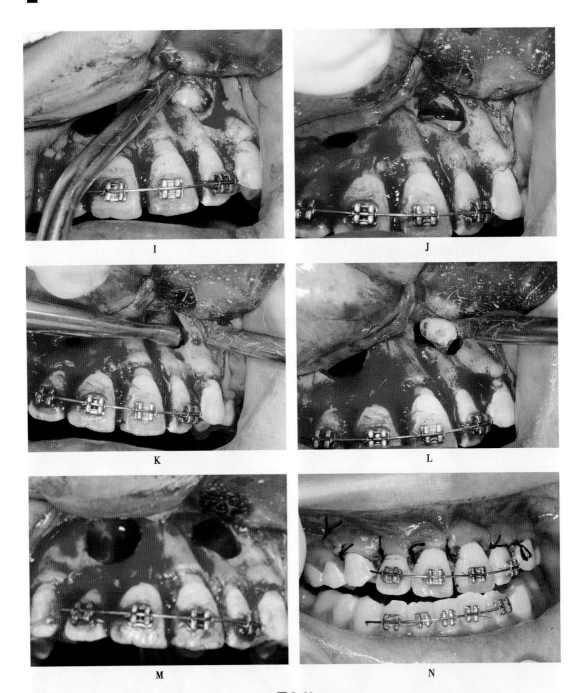

图 8-66

A 16 岁女性患者,需拔除双侧上颌埋藏尖牙(全口牙位曲面体层 X 线片);B. CT 显示患牙牙冠位于颌骨唇侧;C. 设计长三角形切口;D. 翻瓣,暴露右侧尖牙表面覆盖骨质;E. 磨除骨质显露牙冠最大周径;F. 在牙冠最大周径和牙颈线之间将牙冠横行截开;G. 先取出牙冠;H. 在牙根部磨出支点窝用三角挺将牙根挺出;I. 在左侧翻瓣,去骨,显露牙冠;J. 将冠根切割分离;K. 先取出牙冠;L. 再挺出牙根;M. 双侧患牙拔除后;N. 组织瓣复位,缝合后

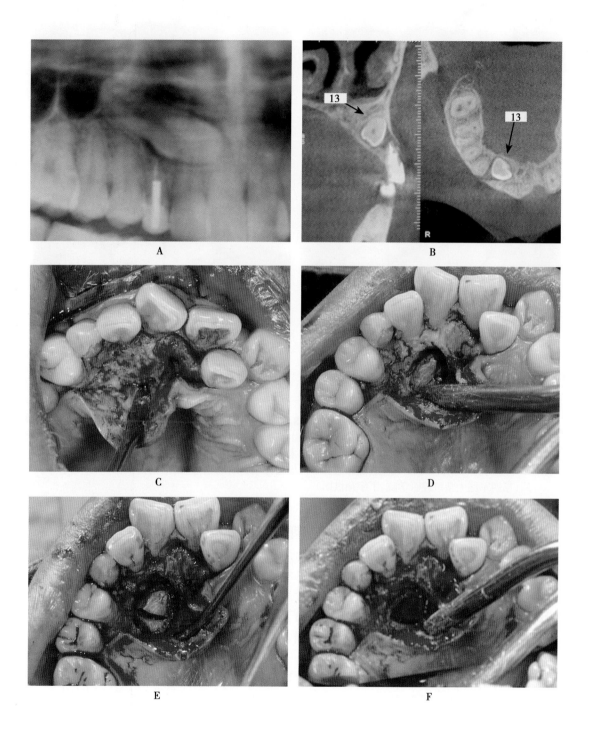

A

B

C

D

E

F

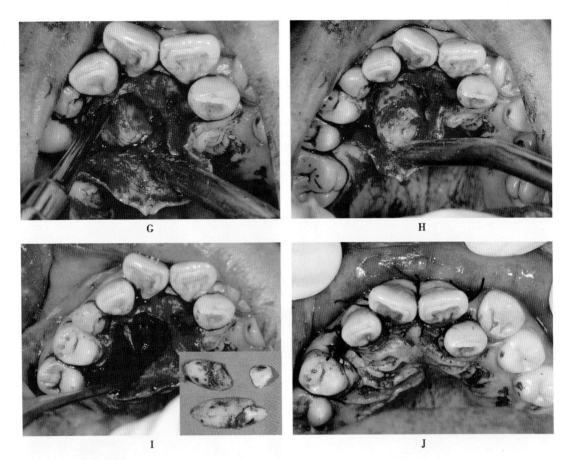

图 8-67

A. 22 岁男性患者,需拔除右上颌埋藏尖牙(全口牙位曲面体层 X 线片);B. CT 显示患牙牙冠位于牙弓腭侧;C. 设计腭侧袋型切口翻瓣,显露术区;D. 按 CT 指示位置去骨,显露患牙牙冠;E. 将患牙颈部横行截断;F. 先去除牙冠;G. 再挺松牙根;H. 取出牙根;I. 患牙拔除后;J. 缝合后(第四军医大学口腔医学院 丁宇翔供图)

三、上颌前部埋藏多生牙拔除

上颌前部是多生牙的好发部位,埋藏多生牙常在替牙期因恒牙迟萌或错位行 X 线检查时被发现。埋藏多生牙除造成错殆畸形、邻牙牙根吸收、影响正畸治疗外,还是引发牙源性囊肿和肿瘤的原因,需及早拔除。拔除方法如下(图 8-68):

1. 麻醉　可选用局部浸润麻醉,对埋藏较深、位置较高的多生牙可采用眶下神经和鼻腭神经阻滞麻醉。儿童患者需配合镇静方法。

2. 切口及翻瓣　多生牙位于牙弓或牙弓唇侧,可选择唇侧入路,采用袋型或三角型切口,对于埋藏位置较高、患牙大部分位于邻牙根尖上方、无论患牙偏向牙弓唇侧或腭侧均可选用牙槽突弧形切口。如位于牙弓腭侧,通常选用腭侧袋型切口。翻瓣方法同前。

3. 去骨、显露患牙　同上颌阻生尖牙,需注意保护邻牙。

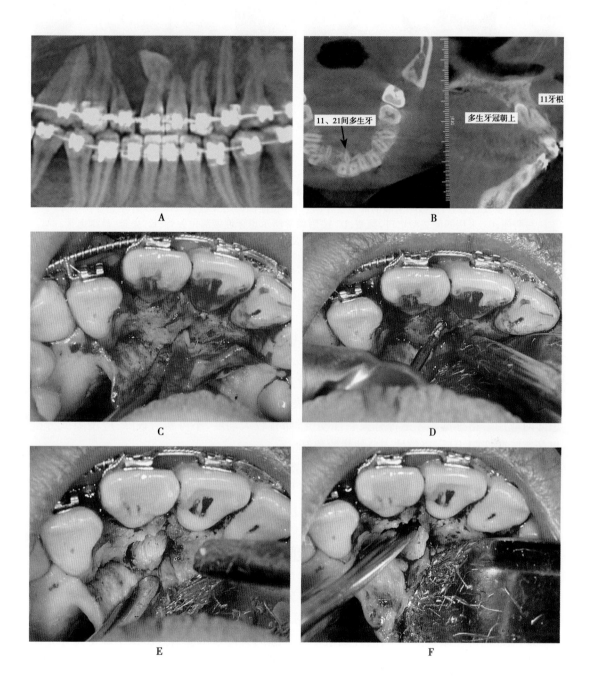

A

B

多生牙冠朝上

11、21间多生牙

11牙根

C

D

E

F

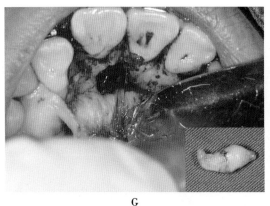

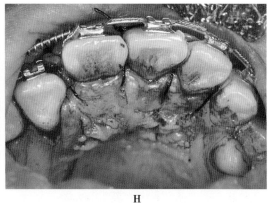

G　　　　　　　　　　　　　　　　　　H

图 8-68

A. 14 岁女性患者,需拔除上颌前部多生牙(全口牙位曲面体层 X 线片);B. CT 片示患牙位于牙弓腭侧;C. 采用腭侧袋型切口,翻瓣;D. 按影像学所示患牙埋藏部位去骨;E. 去骨,显露患牙;F. 用牙挺挺松患牙;G. 患牙拔除后;H. 组织瓣复位、缝合后(第四军医大学口腔医学院　丁宇翔供图)

4. 挺出患牙　同阻生尖牙。

5. 清理牙槽窝及缝合　同阻生尖牙。

拔除阻生尖牙和颌骨前部阻生牙,特别是埋藏阻生时要根据阻生牙在颌骨中的位置,选择合适的手术入路,选择手术切口的原则是:易于翻瓣和缝合、能提供清晰的视野、接近患牙牙冠、方便去骨;去骨的原则是:尽量减小去骨量、去骨位置应尽量远离邻牙、在邻牙附近去骨应紧贴患牙表面,多磨除患牙,仅磨除患牙表面少量骨质,以防损伤邻牙;挺动或牙钳拔除患牙时应用手指感觉邻牙是否有关联性动度,如有较大动度,不可暴力拔除,应增隙或分割患牙解除邻牙阻力后,再整体或分块拔除患牙。

确定埋藏阻生牙在颌骨中的位置非常重要。CT 或 CBCT 是目前比较理想的判定埋藏牙位置的技术,可以在不同的轴向观察埋藏牙与邻牙的位置,还可以判断距唇腭侧骨表面的距离。如果没有条件,可使用定位根尖片的方法确定埋藏牙的位置。

四、其他埋藏阻生牙的拔除

除上述介绍的常见阻生牙,还有上颌前磨牙(图 8-69)、上颌切牙阻生(图 8-70)等,如果不能通过手术助萌、正畸、移植等方法恢复其牙弓内的位置,则应将其拔除。

同上颌前部埋藏多生牙一样,埋藏阻生牙拔除的关键是术前通过影像学确定患牙在颌骨内的位置,从而决定手术入路、去骨部位、去骨量及分割患牙的部位,合理解除拔牙阻力,避免损伤邻牙及重要解剖结构。具体拔除同上。

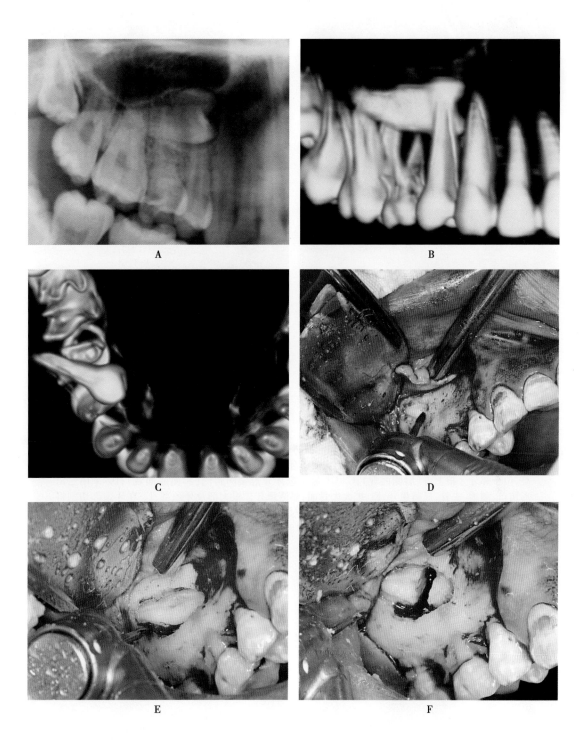

A

B

C

D

E

F

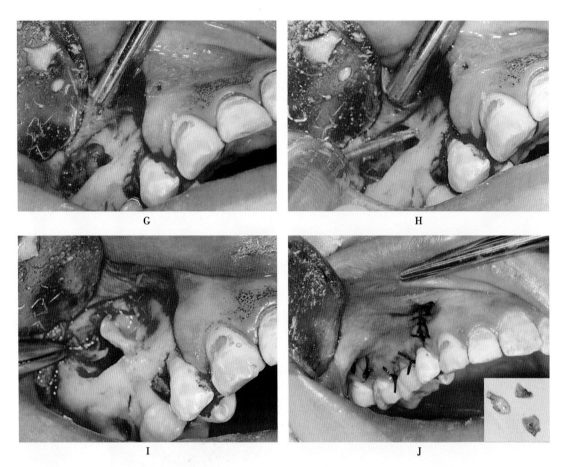

图 8-69

A. 17 岁女性患者,需拔除右上颌前磨牙(全口牙位曲面体层 X 线片);B. CT 显示患牙位置较高,位于邻牙牙根上方(唇侧面观);C. CT 显示患牙牙冠偏向腭侧(腭侧底面观);D. 采用三角形切口、翻瓣、去骨,显露患牙;E. 扩大去骨面,显露患牙牙根大部及牙颈部;F. 在牙颈部切割将患牙分为冠根两部;G. 先挺出牙根部分;H. 牙冠太大,无法顺利挺出,再将牙冠切为两部分;I. 将牙冠分块取出;J. 缝合后(第四军医大学口腔医学院 丁宇翔供图)

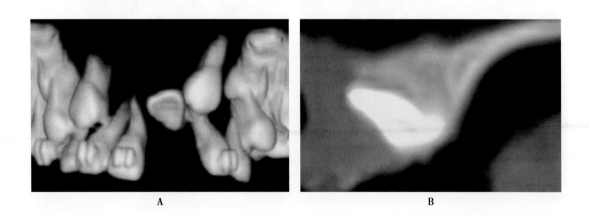

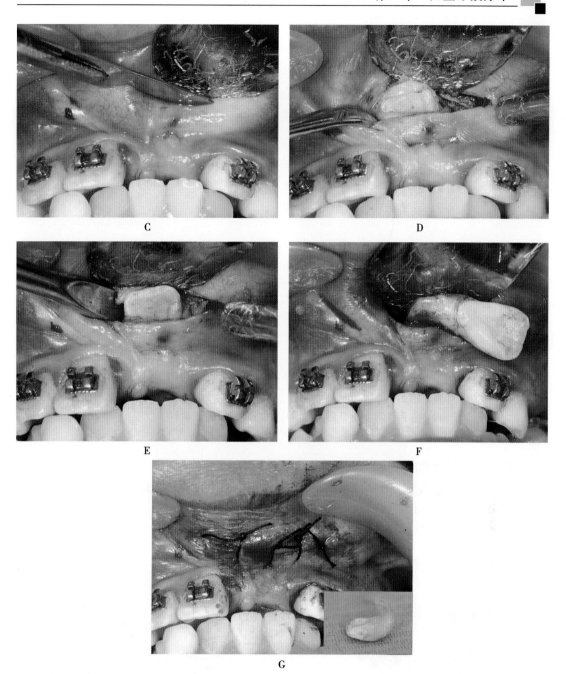

图 8-70

A. 10岁女孩，CT示左上颌中切牙未萌出（冠状面）；B. CT（矢状面）显示牙根弯曲，位置接近鼻底，无法导萌，决定拔除；C. 选用唇侧弧形切口；D. 患牙位于黏膜下，翻瓣后即可显露；E. 牙挺挺松患牙；F. 患牙拔除后；G. 缝合后（第四军医大学口腔医学院 丁宇翔供图）

第五节 阻生牙拔除术相关研究热点

判断影响下颌第三磨牙阻生主要有三大因素：第二磨牙后间隙、第三磨牙冠部咬合面倾斜角度和第三磨牙前间隙。

（一）第二磨牙后间隙

从第二磨牙冠部远中外形高点引线到下颌升支前缘的水平距离是第二磨牙后间隙。第二磨牙后间隙是决定第三磨牙的萌出间隙，而此间隙是否充足，则需与第三磨牙牙冠宽度进行比较。第三磨牙近远中冠部外形高点的宽度小于第二磨牙后间隙时第三磨牙才有萌出的可能（图8-71）。

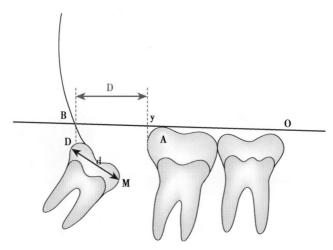

图8-71 磨牙后间隙（D）/第三磨牙牙冠宽度（d）
（首都医科大学 鲁大鹏供图）

（二）第三磨牙倾斜角度

在牙胚的冠部（或早期的釉牙本质界处）近远中可引一条线，再在这条线上的中点引一条垂线（第三磨牙牙体长轴假想线），第二磨牙的中轴线与这条垂线所成的角叫第三磨牙倾斜角度（图8-72和8-73）。

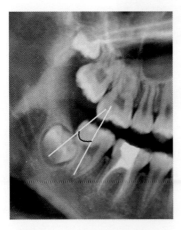

图8-72 第三磨牙的倾斜角度大于26°
（首都医科大学 鲁大鹏供图）

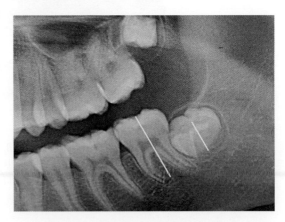

图8-73 第三磨牙的倾斜角度小于26°
（首都医科大学 鲁大鹏供图）

第三磨牙的倾斜角度25°~35°,最终只有11%的第三磨牙能萌出到殆平面水平,如果倾斜角度≥35°,此比例减低到3%。

在牙冠形成而牙根未形成发育阶段的第三磨牙倾斜角度最大不应超过26°,这样才能保证第三磨牙最终正常萌出。

(三) 第三磨牙前间隙

下颌第三磨牙前间隙指下颌第三磨牙牙冠近中最凸点至下颌第二磨牙远中颈部最凹点的距离(图8-74~8-76)。

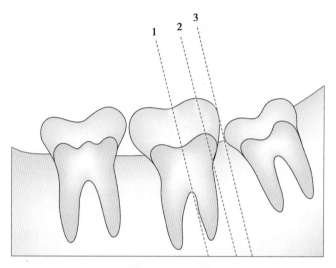

图8-74 第三磨牙前间隙:M3 近中冠部最凸点至 M2 远中牙颈部最凹点的垂直距离

(首都医科大学 鲁大鹏供图)

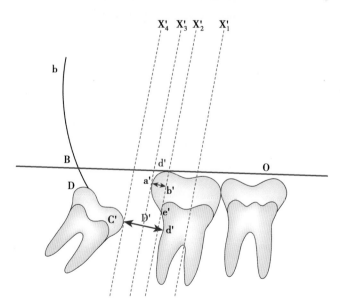

图8-75 测量第三磨牙前间隙(D′)

(首都医科大学 鲁大鹏供图)

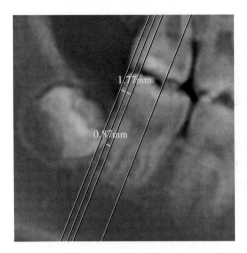

图 8-76　测量第三磨牙牙胚期前间隙

第三磨牙前间隙大于第二磨牙远中的外形高点到颈部最凹点的直线的水平距离,第三磨牙才能直立萌出。

生长在颌骨中的第三磨牙是否能够萌出是第二磨牙后间隙、第三磨牙倾斜角度和第三磨牙前间隙三因素决定的。三因素中任意一项因素的绝对值都能决定第三磨牙不能萌出。如果三因素都不是绝对值,第三磨牙就有萌出的可能。

（鲁大鹏　丁宇翔）

参 考 文 献

1. Karl R. Koerner. Manual of minor oral surgery for the general dentist. 胡开进,主译. 西安:世界图书出版公司,2009

2. 胡开进. 口腔外科门诊手术操作规范. 北京:人民卫生出版社,2013

3. 耿温琦,王收年. 下颌阻生智齿. 第2版. 北京:人民卫生出版社,2008

4. J. Thomas Lambrecht. Oral and Implant Surgery:Principles and Procedures. Berlin:Quintessenz,2008

5. James R Hupp. Comtemporary Oral and Maxillofacial Surgery. 6th ed. St. Louis:ELSEVIER MOSBY,2014

6. Pradip K Ghosh. Synopsis of Oral and Maxillofacial Surgery. New Delhi:Jay Bro Med Pub(P) Ltd. ,2006

7. Lawrence I. Gaum. Oral Surgery for the general dentist. 2nd ed. Ohio:LEXI-COMP,2011

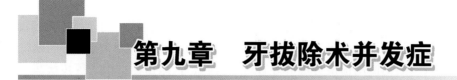

第九章　牙拔除术并发症

第一节　概　　述

牙拔除术并发症可以分为局部并发症和全身并发症,本章讨论拔牙术中和术后可能出现的各种局部并发症。整体而言,拔牙并发症累及部位、发生时间和症状体征等临床表现类型多样,其发生、发展及转归与牙拔除术基本特点紧密相关,临床医师应充分认识和重视牙拔除术的基本原则,正确理解和掌握各种拔牙并发症的预防处理方法,保证医疗安全和质量,避免医疗纠纷。

一、牙拔除术基本特点

根据牙和口腔的局部解剖生理学、生物学特征,以及口腔与全身系统的生理、病理、心理学关系,牙拔除术的基本特点可以总结如下:①拔牙难度的个体差异性显著,相关影响因素众多;②拔牙操作受到口腔复杂立体结构的多种条件限制;③拔牙可引起牙、骨、黏膜、神经、血管、关节等多种组织损伤;④口腔的细菌污染环境对拔牙损伤恢复有不利影响;⑤全身健康状况对拔牙过程和术后恢复有直接影响;⑥拔牙创伤、疼痛或恐惧等可引起局部或全身应激反应,或加重患者原有疾病;⑦拔牙术中、术后可能出现异物进入呼吸道和消化道,导致急性或延迟性症状。

基于以上特点,口腔外科医师需要在理论知识、操作技术、临床经验、器械设备等方面不断提高与完善,才能有效控制或正确处理各种拔牙并发症。

二、牙拔除术常见问题

牙拔除术在术前准备、术中操作、术后处理等环节常见多种与拔牙并发症发生和发展相关的问题:

1. 术前准备不足　包括术前没有必要的影像学检查、不作拔牙难度评估、没有术前用药或合理用药方案、缺乏医患交流等问题。

2. 低估拔牙难度　包括低估患牙形态变异、牙周增龄性变化、相邻解剖结构等对牙拔除术的不利影响,以及高估自身操作技术和患者配合程度等问题。

3. 手术设计失当　包括手术入路选择、阻力消减方式、翻瓣显露方法、牙齿脱位方向等设计失当问题。

4. 操作技巧欠缺　包括基本拔牙器械(牙钳、牙挺、牙龈分离器、刮匙)和外科拔牙器械(手术刀、骨膜剥离器、外科钻、颊拉钩等)操作不熟练或欠缺技巧,以及使用暴力拔牙等问题。

5. 基本技术落后　如仍使用锤击劈冠分牙、敲击骨凿去骨、敲击牙挺楔入等传统拔牙技术,以及没有四手操作技术和专用的开口辅助、牵拉显露和负压吸引器械等问题。

6. 忽视术后处理　包括未作充分的牙槽窝清理、没有可靠的止血措施、缺乏正确的缝合技术、忽视详尽的术后医嘱等问题。

以上这些问题常常导致拔牙操作不够准确、过度使用拔牙力量、拔牙损伤明显增加、拔牙时间超过预期、缺乏预防控制措施等,引起或加重拔牙并发症。

三、牙拔除术并发症类型

传统上将牙拔除术并发症按照发生时间分为术中并发症和术后并发症,术中并发症包括软组织损伤、骨组织损伤、断根或牙移位、出血、神经损伤、口腔上颌窦穿通、牙根进入呼吸道或消化道等,术后并发症包括出血、疼痛、肿胀、感染、张口受限、颞下颌关节损伤等。

为了更有针对性地预防和处理拔牙并发症,还可根据并发症产生的原因和程度将其分为:

1. 一般性损伤并发症　是由牙拔除术常规外科操作引起,包括手术涉及范围内的硬/软组织轻度损伤、一般性出血、术后早期疼痛、轻中度水肿等,症状体征多在术后1~3天内开始减轻或消失,不遗留功能障碍或形态异常。合理的手术设计和常规围术期措施可以达到有效的预防和控制目的。

2. 中重度损伤并发症　是由牙拔除术复杂外科操作或前述牙拔除术常见问题引起,除了较严重的软/硬组织损伤,还包括神经损伤、血管损伤、牙或牙根移位、口腔上颌窦穿通、严重肿胀、严重疼痛、术后感染、颞下颌关节损伤等,症状体征明显且持续时间较长,需要严密观察、综合评估、及时对症处理,否则可能发展为更严重的全身性并发症,或遗留功能障碍或形态异常。

3. 非损伤相关并发症　是由于拔牙操作意外、全身系统疾病等引起,包括邻牙或对颌牙损伤、牙或其他异物进入呼吸道或消化道、全身系统疾病导致的拔牙局部并发症等,临床后果较为严重,多引起医患纠纷,需要予以严格预防,一旦发生,需要与相关学科合作共同处理。

四、牙拔除术基本原则

牙拔除术首先应遵循无痛、无菌、微创等外科基本原则,而在预防拔牙并发症方面,还应注意以下原则:精确化的术前评估、微创化的手术技术、系统化的围术期处理。

(一) 精确化的术前评估

如同所有外科手术一样,牙槽外科术者术前应充分了解患者病史,并作详细专科和全身检查,良好的术前评估和准备是避免或减少各种并发症的基础。术前评估的内容包括手术操作技术难度、患者全身综合情况、可能出现的并发症以及术者自身技术经验和临床器械设备条件等。

术前难度评估可能受临床医师经验影响。例如,年轻医师可能因对牙拔除难度相关因素不够熟悉,高估拔牙难度,导致采用不必要的外科手术手段,造成过多手术创伤;而对于高年资医师,则可能因未足够重视术前评估,出现低估手术难度的倾向,导致手术时间延长和手术创伤增大。

建立量化的综合评估体系,可以更为准确地预测手术难度,更为完善地制订手术计划,以及更为合理地进行围术期处置,从而有效避免或减少各种并发症的发生。量化评估的基础是必要的术前影像学检查,包括根尖片、全景片或 CBCT 等,根据患牙及邻近结构解剖、生理、病理情况,同时结合患者年龄、性别、口腔局部情况等,制定个体化综合量化评分表,判断患牙拔除难度。

在术前评估的基础上,术者应向患者说明拔牙术中、术后可能出现的并发症,并根据自身临床经验和工作条件制订合理的治疗计划,在不具备基本手术技术、必要器械设备、急症急救能力等的情况下,应建议患者及时转诊或会诊,避免出现严重并发症。

(二) 微创化的手术技术

牙拔除术的设计实施应遵循现代外科学的基本理念,包括以下几个方面:损伤控制外科理念(damage control surgery,DCS)、微创外科理念(minimally invasive surgery,MIS)、精准外科理念(precise surgery)、器官保护理念(organ protection)、器官替代理念(organ replacement)和快速康复外科理念(fast track surgery,FTS)。总结起来,关键的两点就是以微创化的手术促进功能化的恢复。

牙拔除术中,损伤控制理念可以表现在切口显露设计、准确阻力分析、精确分牙拔除、邻近结构保护、术后功能恢复等各个方面。例如,设计较小牙龈黏膜切口,通过专用牵拉器械,保证术野有效显露;通过专用外科微动力系统,精准磨切分割牙体组织,充分解除牙拔除阻力,减少或避免牙槽组织损伤;通过正确拔牙窝处理和牙龈缝合技术,实现口腔功能早期恢复等;通过咬合垫辅助张口,避免长时间过度张口损伤颞下颌关节等,最终实现"微创"拔牙。

牙科助手四手操作技术也是保证牙拔除术"微创"的基本要求,助手应在术中随时吸净口腔内唾液、血液等,使患者处于一种尽量舒适的状态,同时还要帮助术者核对拔牙牙位、牵拉显露术野、清理术区异物等,助手和术者的良好配合,可以有效提高手术效率,缩短手术时间,减少患者痛苦,对于避免或减少各种术中术后并发症非常重要。

(三) 系统化的围术期处理

由于牙拔除术可引起骨、黏膜、肌肉等多种硬软组织的损伤,手术操作及术后愈合过程均处于口腔有菌污染环境的不利影响下,且患者治疗在门诊完成,治疗结束即离院,因此,不断提高牙拔除手术技术的同时,还应高度重视围术期措施的完善。

标准规范、安全可靠的术前用药是预防各种拔牙并发症的重要内容。例如,国家卫生和计划生育委员会与美国国家感染协会均于 2004 年对抗菌药物临床应用提出要求:①预防性使用抗菌药物应在手术开始前 1 小时左右给药;②应在手术结束 24 小时后停止预防性用药。术后是否继续使用抗菌药物取决于患者术后有无继发感染症状或高度风险。再如,研究证实非甾体类解热镇痛药物可于术前 1 小时或术后 15 分钟口服给药,通过降低外周环氧化酶和前列腺素合成酶活性,减少痛觉神经对内源性炎性因子的反应,抑制外周神经敏感化,达到超前镇痛目的,可有效减少术后疼痛和镇痛药物用量。还有,糖皮质激素地塞米松的围术期应用可以有效控制术后肿胀,促进患者快速恢复。

术后处理是对术前计划和手术过程的重要补充,除常规术后医嘱外,主要根据术中发现的问题,做出相应对症处理。例如,发现有出血倾向的患者,应给予牙槽窝填塞、牙龈拉拢缝合、严密观察等措施;手术创伤较大、感染风险较高的患者应调整术后抗菌药物使用计划,并严密观察;出血较多、肿胀风险较大的患者应严密观察 2~3 天,及时给予减压引流措施,或调整术后药物使用计划;严重疼痛患者应嘱其及时复诊,检查诊断疼痛原因,给予对症处理。

以下分别讨论各种拔牙并发症的病因、临床表现、处理和预防。

第二节　软组织损伤

牙拔除术可能需要牙龈分离、黏骨膜切开翻瓣等外科操作,会导致一定程度软组织损伤,多可于术后短期内恢复,不遗留明显功能障碍或形态异常。而由于手术设计操作问题导致牙龈软组织损伤过大,甚或出现口底、舌、颊、唇、腭等邻近部位软组织意外损伤,则属于拔牙并发症,可能引起严重疼痛、肿胀、感染、延期愈合、瘢痕形成和软组织形态异常等后果。

一、拔牙致软组织损伤原因

（一）客观因素

1. 牙龈组织结构特点　牙龈经由结合上皮与牙颈部紧密相连,其固有层紧密附着于牙槽骨骨膜,坚韧而不能移动,拔牙时如未作适当的分离与保护,容易导致牙龈撕裂;牙龈边缘部分称游离龈,呈领圈状包绕牙颈部,可能遮盖残根残冠边缘,影响牙挺楔入等拔牙操作,造成意外损伤;支持牙龈和牙槽黏膜的骨膜上微血管及胶原纤维等呈竖直排列,所以牙龈、牙槽黏膜松弛切口如果与牙根长轴不平行或发生不规则撕裂,则损伤较大、愈合减慢且瘢痕明显,同时如果切口始于龈乳头或牙根中部区域,可致牙龈乳头坏死缺失、龈缘变形等,影响美观和牙周健康（图 9-1）。

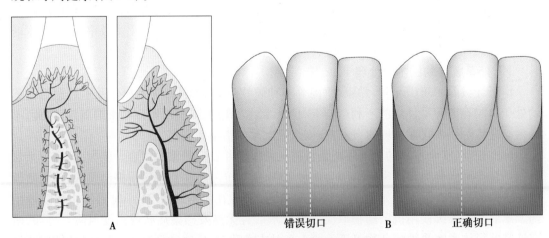

图 9-1　牙龈血管结构（A）与切口位置（B）
（第四军医大学口腔医学院　胡开进、周宏志供图）

2. 口腔软组织相邻关系　舌、颊、唇、腭等部位与牙邻近,口内空间有限,牙拔除术过程中患牙显露、器械入路、手术操作等均受到相邻软组织影响,可能出现软组织牵拉损伤或意外损伤。

(二) 常见问题

1. 手术设计问题　复杂牙和阻生牙拔除时,常需要设计合理充分的显露和阻力消减方案,帮助复杂的外科拔牙操作顺利完成,减少患者痛苦,利于术后恢复。此时,如果不作必要的翻瓣,或使用传统的敲击分牙、楔入等方法,会增加牙拔除难度和软/硬组织损伤;如果翻瓣设计不正确,则会给患者带来不必要的出血、肿胀、疼痛等问题。临床常见由于术者对局部组织解剖结构认识不清或外科操作经验技术不足,可能出现以下问题:

(1) 组织瓣松弛切口距离去骨区过近(正常应有 6～8mm 距离),瓣复位后切口部位无骨组织支持,组织瓣边缘塌陷,术后伤口裂开,导致组织瓣愈合延迟或愈合不良。

(2) 松弛切口位于龈乳头处,导致龈乳头坏死缺损,导致牙龈美学外观破坏。

(3) 松弛切口位于牙唇面牙龈正中部位,术后瘢痕收缩导致牙龈美学外观破坏。

(4) 组织瓣基部小于游离部,血供不足,组织瓣部分坏死,伤口愈合延迟或愈合不良。

(5) 组织瓣边缘位于骨隆突处,瓣缝合张力增加,术后伤口裂开,伤口愈合延迟。

(6) 组织瓣切口未避开重要解剖结构,如下颌颏孔、舌神经血管束、上颌腭大神经血管束等,导致术中出血、神经损伤,术后疼痛、麻木等。

(7) 上颌后牙区松弛切口过长,累及颊黏膜,颊脂垫溢出暴露于术区,对手术视野和手术操作造成影响。

(8) 采用前庭部位牙槽黏膜横行切口显露拔除埋伏牙,导致大量牙槽牙龈黏膜支持微血管被切断,术中出血多,术后肿胀明显,远期瘢痕显著。

(9) 可采用龈缘切口袋形翻瓣(或称封套式翻瓣)拔除的牙,采用三角形翻瓣拔除;可采用三角形翻瓣拔除的牙,采用矩形翻瓣拔除。不必要的松弛切口可能造成不必要的术中出血、术后肿胀疼痛以及牙龈美学外观破坏风险。

2. 技术操作问题　涉及拔牙操作的各个步骤。

(1) 切开:切开时误割伤周围软组织,常见手术刀进出口腔时因注意力不集中而误伤唇、舌黏膜;用手术刀片对切口进行反复切割,造成不必要的损伤;切口深度未切透骨膜,导致翻瓣时不能做到黏骨膜瓣全层翻开,造成牙龈和牙槽黏膜撕裂,引起出血和组织瓣愈合延迟或愈合不良。

(2) 分离和翻瓣:分离牙龈未使用牙龈分离器而使用骨膜剥离器,易造成牙龈过度分离甚至撕豁;翻瓣时未使用骨膜剥离器而使用牙龈分离器,易造成组织瓣撕豁或穿孔;牙龈形态厚度存在个体差异,翻瓣时要控制力量,必要时使用手指在牙龈表面保护,否则容易造成组织瓣穿孔或撕裂。

(3) 牵拉和显露:使用口镜牵拉组织瓣容易滑脱,不能很好地保护术区软组织,一次性塑料口镜的手柄窄而粗糙,还易拉伤口角;翻瓣时分离松解不足,使用过大力量牵拉组织瓣,易造成瓣撕裂。

(4) 去骨、增隙和分牙、分根:使用外科切割钻去骨、增隙、分牙时,穿透了唇(颊)或舌

(腭)侧骨板而磨切损伤牙龈;分割牙根时,切割深度把握不当,穿透牙槽窝深部骨质而磨切损伤深部软组织;术区周围软组织牵拉保护不足,高速转动的切割钻卷入唇、颊、舌组织导致磨切损伤。

(5)使用牙挺和牙钳:选用牙挺挺刃过厚,可能挤压损伤牙龈乳头;牙挺操作不当,撕裂误伤牙龈;牙挺支点保护不足,导致意外滑脱而刺伤软组织;选用牙钳不合适,可能夹伤牙颈部牙龈组织;牙钳摇动脱位患牙时,因牙龈分离不充分造成牙龈撕裂;牙钳设计不合理,牙钳关节处有缝隙,可能夹伤下唇。

(6)处理拔牙窝:拔牙导致牙槽骨壁骨裂未及时复位(如:下颌第三磨舌侧骨板、上颌第三磨牙上颌结节、前牙区唇侧骨板等),术后残留骨尖刺伤牙龈软组织,并可摩擦舌、颊组织导致溃烂;复位牙槽窝时用力过大,导致软组织挤压、挫伤。

(7)缝合:软组织伤口对位不良,错位缝合,伤口可能愈合不良;无减张措施,缝合张力过大,伤口可能裂开,愈合延迟;缝合牙龈使用角针,易造成牙龈撕裂;进针点过于靠近龈瓣边缘,可能会造成牙龈撕豁,过远会造成伤口内卷,影响愈合;缝合技术不熟练,反复穿刺,可能导致组织瓣撕裂。

3. **盲目粗暴操作** 拔牙导致与患牙粘连的骨板发生折裂时(如上颌第三磨牙远中上颌结节、下颌第三磨牙舌侧骨板、上颌前牙唇侧骨板等),未将骨板表面附着软组织仔细剥离或将粘连骨板与牙齿分离,而使用暴力撕扯取出患牙,导致腭黏膜、下颌舌侧黏膜、上前牙唇侧黏膜等部位软组织严重撕裂;术者或助手配合不当,术野显露不充分或术区周围软组织保护不当,外科钻高速转动时,软组织卷入损伤。

二、拔牙致软组织损伤临床表现

拔牙致软组织损伤可根据损伤原因和临床表现分为以下临床类型:

1. **切割伤** 创口规则、创缘整齐,伤及大血管时可引起大量出血。较深的切割伤可深达肌层,出血多,伤口外翻甚至裂开。

2. **牙龈撕裂伤** 创口不规则、局限于牙龈,伤后常出现局部出血、疼痛等,易导致拔牙创延迟愈合或愈合不良。

3. **复合撕裂伤** 创口不规则、创缘不整齐,创伤累及黏膜、肌肉、血管等多种软组织,较牙龈撕裂伤范围广而严重,多发生于上颌软腭、下颌舌侧软组织等,如损伤血管可引起较严重的出血,术后常引起较严重的肿胀、疼痛甚至感染,常导致伤口愈合延迟。

4. **穿刺伤** 伤口小而伤道深,多为盲管伤,可引起出血、疼痛。上腭部穿刺伤可能导致口鼻腔相通,甚至继发感染;口底穿刺伤导致深部血管破裂时,可出现软组织血肿,甚至导致窒息等严重并发症。

5. **磨切伤** 表浅软组织磨切伤导致局部黏膜糜烂、渗血,后期细菌污染、感染可成溃疡面,愈合延迟;较深的磨切伤可导致软组织不规则撕裂、穿孔等,出血较多,可能发生血肿甚至感染,术后疼痛明显。

6. **挫伤及挤压伤** 组织内微血管破裂导致肿胀、瘀斑,甚至发生血肿,可有黏膜糜烂等,后期肿胀明显,可形成黏膜溃疡或皲裂等,疼痛明显。

三、拔牙致软组织损伤的处理

软组织损伤应依据损伤类型确定其处理原则：

1. 切割伤　一般应对位缝合,7 天左右即可愈合拆线。少数很浅的滑切伤,无裂开及出血,也可压迫止血,不作其他处理,待其自愈。

2. 撕裂伤　处理原则与切割伤相同,但缝合技术要求较高。较重的撕裂伤导致知名血管破裂时,出血较多,需采用缝扎、结扎等方法充分止血。

3. 穿刺伤　应根据发生部位予以相应处理：①发生于腭部时,可引起出血疼痛甚至口鼻腔相通等并发症,需缝合伤口,注意要有足够的组织缝合深度,达到充分止血、创面良好贴合的目的。②发生于舌体时,也需缝合伤口以促进愈合。③发生于口底时,如创口较小而伤道较深,为避免因引流不畅而导致继发感染,不作创口严密缝合,如有活动性出血,可采用压迫法止血,术后严密观察伤口愈合情况,并给予抗菌药物预防感染;如伤及知名动脉,出血严重,需扩大创口,解剖结扎血管,术后严密观察和输注抗菌药物。

4. 磨切伤　仅黏膜表面被外科高速钻擦伤时,可涂金霉素软膏等止痛,如软组织有破裂、穿孔等伤情时,应予以缝合,由于这种损伤可能需更长时间愈合,可使用可吸收缝线缝合,普通丝线在口腔长期驻留可能导致继发感染。

5. 挫裂伤　包括口角拉伤等,一般采用金霉素软膏涂覆等止痛,如黏膜裂口明显,还应考虑缝合伤口。

软组织缝合时需注意以下事项：①口腔黏膜柔软菲薄,缝合过紧可能导致黏膜面内卷,影响伤口愈合;②创口张力过大时,不可勉强拉拢缝合,应通过黏膜松弛切口、黏膜下广泛松解等方法,使创缘能够无张力的对位缝合;③牙龈切口下方缺乏骨面支持时,简单对位缝合会导致术后伤口裂开,愈合延迟,应通过局部黏膜瓣转移、创缘外翻褥式缝合等技术关闭伤口;④缝合完成后,应采用手指按压、纱布卷压迫或冰袋敷压等方式将组织瓣向骨面或创面方向压紧,目的是将多余的血液挤出,促使软组织和骨面间或软组织创面间形成纤维蛋白胶连,促进伤口愈合。

各种黏膜损伤术后均易出现疼痛、肿胀等并发症,术后 48 小时内应给以冰袋间断压迫冷敷,口内伤口还可通过含冰块、冰激凌等方法减轻这些并发症状。

四、拔牙致软组织损伤的预防

术者必须熟悉局部解剖结构与操作要点,严格实施临床及辅助检查,准确评估手术难度并制订完善的手术方案,须对有可能造成的软组织损伤进行预判并制定相应的应对措施。

(一) 选用标准拔牙器械及规范操作方法

使用良好设计的牙挺,可以更有效而稳定楔入牙周间隙,要以牙槽嵴为支点,不得以邻牙或周围软组织为支点;使用良好设计的牙钳,可以稳定夹持牙,安置牙钳时应先轻合钳喙于患牙牙冠中部,再紧贴牙冠表面向根方推进至牙颈部及牙槽嵴顶,避免夹伤牙龈。

使用锋利的手术刀片,切开时用颊拉钩等牵拉绷紧切口处的软组织,可极大地提高切割的效率和准确性,切开操作时要一次到位,避免拉锯式反复切割,术者注意力要集中,防止误割伤软组织。

使用专用的牙龈分离器、骨膜剥离器,分离牙龈时要有支点,翻瓣应从龈缘切口近中的牙龈乳头开始,将器械插入牙龈乳头基部用旋转结合推动的方式将牙龈乳头分离,沿牙槽嵴顶骨质向后逐步分离术区每个牙龈乳头,再贴紧骨面逐步将全层黏骨膜瓣组织分离抬起,如果分离翻瓣过程中组织粘连紧密,可用刀片切开分离。

使用颊拉钩牵拉软组织瓣,而非口镜牵拉,显露更为充分,并可有效地保护口角及术区软组织,牵拉显露术野时,应将颊拉钩(也可用骨膜分离器的宽头代替)置于翻起的组织瓣和术野之间,抵住骨面,避免过度牵拉或挤压软组织瓣,导致组织撕裂或挤压伤。

使用圆针缝合,进针点应适当(距离边缘约 2～3mm),对薄而脆的牙龈可适当增加进针点距离和深度,缝合袋型瓣时应对位缝合牙龈乳头,缝合角型瓣时应先定位缝合松弛切口邻近牙龈乳头,以固定龈瓣,再缝合其他牙龈乳头,最后缝合松弛切口,缝合松弛切口时应先从游离端向固定端进针,缝合张力过大时应适当松解龈瓣基部或进行转瓣缝合,切忌强行拉拢。

(二) 合理设计手术方案

能采用袋型瓣(封套瓣)的不做附加切口,能采用角型瓣(单附加切口)的不采用梯形瓣(双附加切口),可以减少损伤、加快愈合并避免瘢痕产生;松弛切口应起始于牙齿的近中或远中轴面角并与游离龈缘成直角,平行牙根长轴切开,距离去骨区应有 6～8mm 距离,切口不能位于牙龈乳头、牙龈正中、骨隆突处,要避开重要解剖结构,尽量避免在前庭部位行牙槽黏膜横行切口;用外科专用切割手机和切割钻有效分牙、增隙,以消减拔牙阻力,避免敲击拔牙粗暴操作,可有效地降低各种软组织意外损伤并发症。

(三) 注意术中组织保护

使用拔牙器械时为避免器械滑脱,要有稳定支点,并用另一只手置于有可能滑脱的方向进行保护;使用外科钻切割去骨、增隙、分牙时,须充分显露术区并保护好组织瓣,防止钻针意外卷入损伤组织,并注意把握切割深度,避免穿透骨质,损伤邻近软组织;牙拔除后复位牙槽窝时力量要适中,避免力量过大造成软组织挤压伤或挫伤;牙拔除后立即用手指触摸检查有无过锐骨尖或骨壁,必要时及时修整,避免术后刺伤、磨伤软组织。

(四) 杜绝粗暴拔牙操作

术前、术中认真检查、分析牙拔除阻力来源,充分消减各种拔牙阻力,杜绝粗暴拔牙;如有患牙周围骨质粘连折裂,如折裂骨质较大切无明显移位,可通过细钻磨切增隙,将患牙与折裂的骨质分离后拔出,保留骨质在原位,并用手指检查有无尖锐骨尖等;如折裂骨质较小且已明显移位,应仔细剥离其表面附着的软组织,小心取出患牙及粘连骨质,避免严重软组织撕裂伤,用手指检查有无遗留骨尖并及时处理。

(五) 助手配合四手操作

拔牙助手使用外科专用吸引器,帮助吸净口腔唾液和血液及其他异物,可以更好地显露术野,使术者操作更为方便高效;同时,助手在术者使用切割钻时,应有保护措施将软组织隔开,避免软组织卷入损伤;在术者使用其他器械拔牙操作时,助手应该注意吸引器等设备手柄在唇颊部放置部位,避免口唇意外切割伤、挤压伤等。

第三节 骨组织损伤

骨阻力是牙拔除最主要的阻力来源之一，一般牙拔除脱位过程会造成局部牙槽骨轻微变形，复杂牙和阻生牙拔除时，常需要牙根周围局部去骨、增隙，这些轻度骨组织损伤可于术后短期内恢复，不影响牙槽窝愈合过程。而如果不了解牙与颌骨解剖结构特点，拔牙手术设计与操作出现问题，牙拔除术可能导致牙槽骨折裂等较大损伤，严重者甚至出现颌骨骨折，属于拔牙并发症，可能引起严重疼痛、肿胀、感染、拔牙创延期愈合和愈合不良等后果。

一、拔牙致骨组织损伤原因

（一）客观因素

1. 骨结构薄弱区　不同部位颌骨及牙槽骨的厚度、强度、密度存在显著不同，在以下部位存在解剖结构薄弱区：①上、下颌前牙和前磨牙区唇颊侧牙槽骨板；②上颌第三磨牙远中上颌结节；③下颌第三磨牙舌侧骨板；④下颌骨下颌角前部。这些薄弱区是拔牙致骨组织损伤的好发区（图 9-2）。

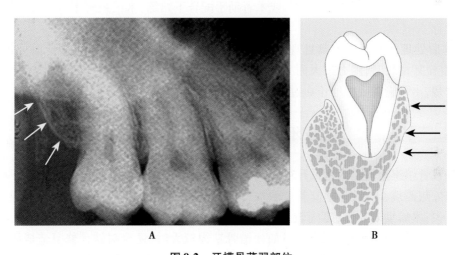

图 9-2　牙槽骨薄弱部位
箭头部位：A. 上颌结节；B. 下颌第三磨牙舌侧骨板（第四军医大学口腔医学院胡开进、周宏志供图）

2. 骨生理性改变　由于牙列早失或其他原因引起生理性颌骨萎缩，导致颌骨体积变小、骨质变薄、强度变弱，易出现骨损伤。

3. 骨病理性改变　由于肿瘤、炎症等病理性改变引起颌骨骨质结构改变、强度变弱，易出现骨损伤。

4. 牙个体性变异　患牙大小、位置、角度和深度、牙根长度及根分叉宽度以及骨质粘连等个体性变异均可能增加拔牙骨阻力，可能导致骨损伤。

5. 其他相关因素　①年龄大于 25 岁，骨组织弹性会随年龄增大而降低；②患者有夜磨牙、紧咬牙或喜食硬食习惯，骨密度增加，阻力增大；③咬肌肥大，咬合力增加，骨密度增大，阻力增加;④患有骨质疏松、骨代谢紊乱、甲状旁腺功能亢进等全身疾病,骨强度降低;⑤拔牙术后颌骨受到外力撞击。

（二）常见问题

1. 术前评估问题　未对患牙进行详细的临床和影像学检查;未对患牙进行充分、准确的阻力分析等评估;不熟悉局部解剖结构关系、对拔牙可能导致的骨损伤风险和特点等没有认识。

2. 手术设计问题　没有准确的去骨、增隙、分牙等拔牙阻力消减方案;无牙脱位方向和脱位方法设计;对手术过程中可能出现的骨组织损伤未制订预防措施和处理计划。

3. 技术操作问题　①拔牙器械选择不当:选用骨凿、劈冠器等进行去骨、劈冠、分牙等操作,易造成颌骨及牙槽骨损伤;选用牙钳与被拔除的患牙不匹配,不能稳定夹持;选用牙挺设计不合理,不能有效楔入等。②拔牙技术欠缺:使用牙钳时,误夹牙槽骨,或过度向唇(颊)及舌侧摇动,造成牙槽骨折断;使用牙挺时,以上、下颌前牙及前磨牙的唇颊侧或下颌舌侧的薄弱骨板为支点,或过度使用杠杆力量,造成支点处的牙槽嵴压缩或折裂,甚至因粗暴操作,造成下颌骨骨折;使用三角挺时,因支点选择不当和过度用力,造成牙槽骨甚至颌骨损伤;使用外科钻去骨或分牙时,过度切割骨质,或切割时冷却不充分,致产热过多而造成周边骨组织热灼伤。③盲目粗暴拔牙操作:拔牙阻力较大时,不仔细分析阻力来源和消减阻力方法,或出现骨质折裂声音时,不分析原因和仔细解除根骨粘连,而采用粗暴操作,易造成严重牙槽骨折裂甚至颌骨骨折;无四手操作,或术者助手配合不熟练,术区视野不清,盲目操作可能误伤牙槽骨。

4. 术后处理问题　牙槽窝处理时,未对折裂的牙槽骨片做复位缝合固定等处理,术后移位;或复位牙槽骨时,用力过大而导致薄弱区的牙槽骨板折裂移位;对患者术后注意事项交待不清楚,出现患者咬棉球止血过度用力等问题,导致薄弱牙槽骨折裂移位。

二、拔牙致骨组织损伤的临床表现

拔牙致骨组织损伤临床常见牙槽骨局部折裂,个别严重病例出现颌骨骨折。牙槽骨折裂常伴随牙龈撕裂、出血,牙槽窝骨壁缺损,或有活动骨块,手指触诊检查,多可发现黏膜下有尖锐骨尖;术后早期肿胀、疼痛较严重,遗留骨尖刺破表面黏膜,摩擦相邻舌、颊、唇等组织,继发后期软组织损伤和长期疼痛;如牙槽骨缺损较大时,还会对缺牙修复造成困难。颌骨骨折后常引起咬合错乱、骨折段移位或有异常动度、下唇麻木、张口受限等。

三、拔牙致骨组织损伤的处理

拔牙出现骨组织损伤时,应禁忌继续粗暴操作,并注意充分止血和术后消肿、止痛,以下为不同类型骨损伤的处理方法:

（一）牙槽骨折裂

1. 功能牙位牙槽骨折裂时,应尽量保留骨质,避免牙槽骨缺损。折裂骨片软组织附着良好时,可通过磨切分牙、楔入增隙等方法将患牙(或牙根)和折裂骨片分离,小心拔除患牙(或牙根),复位牙槽骨,缝合牙龈固定;若伴有软组织撕裂但折裂牙槽骨仍附着良好时,可复位缝合撕裂的软组织并复位牙槽骨;若折裂范围小,与患牙粘连紧密,而与附着软组织部分分离时,可仔细剥离软组织后取出;检查牙槽窝有无游离碎骨片,应仔细清理干净。

2. 上颌结节折裂时,禁忌盲目粗暴挺动或摇动牙齿脱位,可能造成黏膜严重撕裂,甚至导致口腔上颌窦瘘、腭部大血管严重出血等。应根据牙片等影像学检查判断折裂骨块大小,上颌结节骨质厚,折裂骨块较大时,软组织附着好,动度小,可使用锐利牙挺或尖细外科钻,于患牙远中将患牙根部与粘连骨质分离,拔除患牙后复位折裂的上颌结节,缝合牙龈固定;上颌结节骨质薄,折裂骨块小,组织附着差,动度大,可使用骨膜剥离器于颊侧和远中骨面剥离黏膜等附着软组织,取出患牙及粘连骨质。

3. 下颌第三磨牙舌侧骨板折裂时,禁忌盲目粗暴挺动或撕扯牙齿脱位,可能造成牙齿进入下颌舌侧间隙、下颌舌侧黏膜严重撕裂,甚至导致舌神经损伤、口底血管严重出血等。应先判断折裂骨段大小,骨块较大时,软组织附着好,动度小,通过磨切、增隙等方法将患牙与骨板分离后取出;折裂骨块较小且与患牙粘连紧密,组织附着差,动度大,可仔细剥离骨面附着软组织,取出患牙和粘连骨质;检查牙槽窝有无游离碎骨片并仔细清理。

4. 牙槽骨折裂易形成锐利骨尖,应于前述处理完成后,马上用手指于牙槽窝周围黏膜表面仔细触诊检查,确定有无尖锐骨尖遗留及其部位,一旦发现,应适当翻瓣显露,采用小骨凿、咬骨钳、骨挫、外科钻等进行修整,反复触诊确认骨壁光滑后,再缝合伤口;如果术后因锐利骨尖已造成黏膜损伤时,嘱患者及时复诊,可利用黏膜伤口进行骨尖修整,但最好的方法是沿龈沟切开翻瓣,彻底修整消除锐利骨尖。下颌第三磨牙舌侧是此类骨尖高发部位,处理时要特别注意避免舌神经损伤,可采用舌侧龈缘翻瓣,但磨牙后垫区切口应偏向颊侧,小心牵开并保护舌侧软组织瓣,充分显露骨尖,修整光滑。如果是无症状的骨突,则可以观察,不予处理。

(二) 颌骨骨折

无论是拔牙术中或术后出现颌骨异常动度、咬合错乱等表现,应立刻行影像学检查,确定骨折部位和性质,确诊颌骨骨折患者应充分止血后,尽早转诊到口腔颌面外科进行诊治,同时给患者使用抗菌药物等对症治疗。

1. 上颌骨骨折　偶见上颌骨 Le Fort Ⅰ型线性骨折,其移位多不明显,若骨折范围小,类似于上颌结节处的骨折,应将骨折块小心分离;若骨折范围大,累及多个牙位,应通过分牙等方法消减阻力,将患牙拔除,缝合软组织后复位牙槽骨,辅以颅颌弹性绷带固定。如果移位明显,可采用口内切开复位微型钛板固定。上颌骨骨折术中应避免损伤上颌窦,术后要告知患者预防口腔上颌窦瘘的注意事项,术后 2 个月行 X 线检查,观察骨折愈合情况。

2. 下颌骨骨折　多见下颌角前部骨折,常发生于下颌阻生第三磨牙拔除术中,由于咀嚼肌牵拉作用,易引起骨折断端的移位,常用处理方法是口内切开复位小型钛板内固定。下颌骨骨折伴张口受限的患者,术后 4 周进行张口训练,术后 3 个月行 X 线检查,以确定骨折是否完全愈合。

四、拔牙致骨组织损伤的预防

(一) 完善详细术前评估

进行完善的术前评估,了解可能导致骨组织损伤的局部和全身因素,详细的临床和影像学检查可帮助医师判断牙拔除的难度,以便制订详尽的手术计划并选用合理的拔牙方法。对于拔除难度较大的患牙合理设计外科牙拔除术方法,通过少量去骨和分割牙齿,达到消减拔牙阻力、降低拔牙难度、减少骨组织损伤的目的。

（二）选用标准拔牙器械

依据不同牙位以及所拔患牙在口内的不同情况,选用合适的牙钳和牙挺,行外科牙拔除术时,应使用外科专用手机和切割钻进行分牙和去骨增隙操作,术中要注意冷水充分冲洗钻针及术区冷却,应及时更新钻针,保持钻针锋利和切割效率。

（三）采用规范操作方法

1. 摒弃传统的敲击拔牙方法,切忌盲目、粗暴操作。

2. 使用牙钳时,应结合颊腭向摇动和轻微旋转力,并缓慢增加力度和幅度,避免使用粗暴或过度的唇颊侧摇动力。

3. 使用牙挺时,应以近远中颊面角处牙槽骨为支点,避免以唇(颊)、舌面薄弱骨板为支点(尤其前牙及前磨牙区),同时结合楔力和轻微旋转力逐渐挺松。

4. 选用合理显露方式,如果预计到手术可能会造成颊侧皮质骨或上颌结节折裂时,要尽量减小翻瓣以保障血供,使折裂骨段得以保留。

5. 充分消减拔牙阻力　通过分牙方法将多根牙变为数个单牙根,或在单牙根内制造挺松脱位间隙,减小牙根脱位阻力,避免或减少骨组织损伤。

6. 选择合理去骨方法　去骨部位选择牙槽骨骨量较大、骨质较厚的部位进行,避免在上颌唇侧、下颌舌侧等骨质较薄、骨松质缺乏的部位去骨;多根牙可采用消减部分牙槽中隔骨质的方法消减牙根阻力,因水平消减牙槽窝周围骨质,会导致牙槽骨高度和厚度损失,对后期修复造成影响;下颌角外斜嵴等应力集中部位,尽量保留骨皮质高度,避免继发骨折;去骨方式应沿牙根周围垂直楔形消减部分固有牙槽骨和松质骨,既能增大牙周间隙、减小牙根脱位阻力,又能保持牙槽嵴高度。

7. 对于位置较深的残根或断根,可用直径较细的外科切割钻增隙后拔除;也可用外科切割钻将牙根分成两半后取出;对于更小的断根可直接用球钻磨除。

8. 上颌第三磨牙拔除阻力较大时,应避免用牙挺向远中方向粗暴撬动,可尽量使用楔力配合轻微的旋转力,待患牙逐渐松动后,使用牙钳夹持,颊腭或远颊腭向摇动,配合轻微旋转力,力度和幅度逐渐增加,可反复配合牙挺挺动和牙钳摇动,最终脱位,不能使用暴力;如果发现阻力过大,有上颌结节骨折可能,应考虑使用外科钻于患牙远中颊侧磨切增隙后,再将其向后方挺出;如需颊侧去骨,要注意保留牙挺支点的骨质。

9. 拔除下颌第三磨牙时应通过分牙、增隙等方法,充分解除骨组织和牙根部阻力后,再挺松拔除。牙挺用力时注意方向和大小,切忌粗暴操作。

10. 牙拔除后复位牙槽窝时,应避免用力过大,可使用镊子夹持棉条进行按压复位。

（四）强调规范四手操作

助手不仅帮助核对牙位、及时吸净口腔内唾液及术区渗血等以便术者视野清晰,还应通过牵拉显露和随时调整光源等,使术者能够清楚看到需拔除的患牙及其周围组织情况,从而减少盲目大范围的去骨。

（五）重视术后恢复阶段

术者要清楚去骨导致的骨重建包括破骨细胞的激活(加重了骨质脆弱),术后大约持续

4 周,新骨沉积重建骨缺损需要更长时间。因此,颌骨骨折常发生在术后 2~4 周而不是术后即刻。对于有术后颌骨骨折风险的患者,例如,拔牙困难(深部阻生齿)、老年患者、颌骨萎缩、系统性疾病(如骨质疏松)、颌骨病变导致骨质脆弱等,要严密随访并嘱咐患者坚持流食,避免外力作用,以减少骨折的几率。

第四节　牙　折　断

牙折断是牙拔除术中最为常见的并发症,与牙根、牙槽骨解剖结构特点及其生理性、病理性变化相关,也与术者拔牙手术设计和操作问题相关。

一、拔牙致牙折断原因

(一) 客观因素

1. 牙根形态与数目　扁根、细根或弯根拔牙时易出现牙根折断,如上颌前磨牙、下颌切牙、上下颌第三磨牙等;多根牙较稳固,拔牙时容易出现牙折断,且多根牙的每个牙根可能较细(上颌磨牙)、较扁(下颌磨牙),拔除时还容易进一步出现牙根折断。

2. 牙根生理性变化　牙根发育完全以前,牙周膜间隙较宽,牙槽骨富有弹性,拔牙基本不会出现断根;牙根发育完成后,随年龄增长,牙周膜间隙逐渐变窄,牙槽骨弹性降低,牙无机质含量和脆性增加,容易出现断根,特别是根尖部较细、较扁或牙根弯曲的牙。

3. 牙根病理性变化　存在严重龋坏、牙根内吸收或外吸收等病理性变化的牙,或根管治疗后的牙,牙体牙根组织脆弱,常常不能承受拔牙力量而折断。

(二) 常见问题

1. 术前评估问题　不了解牙解剖、生理、病理特点,容易低估拔牙难度,导致拔牙设计方案不完善,盲目粗暴拔牙。

2. 器械选择问题　拔牙器械选择不合适,牙钳不能稳定夹持患牙,钳喙与牙不能紧密贴合,而是“点接触”,容易出现滑动,钳喙长轴与牙长轴不一致;牙挺挺刃宽度和厚度不合适,不能楔入牙周间隙以获得稳定支点。

3. 技术操作问题　使用牙钳时,以过大的力量钳夹摇动,没有合理配合旋转、牵引等力量,导致应力集中折断牙;使用牙挺时,以过大的杠杆力撬动牙,没有合理配合楔入、轮轴等力量,导致应力集中折断牙;成年人的多根牙的残冠残根,未作分根、增隙等减小阻力的处理,直接拔除容易断根;根骨粘连牙,未作分牙、增隙等处理而直接拔除容易折断;牙根弯曲的牙,未按照弯曲弧度进行松解脱位,容易折断。

二、拔牙致牙折断的临床表现

牙折断可以根据折断部位分为冠折、冠根折、高位根折、中位根折、根尖折断等,应采用不同方法予以处理,严重的牙折断还可能伴随牙槽骨折裂等骨组织损伤、牙龈撕裂等软组织损伤,详细内容见前述章节。

三、拔牙致牙折断的处理

发生牙折断后,医师首先切勿慌张,可作进一步影像学检查,根据以下原则处理:

1. 判断折断部分是否需要取出　断根小于3mm,没有局部感染性炎症,邻牙无正畸移动治疗需求,可以不必取出。特别是断根邻近上颌窦、下颌管等重要解剖结构时,如无技术保障或必须拔除的必要,建议留置观察,避免造成牙根移位、口腔上颌窦穿通、神经损伤等较严重并发症。

2. 判断折断部分取出难度　如不满足以上条件,应进一步判断牙折断部分取出难度,包括牙折断位置、牙根变异情况、根骨粘连情况、邻近下牙槽神经上颌窦等重要组织结构的关系等,设计拔除方法,或判断是否请上级医师会诊或转送上级医疗机构。如牙根折断部分位置较深,可能损伤下牙槽神经、舌神经、上颌窦、健康邻牙牙根等重要相邻组织结构,拔牙时间较长,术者和患者极为疲劳,或没有外科拔牙技术和设备等,可请上级医师会诊或转送具备相关条件的医疗单位处理。

3. 牙折断部位较浅、断面清晰、根骨粘连不明显的断根,可以采用根铤、根钳等继续拔除;牙根变异、根骨粘连或折断部位较深的牙根应采用外科拔牙术,通过分根、增隙等操作取出;很小的断根,也可以用球钻直接磨除;前牙区深部断根,还可以采用翻瓣、唇颊侧骨板开窗的方法取出。二期手术取出折断部分时,应做充分的术前影像学检查定位,合理设计手术方式。

四、拔牙致牙折断的预防

拔牙出现牙折断,增加拔牙难度和术后并发症,容易导致患者紧张和对医师不信任,甚至出现患者不能配合继续治疗,事实上多数牙折断都是可以预防或预见的,主要措施包括以下几点:

1. 术前详细检查,设计适宜的拔牙方案。

2. 使用优化设计的拔牙器械。

3. 使用牙钳时,均可以结合一定的扭转力,只是根据牙根形态予以适当调整,如上颌切牙等锥形圆根牙可以完全使用扭转力拔除,而扁根和多根牙,则是在摇动牵引力过程中,配合持续和缓的扭转力,扭转力可以更有效地撕裂牙周膜,并且不易产生应力集中点,但对牙钳环抱牙的贴合程度和防滑设计有较高要求。

4. 使用牙挺时,可变换作用位点,尽量充分楔入牙周间隙,切断牙周韧带,再结合杠杆、轮轴等力量将牙挺出。

5. 多根牙早期分牙分根,并适当消减牙槽中隔顶部骨质,再将单个牙根分别拔除。

6. 根骨粘连、牙根肥大牙,早期在牙根中部作近远中向牙根分割,使用牙挺楔入根切间隙,轮轴转动,使牙根彻底分为两片并相互挺松,分别拔除。

7. 牙根弯曲最多见于上下颌第三磨牙,应根据牙根弯曲弧度,通过分牙、去骨、增隙等操作,消减部分阻力,再将牙或牙根按照其弧度挺松脱位。例如,下颌第三磨牙垂直阻生常见牙根尖向远中弯曲,可斜行消减部分远中牙冠、牙根和牙槽骨,再将牙挺楔入近中牙周隙向远中挺松脱位牙。而近中、水平阻生牙常见牙根向下向近中弯曲,可横切截断消减牙冠后,将牙挺楔入牙根远中间隙,向近中挺松脱位。

第五节　邻牙、对𬌗牙损伤

由于牙邻接关系紧密,拔牙过程中可能产生对邻牙的不当作用力,导致邻牙损伤;由于张口程度有限,牙拔出瞬间可能因惯性力量控制不当,击打损伤对𬌗牙。

一、拔牙致邻牙、对𬌗牙损伤原因

(一) 客观因素

1. 牙邻接关系　存在牙列拥挤,没有正常的拔牙器械作用空间或支点;阻生牙存在邻牙阻力,手术显露和器械入路等受邻牙影响。

2. 增龄性改变　随年龄增长,牙拔除阻力和拔除难度增加,或者阻生牙导致邻牙牙周组织、牙体组织破坏。

3. 邻牙、对𬌗牙病损　邻牙、对𬌗牙已有松动、大面积龋坏,或经历牙体磨切、牙髓消减、材料填充、瓷冠修复等治疗,牙体或牙周组织较为脆弱。

4. 上下牙列位置　上颌牙列对下颌牙列有覆盖关系,且下颌骨质致密,拔牙阻力较大,拔除下颌前牙、前磨牙时,近似直角形态的下颌牙钳易因脱位惯性运动击伤对𬌗牙。

(二) 常见问题

1. 术前评估问题　未观察邻牙、对𬌗牙情况,盲目粗暴拔牙。

2. 器械选择问题　如牙钳大小不合适,不能稳定夹持患牙;再如牙挺挺刃宽度和厚度不合适,支点作用于邻牙。

3. 技术操作问题　使用牙钳时,牙钳钳喙与牙长轴不平行、以过大的力量牵引牙脱位、脱位方向朝向对𬌗、没有左手保护等;使用牙铤时,以邻牙作为支点、没有控制挺动力量、没有左手手指感应保护等;使用外科钻分牙和去骨时,显露不清或对解剖结构不熟悉,磨损邻牙。未合理设计分牙、去骨等消减拔牙阻力的方法,粗暴拔牙。

二、拔牙致邻牙、对𬌗牙损伤的临床表现

邻牙、对𬌗牙损伤主要包括牙折裂、牙松动、牙脱位三种临床表现类型,分别根据损伤严重程度给予相应处理。

1. 牙折裂(磨损)　根据损伤程度可分为冠磨损、冠折、冠根折、根折、根磨损。临床检查可见牙冠(根)折断或缺损,若牙髓外露,可出现较明显的牙髓症状。

2. 牙松动　是牙周支持组织的钝性损伤,常造成牙周膜充血或水肿,患者有时会自觉患牙松动、咬合痛,临床检查可见牙齿松动,叩痛明显。

3. 牙移位　是指牙周支持组织受到损伤,牙周膜纤维破裂、出血,牙齿发生移位,较严重的情况下会伴有牙槽骨骨折。

三、拔牙致邻牙、对殆牙损伤的处理

1. 牙折裂(磨损)　应请牙体科、修复科专科医师会诊治疗,具体参考牙外伤处理方法。如牙冠折裂(磨损)无牙髓暴露时,可采用局部粘接、嵌体、冠修复;牙髓暴露无明显炎症应采用保髓治疗后修复;牙髓损伤严重可根管治疗后修复;冠根斜折等严重折裂无法保留时,拔除损伤牙,后期修复。

2. 牙松动　可采用弹性钢丝与邻牙粘接固定4周、降低咬合等处理,1个月后检查牙髓活力,必要时作牙髓治疗。

3. 牙脱位　以保存患牙为原则,应先将脱位牙充分复位,恢复正常咬合关系后粘接弹性固定4周,请牙体科医师会诊牙髓情况,必要时牙髓治疗。

四、拔牙致邻牙、对殆牙损伤的预防

拔牙出现邻牙或对殆牙损伤属于严重并发症,多由于不了解牙解剖结构特点和生理病理变化,盲目粗暴操作导致,会引起医疗纠纷,应引起医师高度重视,其预防方法与牙折断预防具有一定共性,包括术前认真评估、正确选择拔牙方法、正确选择拔牙器械、正确使用拔牙器械等,详见前述章节。特别注意以下邻牙、对殆牙保护措施:

1. 正确处理邻牙阻力　采用分牙、去骨等外科拔牙方法消除阻力,拔除患牙应避免暴力;拔除近中或水平阻生的下颌第三磨牙,应采用外科专用切割钻在彻底消除邻牙阻力的情况下拔除患牙。

2. 重视左手保护动作　使用牙钳及牙挺拔除患牙时,用左手示指和拇指置于患牙及邻牙的唇(颊)、舌(腭)两侧,通过感知患牙及邻牙动度,避免邻牙损伤;用牙钳脱位患牙时,可将拇指置于牙钳关节处,另一只手的手指注意保护对殆牙。

3. 重视器械保护操作　使用外科切割钻分割患牙和去骨时,使用颊拉钩等保证视野清晰,助手随时配合,避免损伤邻牙。

4. 杜绝拔牙暴力操作　在拔除阻力较大、难度较大的患牙时,切忌使用暴力,应尽量用增隙、分牙等方法将患牙阻力基本消除后再拔除。

第六节　牙或牙根移位

颌骨与周围骨膜、筋膜及肌肉等软组织之间存在很多潜在间隙,这些间隙彼此相通,颌骨内还存在上颌窦、下颌管等腔管结构,如果拔牙术者对这些局部解剖结构不熟悉,器械选择和手术操作不规范,可能导致牙或牙根移位,将患牙或牙根推入颌骨周围软组织间隙、上颌窦、下颌管内,增加了拔牙创伤,可能引起间隙感染、蜂窝织炎、口鼻瘘、上颌窦炎、出血、神经损伤等严重的后果,甚至出现全身性严重并发症,移位的牙或牙根手术取出较为困难,如果没有充分显露或缺乏相应技术,盲目尝试取出移位患牙或牙根时,反而会增加其移位的程度,甚至将其推入位置更深的间隙、腔隙中,给患者带来很大痛苦。

一、拔牙致牙或牙根移位原因

（一）客观因素

牙槽骨、颌骨存在相对薄弱解剖结构,临床操作过程中,患牙或牙根可能通过这些薄弱部位的骨板折裂处或穿孔处移位,进入邻近的软组织间隙或窦管腔隙中。

1. 上、下颌前牙及前磨牙唇颊侧的牙槽骨较薄而舌腭侧骨质较厚,甚至有些牙根在唇颊侧未被牙槽骨包绕而仅有黏骨膜覆盖,拔除低位折断牙根时,可能突破唇颊侧骨板,进入黏骨膜下软组织间隙中。

2. 上颌前牙区多生牙高位阻生时,常位于鼻底,鼻腔处骨质薄弱,拔除时患牙可能被推入鼻腔部的黏骨膜下软组织间隙,甚至进入鼻腔、呼吸道中。

3. 阻生上颌第三磨牙位于上颌骨后外侧壁或后壁,局部骨质疏松,易折裂,位置较深的上颌阻生第三磨牙拔除时,脱位力量方向不正确,可能发生不同方向的移位而进入不同的间隙,向上方移位可至上颌窦,向后上移位至颞下间隙,向后外侧移位至颊间隙,向后下方移位至翼下颌间隙,甚至向内下方移位至咽旁间隙。

4. 下颌第三磨牙舌侧骨板薄弱,牙根变异多,常有舌侧小根,有些牙根表面无骨质包绕,甚至一些牙根直接位于舌侧间隙内,拔除下颌第三磨牙时,挺出力量过于偏向舌侧,或不明确断根形态和位置的情况下,盲目挺动或采用敲击拔牙法,导致舌侧骨板折裂或穿孔,使患牙或牙根进入下颌舌侧间隙,此时,如没有充分显露术野和患牙,使用的取出器械不适合,继续盲目操作,可能将患牙或牙根向内侧推进舌下间隙或向后进入翼下颌间隙中,甚至有些患牙或牙根被推向内后方进入咽旁间隙中。

5. 上颌磨牙和前磨牙邻近上颌窦,根尖至上颌窦下壁的距离由近及远依次为第一磨牙、第二磨牙、第三磨牙、第二前磨牙和第一前磨牙,部分患者上颌窦窦底与根尖之间仅隔菲薄的骨板,甚至骨质缺如。上颌磨牙一般为多根牙,前磨牙常见根尖分叉变异,拔除时易发生断根,前磨牙、第三磨牙等还可能发生埋伏阻生,与上颌窦关系更为紧密,甚至可突入上颌窦腔,拔除断根或埋伏牙时,可能将牙或牙根推入上颌窦。

6. 下颌磨牙邻近下颌管,下颌前磨牙邻近颏孔,特别是下颌第三磨牙与下颌管关系复杂,拔除断根时,可能使牙根突破下颌管骨壁,进入下颌管(应注意与牙根进入下颌舌侧间隙进行鉴别)。

7. 阻生牙和断根一般均伴随位置、形态等的多种变异,脱位阻力较大,并且拔除时不易直视观察,容易因拔牙作用力位点和方向不正确发生移位。

（二）常见问题

常见问题主要包括不熟悉局部解剖结构关系、术前未做影像学检查、未对检查结果进行准确和细致的评估、对手术困难准备不足、术中采用不合适的器械、未按照标准规范进行操作、使用敲击方法拔牙、未充分显露术野、不分析阻力性质来源、拔牙操作盲目粗暴等,导致牙槽骨局部折裂或脱位方向不正确,牙或牙根被推入邻近软组织间隙或窦管结构中。

二、拔牙致牙或牙根移位的临床表现

拔牙导致患牙或牙根移位,一般表现为牙或牙根脱位阻力突然消失,并可伴随牙或牙根从原来位置消失。牙或牙根进入软组织间隙后患者的症状有所不同,有些无明显症状,有些只有不适感或吞咽困难,如未及时取出后期可出现疼痛、肿胀、感染、吞咽困难、张口受限及发热等并发症。牙或牙根进入上颌窦时,早期无症状,如不及时取出,可能在 24 小时～2 周内导致上颌窦炎,表现为一侧头面部钝痛,可累及眶周区域,有口鼻相通症状,鼻腔分泌物增多,口腔有异味分泌物流出。牙根进入下颌管可有出血、下唇麻木等下颌神经损伤症状。

影像学检查可见软组织间隙、上颌窦、下颌管等部位异物,牙槽骨、颌骨皮质骨、上颌窦底、下颌管骨壁等部位骨质折裂、连续性中断(图 9-3)。

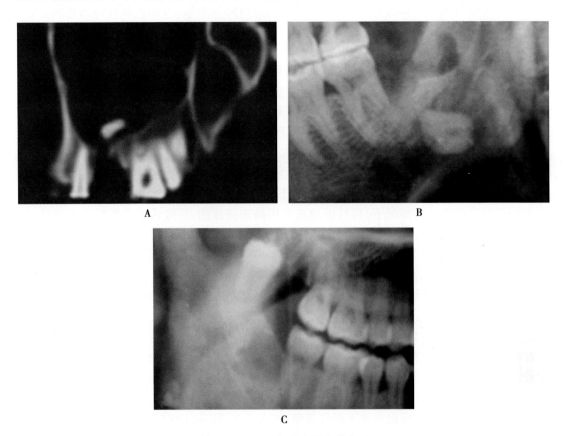

图 9-3 牙及牙根移位影像学表现
A. 牙根进入上颌窦;B. 牙根进入下颌舌侧间隙;C. 牙进入翼下颌间隙(第四军医大学口腔医学院 胡开进、周宏志供图)

三、拔牙致牙或牙根移位的处理

一旦发生牙或牙根移位,应立刻停止盲目操作,及时进行临床和影像学检查。黏骨膜下间隙的移位,可在黏膜表面触及移位的牙或牙根。深部移位,应行影像学检查,判断移位牙或牙根位置。一旦确定移位牙或牙根的位置,应尽早将移位的患牙或牙根取出,在准备手术和手术过程中应让患者避免活动,以免因张闭口、吞咽等口腔功能活动导致患牙进一步的移位。如因技术或其他原因无法实施手术取出时,应将患者及时转诊至有经验或有条件的医疗单位,切忌蛮干,以免发生更严重的并发症。曾有学者认为应该推迟手术,因为移位的牙或牙根经过一段时间后其周围形成纤维包裹,从而起到固定作用,在取出手术时可防止牙齿的进一步移位,因而降低了手术难度。但随着拔牙器械的更新和技术的进步,早期取出移位的牙或牙根已不十分困难,而延迟取出移位牙或牙根可能导致患者的不适感甚至严重并发症。

(一) 牙或牙根进入软组织间隙的处理

1. 进入黏骨膜下间隙　一般可在唇颊侧黏骨膜下触及移位的患牙或牙根,根据其位置高低选择合适的组织瓣(为更好地显露术野,多选择三角瓣或梯形瓣),切开、翻瓣显露移位的患牙后取出,为避免将患牙进一步推向深处,显露患牙后可用外科专用吸引器将其吸出或用刮匙从患牙底部向浅部刮出,如移位的患牙位置较高,也可在其表面直接切开黏骨膜,暴露患牙后用刮匙将其刮出。

2. 进入颊间隙　在腮腺乳头下方的黏膜做水平切口,钝性分离至患牙,用骨膜剥离器或刮匙取出患牙。

3. 进入颞下间隙　选择常规的上颌第三磨牙手术切口,在第一磨牙近中做垂直切口,牙龈切口延伸至上颌结节后缘。全层翻起牙龈软组织瓣,沿上颌窦后壁钝性分离组织进入颞下间隙,用直挺小心搜寻牙齿,发现患牙后用刮匙或牙挺从患牙侧方向牙沿方用力取出,或在充分分离患牙的基础上用外科专用吸引器将其吸出,复位缝合创口。

4. 进入咽旁间隙　如果是上颌第三磨牙应在舌腭弓前1cm处平行舌腭弓切开黏膜;如果是下颌第三磨牙应在原切口基础上继续向远中扩展至舌腭弓前,钝性分离黏膜下软组织,充分显露牙或牙根,采用合适的牙钳拔除移位患牙后缝合创口。

5. 进入舌下或翼下颌间隙　牙或牙根进入舌下或翼下颌间隙时,在原创口的基础上继续向远中扩大切开,深达骨膜下,并切开下颌舌侧牙龈缘附着,于骨面剥离舌侧黏骨膜瓣,注意保护舌侧黏骨膜瓣内舌神经等重要结构,吸尽术区血液和唾液,清楚显露骨质破坏部位和移位牙或牙根,以合适的器械稳定夹持,轻柔操作剥离周围组织并取出,小的断根可以直接用外科专用吸引器头部吸引取出,冲洗创口后复位缝合。

在进行以上操作时应注意以下几个方面:①切口应尽量选择离移位患牙较近的部位,手术通道应尽量避开重要的解剖结构。②切开时仅切开黏膜(如黏骨膜下方为骨质除外),用钝性分离法到达间隙后再寻找患牙,以免因切口过深或采用锐性分离法分离组织时误伤黏膜下方的重要组织结构。③设计的软组织瓣在翻瓣后应能足够显露术野。④建立的手术通道要有足够宽度,以免在取出患牙时形成阻力。⑤操作时术区要有良好的光源,要有合适的牵拉工具(如颊拉钩等)牵拉显露术野,助手应用外科专用吸引器及时吸除术区血液和唾液,以免因盲目操作而引起更严重的并发症。⑥在暴露或取出进入间隙的牙或牙根过程中,如遇到骨质阻挡(如下颌骨舌侧骨板或上颌骨上颌结节),可采用钻磨除少量阻挡的骨质,以利患牙或牙根的显露及取出。⑦发现患牙后要用合适的工具(如刮匙、骨膜分离器等)对其周围组织进行松解,尽量使其达到游离状态后用吸引器、刮匙或合适的夹持工具将其取出,避免向深部用力使患牙或牙根进入更深的部位。⑧在取出进入舌下或翼下颌间隙的牙或牙根时,由于患牙及牙根常位于下颌骨下缘内侧,助手应用手指在下颌角内侧向上挤压口底组织,这样既能使口底变浅,又有利于固定患牙及牙根,防止在操作时患牙或牙根进一步滑落至更深的部位。在取出进入颞下颌间隙的牙或牙根时,术者可应用颊拉钩牵拉并顶在患牙或牙根的上方,可避免取出时将患牙或牙根推入更深的间隙。⑨松解患牙时要紧贴患牙表面钝性分离,以免误伤间隙内的重要结构;取出患牙后要用生理盐水冲洗创口,检查无明显渗血后再关闭创口。⑩创口缝合不要太严密,以免因肿胀严重而影响呼吸,必要时可放置引流条,术前及术中要预防性使用抗生素,术后应根据具体情况决定是否继续使用,可适当使用激素预防肿胀(图9-4)。

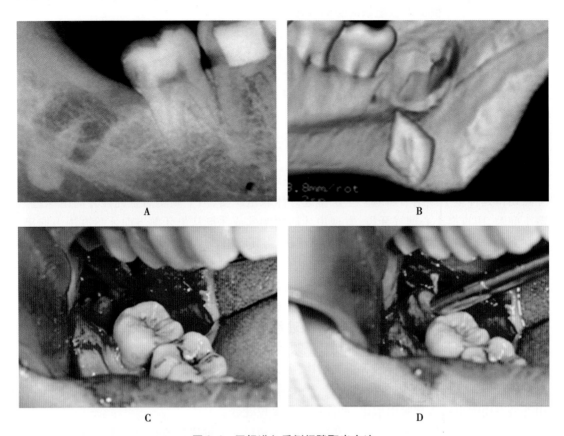

图9-4　牙根进入舌侧间隙取出方法
A. 影像学平片检查表现;B. 影像学 CT 检查表现;C. 舌侧翻瓣显露;D. 找到牙根并用吸引器吸出
(第四军医大学口腔医学院　胡开进供图)

(二) 牙或牙根进入上颌窦的处理

如移位牙根未完全进入上颌窦而位于上颌窦黏膜下方,可于患牙颊侧设计龈缘切口和垂直松弛切口,作角型或梯形黏骨膜翻瓣,显露颊侧骨壁,选用细小外科钻在移位牙根部位骨壁开窗,显露移位的牙根后,用金属吸引器吸出。

如牙根完全进入上颌窦,为便于操作,可让患者半卧位,设计上颌前牙、前磨牙区角形翻瓣,注意垂直松弛切口可位于唇系带等隐蔽部位,避免后期瘢痕形成和对牙龈美学外观造成影响。显露上颌窦前壁至尖牙窝下方,钻开骨壁开窗,尽量保留开窗时切取的骨块,小开窗可使之附着于软组织瓣并随瓣复位,大开窗术后可用微型钛板复位固定骨块,从而保持上颌窦完整性。生理盐水冲洗窦腔,由于移位牙或牙根在重力作用下常位于锥形的上颌窦后部尖端,用专用吸引器吸出冲洗盐水时,可将牙根吸附于吸引器末端取出(图9-5)。

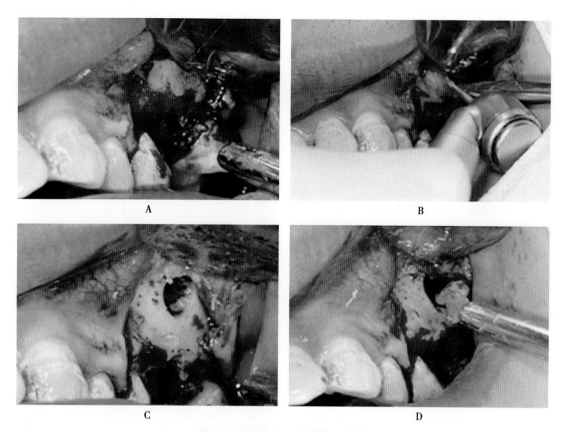

图9-5　牙根进入上颌窦取出方法

A. 翻瓣显露颊侧骨壁；B. 定位牙根部位使用外科钻开窗；C. 开窗后情况；D. 吸引器吸出上颌窦内牙根(第四军医大学口腔医学院　周宏志供图)

　　牙或牙根移位导致的口腔上颌窦穿通处理详见后续章节。术前及术后预防性使用抗生素，密切观察恢复情况。

　　(三)　牙或牙根进入下颌管的处理

　　可适当扩大切口，以便充分翻瓣显露术区，清除游离折裂骨片、牙片等异物，清除显露骨质破坏部位和移位牙根，选用细小外科专用钻，于断根周围仔细准确磨切增隙消减骨阻力，避免损伤下牙槽神经血管束，可使用刮匙轻柔松解嵌入下颌管的牙根，用吸引器将其吸出，填塞明胶海绵等可降解柔软止血材料，术后严密观察，如有神经损伤症状，处理详见后续章节(图9-6)。

四、拔牙致牙或牙根移位的预防

　　术者必须掌握相应的解剖结构知识，术前应做常规 X 线检查，了解患牙基本情况，评估患牙拔除难易程度，拟定手术方案；对术中可能出现的情况应有足够的思想准备和相应的解决措施，尽可能避免术中断根，对于死髓牙、多根牙、弯根牙、膨大根、根分叉大等根阻力较大的患牙考虑分根拔除。

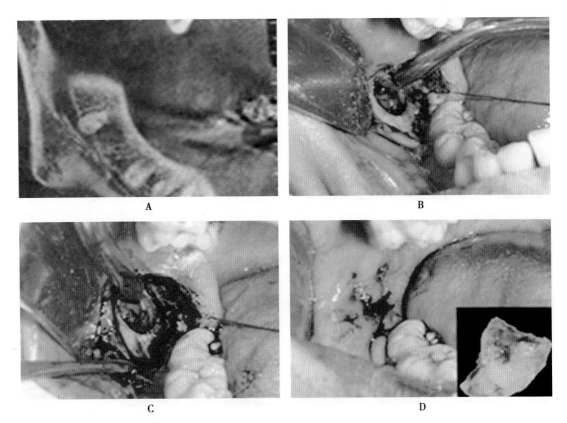

图 9-6 牙根进入下颌管取出方法
A. 牙根进入下颌管影像学表现;B. 翻瓣去骨显露牙根;C. 吸引器吸出牙根;D. 缝合伤口及取出的牙根(第四军医大学口腔医学院 胡开进供图)

术中应充分显露术野,选取合适的拔牙器械,避免暴力操作以及敲击拔牙法。牙拔除时应遵循手术操作规范,按照分离牙龈、挺松牙体、安放牙钳、拔除患牙的步骤进行,一旦出现牙根折断,不要盲目继续操作,要充分显露术野,吸净牙槽窝内的血液,看清断根的位置,采用外科拔牙方法对牙根进行增隙,使用根尖挺或刮匙拔除。上下颌第三磨牙拔除时应选择合适的切口,充分暴露术区,解除周围软组织阻力,消减邻牙阻力及周围骨阻力,尽量使牙或牙根沿其长轴的方向脱位,可避免牙或牙根向周围间隙移位。以上操作均应在直视下四手操作进行,助手也应时刻观察患牙拔除时的情况,及时吸除术区的血液及唾液,保证术野清晰,给术者提供一个良好的手术环境。

牙或牙根一旦进入软组织间隙或窦管腔隙中,术者应保持镇静,切忌过于慌张,按前述方法将牙或牙根取出,若无相应的技术和设备,应及时请示上级医师或转上级医院会诊,进而降低牙或牙根继续移位进入更深间隙的风险。

第七节 神经损伤

牙拔除术相关区域可能涉及三叉神经第二、三支的各个感觉神经分支和面神经等运动神经分支。拔牙术前麻醉、术中损伤、术后处理等可能对这些神经产生暂时性影响或永久性损伤,其中,下牙槽神经、舌神经、颏神经损伤在临床最为常见,并且对患者的口腔功能和日常生活影响显著,需引起高度重视,重点预防;鼻腭神经、颊神经、腭前神经(又称腭大神经)等也可能在翻瓣等外科拔牙操作过程中损伤,但一般可在术后短期内恢复,不产生显著的功能障碍;面神经等运动神经可能因局麻药物浸润而出现暂时性麻痹,一般无需特殊处理。

一、拔牙致神经损伤原因

神经损伤可以分为三类:机械性损伤(包括挤压、牵拉、撕裂、切割等损伤);物理性损伤(包括冷冻、过热、电灼、射线、超声、激光等损伤);化学性损伤(包括非特异性组织毒性物质如砷剂等致损伤,和特异性神经毒性药物如乙醇、青霉素及溴化钙等致损伤)。拔牙过程可能出现多种神经损伤危险因素,导致不同分支、不同类型、不同程度的神经损伤,以下分别叙述。

(一) 下牙槽神经损伤

1. 客观因素

(1) 神经解剖位置:下牙槽神经(inferior alveolar nerve,IAN)走行于下颌骨体内骨管——下颌管中,与下颌第三磨牙关系最为密切,可与牙槽窝直接接触;下颌第一、二磨牙及下颌第二前磨牙根尖与下颌管的距离逐渐加大,但由于颌骨高度和牙根长度等个体差异性,下颌管也可能与下颌磨牙、第二前磨牙关系紧密;下牙槽神经在下颌管内有动静脉血管束伴行,其相互关系为:下牙槽静脉位于下颌管内的最上方,中间是下牙槽动脉,最下方是下牙槽神经。由于以上解剖结构特点,下牙槽神经易受到拔牙器械、移位牙根、血管出血、止血制剂等的机械、物理、化学性作用而损伤。

(2) 牙、骨生理改变:牙根未完全发育完成、根尖孔尚未闭合时,牙槽窝与下颌管之间具有骨质分隔,拔牙一般不会导致下颌管破坏和下牙槽神经损伤;而当根尖发育完成后,与下颌管更加接近,特别是阻生下颌第三磨牙,常出现各种牙根形态变异(一般在 25 岁左右完成根尖发育),并与下颌管构成多种复杂关系,拔牙难度增加,易导致神经损伤;此外,随年龄增长,骨钙量一般在 35 岁左右达到峰值,骨弹性下降,牙周间隙逐渐变窄,还可能由于牙体牙髓病变或治疗过程,出现根骨粘连现象,拔牙阻力和难度增大,发生下牙槽神经损伤的几率也随之增大;有研究认为女性患者下颌管与根尖距离更为接近,骨质强度和神经保护能力较男性低,更易出现下牙槽神经损伤。

(3) 复杂阻生牙拔除:水平、倒置、远中埋伏阻生第三磨牙的位置更低,与下颌管关系更为紧密,拔除难度更大,手术操作复杂,特别是医师临床经验不足时,容易发生神经损伤。

(4) 局部麻醉方法:阻滞麻醉是将局麻药注射到神经干附近,穿刺过程可能直接损伤神经,局部麻药浓度过高也可能对神经造成化学性损伤。

2. 常见问题

(1) 术前评估问题:术前未作影像学检查,不了解患牙与神经解剖位置关系,不作拔牙难度评估,没有正确的术野显露、阻力消减等手术设计,对神经损伤相关危险因素没有充分认识。

(2) 术中操作问题:①局部神经阻滞麻醉时,注射针穿刺动作粗暴,反复穿刺损伤,注射速度过快,可出现针尖对神经干的机械性损伤,或高浓度麻药对神经的化学性损伤;②采用敲击方法拔牙,操作不能精确控制,或未作良好显露,盲目粗暴操作,可出现牙根移位或锐利器械进入下颌管,造成神经机械性损伤;③未能按照牙根长轴或弯曲弧度的方向施加脱位力量,暴力挺动过程中在根尖部产生杠杆反向作用,压迫下颌管产生神经机械性损伤;④采用高速钻进行分牙、去骨增隙等操作时,没有控制磨切深度,钻头穿透下颌管壁,造成神经机械性损伤,或没有良好冷却措施,出现局部高温导致神经物理性损伤;⑤损伤下牙槽神经伴行血管或其分支导致大量出血,可因术野显露不清,盲目操作造成神经损伤,或止血措施不当,血肿或填塞物压迫神经造成损伤,或使用骨蜡填塞止血,由于不能降解或完全排除,出现延迟性(可达 6 个月后)化学性神经损伤;⑥术中出现神经裸露,无适当保护措施,可因机械作用、炎症刺激、药物影响导致神经损伤。

(3) 术后处理问题:术后在牙槽窝内直接置入抗菌药物片剂或者粉末,用以预防或处理干槽症,可能导致化学性神经性损伤,尤其是术中发生神经暴露的情况下;使用未稀释的高浓度丁香油置入牙槽窝止痛,可能导致神经化学性损伤;过度搔刮处理牙槽窝,可能导致神经机械性损伤;术后未能严密观察,或发现神经损伤后,未能及时分析损伤原因和损伤程度,并作出正确对症处理,可能加重神经损伤程度,延迟神经功能恢复时间,甚至导致不可逆性损伤。

(二) 舌神经损伤

1. 客观因素

(1) 神经解剖位置:舌神经与下颌第三磨牙关系紧密,大体相当于第三磨牙牙根对应舌侧位置,其走行有显著的变异,部分病例舌神经位置较高,可平行或高于牙槽嵴,甚至可能位于磨牙后垫内,还有部分病例舌神经与第三磨牙舌侧骨板直接接触,并且这些变异情况难以采用临床常见影像学手段予以术前判断。

(2) 牙、骨生理改变:随年龄增长,阻生第三磨牙拔牙难度增大,骨弹性降低、根骨粘连增加,出现下颌舌侧骨板损伤可能性增加,舌神经损伤可能性增加。

(3) 复杂阻生牙拔除:低位阻生牙由于需要更多翻瓣、去骨、分牙等外科拔牙操作,损伤舌神经的概率显著高于萌出或部分萌出的第三磨牙。牙齿阻生类型方向也与舌神经损伤相关,其中远中阻生发生概率最高,可能因为去除拔牙阻力需去除较多远中骨质,易累及舌侧组织。其次为水平阻生,近中阻生损伤舌神经概率较小。

(4) 局部麻醉方法:因注射针穿刺、局麻药物注射等引起舌神经损伤的几率高于下牙槽神经。

2. 常见问题

(1) 技术操作问题:①局麻注射穿刺动作粗暴,注射速度过快,舌神经附近局部注射药物过多;②磨牙后切口偏向舌侧,导致舌神经被切断;③翻开舌侧黏骨膜瓣时,过度牵拉导致神经损伤;④使用外科钻在牙远中和舌侧去骨增隙,或截冠分牙时,钻头突破舌侧骨板或卷入舌侧软组织,导致舌神经损伤;⑤使用高速钻在邻近舌侧骨板操作时无充分喷水冷却,局部温度过高导致神经物理性损伤;⑥下颌舌侧骨板折裂,产生尖锐骨片或骨尖损伤神经;⑦牙槽骨复位时过度挤压导致神经受压损伤;⑧取出下颌舌侧折裂的骨板时损伤神经;⑨取出移位至下颌舌侧间隙的患牙或牙根时损伤神经;⑩伤口缝合时缝针穿刺、缝线缝扎损伤神经。

(2) 术后处理问题:术后局部使用药物损伤神经;术后刮匙过度刮治损伤神经;术后未

能及时分析损伤原因和损伤程度,并作出正确对症处理。

(三) 颏神经损伤

1. 客观因素

(1) 神经解剖位置:颏神经在前磨牙的下方行向后、上、外方经颏管出颏孔,分布于前磨牙间的唇侧牙龈、下唇黏膜和皮肤及颏部皮肤,并在中线与对侧同名神经相连。

(2) 牙、骨生理改变:老年人牙槽骨吸收明显时,颏孔距离牙槽嵴顶距离缩短,此区域手术切口过低可能损伤神经。

(3) 复杂阻生牙拔除:前磨牙区低位阻生牙,需要更多翻瓣、去骨等外科拔牙操作,损伤颏神经可能性较大。

2. 常见问题

(1) 技术操作问题:①没有解剖明确颏神经位置,盲目向下颌骨下缘方向过度延伸手术切口;②拔除颏孔区低位阻生牙时,使用外科钻在牙齿周围增隙或横行分割牙齿,未注意保护颏孔区骨板和颏神经;③拔牙时损伤颏孔血管束,止血措施不当,血肿或填塞物压迫颏神经;④由于切口设计不当,翻开颊侧黏骨膜瓣时过度牵拉神经;⑤伤口缝合时过多、过紧缝合颊侧游离瓣。

(2) 术后处理问题:术后未能及时分析损伤原因和损伤程度,并作出正确对症处理。

二、拔牙致神经损伤的临床表现

(一) 感觉神经损伤的一般表现

感觉神经损伤后可导致支配区域皮肤、黏膜、牙齿的感觉障碍,包括感觉减退或缺失、疼痛、感觉异常。

1. **感觉减退或缺失**　是指患者在神志清醒的状态下,对刺激不发生感觉反应或感觉反应的阈值升高,由于感觉神经纤维分布具有相互交叉重叠的特点,这些交叉支配区域称为中间区,所以早期临床表现有较大范围的感觉减退区,随着周围神经通过代偿和再生等机制逐渐恢复后,最后仅余留较小的局限区域感觉完全消失,称为自主区,也称绝对区。

2. **疼痛**　也是神经损伤的常见症状,包括局限性疼痛、放射性疼痛、灼性疼痛、深部疼痛。

3. **感觉异常**　是指主观上皮肤上的一种异常感觉,其性质如蚁走样感、电麻样感或触摸患处皮肤引起过度不适感觉,常见于周围神经损伤后的恢复期、周围神经受到牵拉、过紧压迫神经等,有的患者有肿胀、瘙痒、味觉丧失或减退、刺痛感、流涎、语言障碍等。

(二) 感觉神经损伤的临床检查

神经损伤的预后与其损伤程度相关,临床上常用改良英国医学研究委员会标准(Modified British Medical Research Council scale)进行感觉功能评定(表 9-1),基本检查方法如下:

1. **轻触觉**　用棉花絮或小薄棉花片卷成毛笔状(或羽毛、刷子、水滴等)由麻木区向正常区轻划皮肤,当患者刚感觉到棉花触及时,用标记笔在皮肤做一标记,然后相隔 5mm 左右进行相同的检查,将皮肤标记点用线相连,即可标出触觉消失区。触觉减退区边界常不明确,患者常述"好像隔着一层东西似的"感觉。

2. 两点辨别觉(two-point discrimination,2PD) 常用两脚规测试,患者闭眼后两针端同时接触皮肤,患者感觉是一点触及,然后逐步分开两脚规两针端的距离,反复轻触皮肤直到患者感觉到是两点为止,直尺测量两针端间的距离。

3. 痛觉 最常用的检查工具是大头针,检查时应先在正常皮肤处进行针刺,让患者体会刺痛感,然后在患处进行检查,检查者手指握住大头针下部,针尖露出指端 2~3 mm 以控制深度和力度,由麻木区向正常皮肤区刺诊,在刚刚感觉到刺痛时,做皮肤标记,有可疑时,可用大头针的钝头刺诊进行鉴别,痛觉消失区的边界和范围常十分明确,画出确切的痛觉消失区。

表 9-1 改良英国医学研究委员会神经功能障碍标准

分级	描述
S_0	神经支配区域感觉完全丧失
S_1	存在深部痛觉
S_2	存在一定程度表浅痛觉和触觉
S_2+	存在表浅痛觉和触觉,但有感觉过敏
S_3	存在表浅痛觉和触觉,两点辨别觉大于 15mm
S_3+	与 S_3 相同,两点辨别觉 7~15mm 之间
S_4	感觉正常,两点辨别觉<6 mm,实体觉存在

(三) 下牙槽神经损伤临床表现

下牙槽神经损伤患者可能出现多种症状,主要表现为下唇感觉减退或缺失、感觉异常、麻木、异常疼痛和痛觉过敏等,一侧下颌牙列感觉异常或不适,早期主诉常为"又麻又痛",在感觉恢复过程中可出现痛觉过敏,轻触皮肤即有痛感,甚至有烧灼样异常痛觉,由于感觉缺失或减退,导致不自觉的口角流涎、下唇咬伤等。

(四) 舌神经损伤临床表现

舌神经损伤患者主要表现为一侧舌感觉麻痹或感觉异常,同侧舌前 2/3 味觉减退或消失,舌根舌体部疼痛,咀嚼饮水功能障碍,发音语言困难,易咬舌导致舌黏膜糜烂等,对患者正常生活影响常常更甚于下牙槽神经损伤。

(五) 其他神经损伤临床表现

颏神经损伤表现类似下牙槽神经损伤,感觉麻痹或异常范围限于一侧下唇;腭前(腭大)神经损伤常伴随伴行血管的较大量出血,可能导致部分腭黏膜瓣组织坏死,一侧上腭部局部麻木等,但一般可自行再生、愈合、恢复,不遗留长期功能障碍;颊神经、鼻腭神经损伤一般无明显感觉和功能障碍。

三、拔牙致神经损伤的处理

(一) 一般原则

神经损伤程度或类型不同,处理和预后也有所不同,国际常用 Sunderland 神经损伤分类:① Ⅰ 类:神经失用;② Ⅱ 类:轴突断裂;③ Ⅲ 类:轴突断裂以及部分神经内膜损伤;④ Ⅳ 类:

仅神经外膜尚未破坏的神经损伤;⑤Ⅴ类:完全横断的神经损伤。根据神经损伤时是否能够直视检查,可以分为:

1. 开放性神经损伤 即术中可以直视检查神经损伤,Ⅰ～Ⅲ类损伤的神经束仍保持连续,一般可以采用药物、理疗等保守性非手术处理,神经功能多在数月至1年内逐渐恢复,Ⅳ类和Ⅴ类损伤需外科手术吻合撕裂、断裂的神经外膜和内膜,毁损节段较大时,尚需行神经移植术,使神经连续性恢复,为神经再生和功能恢复提供基础。如果术者具备显微外科技术,有气管插管麻醉保障,有助手支持和合适器械等条件,可以考虑即刻进行神经修复。如不具备以上条件,应先将神经断端复位至合适的位置,并用不可吸收线标记,留待后期由显微外科医师处理。

2. 闭合性神经损伤 即术中或术后不能直视检查的神经损伤,拔牙所致神经损伤大多属于闭合性损伤,应根据具体情况对症处理。

(1)术中可疑闭合性神经损伤:如发生断根移位进入下颌管、下颌舌侧间隙、颏孔区等神经干附近部位时,或拔牙器械导致神经干附近骨组织、软组织、血管损伤时,切勿盲目操作,应使用明胶海绵等填塞止血后作 CBCT、CT 等影像学检查,判断移位牙根或骨折片位置以及是否压迫神经,根据术者医疗条件,决定继续处理或停止手术。如术者不能明确神经是否损伤,建议停止手术,等待局麻作用消退,观察神经功能是否恢复,如不具备复杂口腔外科手术技术,建议转诊上级医师或医院处理,避免造成更严重损伤。

(2)术后诊断闭合性神经损伤:术后出现神经损伤症状,应诊断神经功能障碍程度,一般而言,具有 S_2 以上感觉功能提示神经连续性保存,感觉减退或感觉异常多可以恢复,而如果出现 S_1、S_0 级别的感觉障碍,应及早做电生理检查及 CBCT、CT 等影像学检查,确定神经是否离断或被严重压迫。如明确有移位牙根或骨片严重压迫或切断神经,导致 $S_0 \sim S_1$ 感觉障碍,且术者具备复杂口腔外科手术和显微外科手术技术,可在相应医疗条件下早期手术探查松解神经压迫或恢复神经连续性。如无以上明确指征,建议先行非手术治疗。

(二)非手术处理方法

首先安抚患者,向患者解释清楚感觉异常是常见拔牙并发症,大部分是暂时的、可逆的,会逐渐消失而恢复正常神经功能,但需要2个月或更长时间,建议患者注意保护感觉减退区域组织,如避免刺激性食物、减慢进食咀嚼、避免咬唇、咬舌等,定期复诊,复诊时检查感觉异常区域和程度的变化。

对于感觉麻痹或异常较为明显的患者建议配合以下治疗:

1. 药物治疗

(1)神经营养药物:可将维生素 B_1(50mg)、B_6(50mg)、B_{12}(0.5mg)三种维生素混入1ml水溶液中,每天肌注1次,10～14天为一个疗程,间断使用;也可口服维生素 B_1、B_2、B_6、B_{12} 等治疗,维生素 B_1、B_2、B_6 按照1:1:1服用,一般均为每次100mg,维生素 B_{12} 一般每次 0.2～0.5mg,谷维素每次 10～30mg,一天3次;也可口服甲钴胺片,一次 0.5g,一天3次,如果服用一个月无效则不建议继续使用;FK506是一种免疫抑制剂,对神经有营养作用,神经损伤后一般建议每天 2mg;此外,神经生长因子等生物制剂对外周神经恢复有比较好的疗效,如腺苷三磷酸(ATP)、胞磷胆碱、神经节苷脂、成纤维细胞生长因子 b-FGF、神经生长因子 NGF 等。

(2)激素类药物:地塞米松具有很好的早期抗过敏、抗炎、减轻水肿作用,加快神经损伤的恢复,建议与神经营养药物联合用药效果会更好,一般剂量静脉注射每次 2～20mg,静脉滴注时应以5%葡萄糖稀释,用药时间一般一周左右,使用剂量较大时注意阶段性减量停药。

（3）局部药贴：使用5%利多卡因药贴可以缓解局部疼痛和敏感触痛。

2. 其他治疗

（1）高压氧治疗：高压氧能够增加组织内氧含量,从而促进损伤神经的修复。

（2）局部理疗：包括低强度激光、电刺激理疗、磁疗法等。

（3）中医疗法：包括针灸、中医中药治疗等。

（4）感觉再训练：也称为认知行为治疗,是指在神经损伤后忽视或掩盖不良感觉的方法,以减轻神经损伤后的不良感觉。

多数研究同意,神经损伤具有相当的自行恢复潜力,只要神经没有完全离断,通过神经再生机制,辅以保守性治疗,可以恢复到正常或者接近正常的感觉水平,一般认为,按照改良英国医学研究委员会神经功能障碍标准,S_3以上的得分即可定义为有意义的神经感觉功能恢复,但恢复所需时间存在争议,患者年龄和身体健康情况可能对其构成影响。

值得注意的是,焦虑患者常可能出现多种术后并发症,术后恢复较为困难。有焦虑、应激等社会心理问题的患者多具有情感的强烈性和多变性、高度暗示性、高度自我显示性、丰富的幻想性等性格特点,可出现感觉过敏、感觉减退或消失,这种感觉障碍的范围以手套、袜套型为最常见,但又和神经分布不一致,且范围不恒定,易受暗示而变化,临床上应仔细询问病史,了解疾病发生、发展的原因及过程,进行仔细反复的体征检查及其他辅助检查加以鉴别。同样,抑郁症也属于心理和精神方面的疾病,以显著而持久的心境低落为主要特征,情绪可从闷闷不乐到悲痛欲绝,自卑抑郁,甚至悲观厌世,也可出现感觉迟钝或麻木等症状,严重者可出现幻觉、妄想等精神病症状,并可反复发作,建议咨询心理医师给予心理治疗。

（三）后期手术修复神经

一般而言,牙拔除术后感觉神经功能障碍可以在术后的6个月内自然恢复,还有一些病例报道神经功能在手术2年后完全自行恢复。所以,在无明确神经切断或严重压迫指征的情况下,对于何时以及是否采用显微神经外科技术修复受损神经,并无统一意见,应密切监测和观察术后神经功能,当患者报告有感觉功能恢复或感觉功能障碍在可接受范围,不建议采用手术修复。

1. 手术指征　由于临床实际情况中,常常难以获得神经损伤程度的确切证据,一般应在术后出现以下指标时,再考虑手术：①神经完全麻痹超过3个月；②严重麻痹无明显改善超过4个月；③感觉迟钝,且临床观察到神经离断。

2. 手术禁忌　①感觉逐渐恢复；②患者认为感觉障碍可以接受；③中枢性神经痛；④局部阻滞麻醉不能改变感觉迟钝感受；⑤医学神经病变；⑥免疫缺陷患者；⑦损伤时间过长。

神经重建手术方法包括：自体神经移植、自体静脉移植、骨骼肌包裹移植、异体神经移植等。研究热点是使用人工材料重建神经,包括可吸收性和不可吸收性材料。修复的成功率与损伤到修复时间间隔和患者年龄增加成反比关系。

四、拔牙致神经损伤的预防

（一）术前影像学检查

由于下牙槽神经和下颌管独特的解剖结构,术前影像学检查对判断神经位置、制订手术方案、避免神经损伤等具有非常重要的意义。随着影像学检查设备的不断发展,目前临床可用于下颌管与牙根关系检查的手段包括牙片/根尖片(dental film/periapical film)、全景片(orthopantomography)、CT(computed tomography)、锥体束 CT(cone beam computed tomography),一般认为牙片或全景片可以解决大部分病例的术前检查和判断问题,具有成本低廉、应用便利等优点,但成像为二维平面,不支持在冠状、矢状和轴向多平面成像,不能三维显示阻生牙和下颌管之间的关系。建议当根尖片或全景片显示牙根根尖变暗、下颌管骨白线中断、管腔狭窄等情况时,可以采用 CT 或 CBCT 进一步明确牙根与下颌管关系。CBCT 也称为牙科 CT,能够提供更好的牙与其周围结构图像,并且 X 线辐射量和设备费用都比传统 CT 更少,测量牙根、牙槽骨的各个方向数据可以达到 0.1mm 精度,在诊断便捷性和准确性方面具有独特优势,已成为现代牙科重要检查设备,但是应该意识到 CBCT 成像也有一定的误差,有研究者建议下颌管的实际管径应在成像管径基础上扩大 0.74mm。

有研究者(Rood & Shehab)提出与下颌阻生第三磨牙拔除导致下牙槽神经损伤相关最为显著的七种 X 线平片特征,包括:①根尖影像变暗;②根尖影像偏斜弯曲;③根尖影像狭窄;④根尖分叉呈明暗双影;⑤下颌管影像偏移改道;⑥下颌管影像缩窄;⑦下颌管骨白线影像中断。

还有学者(杨驰等)根据 CBCT 检查将第三磨牙根尖与下颌管之间关系其分为四类:①根尖位于下颌管以上;②下颌管位于根尖颊侧;③下颌管位于根尖舌侧;④下颌管位于根尖之间。认为牙根根尖与下颌管相交时拔牙可能造成神经损伤,特别是下颌管位于颊侧时风险较高。

此外,根据 CT 检查显示的下颌管形状,Ueda 等将其分为 3 类:(卵)圆形、水滴形和哑铃形,发现下颌管形状与拔牙导致神经损伤有显著性相关,所有出现神经损伤症状的病例下颌管均为(卵)圆形或哑铃形。

术前影像学检查对预防术后神经损伤的意义是有争议的,有学者认为通过检查掌握下颌第三磨牙和下牙槽神经的详细信息可以降低神经损害的风险,也有学者认为 CT 或 CBCT 检查虽然能够帮助判断神经损伤的风险,但在临床实践中,并不能有效降低阻生第三磨牙拔除时发生下牙槽神经损伤的几率,所以这些三维影像学检查的主要目的在于诊断,应告知高风险患者拔除复杂阻生第三磨牙后可能的并发症,并在必要时提供书面知情同意书。

(二) 术前难度评估

牙槽外科门诊应设置分级检诊和治疗制度,根据牙拔除手术难度评估,由相应级别或资质的医师完成,将由于术者经验不足导致神经损伤的风险降低,对于高风险病例,应向患者交代清楚可能发生的并发症并签署知情同意书。

(三) 选用标准拔牙器械及规范操作方法

详细内容同骨组织损伤和牙或牙根移位,见前所述。

(四) 下牙槽神经损伤预防注意事项

1. 牙拔除术采用专用牵拉、吸引器械,助手四手操作随时吸净渗血和唾液,使术野显露充分。

2. 合理设计分牙方法,减少周围牙槽骨损伤,多根牙分根分别拔除,弯根按照其弧度脱位,避免挤压下颌管。

3. 使用外科钻切割牙时切忌盲目磨切过深,应保留深面牙体组织,使用牙挺折裂,必要时可反复纵横磨切牙体组织,分为多块拔除,尽量保持能够直视磨切部位,并有充分冷却,避免钻头穿透下颌管或热损伤神经。

4. 断根较小且邻近下颌管,或部位较深、无明确根尖周炎症,可不必取出。

5. 尽量避免使用骨蜡填塞止血,建议采用明胶海绵、纤维蛋白海绵等可降解材料,出血较严重时,可先填入可降解材料,再填入碘仿纱条加压缝合,充分止血。

6. 根据拔牙创伤,术中或术后早期给予地塞米松等糖皮质激素,预防过度肿胀和神经压迫。

7. 麻醉操作动作轻柔,避免反复穿刺,注射缓慢,控制药量,普通注射器建议边退针边注射,计算机控制局麻注射仪器可边注射边进针,注意反复回吸避免麻药入血。

8. 有学者提出采用冠切术,即仅磨除阻生第三磨牙牙冠,并使剩余牙根截面位于牙槽嵴下,严密缝合周围牙龈软组织待其愈合;还有学者提出采用正畸牵引方法,将阻生牙逐渐扶正拉出;此外,还可采用预防性冠周去骨术,指观察到牙萌出会有骨或邻牙阻力,即手术消减部分骨阻力,调整牙萌出方向,恢复萌出潜能,从而使牙根远离下颌管。以上方法可供临床医师参考。

（五）舌神经损伤预防注意事项

事实上,由于舌神经位置走行多变,与下颌第三磨牙关系紧密,临床工作中是难以完全避免舌神经损伤的。一般而言,主要注意以下几点:

1. 注意磨牙后垫切口位置,应位于颊侧,并向外上方延伸,有研究认为,切口线应与第二磨牙远中面切线呈45°角。

2. 使用外科钻去骨时,主要在颊侧、远中进行,分牙时留下舌侧少许牙体组织,然后用牙挺折裂,尽量保持能够直视磨切部位,并有充分冷却,避免钻头穿透舌侧骨板,或卷入舌侧软组织。

3. 从颊侧或远中挺动牙或牙根感觉阻力较大时,使用薄的牙挺轻柔楔入牙和舌侧骨板之间间隙轮轴转动分离,或楔形磨切、折断、去除部分舌侧牙体牙根组织,从而可以减小牙脱位阻力,避免舌侧骨板折裂。

4. 如果发生舌侧骨板折裂,切勿粗暴撕脱,应沿骨面仔细剥离附着软组织,并使用骨锉磨除遗留骨尖。

5. 如发生牙或牙根移位进入下颌舌侧间隙,必须翻开下颌磨牙舌侧黏骨膜组织瓣时,需注意沿骨面仔细剥离,避免过度牵拉软组织瓣,并注意使用宽扁器械保护软组织瓣,避免锐利器械意外损伤舌神经。

6. 缝合伤口时,避免缝入过多舌侧软组织,切勿缝合过紧。

（六）颏神经损伤预防注意事项

1. 前磨牙区颊侧翻瓣,垂直松弛切口勿过长,横行切口勿过低。

2. 牙或牙瘤等低位阻生时,可先解剖、分离、松解颏神经,避免盲目操作损伤神经。

3. 使用高速外科钻时,注意避免卷入颏孔周围软组织。

4. 缝合伤口时,避免缝入过多颊部软组织,切勿缝合过紧。

第八节　口腔上颌窦穿孔及上颌窦瘘

口腔上颌窦穿孔是指由于软组织和骨组织损失导致口腔与上颌窦腔之间形成交通

性孔道,如果上颌窦穿孔持续暴露在口腔中而未予以处理,会导致上颌窦炎及上颌窦瘘。据统计,穿孔后48小时,50%的患者会发生上颌窦炎;在穿孔后2周,发生上颌窦炎的患者比例会上升至90%。上颌窦瘘的概念应注意与上颌窦穿孔区别,以穿通性孔道出现来自口腔和窦腔黏膜上皮为特征,需手术处理,否则无法愈合,并常伴随慢性上颌窦炎。

一、拔牙致口腔上颌窦穿孔及上颌窦瘘原因

在临床上,上颌后牙拔除是导致上颌窦穿孔的首要原因,据统计,拔除上颌后牙导致上颌窦穿孔的发生率约为0.31%~4.79%。

(一) 客观因素

1. 上颌窦解剖结构 上颌窦下壁至上颌后牙根尖距离以上颌第一磨牙最近,部分患者根尖甚至进入上颌窦,然后由近及远依次为上颌第二磨牙、第三磨牙、第二前磨牙和第一前磨牙。资料统计发现,拔除上颌后牙导致上颌窦穿孔的几率不同与上述由近及远的顺序相一致。

2. 牙根形态与结构 上颌磨牙为多根牙,牙根较细且根分叉较大,前磨牙为扁根,也常见根尖部分叉变异,拔除时容易出现断根;患牙常因牙体牙髓疾病出现根骨粘连,增加了拔除难度和断根可能性,同时也就增加了上颌窦穿孔的可能性。

3. 阻生牙位置变异 临床常见上颌第三磨牙阻生、上颌尖牙阻生、多生牙阻生以及前磨牙阻生等,阻生牙与上颌窦的关系更为复杂多变,且拔除难度较大,容易破坏薄弱的上颌窦骨壁出现穿孔;上颌窦在20~30岁之间发育至最大,且此年龄阶段因第三磨牙阻生而需拔牙的患者增多,上颌窦穿孔发生率较高,呈现出一定的年龄相关性。

4. 拔牙入路与显露 上颌后牙拔除时,由于体位关系和邻牙阻挡,难以直视,特别是断根位于牙槽窝深部时,器械入路也常受到限制,拔除难度大,出现穿孔可能性大。

5. 慢性炎症性穿通 少数患者因长期慢性牙周、根尖周炎症破坏上颌窦窦底骨质,进一步导致上颌窦炎,或因慢性上颌窦炎破坏窦底骨质,引起逆行性牙周、根尖周炎,这两种情况实际上已存在慢性炎症性口腔上颌窦穿通,表现为上颌窦窦底骨质缺失,窦底黏膜与患牙根部粘连,牙周袋往往有溢脓,拔除患牙后即形成口腔上颌窦瘘,可从穿通口流出较多脓液(图9-7)。

(二) 常见问题

1. 术前评估问题 术者对口腔局部解剖结构了解不充分,亦未通过适当的影像学检查来充分了解患牙牙根与上颌窦的解剖关系。

2. 技术操作问题 无早期分根、增隙等消减阻力措施,使用过大力量拔牙,出现牙槽窝深部断根;使用普通牙科钻分牙取根,而非专用外科钻,气流吹向牙槽窝,在根面形成较大压力,可使上颌窦底薄弱的组织破坏,断根进入上颌窦;牙挺盲目操作,未能楔入根周间隙,而作用至断根根面,将牙根推入上颌窦;刮匙搔刮牙槽窝底部过于用力,穿破上颌窦窦底薄弱组织,形成穿孔。

3. 术后处理问题 术后医嘱不详细,患者过度擤鼻、漱口、吸烟等,影响牙槽窝愈合,窦底薄弱组织破坏穿孔;或术中穿孔后,无正确处理措施,演变为上颌窦瘘和上颌窦炎。

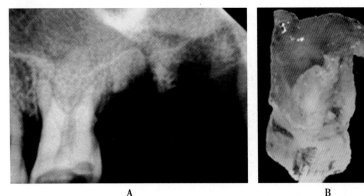

A　　　　　　　　　B　　　　　　　　　C

图 9-7　根尖与上颌窦黏膜粘连

A. 术前 X 线片表现；B. 牙拔出后根尖有上颌窦黏膜粘连；C. 去除上颌窦黏膜后牙根情况（第四军医大学口腔医学院　胡开进供图）

二、拔牙致口腔上颌窦穿孔及上颌窦瘘的临床表现

（一）口腔上颌窦穿孔

牙拔除术中发生上颌窦穿孔的典型表现为手术器械"落空感"，例如使用牙挺楔入时，突然落空，同时可伴随牙根消失，再如使用刮匙刮治时，突然落空，不能探及牙槽窝底。穿孔后可有鼻出血或咳痰有血，患者常见主诉为漱口、饮水或进食时会有液体进入鼻腔，并可伴有鼻塞、鼻腔充血、呛咳等呼吸道症状。

牙拔除术中和术后如怀疑发生口腔上颌窦穿孔，基本的检查方法是采用鼻腔鼓气（捏鼻开口鼓气）法，检查是否有口腔异常漏气通道；也可根据具体情况，做 CT、CBCT 等影像学检查，确定穿通部位、穿通口大小。

（二）口腔上颌窦瘘

如上颌窦穿通时已存在慢性上颌窦炎症，或穿孔后未及时关闭，发展为上颌窦炎，穿通部位会有较多的脓性分泌物流出，穿通口不能闭合，即成为口腔上颌窦瘘。患者常自述每天有咸味甚至臭味液体流入口腔，漱口、饮水、进食会有液体进入鼻腔。伴随上颌窦炎时，还可有头面部钝痛、鼻涕增多等临床表现。临床检查可见穿通瘘口常有炎性肉芽组织和污秽分泌物，周围黏膜红肿，鼻腔鼓气会有气流喷出。

三、拔牙致口腔上颌窦穿孔及上颌窦瘘的处理

上颌窦穿孔及上颌窦瘘是口腔与上颌窦腔之间交通性孔道的不同病理发展阶段，一般建议在穿孔发生后 48 小时内关闭穿孔，避免其演变为更为严重的上颌窦瘘和上颌窦炎。而上颌窦瘘处理应首先控制局部炎症后，再行手术关闭。

（一）口腔上颌窦穿孔

首先去除移位牙或牙根，如上颌窦存在慢性炎症，分泌物较多，应参照口腔上颌窦瘘的

处理方法处置;如上颌窦健康,可根据穿孔直径大小进行如下处理。

1. 穿孔口小,直径 2mm 左右,可按照拔牙后常规处理,必要时相对缝合颊腭侧牙龈,缩小牙槽窝创口,保护牙槽窝内血凝块,待其机化自然愈合,也可置入可降解材料辅助封闭穿孔和稳定血凝块(图9-8)。

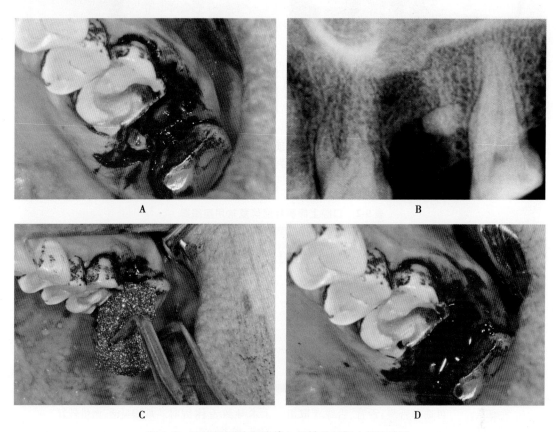

图 9-8　可降解明胶海绵填入牙槽窝封闭上颌窦穿孔

A. 拔牙后牙槽窝情况;B. 上颌窦穿孔 X 线影像表现;C. 牙槽窝置入明胶海绵;D. 处理后牙槽窝情况(第四军医大学口腔医学院　胡开进供图)

2. 穿孔口中等,直径 2~6mm,也可按照以上方法处理,建议缝合颊腭侧牙龈缩小牙槽窝创口后,留长缝线末端,在牙槽窝创口表面垫缝合碘仿纱条,荷包样交叉打结固定碘仿纱块,以彻底封闭创口,充分保护牙槽窝内血凝块,待其自然愈合。注意切忌将纱条或其他不可吸收材料置入牙槽窝内,干扰血凝块正常形成,导致穿通口无法自行愈合(图9-9)。

3. 穿孔口较大,担心牙槽窝血凝块不够稳定时,也可在牙槽窝内置入明胶海绵等可降解吸收生物材料充填物,填塞封闭穿通口,稳定牙槽窝血凝块,再做牙龈缝合,固定充填物,待机体吸收生物材料和自身组织替代愈合,封闭交通口。

4. 穿孔口过大,不能自行愈合,可采用各种组织瓣和生物材料修复,如局部黏膜瓣、自体骨移植、异种组织移植、人工合成材料等。目前,在临床使用最为广泛的是软组织瓣转移修复,表9-2对常用的几种软组织瓣修补方法进行了归纳总结。

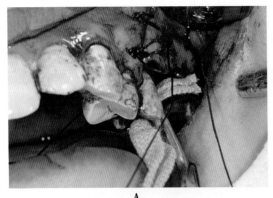
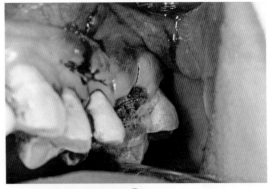

A   B

图 9-9　牙龈缝合并作牙槽窝顶部碘仿纱包封闭上颌窦穿孔

A. 缝合牙龈并于牙槽窝表面置碘仿纱条打包固定；B. 缝合打包后情况（第四军医大学口腔医学院周宏志供图）

表 9-2　口腔上颌窦穿通修复常用组织瓣

组织瓣名称	手术方法	缺点	优点
颊黏膜推进瓣	于拔牙创两侧设计纵行颊黏膜松弛切口至前庭沟，翻起梯形颊黏膜瓣，与腭侧黏膜拉拢缝合	颊侧前庭沟变浅，术后肿胀、疼痛等反应较明显	手术操作简单，成功率较高
腭黏膜旋转瓣	于拔牙创腭侧制备全厚腭黏膜瓣，保证基部较宽并完整包含腭大神经血管束，旋转组织瓣跨过拔牙创与颊侧黏膜拉拢缝合	仅适用于位置较前的穿孔，可能发生组织瓣坏死	不影响前庭沟形状，可用于较大穿孔的修复
舌瓣	可选择舌腹、舌背、舌缘获取组织瓣	手术导致舌体暂时固定，患者感觉不适	取瓣灵活，血供较好
颊脂垫瓣	于上颌结节远中颊侧切口钝性分离，获取颊脂垫组织，减张缝合关闭穿孔	可能发生组织瓣坏死	操作简单，血供较好，并发症较少

（二）口腔上颌窦瘘

首先控制上颌窦炎症，应根据临床检查、血常规检验、影像学检查等方法评估和诊断上颌窦炎症状态以及穿通瘘口情况。

1. 存在急性上颌窦感染性炎症时，要给予患者抗生素治疗；如果有化脓性分泌物，还要进行细菌培养及药敏筛选；鼻腔可给予血管收缩剂、化痰剂等滴鼻液；同时通过口腔瘘口进行生理盐水冲洗，炎性渗出液逐渐减少消失后，冲洗液清亮，可行手术修复瘘口。

2. 慢性上颌窦炎应保留拔牙窝引流口，充分引流上颌窦内分泌物，并辅以适当的抗生素治疗。必要时还可请耳鼻咽喉专科医师会诊处理，待上颌窦炎症消退后，再设计黏膜转瓣手术封闭穿通瘘口。

（三）术后医嘱

口腔上颌窦穿孔或上颌窦瘘修复术后,应给予详细的术后医嘱,包括:

1. 勿做剧烈运动,切忌擤鼻和用力漱口,勿用吸管吸饮料,禁止吸烟饮酒,尽量避免喷嚏,以免破坏口鼻腔压力平衡。

2. 适当延长拆线时间至术后 10 天左右。

3. 根据术前上颌窦及牙根周围炎症情况,给予口服或静注抗菌药物 3 ~ 5 天;鼻腔分泌物较多时,给予滴鼻剂减轻鼻腔充血,保持窦内分泌物引流,保证治疗效果。

四、拔牙致邻牙、对殆牙损伤的预防

1. 拔牙术前进行 X 线牙片或全口牙位曲面体层 X 线片检查,充分了解患牙牙根与上颌窦的解剖关系。

2. 上颌磨牙根分叉大,拔牙时不可使用暴力,应考虑分根拔除,必要时去除部分牙槽中隔骨质增隙,避免断根。

3. 牙拔除后对于无明显炎性组织和肉芽肿的牙槽窝不要使用刮匙搔刮,确需搔刮时刮匙的刮除方向应"自下而上",即从拔牙窝底部向顶部用力刮除肉芽组织,切忌"自上而下"。对于较深的拔牙窝,不建议使用刮匙盲目探查,尽量使用外科专用吸引器将肉芽或残片吸离牙槽窝底后用血管钳夹出。

4. 一旦出现牙根折断,应在保证光线充足、视野清晰的前提下,取出断根。断根显露不足时不要盲目挺动、钳夹。

5. 对于一些与上颌窦毗邻关系密切的病例,可以选择超声骨刀进行去骨分牙,以免损伤上颌窦黏膜。

6. 当断根较小(不超过 3mm)且无明显根尖炎症时,可不必取出。

7. 一旦发现上颌窦穿孔后,不应盲目探查及冲洗,以免扩大穿孔口,并使原来完整的上颌窦黏膜破坏导致上颌窦感染。

第九节　出　　血

出血是牙拔除术最常见的并发症之一,术中出血影响拔牙操作,术后出血影响伤口愈合,严重出血甚至导致生命危险。拔牙出血可与全身因素和局部因素相关,全身因素已于拔牙禁忌证章节阐述,本节重点讨论由局部因素导致出血的临床防治。

一、拔牙出血原因

（一）客观因素

口腔组织血供丰富,拔牙术区邻近或可能涉及下牙槽动脉、腭大动脉、舌动脉、面动脉等知名血管及其分支,术后拔牙伤口处于开放或半开放状态,口腔细菌污染环境、进食说话等口腔功能活动等对伤口愈合有不利影响。

（二）常见问题

1. 软组织损伤　详见第二节所述。

2. 骨组织损伤　详见第三节所述。

3. 血管损伤

（1）下颌第三磨牙远中可能有下牙槽动脉发出的滋养动静脉血管上行，在去骨过程中，或远中切口偏向舌侧时，可能导致此血管破裂，出血量较大，应注意与下牙槽动脉出血区分（图9-10）。

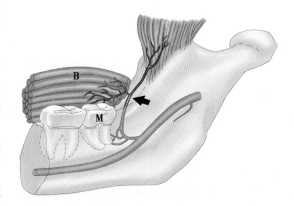

（2）拔下颌牙时，特别是阻生第三磨牙拔除时，外科钻磨切过深、牙挺等锐利器械楔入过深，可能损伤下牙槽动静脉造成较严重出血。

（3）下颌舌侧骨板折裂、舌侧黏膜切开翻瓣、使用高速外科钻等情况下，可能撕裂、切断舌动脉分支；牙挺操作无保护，滑脱刺伤口底、舌根组织，也可能刺伤舌动静脉及其分支，引起组织深部出血。

图9-10　下牙槽动脉分支牙槽骨滋养动脉（箭头所示）
（第四军医大学口腔医学院　胡开进、周宏志供图）

（4）下颌低位阻生第三磨牙拔除，颊侧松弛切口过长，或翻瓣过深，手术刀、外科钻、牙挺等锐利器械可能损伤面动脉及其分支，引起大量出血。

（5）在拔上颌牙时，发生上颌结节折断，可撕裂上牙槽后动脉及其分支引起严重出血，也可能引起翼丛静脉破裂出血。

（6）拔上颌牙时撕裂腭黏膜，或腭黏膜翻瓣方法不当，可损伤腭大动静脉引起出血。

动脉出血较为凶猛，完全断裂的动脉会缩入更深的组织中，出血点的识别和止血较为困难，口底深部动脉出血甚至可导致窒息等生命危险。而静脉分支多而细，呈网状，交通支多，变异多，临床可见局麻穿刺、拔牙手术损伤面静脉、翼静脉丛时，引起深部血肿。

4. 炎性组织出血　牙槽窝残留炎性肉芽组织，内含丰富的毛细血管，拔除患牙后未能彻底清除，引起术后渗血；术前存在炎症，牙龈等软组织血管扩张、充血水肿，质地变脆，容易出血。

5. 术后处理不当　牙槽窝内残留牙片、骨片等异物，引起继发感染、炎性组织出血；有血管损伤、术后止血措施不可靠、缝线松脱等，引起继发出血；术后医嘱解释不足，或患者未遵医嘱，术后反复吐口水、剧烈运动、吸烟、饮酒等原因导致出血。

二、拔牙出血的临床表现

按时间可分为术中出血和术后出血。术中出血又分为一般性出血和严重出血。术后出血可分为术后原发性出血和继发性出血。

（一）术中出血

1. 一般性出血　来源于软组织切口或翻瓣、牙槽窝的一般性出血在凝血功能正常的情况下几分钟内就会停止，通过间断的负压吸引即可清理；牙槽骨滋养血管破裂时，出血速度快、出血量大,但一般可通过持续吸引观察到出血点,完成止血或拔牙操作。

2. **严重出血** 如果损伤了较大的动脉主干,出血凶猛,甚至短时间内溢满口腔,可能难以通过常规吸引来清理术野,处理不当还可能引起失血性休克,或出现深部血肿导致窒息等严重并发症,还可能继发感染。

（二）术后出血

1. **原发性出血** 经咬棉条等常规止血处置后,仍有异常出血,包括:拔牙创口及口腔出现大的血凝块或较多新鲜的出血。

2. **继发性出血** 是指手术 24 小时后,出现异常出血,大多是由于患者吸吮、刷牙、吐痰、咀嚼或某种机械运动刺激伤口,或使缝线松脱,再次出血;也可能由于全身性因素影响凝血过程,而出现继发出血。

三、拔牙出血的处理

（一）术中出血

1. **术区软组织出血** 有明确出血点的,可采用钳夹、缝扎止血;较大血管出血时,可解剖显露血管再结扎;有电凝设备且明确出血点附近无重要神经时,也可电凝止血;广泛的组织面渗血时,可局部加压或用含 1 : 50 000 肾上腺素的麻药行局部浸润后观察。一般应于软组织出血得到良好控制以后再继续拔牙操作。

2. **牙槽窝内出血** 出血影响拔牙操作时,可将明胶海绵、棉球或纱条等加压填入牙槽窝,让患者咬紧 3 ~ 5 分钟,观察无继续出血可继续手术;切断滋养血管引起较大量出血时,首先通过持续吸引确定出血口,再使用牙挺、剥离器或类似器械挤压周围骨质缩小出血口,如果牙能很快被拔除,可边用吸引器持续吸引,边迅速将牙拔除,如果出血影响视野,难以在短时间内拔除患牙,应暂缓拔牙,填入明胶海绵、止血纱布、碘仿纱布等,让患者咬纱条休息 10 ~ 20 分钟,彻底止血后,根据术者医疗条件,决定继续拔牙,或加压缝合伤口转诊上级医师或医院处理。

3. **下颌管出血** 如果怀疑下颌管内下牙槽血管断裂引起严重出血,处理方法就不能像滋养血管出血那样大胆,因为可能损伤神经,应停止拔牙操作,用明胶海绵等可吸收止血纱布放在牙槽窝深部,再将浸湿的纱条或棉条填塞在上方,嘱患者咬紧暂时止血 10 ~ 20 分钟,以便思考处理对策和准备所需止血材料;随后由表及里逐渐去除纱布,进行伤情判断,如果牙槽窝继续出血,可再填塞碘仿或凡士林纱条,在尽量避免损伤下牙槽神经的前提下,填紧伤口直到不再出血,作影像学等辅助检查,必要时建立静脉通道,转入病房或上级医院;如不再出血,可再次在血管上放置可吸收止血材料,再将碘仿纱条填塞在牙槽窝内,做必要的缝合固定,术后观察神经有无受损等情况,决定下一步治疗方案。

4. **舌动脉及分支出血** 可发生于下颌舌侧骨板折裂、舌侧黏膜切开翻瓣等情况下,尽量找到出血点缝扎等方法止血,如出血点不明确,填入可吸收止血材料和碘仿纱条等局部压迫 10 ~ 20 分钟暂时止血,判断伤情,决定结扎止血或填塞加压缝合止血;也可能因牙挺滑脱意外刺伤,应立刻在局部压迫止血的状况下,仔细分离找到出血部位,双重缝扎、结扎止血。舌动脉及分支出血可能引起口底、咽旁血肿导致窒息等严重后果,术后必须严密观察,最好转入具有急救设施的病房。

5. 上牙槽后动脉及分支出血 用止血材料、碘仿纱条等迅速、充分加压填塞，注意不要阻塞患者的气道，需要注意填塞的纱条应该被计数，以免在日后去除时出现遗漏，使用 X 线阻射的纱布更合适。必要时填塞加压后立刻住院或转院。

6. 严重出血时，应该采取急救措施，包括生命体征监测、输液补充血容量等；如失血量估计达到 500ml，应将患者转入急救病房或上级医院，因为患者失血量达到 800~1000ml 时就会出现休克症状，包括以下指标：①收缩压 70~80mmHg；②脉搏快而弱；③呼吸浅而快；④意识模糊；⑤嘴唇和指甲床苍白；⑥出冷汗；⑦口渴；⑧躁动不安；⑨体温偏低。

7. 出血较严重需填入碘仿纱条等加压缝合的患者，适当延迟拆线时间至 10 天左右，拆线时，准备好吸引器、可吸收止血材料等，准备进一步止血。

（二）术后出血

1. 原发性出血 首先准备良好的照明、牵拉和吸引条件，确定出血来源，如果患者感觉疼痛，需要局部麻醉，最好采用阻滞麻醉，并用不含血管收缩剂的局麻药，因为血管收缩剂局部浸润可能使血管暂时性收缩而出血停止，当其作用消失后，出血会再次发生，导致医师误认为止血已经成功，而往往患者刚刚回家就出血。必要时还需要拆除所有的缝线、纱布等，以明确出血部位和原因。

处理出血需要区分出血来源（软组织还是骨组织，血管出血还是弥漫性渗血），弥漫性渗血好发于有系统性疾病的患者（如高血压、抗凝血治疗、异常性出血等），判断出血的类型和发现出血的部位能指导治疗。

如果出血来源于骨组织，用可吸收止血材料如止血纱布或明胶海绵填塞出血点，必要时上面覆盖碘仿或凡士林纱条，缝合伤口。

如果出血来源于软组织，缝合也是重要和有效的措施，使撕裂的软组织复位、贴紧骨面或明胶等止血材料，达到止血目的。

如果是普遍的渗血（骨、软组织或整个创面），考虑是由于全身系统性疾病或抗凝治疗引起的出血，也可按照上述填塞、缝合等方法处理，必要时请内科或急诊科医师进行系统检查和全身支持性处理。也可辅助以蘸取云南白药粉剂的棉条咬紧止血，或湿润的袋装绿茶（含茶多酚可收缩血管）咬紧止血。

2. 继发性出血 应首先判断出血来源，如为软组织或牙槽窝的一般性出血，尽量采用非侵入性的操作；如为有明确血管来源的严重出血，则需要重新缝合、填塞等处理。

首先，让患者在家里用冷水轻轻地漱口，并咬棉条或纱布 20~30 分钟；如果继续出血，用湿的袋装绿茶替代纱布，多用几次，每次持续 20~30 分钟；如果还没成功，患者应该复诊。

到了诊所，医师应清理患者口内的血凝块，在良好照明的条件下，检查手术部位并确定出血来源，让患者咬住纱布或医师用手将纱布压在出血部位 5 分钟。如无效，就需要采取局部麻醉，清理牙槽窝及周围组织创口，确定出血源并根据出血部位进行正确处理，重新缝合，或使用止血材料填塞后缝合止血，观察足够长时间确认出血已经停止再让患者离开诊室。如果仍然不能控制出血，可能患者有凝血异常，应当进行血液学实验室检查，必要时请血液科等内科医师会诊治疗。

四、拔牙出血的预防

（一）术前详细检查与预防

通过仔细问诊，回顾牙病或内科病史，发现可能引起严重出血的问题，依据病情的严重程度,可根据需要请内科或血液科医师会诊。

对于口服抗凝药物的患者来说,这些药物是必需的、是其全身疾病治疗计划的一部分。术前最好就患者的状况咨询内科医师,尽量通过术中伤口局部处理来止血,避免停药引起的心血管病急性发作风险。

(二) 避免或减少组织损伤

内容详见软组织损伤、骨组织损伤、牙及牙根移位、神经损伤等各节。

(三) 术中充分止血

1. 准备足够的止血材料　包括明胶海绵、止血纱布、可吸收氧化纤维素止血棉、含有牛凝血酶的明胶海绵、碘仿纱布等。止血纱布经过化学处理,可在 1 ~ 2 周内,溶解成糖和盐成分,能起到促进凝血和稳定血凝块作用;明胶海绵的作用与它相似;可吸收氧化纤维素止血棉的止血效果比明胶海绵更好,作用更强大并且能加压填塞,但是它常会引起拔牙窝的愈合延迟,所以只有顽固性出血才用;对一些止血困难的病例,可使用浸有牛凝血酶的明胶海绵,凝血酶可以将纤维蛋白原转化为纤维蛋白,促进形成血凝块,产品为动物源性,偶尔引起过敏反应;碘仿纱布口腔科常用的一种填塞、止血、消毒材料,具有可加压填塞、止血可靠、预防感染等优点,但由于不具备可吸收性,会影响正常牙槽窝愈合过程,并且填塞 7 ~ 10 天后需要更换,增加患者复诊次数。

2. 完善牙拔除后处理　彻底去除拔牙窝和周围炎性肉芽组织,术区牙龈一期缝合止血,使用不可吸收线缝合,控制缝合松紧度,避免缝线过早松解。

(四) 避免术后感染

根据患者全身、局部情况以及拔牙难度预判,术前应预防性使用抗菌药物,术后根据手术创伤,对症应用抗菌药物,避免术后感染。

(五) 加强术后护理

给患者留下联系电话,如出现任何问题,可在第一时间给患者进行解释,缓解患者的紧张和焦虑心情,并指导患者进行正确的处理,因为一旦发生出血会导致患者紧张和焦虑,而紧张和焦虑会引起更严重的出血。

(六) 拔牙绝对禁忌

有两种情况是拔牙的绝对禁忌证,即动静脉畸形(或蔓状血管瘤)和中央性血管瘤,可能导致失血、休克、窒息(吸入血液)。术前影像学检查是极为重要的预防手段,可发现颌骨牙根周围透射状改变。

第十节　颞下颌关节脱位或损伤

据调查显示,有颞下颌关节紊乱病(TMD)的患者中,约30%的症状与他们以前接受的牙科治疗有一定关系,拔牙时注意关节损伤危险因素,并加以正确预防和及时处理是非常重要的。

一、拔牙致颞下颌关节脱位或损伤原因

(一) 客观因素

1. 患者既往有颞下颌关节病病史,或身体虚弱,术后出现关节问题的几率最高,这些患

者应该在进行任何进一步治疗前,被告知可能引起他们之前病症的复发或恶化。

2. 牙拔除难度较大时,特别是下颌牙较为牢固、拔除阻力较大时,大张口时间较长,关节受力较大。

(二) 常见问题

1. 术前缺乏认真评估　未进行详细的术前评估或未制定具体的防护措施;未仔细检查患者颞下颌关节情况。

2. 拔牙方法选择不当　选择劈冠、骨凿去骨等暴力拔牙方法,或使用牙钳拔除阻力较大的下颌牙时,力量过大等。

3. 拔牙时间过长　一次性拔除过多患牙,或因拔牙技术不熟练,操作时间较长,张口时间过久,未使用咬合垫等关节保护措施,可引起颞下颌关节间接性损伤。

4. 被动过度张口　拔牙时让患者张口过大,或使用器械强制患者过度张口。

二、拔牙致颞下颌关节脱位或损伤的临床表现

(一) 颞下颌关节脱位

术中大张口后,患者不能闭口,呈半开口状,下颌前伸或偏斜,关节疼痛,由于髁突前脱位导致关节窝空虚、流涎、语言不清等,多发生于有关节脱位病史的患者。

(二) 颞下颌关节损伤

多于拔牙后3~5天出现颞下颌关节紊乱病症状,患者张口受限,张口及咬合时关节区疼痛,也可有关节弹响;也可在术中受到拔牙作用力时,患者描述关节疼痛不适。

三、拔牙致颞下颌关节脱位或损伤的处理

(一) 颞下颌关节脱位

颞下颌关节一旦发生脱位,应立即复位,建议使用颅颌绷带或弹性绷带限制下颌运动2周,期间进软食,避免大张口。

(二) 颞下颌关节损伤

1. 2周内进软食,避免咀嚼,避免大张口,每天多次热敷患侧,必要时可做红外线、超短波等理疗,多数情况下,经过1~2周恢复,症状可以消失。

2. 可于关节区周围使用1ml利多卡因+1ml地塞米松作封闭注射1~2次。

3. 有学者建议可口服非甾体类抗炎药物2周或更久;还有学者提出使用肌松药。

4. 注意追踪患者,随访至症状改善,并记录病历。

四、拔牙致颞下颌关节脱位或损伤的预防

1. 术前询问患者是否有过颞下颌关节病病史,做基本的颞下颌关节临床检查。

2. 有颞下颌关节脱位病史的患者,拔牙时避免大张口,医师或助手用手托住患者颏部,以控制张口度及下颌活动。

3. 避免暴力操作,在拔除阻力较大、难度较大的患牙时,切忌使用暴力,特别是使用牙

钳时要控制摇动和脱位的力量,以免损伤对秴牙及颞下颌关节,应尽量用增隙、分根等方法将患牙阻力基本消除后再拔除。

4. 控制拔牙时间、注意对颞下颌关节的保护。根据医师自身的拔牙技术熟练程度,控制拔牙时间,若需要拔除较多患牙,可以选择分次拔除,减少患者张口时间;对于较为复杂牙齿的拔除,需要长时间(15分钟以上)张口操作时,可允许患者中途闭口休息,放松关节;操作时助手可用手托住患者颏部,以控制张口度及下颌活动;如操作时患者诉说关节区出现疼痛,说明关节不能承受操作使用的力量,应停止操作,让患者闭口休息或减小张口度,进一步使用外科钻分牙、增隙,减少拔牙阻力后,再用较轻的力量拔除患牙。

5. 最好为患者使用咬合垫,避免患者过度、长时间的自主张口而发生颞下颌关节脱位或损伤。

第十一节　牙及异物进入呼吸道或消化道

在牙拔除过程中,牙或牙根可在脱位取出时脱离医师控制而被患者误吞;另外,拔牙所使用的器械如缝合针、车针、邻牙充填物、修复体或牙结石均可意外脱落被患者误吞。牙及异物被患者吞入后,可经喉、气管及支气管至肺部,亦可经食管进入消化系统。牙及异物进入呼吸道或消化道是非常少见的并发症,但可引起较为严重的后果。根据国家卫生与计划生育委员会公布的最新《医疗事故分级标准》,牙及异物进入呼吸道或消化道需内镜取出的,可构成四级医疗事故。如需手术开胸或开腹手术取出的,可分别构成三级丁等或三级戊等医疗事故,极易引起医疗纠纷,临床医师应高度重视。

牙及异物进入呼吸道或消化道时,因嵌顿部位不同,危害程度轻重不等。其中以喉、气管或支气管、食管影响最为严重。喉上通喉咽,下接气管。在正常吞咽运动中,喉受食团刺激影响,喉头抬高,喉入口关闭,咽及食管入口开放,将食物送入食管内。喉的杓会厌壁、室带和声带形成类似瓣状组织,在静息状态下可关闭喉入口,防止异物落入呼吸道。气管与支气管连接于喉与肺之间,气管上皮的激惹感受器受到刺激时引起咳嗽反射,可防止异物进入呼吸道,保持呼吸道的清洁与通畅。吞咽和咳嗽反射是防止异物进入呼吸道的重要防御机制。

食管上接漏斗状的喉咽部,下通胃贲门,有4处生理狭窄,分别为食管入口狭窄、主动脉弓处狭窄、支气管处狭窄和横膈处狭窄。其中,食管入口狭窄(也称第一狭窄)为食管最狭窄处,食管异物最易嵌顿于此处。

一、拔牙致牙及异物进入呼吸道或消化道原因

(一) 客观因素

1. 小儿喉保护功能尚不成熟,各种保护反射能力较成人低;老年人随年龄增加,各种保护性反射能力降低。

2. 年幼患者及部分精神疾病患者,不能配合治疗,特别是小儿哭闹时,异物容易进入呼吸道或消化道。

3. 部分患者咽反射敏感或有慢性咽炎者,对口咽刺激反应强烈,容易将异物吞入。

4. 患者处于镇静状态时,咽喉各种保护性反射能力降低,当异物落入咽腔附近时,没有咳嗽、吞咽等动作,使之易进入呼吸道。

(二)常见问题

1. 术前准备不足　所选用牙钳与患牙不匹配,患牙脱位时脱离牙钳控制,落入口咽;使用外科专用切割手机时,车针安装不牢靠,使用前没有在患者口外开机观察车针运转情况,导致在患者口内操作时车针脱落;术前没有仔细检查邻牙已有的充填物、修复体、牙结石情况,术中损伤邻牙致邻牙充填物、修复体、牙结石脱落;术前体位选择不当,头部过于后仰,导致患牙或异物脱落后直接进入咽腔。

2. 术中操作不当　操作不规范或(和)使用暴力,当患牙或异物脱位后由于缺乏保护而落入咽腔;使用传统劈冠拔牙法,有时牙冠被暴力劈下而落入咽腔;使用外科专用切割手机时,车针卡入牙齿或牙槽骨中,将车针与手机分离后取出车针时误将车针掉入咽腔;缝合创口时,持针器未扣紧缝合针或缝合过程中松开持针器,使缝合针落入口咽;术中选用器械不当,如用牙科镊夹取脱位牙根时,由于夹持力使牙根脱离镊子而弹入咽腔。

3. 意外发生后处理不当　当异物落入咽腔时使用错误的处理方式,如用手或不恰当的器械试图取出异物时,触及舌根及腭咽部,刺激引发吞咽动作,使落入咽腔的异物被患者吞下;当各种较小异物落入患者咽腔时未及时发现,忽视患者反应而继续操作,患者将异物吞入呼吸道或消化道。

4. 助手因素　当牙或异物脱位时,助手没有及时使用吸引器对脱位的异物吸引或吸出。当异物落入患者咽腔时,使用吸引器不当,直接触及舌根及腭咽部,刺激患者吞咽,将异物吞入呼吸道或消化道。

5. 麻醉因素　在拔除上颌后牙行腭前神经阻滞麻醉时,麻醉进针部位过于靠后,同时麻醉腭中、腭后神经,引起软腭、腭垂麻痹不适而致恶心或呕吐;当异物脱落至咽腔附近时,容易被患者吞入。

二、拔牙致牙及异物进入呼吸道或消化道的临床表现

异物根据形态、大小、尖锐程度可分为:①大异物:包括整个牙齿或较大的牙齿残部、邻牙的修复体等;②小异物:包括残根、较小的牙齿残片或骨片、邻牙充填物、牙结石;③尖锐异物:包括缝合针、车针等。不同类型异物进入呼吸道或消化道时,其临床表现因嵌塞部位不同而表现各异。

1. 异物被误吞嵌塞至喉部时,其主要临床表现为失声或声音嘶哑、剧烈咳嗽、呼吸困难、发绀甚至窒息,当异物刺破喉黏膜时,可引起咯血。由于小儿缺乏控制能力,可因哭闹、躁动而致症状加重;老人可出现心搏骤停而死亡。

2. 异物经喉进入气管或支气管时,可引发喉痉挛,表现为剧烈咳嗽,严重者亦可出现窒息。小异物进入时,可没有明显症状,仅出现轻微咳嗽或憋气。如异物刺破黏膜引起呼吸道出血,可出现咯血。当异物停留在相应大小的气管或支气管内后,患者无明显症状或仅有轻微的咳嗽或呼吸困难等症状。异物如未及时取出,可因继发的炎症反应而出现咳嗽、肺不张或肺气肿等。

3. 较小异物进入呼吸道时,可无明显症状,如忽视病情、未能及时取出异物,后期可出

现一系列呼吸系统并发症。轻者表现为支气管炎和肺炎,重者可有肺脓肿和脓胸等。临床可表现为常年发热、咳嗽、多脓痰、呼吸困难、胸痛、咯血及体质消瘦等,易被误诊为肺部炎症或肺部肿瘤。

4. 异物进入食管主要表现为吞咽疼痛和吞咽困难,严重者完全不能进食水,同时可伴流涎、恶心、反呕等症状。当异物压迫气道时,可出现呼吸困难。并发炎症感染时,可累及颈部肌肉而出现颈部活动受限。尖锐异物可刺破食管或血管引发上消化道出血及感染,出现呕血、黑便、胸痛等症状。

5. 当异物进入消化道时,除尖锐异物外一般无明显症状,可自行排出。当尖锐异物进入并刺破消化道时,可引发消化道出血,出现不同程度腹痛、呕血、隐血或便血等症状。

6. 异物进入呼吸道或消化道后早期主要临床表现的相互鉴别见表9-3。术者要根据临床表现及影像学检查判断异物嵌塞的部位。影像学检查包括 X 线及 CT 检查。进行 X 线检查时,为区分异物在呼吸道和消化道的嵌塞部位需常规拍摄正位片及侧位片。

表9-3 异物进入呼吸道或消化道早期临床表现

异物类型	嵌塞部位	早期主要临床表现
大异物	喉	严重窒息及呼吸困难;发绀;失声;剧烈咳嗽;心搏骤停
	气管及支气管	窒息;呼吸困难;咳嗽;喘鸣
	食管	吞咽疼痛;吞咽困难;呼吸困难;流涎、呛咳
小异物	喉	声音嘶哑、喉喘鸣、阵发性剧烈咳嗽
	气管及支气管	除有轻微咳嗽或憋气外,可没有明显症状
	食管及消化道	一般无明显症状
尖锐异物	呼吸道	喉痛;呼吸困难;咯血
	消化道	呕血、黑便、胸痛

三、拔牙致牙及异物进入呼吸道或消化道的处理

1. 异物被患者吞入后,应立刻扶正患者并帮助其咳嗽,将异物吐出。

2. 如异物未能被咳出或吐出,应通过临床表现及影像学检查确定异物的位置。对于非尖锐异物进入消化道或较小异物进入呼吸道时,患者可无明显症状,此时切勿抱有侥幸心理,对此类患者也需进行影像学检查,确定异物的位置。对进入消化道者应密切追踪回访,对异物进入呼吸道的患者,应及时与专科医师联系将异物取出,避免数天后因异物刺激出现肺部感染。

3. 当异物进入呼吸道,出现喉痉挛,引起窒息时,应立即抢救。国际上常使用 Heimlich(海姆立克)急救手法。具体操作方法:施救者应站在患者的背后,左手握拳以拇指抵住患者上腹部(一般置于患者脐上),右手放在左手上,紧抱患者,利用拳头的冲击力向后、向上挤压患者腹部。利用冲击产生向上的压力,将异物冲出。如经以上处理仍无缓解者,可行环甲膜穿刺,并及时行气管切开。对于因窒息导致心搏骤停的患者,应立即给予心肺复苏。

4. 经检查确定异物进入呼吸道或消化道者,应请相关科室会诊。相关科室会诊流程如下:

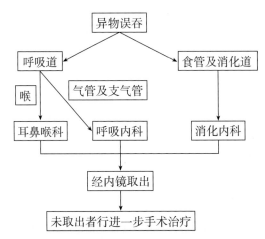

5. 进入消化道无明显症状者,可适当观察,嘱患者进食粗纤维食物,促进异物通过肠道排出。

四、拔牙致牙及异物进入呼吸道或消化道的预防

(一) 术前准备充分

1. 正确选用拔牙器械,确定外科专用切割手机与持针器夹持牢靠。

2. 对助手进行正规四手操作培训,加强医师与助手之间的配合。

3. 正确调节椅位,避免患者头部过度后仰。

4. 拔牙前仔细检查邻牙,明确其充填物、修复体、牙结石情况。对于已出现松动的修复体、充填物术前应向患者仔细交代情况,术中注意保护;对于较大的牙结石,拔牙前应去除。

5. 对于特殊群体,如小儿、老人及精神疾患配合较差者,根据情况选用适当的镇静麻醉。

(二) 术中正确操作

1. 牙齿脱位时应注意保护,防止牙齿脱离控制落入口咽。禁止一切暴力拔牙行为。摒弃劈冠拔牙法。术中根据具体情况选用合适器械,取出已脱位牙根时,应使用根钳或专用的牙根夹持镊。

2. 医护配合熟练,在牙齿脱位时,助手应将吸引器置于脱位牙的咬合面处,直到牙齿完全脱位后将其吸出,避免牙齿坠入患者咽部而误吞。

3. 行腭前神经麻醉时,避免进针位置过于靠后,导致患者软腭、腭垂麻痹。

4. 术中如车针被牙或牙槽骨卡住,应使用止血钳夹持车针,缓慢将手机与车针分离。缝合创口时持针器应扣死缝合针。

5. 对于小儿、老人以及使用镇静麻醉者,拔牙过程应特别注意,切忌头部过度后仰。

6. 当牙或异物落入口腔时,不可直接用手或不合适的器械取出,医师应适当暴露视野,由助手用吸引器将其吸出;操作时吸引器不要刺激患者舌根及腭咽,避免患者吞咽异物。

7. 当异物坠入咽部时,嘱患者不要咳嗽,头偏向患侧,尽量用吸引器将异物吸出。一旦患者吞咽,应嘱患者立即起身,尽力将异物咳出。

8. 拔牙过程重视患者反应,一旦发现患者咽喉不适应立即停止操作;术后仔细检查患牙及牙根的完整情况及术区结石等异物有无缺失,确保牙及异物未进入口咽。

第十二节　术 后 疼 痛

疼痛是牙拔除术后最为常见、也是患者最为恐惧的并发症。导致拔牙术后疼痛的原因并非只有一种,疼痛的程度、发作时间也不尽相同,临床表现常常呈现明显的个体差异,但其发作仍有一定的规律性,不会脱离创伤、炎症反应和感染等病因范畴,本节重点阐述术后疼痛的鉴别诊断、预防与控制。

一、拔牙术后疼痛原因

（一）客观因素

1. 创伤及炎性反应　拔牙创伤刺激神经末梢(伤害性感受器),经过传导系统(脊髓)传递至大脑,引起疼痛感觉;手术创伤还会诱发术后早期炎性反应,包括中性粒细胞等炎性细胞黏附,持续释放白介素、肿瘤坏死因子、前列腺素等炎性因子,刺激神经末梢,也会引起疼痛。

2. 肿胀　创伤引起出血,炎性反应使组织渗出增加,两者导致肿胀和组织内压力增大,严重时压迫神经引起疼痛。

3. 其他非拔牙因素　拔牙创邻近牙患有龋坏或隐裂,拔牙后导致邻牙龋洞外露或偶发其他患牙发生牙髓炎;拔牙时,对患有复发性口疮患者拔牙创周围的软组织轻微创伤刺激即可诱发溃疡;三叉神经痛及心理障碍患者。

（二）常见问题

1. 创伤过大　由于手术设计、技术操作等原因导致软组织骨组织损伤过大,炎性反应增大,肿胀加剧,疼痛加重。

2. 缝合过严　伤口引流不畅,创伤大、出血多时,肿胀严重,加剧疼痛。

3. 术后感染　缺乏术前分析预判、术中创伤控制、术后完善处理,导致拔牙创局部或邻近间隙感染等,疼痛加剧。

4. 干槽症　是一类较为特殊的拔牙并发症,于另外章节单独阐述。

二、拔牙术后疼痛的临床表现

（一）创伤及炎性反应性疼痛

发生于局麻药物作用消退后,术后早期较为明显,多为钝痛,一般于 2～3 天后逐渐减轻。

（二）严重肿胀引起疼痛

手术创伤大、伤口缝合过于严密等导致严重肿胀时，术后第 2~3 天较第一天疼痛加重，多为钝痛或胀痛；此时，如未作及时的伤口开放减压以及药物控制肿胀等处理，疼痛持续时间较长，可达 5~7 天。

（三）感染性疼痛

术后感染一般发生于手术创伤较大或术前有感染性炎症等患者，术后疼痛表现始终较为剧烈，多为跳痛，持续不能缓解，牙槽窝有炎性肉芽组织，可有脓性分泌物，发生间隙感染时，肿胀加剧，疼痛可进一步加重。

（四）其他性质疼痛

如颞下颌关节痛、黏膜溃疡疼痛、邻牙牙髓炎疼痛等非拔牙相关疼痛等，注意详细询问疼痛部位、特点，认真做好临床检查，予以鉴别。

三、拔牙术后疼痛的处理

（一）创伤及炎性反应性疼痛

可采用口服镇痛药物、冰敷处理等，观察，炎症和疼痛一般于 2~3 天后消退。

（二）严重肿胀引起疼痛

一般为拔牙创口缝合过紧，导致引流不畅，可拆除一两针缝线，建立创口引流通道，还可用 1ml 利多卡因＋1ml 地塞米松混合后局部黏膜下注射，促进肿胀消退，也可以采用静脉输液的方式，与抗生素配合，预防感染和促进肿胀消退。

（三）感染性疼痛

如为牙槽窝局部感染引起的疼痛，应在局麻下清除炎性污秽肉芽组织，大量盐水冲洗伤口，也可以采用复方氯己定溶液冲洗创口，消除感染物质，全身使用抗菌药物，还可配合局部使用四环素、米诺环素等抗菌药物，抗感染和促进健康肉芽组织生长。同期口服解热镇痛类药物止痛。如为间隙感染引起的疼痛，应急诊或入院及时切开引流，配合全身静脉输注抗菌药物以及支持治疗。

（四）其他性质疼痛

黏膜溃疡可口含利多卡因漱口液等止痛配合溃疡膜等贴服，待其自愈；颞下颌关节痛见前所述；邻牙牙髓炎、三叉神经痛等可经会诊确诊，做相应治疗。

四、拔牙术后疼痛的预防

（一）控制拔牙创伤

使用标准拔牙器械，规范拔牙技术操作，减小或避免软组织、骨组织创伤，详见前述。

（二）改良缝合技术

缝合过于严密与术后疼痛、肿胀紧密相关，缝合时不宜将牙槽窝完全、严密关闭，应使牙槽窝具有一定的开放引流通道；如创伤大、出血多时，应通过明胶海绵填塞等综合措施配合伤口缝合以彻底止血，避免术后渗出过多、肿胀过重。

（三）超前镇痛

是指在疼痛刺激之前用药理学措施进行干预,其目的是在感受伤害的机制被触发之前将其抑制。超前镇痛已成为国际上预防疼痛的主流措施,其特点包括:①在手术前开始;②预防切口损伤引起中枢敏化(敏感)建立;③预防炎症引起中枢敏化(敏感)建立;④涵盖整个术前、术中、术后整个阶段。口腔外科常用非甾体类药物,如布洛芬、氟比洛芬、洛索洛芬钠等,可于术前 1 小时或术后 15 分钟口服给药,通过降低外周环氧化酶和前列腺素合成酶活性,减少痛觉神经对内源性炎性因子的反应,抑制外周神经敏感化,达到超前镇痛目的,可有效减少术后疼痛和镇痛药物用量。术后根据疼痛恢复情况继续规律使用 1 ~ 5 天。肾病患者慎用此类药物。

第十三节 干 槽 症

干槽症(dry socket)一词最早于 1896 年由 Crawford JY 提出,也称为牙槽骨炎(alveolar osteitis,AO),典型表现为剧烈疼痛,如未能及时正确处理,疼痛可持续数天甚至更长时间,给患者带来巨大痛苦,拔牙创口愈合时间延长,也给口腔外科医师带来更多的复诊处理工作,如何有效预防和正确处理拔牙术后干槽症,是拔牙医患都非常关心的问题。对于干槽症的确切发病原因和详细发病机制,许多研究者的观点不尽相同。所以,在其命名方面,曾有多样化的概念表达,例如:牙槽骨炎(alveolar osteitis)、牙槽炎(alveolitis)、局限性牙槽炎(localized osteitis)、干燥疼痛性牙槽炎(alveolitis sicca dolorosa)、局限性牙槽骨炎(localized alveolar osteitis)、纤维蛋白溶解性牙槽炎(fibrinolytic alveolitis)、牙槽窝腐败(septic socket)、牙槽窝坏疽(necrotic socket)、牙槽疼痛(alveolalgia)等。目前,"干槽症"仍是通用的命名,"牙槽骨炎"也是常用名称,而"纤维蛋白溶解性骨炎"一般用于专业文献论述。在具体定义方面,相关文献报道中有多达 18 种描述,最近的定义(Blum,2002)为:拔牙窝内部及周围区域术后疼痛,于拔牙术后 1 ~ 3 天显著加重,伴随牙槽窝内血凝块部分或全部降解破坏,可有或无臭味。

一、干槽症原因

干槽症的确切发病机制还不完全明确,丹麦科学家 Birn 于 1963 ~ 1977 年间发表了关于"纤维溶解性牙槽骨炎-干槽症"的系列研究论文,仍是目前得到较广泛认同的病理生理学机制。Birn 认为,干槽症发病是局部纤溶酶原活化导致纤维蛋白溶解活动增强、牙槽窝内血凝块降解破坏的结果。纤溶酶原活化可由直接(生理性)或间接(非生理性)活化因子介导,直接活化因子是由牙槽骨细胞于创伤后释放的,间接活化因子则由细菌参与并通过更为复杂的机制产生和释放。活化的纤溶酶在一般环境中可以被纤溶酶抗体失活,所以纤维蛋白溶解活动一般是局限性的。大量研究表明,牙槽骨炎的发生发展有多种触发因子或高危因素,需要临床医师了解和掌握,从而对干槽症的预防和治疗有的放矢,避免轻敌忽视或过度处理。

干槽症发病相关因素较为复杂,可分别归类于患者因素和术者因素等。

（一）术者因素

1. 手术难度和创伤　大多数口腔外科医师都同意，牙拔除术难度和手术创伤在干槽症发病中扮演重要的角色，这是由于骨创伤越大，牙槽骨细胞释放的纤溶酶原直接活化因子就越多，所以外科拔牙术相较于普通牙拔除术发生干槽症的几率可有 10 倍之高。

2. 手术经验和技巧　许多研究都发现，拔牙术者经验与干槽症发生有显著相关关系。缺乏经验和手术技巧的医师会导致更大的拔牙创伤，特别是在更为复杂的阻生下颌第三磨牙拔除术中，这一问题更为突出。

3. 牙槽窝过度冲洗或刮治　有研究提出，对牙槽窝进行过度的反复冲洗可能影响血凝块形成，过度刮治则可能损伤牙槽骨，都会增加干槽症发生的几率，但文献中缺乏相关依据。

4. 牙槽窝残留牙/骨碎片　牙槽窝残留牙、骨碎片或其他异物残渣可能干扰愈合过程，导致干槽症发生，但也有研究者发现拔牙术后普遍有小的牙/骨碎片遗留，一般均在牙槽窝愈合上皮化的过程中排出，并不一定导致术后并发症。

5. 翻瓣设计和缝合方法　早期的文献中曾提出，外科拔牙术翻瓣设计和缝合方法可能影响干槽症发生率，但近期研究并没有发现支持这种相关系的证据，现代观点并不认为这两者是干槽症的危险因素。

（二）患者因素

1. 拔牙牙位　下颌第三磨牙拔除术后最容易发生干槽症。一些研究者认为这与下颌第三磨牙周围骨密度较高、血供较少、生成肉芽组织能力较低等因素有关，但是并没有研究表明血供不足与牙槽骨炎有显著相关关系。所以，另一些学者认为，这主要是因为下颌第三磨牙往往阻生情况复杂，需外科手术拔除，创伤较大，而解剖因素并非关键。

2. 系统性疾病　一些研究认为免疫缺陷、糖尿病等系统性疾病导致患者愈合能力下降，可能与干槽症发生相关，但还需要更为确实的科学依据支持。

3. 口服避孕药　口服避孕药在 20 世纪 60 年代后得到普及，之后，70 年代的研究就发现女性患者中干槽症发病率显著增高，后期统计学分析证实，口服避孕药是干槽症的显著相关因素。已知雌激素在纤维蛋白溶解过程中有重要作用，一般认为，雌激素能够间接激活纤溶系统，导致血凝块降解，而口服避孕药的主要成分是人工合成的雌激素和孕激素，会提高人体雌激素水平，继而增加干槽症发生的几率。有报道干槽症在服用口服避孕药的女性中的发病率为 11%，其他没有口服避孕药的女性为 4%。

4. 患者性别　许多研究者提出，无论是否口服避孕药物，女性拔牙患者都有发生干槽症的倾向。英国学者 A. J. MacGregor 在一个 4000 拔牙病例的大样本研究中，发现女性干槽症发病率高出男性 50%，但也有学者认为性别不是干槽症发病的显著相关因素。还有学者提出，应考虑女性患者生理周期，以减少发生干槽症的风险。滤泡期、排卵期、黄体期和月经期是月经周期的 4 个不同阶段，月经周期也叫"卵巢周期"。按每 28 天或 30 天计算，各个阶段的激素水平变化是：滤泡期（月经周期第 5 ~ 14 天）雌激素水平显著上升，排卵期（月经周期第 14、15、16 天的其中一天）雌激素升至峰值，卵子排出时雌激素短暂降低，黄体期（月经周期第 15 ~ 29 天）孕酮于第 22 ~ 23 天升至峰值，月经期（月经周期 1 ~ 5 天）黄体萎缩，雌、孕激素下降。有建议在月经周期第 23 ~ 28 天进行，这时雌激素水平是最低的。

5. 吸烟　吸烟与干槽症相关关系已被多项研究证实，并且存在剂量依赖性。据报道，每天吸半包烟的患者干槽症发病率(12%)是不吸烟患者(2.6%)的4~5倍,每天吸一包烟的患者发病率可达20%以上,拔牙当天吸烟的患者更高达40%,尚不清楚这种情况是源于吸烟对全身系统的影响还是源于局部影响(热量和负压),还有学者推断,吸烟增加手术部位的污染,进而导致干槽症发生。

6. 血凝块物理性脱落 使用吸管等口腔负压性活动可能导致血凝块脱落是一个非常普及的理论,但事实上尚无研究文献提供相应依据。

7. 细菌感染 大多数研究支持细菌感染是干槽症发生的主要原因。例如,口腔卫生差、存在冠周炎或有进展期牙周病等情况患者,干槽症发病率增高。早期有研究强调厌氧菌,尤其是齿垢密螺旋体,在体外显示出纤溶酶样的活性。近期研究表明,粘性放线菌、变形链球菌、齿垢密螺旋体等可能与干槽症相关,其原因包括细菌导致拔牙创口愈合延迟、纤溶活动增强等。

8. 患者年龄 随着年龄的增长,阻生下颌第三磨牙拔除难度增大,干槽症发病率也增高。一般而言,24岁之前阻生第三磨牙均较易拔除,特别是女性。而这之后,第三磨牙牙根发育完成,拔牙并发症显著增加,但对于哪个年龄阶段最容易发生干槽症,还没有共识性的结论。

9. 单个牙拔除或多个牙拔除 少数研究经比较,发现单个牙拔除术后干槽症发病率(7.3%)高于相邻多个牙拔除(3.4%),这可能是由于后者牙破坏较为严重,而且常常伴随牙周问题,所以拔除难度较小,对牙槽骨损伤少于阻生牙单独拔除术。

二、干槽症的临床表现

局部疼痛(也有学者强调为跳痛)和牙槽窝空虚是所有患者都具备的两个表现,其他相关临床表现还可能有:耳颞部放射痛,少数病例有眶部、额部疼痛,个别病例有口腔臭味,部分病例伴随低热、牙龈边缘炎症;此外,还有部分病例出现骨壁裸露、牙槽窝灰色假膜、同侧颈部淋巴结肿大等。

干槽症一般不存在化脓、肿胀或全身性感染表现,拔牙后第一个24小时内疼痛会初步改善或减轻,随后疼痛将严重发展,临床常见牙槽窝内填充有唾液和食物的混合物,有时也可以看到坏死的组织。

由于在干槽症的定义上仍存在一定分歧,所以相关文献缺乏统一客观的临床诊断标准,所报道干槽症发病率呈现出较大差别:一般牙拔除病例干槽症发病率为0.5%~5%,下颌第三磨牙拔除病例干槽症发病率为1%~37.5%,早期更有报道最高达45%的发病率,研究设计、资料分析、样本纳入等方面存在的偏差都可能对这些数据造成影响,但一般认为,外科拔牙术后发生干槽症的几率可为普通拔牙病例的10倍以上。

三、干槽症的处理

关于干槽症的处理方法,绝大多数现代学者观点非常一致,就是以"止痛"为重点,待牙槽窝自行愈合。一些研究者甚至提出,"治疗"一词并不适用于干槽症,因为其并不是病因明确的疾病,而只是一种牙槽窝愈合过程中的特殊状态。一些伴随明显炎症表现的病例中,有必要系统性地使用抗生素和镇痛药物,但大多数病例,牙槽窝内局部敷塞(dressing)对症制剂即可取得良好的效果。

牙槽窝内使用敷塞制剂会导致愈合延迟,但仍是干槽症最为必要和有效的处理方式。目前,已有多种市售成品制剂专用于干槽症处理,它们由不同的药物成分和载体材料组成,由于专利等原因没有公开,疗效也尚无科学对照比较,但根据药物作用机制,可能有18种成分的组合应用。

没有成品干槽症制剂的情况下,可以采用碘仿纱条蘸取丁香油或明胶海绵蘸取丁香油,置入牙槽窝止痛。注意不要紧密填塞,会增加患者疼痛。不可吸收的敷料是一种牙槽内的异物,将推迟伤口的愈合,应至少每两天来复查评估疼痛程度,期间可能会更换敷料,直到疼痛充分消退再最终消减敷料。也有报道发现丁香油酚可以引起局部刺激和骨坏死,注意避免过量使用。

如患者不愿接受以上治疗,还可以用温热的0.12%氯己定漱口液冲洗牙槽窝,同时配合口服镇痛药物止痛。可指导患者每天在家中饭后冲洗直至疼痛消退。

曾经有教材提出应该刮治等方法刺激牙槽出血,使形成新的血凝块,然而现在认为这样只会增加牙槽窝创伤和疼痛,是不必要的过度处理。此外,目前被广泛认可的是,除非患者有免疫缺陷,全身使用抗生素对于干槽症没有治疗意义,应以局部处理为主。

总之,干槽症的一般临床诊疗过程为:综合病史询问和临床检查结果,注意鉴别排除残留牙根、邻牙疼痛等情况,诊断明确后,以止痛处理为中心,必要时可给予局部麻醉后,冲洗牙槽窝,敷塞专用制剂,配合口服镇痛药物,定期复诊和重复换药。

四、干槽症的预防

由于干槽症是拔牙术后常见并发症,许多研究者都在努力探索其预防方法,大量的文献报道了多种有助于预防干槽症的方法,但目前,还没有一种技术获得普遍的认同,多数方法都有一定的争议性。

1. 全身应用抗菌药物　文献报道中,全身应用阿莫西林、克林霉素、红霉素、甲硝唑等对预防干槽症具有一定效果,较多研究提出术前用药效果较好,部分研究建议术后维持用药,也有研究认为,是否全身性使用抗生素对拔牙术后并发症并无显著影响。近年来,抗菌药物过度使用导致的细菌抗药性、药物过敏以及机体定殖菌群失调等问题得到越来越多的重视,目前在牙拔除术抗菌药物应用方面仍存在较多争议,由于干槽症病因的不确定性和相关影响因素的复杂性,多数研究在试验设计、样本构成、数据分析等方面均存在科学性问题,所以还难以得到公认的标准用药方案。

2. 局部应用抗菌药物　研究局部应用抗菌药物预防干槽症的文献非常之多,但类似全身用药研究,很少有前后一致且能获得公认的方案或结论。目前,四环素类药物局部应用显示出较好前景,药物剂型包括粉剂、混悬剂、膏剂、可注射凝胶制剂等,以凝胶制剂性能最好,副作用包括异物反应等,有一篇报道牙槽窝充填油基载体四环素-氢化可的松混合制剂后,患者出现肌小球体病;还有一篇报道牙槽窝用药6个月后出现神经感觉迟钝。还有研究者认为,牙槽窝内置入任何物质,实际上反而可能增加干槽症发生率。

3. 氯己定漱口液 术前和围术期使用 0.12% 氯己定漱口液漱口据报道可以减少下颌第三磨牙拔除术后干槽症风险,最高可以将发病率降低 50%,这一观点已基本得到认同。

4. 类固醇激素 早于 1969 年就有研究发现皮质类固醇能够减少拔牙术后并发症,但不能避免干槽症。近期研究则发现,将氢化可的松和四环素的乳化剂置入下颌第三磨牙拔牙窝,可以显著减少干槽症,但是难以区分是激素还是抗生素的作用。

5. 冲洗 有研究者建议采用大量生理盐水冲洗拔牙创以减少干槽症,Butler 等的临床试验中,设置 175ml 生理盐水冲洗组和 25ml 生理盐水冲洗组,前者显著降低了干槽症发病率。但在他们进行的另一项研究中,进一步加大冲洗量至 350ml,却不能显示出更多的有效性。

第十四节 肿 胀

肿胀是牙拔除术后常见并发症,导致肿胀的原因并非只有一种,肿胀的程度、表现也不尽相同,本节重点阐述术后肿胀的鉴别诊断、预防与控制。

一、拔牙术后肿胀原因

拔牙术后肿胀根据其性质,可分为炎性水肿、血肿、气肿、脓肿或蜂窝织炎。

(一) 炎性水肿
是以外科手术创伤性炎性反应导致组织液渗出为主的肿胀,发生于手术创伤较小、出血不多的患者。

(二) 血肿
是以组织内出血为主要原因的肿胀,发生于手术创伤大、出血多或术后止血不完善的患者。

(三) 气肿
使用常规牙科手机分牙或去骨时,机头喷出的气流直接吹向牙槽窝骨创面、翻瓣软组织创面等,可能进入组织间隙,导致皮下或深部软组织内气肿;拔牙手术创伤大、创口广泛而深入,伤口处理技术不当,形成由口腔通向深部组织间隙的气流活瓣,患者张口呼吸、用力漱口、反复咳嗽、过早吹奏乐器等口腔活动,使口内反复出现正负气压变化,将气体压入组织间隙,形成气肿。

(四) 脓肿或蜂窝织炎
拔牙后继发感染时,可发生软组织间隙脓肿或弥漫性蜂窝织炎。

二、拔牙术后肿胀的临床表现

(一) 炎性水肿
单纯的炎性水肿肿胀程度一般为轻到中度,术后发展速度慢,一般于术后 2 天左右达到高峰,随后自行缓解,临床触诊时质地较软,伴随局部淋巴结肿大时,可有轻到中度触压痛;女性面部软组织较为疏松,拔牙术后炎性肿胀较男性更为常见。

（二） 血肿

发生血肿时肿胀程度较重,可为中到重度,术后发展较快,伴随明显甚至严重的胀痛不适感,持续时间长,如不做对症处理,需 5 ~ 7 天甚至更长时间才能消退,临床检查质地较硬,触压痛明显。

（三） 气肿

可能在手术中或术后 24 ~ 48 小时出现,肿胀发生速度快、范围广,可累及面部至颈部广泛区域,震颤时有爆破音,触诊有捻发感,一般无显著疼痛,但严重时,气体可通过翼上颌间隙进入眶周组织,压迫视神经导致患者视力下降,还可能发生纵隔和心包气肿,出现急性胸痛和呼吸困难,CT 检查可见肿胀区域有大量积气。

（四） 脓肿或蜂窝织炎

多继发于创伤大、时间长的复杂牙拔除术,术后早期肿胀明显,深部血肿引流不畅,继发细菌感染,肿胀进一步发展,伴随严重疼痛、张口受限以及发热、头痛等感染性全身症状,其中蜂窝织炎扩展极为迅速,可累及面颈部多个区域,有高度生命危险。

三、拔牙术后肿胀的处理

拔牙肿胀的处理应在仔细检查和诊断肿胀原因的基础上对症进行。

（一） 炎性水肿

主要处理措施为术后 2 天(48 小时)内于面部间断加压冷敷;也可根据肿胀程度,口服地塞米松 0.5 ~ 0.75mg,每天 2 次,共 2 ~ 5 天;还可根据手术创伤,术中黏膜下注射或静脉注射 5 ~ 10mg 地塞米松。

（二） 血肿

如拔牙术后肿胀明显,质地较硬,伴随较明显疼痛,可于术后第二天拆除部分缝线,建立引流通道,并可于局部黏膜下注射一次 1ml 利多卡因+1ml 地塞米松混合液,促进肿胀消退;如拆除缝线后发现仍有活动性出血,应在局麻下,吸引器配合,探查出血部位,给予明胶海绵填塞等止血措施;由于拔牙导致的血肿与口腔污染环境相通,容易继发感染,应给予静脉或口服抗生素预防感染。

应该注意一旦出现术后严重肿胀,须严密观察,避免组织内血肿持续发展,导致窒息、出血性休克等严重并发症,导致生命危险。

（三） 气肿

处理措施包括冷敷患处、使用抗生素预防感染以及严密观察,气肿症状一般在几天内即可缓解,然而,若患者出现胸背部疼痛、吞咽疼或呼吸困难等症状,应引起高度重视,提示可能发生严重并发症,如:纵隔气肿、纵隔炎、气胸、气道阻塞、心力衰竭等,需要对患者进行紧急处理,注意保持气道通畅,必要时气管插管或气管切开,与急诊中心、胸外科等相关科室合作急救。

（四）脓肿或蜂窝织炎

因术后感染导致严重肿胀时，应给予抗菌药物治疗并严密观察，及时切开引流，并作药物敏感性试验，全身支持和对症处理，避免窒息、感染性休克、败血症等严重并发症。

四、拔牙术后肿胀的预防

（一）使用标准拔牙器械

使用专用外科钻，其气道设计是让气流体从手机背面喷出，避免高速气流、水流直接喷向组织创面；使用专用分离、显露器械，减小拔牙创伤，缩短拔牙时间。

（二）改良缝合技术

缝合过于严密与术后肿胀紧密相关，缝合时不宜将牙槽窝完全、严密关闭，应使牙槽窝具有一定的开放引流通道；如创伤大、出血多时，应通过明胶海绵填塞等综合措施配合伤口缝合以彻底止血，避免术后渗出过多、肿胀过重。

（三）预防感染发生

术前应作拔牙难度、全身情况等认真评估，给予患者合理的预防感染措施，详见后节所述。

（四）应用皮质类固醇

地塞米松是最常用的术后肿胀控制药物，有研究认为地塞米松局部应用还能减少干槽症发生率。临床给药途径包括静脉输液全身用药、局部黏膜下、肌肉内注射、每天小剂量口服等，常用剂量 5～10mg，其生物半衰期为 36～54 小时，术前或术中应用可在手术全程和术后早期阶段保持稳定疗效，涵盖了创伤炎症反应的主要发展期。主要用于复杂牙拔除术，局麻后或术后在颊侧黏膜下咬肌前缘注射 5mg 地塞米松可较好地控制肿胀。如果患者拔牙后 2～3 天严重肿胀时，也可使用地塞米松，配合抗菌药物应用，能够促进肿胀迅速消退。

（五）强调术后医嘱

嘱患者在术后冷敷，避免口腔过度活动，如：用力漱口、连续咳嗽、鼓气吹奏乐器等。

第十五节　术后感染

口腔颌面部具有较强的抗感染和损伤修复能力，据统计拔牙术后感染发病率只有 1.7%～2.7%，但如果不了解感染发生危险因素，未正确掌握拔牙适应证，手术操作存在问题，一旦发生感染，会导致患者伤口愈合延迟，严重的疼痛和口腔功能障碍，影响正常生活工作，甚至出现生命危险，需要及时对症处理。术后感染与患者全身健康、口腔健康以及手术创伤等多种因素相关，根据感染累及范围，可以分为牙槽窝局部感染、周围组织间隙感染、颌骨骨髓炎。

一、拔牙术后感染原因

口腔环境存在大量潜在致病菌，包括链球菌、葡萄球菌、肠杆菌和多种厌氧菌，牙拔除术属于清洁-污染手术,研究表明,88%的拔牙患者会出现暂时性菌血症,且其中75%为厌氧菌,如术前存在感染性炎症时,还可能是污染或感染手术,术后伤口愈合以及全身系统功能都可能受污染细菌影响。常见导致术后感染的原因包括:

1. 拔牙术区存在着急性或慢性感染,拔牙术中或术后感染病菌侵入拔牙窝导致感染;或口腔卫生差,有吸烟等不良嗜好,存在大量致病菌。

2. 拔牙创伤大、时间长,术前漱口减菌、术中吸引清理等措施不足,使创口长时间浸泡在有菌环境中,容易发生术后感染。

3. 患有系统性疾病(如:糖尿病、免疫系统疾病等)或年老体弱,机体抗感染能力较差,容易导致术后感染。

4. 无菌操作不严格,使用器械未严格消毒或被污染,或术中操作时将口外细菌带入伤口,引起污染和术后感染。

5. 拔牙术后伤口残留异物,如:炎性残根、折断的切割钻头、游离的碎牙片及碎骨片等,导致术后感染。

6. 术后未彻底刮除炎性肉芽组织,未对过大创口进行缝合保护,未对已明显松动和缺乏血供的骨片或骨块作复位固定和缝合封闭伤口等处理。

7. 拔牙后将手术敷料遗忘在拔牙窝中,如:止血棉条、棉纱等,或未按时取出牙槽窝的不可降解填塞止血材料,如碘仿纱条等。

8. 拔牙后形成局部血肿,未作及时引流和抗感染等对症处理,导致感染。

9. 由于暴力操作,导致拔牙损伤过度,口腔功能障碍严重,全身抗感染能力下降,引起感染。

10. 局部麻醉时穿刺针头被污染,或经过感染区而将感染病菌带入深部组织间隙导致感染。

11. 放疗后患者,患牙位于放疗区域内,无相应术前检查和围术期保护措施,拔牙易引起颌骨骨髓炎等严重感染。

12. 患者因骨质疏松症、转移性骨肿瘤、多发性骨髓瘤等疾病,长期服用双磷(膦)酸盐类药物(如:福善美、择泰等)期间,可能抑制成骨、破骨细胞活性,拔牙可能导致颌骨坏死、败血症等严重并发症,应停药3个月后再进行治疗,并严密观察术后反应。

二、拔牙术后感染的临床表现

(一) 牙槽窝局部感染

患者常自述拔牙数天后疼痛不能减轻反而加重,跳痛,口腔内常存在异味,临床检查牙槽窝内有污秽肉芽组织,创口周围软组织充血肿胀,可有瘘道或脓液溢出,可有低热等全身症状。牙槽窝感染应与干槽症区分,后者以局部止痛为主,刮治和全身使用抗菌药物治疗没有明显效果。

(二) 周围组织间隙感染

包括脓肿和弥漫性蜂窝织炎,一般发生于手术创伤大、术后肿胀明显患者,拔牙3天后创口疼痛加重,跳痛,夜间更为显著,同时肿胀加剧,范围扩大,有张口受限、吞咽困难,伴随发热、头疼、全身不适、乏力、食欲减退等全身症状。

（三）颌骨骨髓炎

急性期全身症状明显,疼痛剧烈,范围包括整个患侧并放射至颞部,面部相应部位肿胀,牙龈及前庭沟红肿,患区多个牙齿松动。常有脓液自牙周溢出,下颌骨骨髓炎累及因咀嚼肌引起不同程度的张口受限,下牙槽神经受累时,可有患侧下唇麻木,上颌骨骨髓炎表现为眶下部明显红肿,并常延至眼周致眼睑肿胀;慢性期全身症状不明显,疼痛显著减轻,局部纤维组织增生、肿胀、发硬,有瘘管溢脓,甚至排出小块死骨,病变区多个牙松动,龈袋溢脓,抵抗力降低或引流不畅时可反复急性发作。

三、拔牙术后感染的处理

（一）牙槽窝局部感染

全身使用抗菌药物,局麻下彻底刮治牙槽窝内炎性肉芽组织,去除残留的各种异物,生理盐水彻底冲洗牙槽窝,也可用稀释 2 ~ 3 倍的碘伏溶液冲洗,使牙槽窝内重新形成新鲜的血凝块,术后继续使用抗菌药物 3 ~ 5 天。感染轻微患者,采用米诺环素软膏注填、涂抹,无需刮治、冲洗等外科处理,也可取得较好的止痛消炎疗效。

（二）周围组织间隙感染

使用广谱抗菌药物和抗厌氧菌药物进行全身抗感染治疗以及营养支持;严密观察病情发展,根据脓肿形成或蜂窝织炎感染范围情况,及时切开引流,每天冲洗引流通道,口内切口每天含漱有抗菌作用的漱口液,口外切开创面高渗盐溶液持续湿敷;早期作细菌培养和药敏试验,更换敏感抗生素;至无明显脓性分泌物、有健康肉芽组织长出时可去除引流条,口内伤口注意漱口保持口腔卫生,口外伤口继续湿敷至伤口自愈。

（三）颌骨骨髓炎

急性颌骨骨髓炎全身治疗与间隙感染相同,主要为增强机体抵抗力、药物控制感染,局部治疗重点在于及时切开引流,慢性颌骨骨髓炎应努力改善机体状况,保持引流通畅,及时彻底清除病灶,刮治或摘除死骨。

四、拔牙术后感染的预防

（一）控制拔牙创伤

使用标准拔牙器械,规范拔牙技术操作,减小或避免软组织、骨组织创伤,详见前述。

（二）围术期减菌

术前使用含复方氯己定等抗菌成分的漱口液充分漱口,必要时提前全口洁治,术中四手操作及时吸引清理术区和口腔内唾液、血液,术后彻底刮治炎性肉芽组织和游离牙片、骨片等异物。漱口和冲洗牙槽窝。

（三）严格拔牙适应证和无菌操作

对身体抵抗力差、年老体弱并伴有局部炎症明显的患牙拔除时要十分谨慎,暂缓拔牙或减少拔牙数目;加强无菌意识,规范手术流程,严格执行无菌操作规范并实现四手操作。

（四）预防性使用抗菌药物

1. 全身用药　全身使用抗菌药物的目的在于预防手术部位感染（surgical site infection, SSI）及可能发生的全身性感染，用药时机对 SSI 发生率有显著影响，要求：①预防性使用抗菌药物应在手术开始前 1 小时左右给药；②应在手术结束 24 小时后停止预防性用药。术前预防用药根据口腔潜在致病菌类型一般给予阿莫西林克拉维酸或第一、二代头孢菌素，过敏患者可选用大环内酯类红霉素及其衍生物如克拉霉素或林可霉素（洁霉素）等。如术区有冠周盲袋、牙周炎盲袋、陈旧冠根折、龋坏残冠时，厌氧菌感染可能性较大，术前联合应用甲硝唑、替硝唑或奥硝唑等硝基咪唑类药物。

术后是否继续使用抗菌药物取决于患者术后有无继发感染症状。一般单纯损伤所致术后疼痛应逐渐减轻，中轻度肿胀于 2～3 天后减轻，24 小时后无需用药；干槽症的疼痛一般不伴随明显肿胀，治疗以局部处理为主，全身性使用抗生素仅适于免疫力缺陷患者；如术后肿胀严重、创口引流不畅、可能继发感染或疼痛持续加重，需对症使用抗菌药物，必要时采用静脉输液，同时给予全身支持。

患者伴有瓣膜性心脏病、肺源性心脏病、糖尿病、血液病、肾病等系统性疾病时，有较高全身感染风险，应预防性使用抗菌药物。还须注意各类抗生素毒性问题，如第一、二代头孢菌素具有一定肾毒性，肾病患者可选用红霉素类，主要由肝脏清除，肝病患者也需谨慎，减量给药，治疗过程中应监测肝肾功能。硝基咪唑类药物有遗传毒性和神经、血液毒性，妊娠期和哺乳期勿使用，神经及血液系统疾病患者慎用。高龄患者应按轻度肾功能减退情况减量给药（正常剂量的 1/2～2/3）。未成年患者应根据体质量准确计算用药剂量。

2. 局部用药　口腔内局部使用抗菌药物可避免或减少全身用药的不良反应，并于口内形成较好的局部感染预防和治疗作用，常用复方氯己定漱口水、甲硝唑口颊片、西吡氯铵含片、盐酸米诺环素软膏等。

第十六节　其他并发症

一、器　械　折　断

牙拔除术过程中，可能发生注射针、牙挺、外科钻等器械折断。

注射针折断主要发生于儿童患者不能配合、注射过程中患者突然活动、注射动作粗暴、反复折弯注射针等情况下。预防注射针折断应注意：避免将细直径的针头刺入过深，刺入组织后尽量避免反复重新定位针头，不要弯曲注射针，特别是在组织深部弯曲注射针。

牙挺折断主要发生于拔除阻力较大患牙，未充分消减阻力而使用暴力挺动，导致牙挺刃端较为薄弱的部分折断。预防牙挺折断应注意：设计和及时调整牙分割和去骨等拔牙阻力消减方案，避免暴力操作，定时检查牙挺有无破损。

外科钻折断主要发生于高速转动过程中遇到切割阻力的突然变化或术者施加了过大的切割压力等情况下。预防外科钻折断应注意：轻柔稳定操作，磨切过程由表及里逐渐深入，保持术野清楚，避免一次切入牙或骨组织过深，避免切割钻反复使用。

如果注射针折断位置发生于体外，可使用血管钳等稳定钳夹断端尽快取出；如折断位置发生于组织内,注意避免盲目操作,可能使情况进一步复杂化,需告知患者或亲属取出断针的计划,采用薄层 CT 扫描等影像学手段定位断针,浅部断针可在门诊取出,深部断针应转入病房,采用数字精准外科等技术,并在术后严密护理和观察。

牙挺和高速钻折断一般发生于牙槽骨和牙等硬组织中,如受到残余牙体组织阻挡,可仔细磨切去除阻挡的牙体组织,取出器械断端,避免其进一步移动,再继续完成拔牙;如已移动进入周围软组织间隙,应注意避免盲目操作,及时影像学定位,由富有经验的高年资医师完成异物取出。

二、拔　错　牙

拔错牙属于医疗事故,并非严格意义的拔牙并发症,但在临床工作中并不少见,且无论术者年资高低,临床经验是否丰富,如果拔牙操作时疏忽大意,没有反复核对检查牙位,即可能拔错牙。还有一种情况是,患者有多种牙科问题,术前没有充分交流,临床医师所拔除牙与患者要求拔除牙不同,也会产生医疗纠纷,应尽力避免。

拔错牙的预防主要在于:术前详细问诊和检查,充分向患者说明病情和治疗计划;转诊要求拔牙的病例,应根据病情进行拔牙适应证的专业判断,并与患者反复核对,有疑问时还应与初诊医师反复核对;拔牙前准确详实地完成病历记录,并与助手或护理人员核对牙位;局部麻醉时、开始拔牙前、牙拔除后每个阶段反复与助手核对牙位。

一旦发生拔错牙,应根据具体情况给予不同处理:拔错牙即刻发现,拔出的牙结构完整,尚未污染,立刻植回牙槽窝,以待进一步处理;牙结构完整但受到污染,符合牙再植适应证,可用大量生理盐水冲洗和保存,待再植处理;破碎或其他原因不能再植保留的牙,需向患者说明情况,并商讨下一步治疗计划。一般而言,因正畸减数要求拔牙,拔错牙可与正畸医师商讨修改正畸计划,多可予以弥补;牙体完整可以再植的牙通过牙再植术进行挽救,具有较好的成功率;如无法保留的牙,需与修复科或种植科医师商讨后期修复计划。

(周宏志)

参 考 文 献

1. 张志愿. 口腔颌面外科学. 第 7 版. 北京:人民卫生出版社,2012
2. 胡开进. 口腔外科门诊手术操作规范. 北京:人民卫生出版社,2013
3. 胡开进. 口腔外科小手术操作指南. 西安:世界图书出版公司,2009
4. Leung YY, Cheung LK. Risk factors of neurosensory deficits in lower third molar surgery:an literature review of prospective studies. Int J Oral Maxillofac Surg,2011,40(1):1-10
5. Lee D, Ishii S, Yakushiji N. Displacement of maxillary third molar into the lateral pharyngeal space. J Oral Maxillofac Surg,2013,71(10):1653-1657
6. Aznar-Arasa L, Figueiredo R, Gay-Escoda C. Iatrogenic displacement of lower third molar roots into the sublingual space:report of 6 casesRodríguez H, Passali GC, Gregori D,et al. Management of foreign bodies in the airway and oesophagus. Int J Pediatr Oto-rhinolaryngol,2012,76(1):S84-S91
7. Kretzschmar DP, Kretzschmar JL. Rhinosinusitis:review from a dental perspective. Oral Surg Oral Med Oral Pathol Oral Radiol Endod,2003,96(2):128-195

8. McCormick NJ, Moore UJ, Meechan JG, et al. Haemostasis. Part 1: The management of post-extraction haemorrhage. Dent Update, 2014, 41(4): 290-294

9. JY Lee, HS Do, JH Lim, et al. Correlation of antibiotic prophylaxis and difficulty of extraction with postoperative inflammatory complications in the lower third molar surgery. British Journal of Oral and Maxillofacial Surgery, 2014, (52): 54-57

10. Noroozi, AR, Philbert RF. Modern concepts in understanding and management of the "dry socket" syndrome: comprehensive review of the literature. Oral Surg Oral Med Oral Pathol Oral Radiol Endod, 2009, 107(1): 30-35

第十章 牙移植术

牙移植术(tooth transplantation)是指将自体或异体的健康牙齿拔下后移植到自体口腔的其他部位或异体的口腔内,代替有疾患而不能保存或缺失的牙齿,从而保持被代替牙的功能。按照牙齿供体来源的不同,牙移植术可分为自体牙移植术和异体牙移植术,临床上以前者应用较多;异体牙移植术临床效果较差,已逐渐被牙种植术替代。

牙移植术已经有上百年的历史,早在18世纪末期19世纪初期的伦敦,异体牙移植术就已经成为口腔诊所较为常见的治疗手段,令人称奇的是当时异体移植牙的平均留存时间即可达到6年。在20世纪50~60年代期间,自体牙移植术最早在斯堪的纳维亚半岛逐渐开展起来。对自体移植牙的长期研究结果发现术后成功率高,存活时间最长可达41年之久。现代CBCT和3D快速成型技术的快速发展,使得术前即可以获得供牙实际大小的树脂模型牙,并直接用于修整制备牙槽窝,准备移植位置,极大地减少了移植牙的口外存留时间从而进一步提高成功率。自体牙移植术与单个牙种植相比有显著的优点,这种方式可以作为生长发育儿童治疗的首选。

第一节 自体牙移植术

一、概念及分类

自体牙移植术(autotransplantation of teeth)是指将牙齿从一个位置移植到同一个体的另一位置,包括将埋伏、阻生或萌出牙齿转移到手术制备的牙槽窝内。自体牙移植可以分为三类:传统移植、牙槽内移植和意向再植。

二、移植术后伤口的愈合机制

自体牙移植术牙周愈合机制及预后将从以下4个方面讨论:牙周膜愈合、牙根吸收机制、牙龈组织愈合、牙槽骨愈合。

(一)牙周膜愈合

1. 再附着 牙齿拔除后短时间内再植入原拔牙窝内可实现理想的牙周膜愈合,该愈合被称为牙周膜的再附着。大量研究表明,当一颗有足够牙周膜附着的牙齿被拔除后,如果在短时间内再植入原拔牙窝,即可通过牙周膜的再附着而获得愈合。

然而,将牙齿移植入手术预备的牙槽窝内与再植或移植入本身已经存在的牙槽窝内发生牙周膜愈合的情况是不同的。其差别就在于手术预备后的牙槽窝骨壁上无牙周膜纤维。

　　牙根颈部牙龈纤维再附着的时间对于再植牙和已经存在牙槽窝内的移植牙是类似的,但在牙槽嵴顶下方的情况有所不同。在牙移植后的第 1 周,因为牙根周围存在血凝块,所以移植牙牙根表面的牙周膜可以保持存活。2 周后血凝块被肉芽组织所替代,为牙周膜提供了一个良好的环境,不但供给营养,而且为结缔组织再附着做好准备。在接下来的 6 个月内,肉芽组织和不成熟骨组织逐渐被成熟骨组织替代,并发生牙和骨的再附着。虽然移植入手术预备的牙槽窝内,形成功能性排列牙周膜的数量要少于移植入已经存在骨壁和牙周膜的牙槽窝内,而且组织学表现有差别,即牙周膜是平行排列于牙根表面,而不是垂直排列的,但临床结果却显示自体牙移植入手术预备牙槽窝内的愈合情况是令人满意的(如:未出现牙根吸收;保持了牙周膜间隙并显示牙齿有正常动度)。

　　2. 新附着　牙根表面牙周膜的损伤也可以通过新附着修复。新附着是指“因为病理或机械原因缺失牙周膜的牙根表面有新牙周膜的再生和附着”。新附着的机制在于通过牙根表面牙周膜来源的细胞增殖、牙根表面牙骨质沉积及 Sharpey 纤维穿入牙骨质等过程,使暴露的牙根表面和周围组织(骨或牙龈结缔组织)之间有新的结缔组织形成。移植牙和再植牙的愈合是通过再附着和新附着的发生共同完成的。

　　(二) 牙根吸收的机制

　　在移植过程中,如果供牙的牙周膜部分或全部活性丧失,就会发生牙根吸收。牙根吸收分为 3 类:替代性吸收、炎性吸收和表浅吸收。研究证实,牙周膜缺失的范围和牙髓感染的存在决定了吸收的种类。

　　1. 替代性吸收　在移植过程中,如果供牙上有活性的牙周膜广泛缺失,就会发生替代性吸收。替代性吸收是一种牙根吸收并被骨组织替代的现象,其结果为根骨固连,即骨组织和牙根融合在一起。

　　作为保持体内环境平衡稳定的组成部分,改建是经常发生的。破骨细胞促使骨吸收,而成骨细胞促使骨添附。这些细胞总是一起工作并调节吸收-附着系统。

　　当牙周膜坏死或缺失的牙根与骨组织及其中的破骨细胞接触时,牙根的硬组织(牙骨质和牙本质)也会参与到骨组织的改建过程中,牙根表面同时发生牙根组织吸收和骨组织添附。临床上,根骨固连往往在再植术后 4 个月~1 年内才被发现。部分固连很难检测,因为牙齿仍然具有正常动度,并且叩诊反应正常,只有通过长期的影像学评估,才能判断部分根骨固连是进展为持续性的替代性吸收及牙根完全缺失,还是被新附着所修复。

　　2. 炎性吸收　如果一颗有牙髓感染和牙周膜部分缺失的牙齿被移植就会观察到炎性吸收。在牙周膜缺失或坏死区域,当牙骨质中破骨细胞导致的表浅吸收暴露根部牙本质时,即会开始发生炎性吸收。暴露的牙本质小管会形成与感染牙髓组织的通道,细菌及其产物可通过小管迁移到牙根表面,并诱导宿主组织的炎性反应。作为宿主防御机制的反应,破骨细胞就会出现在循环血液中并参与牙本质持续进展的吸收。

　　炎性吸收的特点是肉芽组织存在,吸收隐窝中包含许多毛细血管,使得该区域呈现放射透光影。临床上,移植或再植术后 1~2 个月可以观察到透光影。与替代性吸收不同的是,早期行根管治疗可阻止炎性吸收。

　　3. 表浅吸收　表浅吸收仅限于牙骨质或牙本质的表面。表浅吸收也是修复机制的一部分,即新牙骨质在吸收的位置重新沉积,并且将牙周膜纤维包埋在新牙骨质中。表浅吸收是牙周膜有限的局部损伤的结果,是修复前的短暂现象。

(三) 牙龈组织愈合

当供牙上附着有牙周膜,而且位于牙槽嵴顶上方1mm,这样就有可能在牙颈部位置获得理想的生物学宽度。如果将供牙放入受牙窝内过深,牙根附着牙周膜在牙槽嵴顶上方的宽度小于1mm,会发生上皮向根尖方向迁移,而合适的生物学宽度就会在牺牲部分牙槽嵴骨组织的基础上重新建立。如果供牙植入过浅,并有足够的牙龈组织存在,就会形成长的结缔组织附着,但维持这种过长结缔组织附着的结果是不可预测的。

(四) 牙槽骨愈合

牙槽骨由固有牙槽骨和牙槽突组成。固有牙槽骨是牙槽窝内表面层层叠加的致密骨组织,由牙周膜来源的成骨细胞形成。牙槽突则是来源于基骨的骨组织。因此,当判断牙周膜形成牙槽骨的能力时应将固有牙槽骨和牙槽突区分开来。

1. 固有牙槽骨的形成　固有牙槽骨以硬骨板形式出现,大多数病例在移植术后几个月内都可以观察到硬骨板,这一现象表明供牙的牙周膜具有形成固有牙槽骨的能力。

2. 牙槽骨的形成　牙周膜中的一些细胞能分化成为成骨细胞,因而可以期望供牙牙周膜能再生牙槽骨。临床上有时还能观察到由供牙骨诱导作用产生的骨再生。这种骨诱导作用表现为从周围骨组织(功能性骨组织)向牙周膜方向的骨再生。但如果供牙周围没有骨组织,则不会发生任何骨再生。研究证实,新附着(牙周膜再生)并不一定与骨再生同时发生。在供牙周围缺少骨组织的区域,通过植骨可使水平骨再生或诱导成骨成为可能(保持牙周膜和牙龈结缔组织之间的间隙)。此外,还可将供牙植入受牙区的深部,然后通过施加萌出牵引力获得骨诱导和骨再生。

三、适应证及禁忌证

(一) 适应证

1. 传统移植　即将牙齿从一处拔除,然后移植到另一处。其适应证包括:

(1) 临床适应证要基于牙移植在功能、时间、费用、预后和生物相容性等方面相对其他治疗(如种植、可摘义齿、固定义齿、正畸等)具有优越性时。

(2) 患者因素:无任何严重的系统性疾病的健康、年轻患者和没有代谢性疾病的患者具有更好的预后,且须具有良好的依从性。

(3) 供牙因素:供牙必须是无功能并且牙根形态适合的牙齿;当未完全发育的牙齿作为供牙时,其牙根发育期应为4期或5期,或发育到根长的2/3~3/4。

(4) 受牙区因素:理想的受牙区牙槽窝应该有足够的宽度和高度来完全容纳供牙,而且牙周膜存留情况良好。

2. 牙槽内移植　即通过手术牵出再植、手术扶正或不完全拔除的牵引方法改变原牙槽窝内牙齿的位置。其适应证包括:

(1) 牙根形态适合,圆锥形单根牙手术牵出与正畸牵出具有相似的可预测性。

(2) 牙髓无活力(如果牙髓有活力,则建议正畸移动牙齿)。

(3) 正畸矫治器安置困难,或仅单个牙齿需要矫正。

(4) 需要旋转运动时,如深龋或外伤导致的折裂线较深的牙齿,可以将其旋转使破损严重的部分朝向颊侧,并使健康牙体组织高出牙槽骨嵴,这样可以将最大面积的根面植入骨性牙槽窝内。

(5) 有治疗时间短和费用低的要求时。

(6) 需要确切诊断的外伤牙,有时手术牵出能发现易被忽视的牙根折裂线。

(7) 意向再植即将牙齿拔出后,经过适当的处理再植入原有牙槽窝。其适应证是对于无法进行常规根管治疗或根管外科治疗的病例,如患牙桩核修复体无法去除、根尖钙化、有侧副根管或可疑根折等情况,可以尝试意向再植的方法。

(二) 以下情况不适宜行牙移植手术

1. 供牙拔除时,预计手术困难、出现冠裂或根断等损伤严重者,或者可能造成邻牙损伤。
2. 拔出供牙牙胚时,根尖乳头损坏严重者。
3. 受植区的骨间隙或者缺牙间隙过小,不能容纳移植牙者。
4. 受植区邻牙牙槽骨吸收严重、有明显炎症,牙松动Ⅱ度以上者。

四、术前准备

(一) 术前正畸治疗

术前正畸包括错殆治疗计划制订和获得外科手术前受植区适当的移植空间。在自体牙移植术几个月需用固定矫治器调整受植区空间,直立邻牙牙根角度以确保供牙安全就位。使用上颌的活动矫治器能减少移植牙术后覆殆以及殆创伤可能。有时候供牙需要在正畸治疗前拔出,此时这些供牙要储存在液氮溶液中直到术前正畸治疗结束、受植区获得足够的移植牙空间。

(二) 手术前准备

1. 影像学检查　摄取供牙区牙片以了解供牙根尖发育情况及与邻牙、下颌管的关系。摄取受区牙片观察牙槽嵴的近远中径和颊舌径以及与下颌神经管或上颌窦的位置关系(图10-1A、10-1B)。如供牙为埋藏阻生牙,有条件的可术前拍摄 CBCT,以明确阻生牙位置及邻近重要解剖组织关系(图 10-2)。

2. 临床检查　牙周以及软组织情况、龋病评定以及对供牙和受植区的分析。分析供牙的形态是否适合受植区、拔牙是否合适,未完全发育牙齿牙根的发育情况(图 10-3)。

3. 治疗龋病或牙周病,牙周洁治清除牙结石,保持口腔清洁。

4. 术前 1 天开始应用抗生素。

5. 作好患者的思想准备,术前应向患者及其家属讲清手术的必要性以及可能出现的并发症等情况,并签署手术知情同意书。

五、麻醉和体位

1. 采用神经阻滞麻醉加局部软组织的浸润麻醉。
2. 患者采取平卧位或坐位。

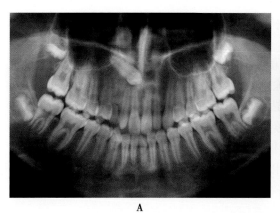
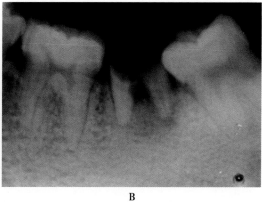

A B

图 10-1
A. 术前曲面体层片;B. 患牙 X 线根尖片(第四军医大学口腔医学院 周宏志供图)

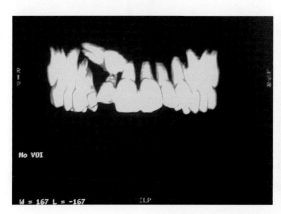
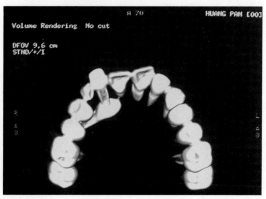

图 10-2 术前 CBCT 检查明确供牙阻生位置
(第四军医大学口腔医学院 周宏志供图)

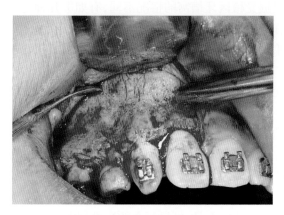

图 10-3 术前供牙和受牙区
(第四军医大学口腔医学院 周宏志供图)

六、外科技术

1. 准备受植区　切开牙龈黏膜,向颊、舌侧翻转黏骨膜瓣,微创拔除患牙,尽量减少创伤,特别是颊侧牙槽骨。彻底搔刮牙槽窝,刮除肉芽组织,去除牙槽中隔。

2. 拔出供牙　使用超声骨刀或者外科球钻小心去除足量的供牙周围的牙槽骨,同时用冷却无菌生理盐水冲洗小心保护牙周膜及避免损伤牙冠和牙根,完整无损地拔出供牙。拔出的供牙需保存在生理盐水等储存介质中,以保持或促进牙周膜细胞的活力,避免牙周膜干燥变性。复位供牙区黏骨膜瓣,拔牙创先以生理盐水纱布压迫止血,防止过多出血(图 10-4)。

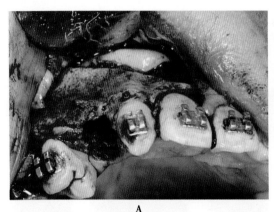
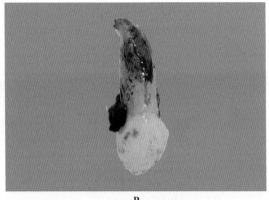

A B

图 10-4

A. 拔除上颌滞留乳牙的受牙区;B. 供牙,可见牙根完全形成(第四军医大学口腔医学院周宏志供图)

3. 测量供牙　在口外测量牙冠近远中径和颊舌径宽度以及牙根长度;评价并记录牙根形态、长度、发育情况以及牙周膜保存情况。

4. 修整牙槽窝　根据受植区牙槽窝的情况不同,有如下几种处理方法:

(1) 如果受植区有牙槽窝,则需注意彻底刮除其内肉芽组织及牙槽中隔。如果牙槽窝的深度或宽度不足,可需依据供牙大小,小心修整牙槽窝侧壁或底壁以适合供牙植入(图 10-5)。

(2) 如果受植区无牙槽窝,应根据供牙的近远中径和颊舌径宽度,使用超声骨刀或者外科钻小心调整。

1) 如果牙槽骨近远中距离不足,则需在移植前就采取正畸方法获得足够间隙。

2) 如果牙槽骨颊舌向骨宽度不足,可以先去除部分皮质骨,植入移植牙后,将这部分皮质骨混合可吸收骨材料覆盖在骨缺损区域,表面再覆盖引导骨再生膜;或者在受植区预备完成后,机械扩增骨宽度。

3) 如果上颌窦底低,骨高度不足,可以行上颌窦外提升术为移植牙创造足够的间隙。

4) 修整牙槽窝后生理盐水冲洗,无菌生理盐水纱条填塞,防止唾液等污染牙槽窝。

5. 植入供牙　将供牙植入预先准备好的牙槽窝内,根尖不要接触窝底的骨质。若牙槽

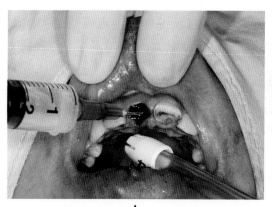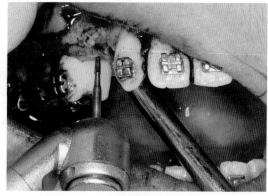

图 10-5

A. 预备受牙区；B. 修正牙槽窝至合适的大小（第四军医大学口腔医学院　周宏志供图）

窝大小不合适，可将供牙置于无菌等渗生理盐水中保存，牙槽窝修整合适后再植入。供牙殆面高度略低于邻牙。

6. 缝合黏骨膜瓣　要求能无张力复位缝合，受植区应尽可能紧密包绕供牙、完全封闭创口（图 10-6）。

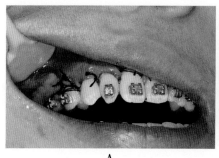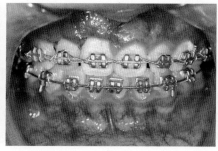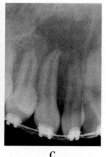

图 10-6

A. 供牙移植后，缝合牙龈组织瓣；B. 固定供牙；C. 供牙术后 X 线片（第四军医大学口腔医学院周宏志供图）

7. 固定调殆　植入供牙后可以选择用钢丝和树脂粘接固定或是用缝线固定。前者适用于牙齿难以稳定植入的病例，包括移植牙牙根短小或植入受植区后松动明显等情况。后者适用于牙齿能稳定植入受植区的病例。固定后要检查咬合关系确保移植牙没有咬合干扰。

8. 覆盖牙周敷料　术后 4～6 天使用牙周敷料保护移植牙可以促进牙颈部区域的愈合。术后连续 3 天口服抗菌药物可以有效预防炎症。传统的自体牙移植技术包括受体牙的拔除和以受体牙为模板准备受植区位置。这会导致受体牙口外停留时间延长，从而使敏感的牙髓细胞和牙周膜细胞缺乏营养供应而增加失败率。已有研究报道显示如果受体牙在口外储存同时制备窝洞会显著增加术后牙髓坏死的可能。

为了减少受体牙在牙槽外停留的时间，Kugelberg 等率先报道使用不同型号长度的牙齿手术模型用于自体移植术。该研究选择先前拔除并消毒的牙齿作为手术模型，将手术模型与移植牙术前摄片进行比对,最接近的手术模型被用来制备受植区牙槽窝。其他学者也相继报道了使用可以消毒的钴铬铸造、黄铜材质的牙齿手术模型用于自体移植术。

近年来,随着现代 CBCT 和三维快速成型技术的技术进步,可以极大地减少移植牙的口外存留时间,从而有望进一步提高成功率。一方面 CBCT 能够提供精确的三维图像、移植位置和供体牙的术前评估。利用这些数据,口腔颌面外科医师可以准确测量移植位置骨的高度和宽度,了解邻近的重要解剖结构,如下颌神经管、上颌窦,从而在术前决定供牙的最佳移植位置。

而三维快速成型技术是近几年发展起来的一种先进制造技术,可以利用 CBCT 的数据用层积的材料(一般是使用淀粉或者树脂),制造一个和供体牙一样的精确的手术模型,用于制备受植区牙槽窝。一个精确雕刻的受体区牙槽窝不但能保证最适合的血供以促进血运重建,同时还能减少受体牙的体外操作时间,减少娇弱的牙周膜细胞和 Hertwig 上皮根鞘的损伤。

2001 年,Lee 等报道了用传统的螺旋 CT 制造自体移植牙的手术模型的方法,他们用两种方法制作手术模板,一种方法是取自 CT 图像,先在蜡上制作模型,然后树脂灌制;另一种方法用 3D 打印机打印出计算机辅助的快速 3D 成型设计,用树脂制作手术模型。手术结果显示,22 例供牙的平均移植时间只有 7.7 分钟。Keightley、Honda 等分别报道了采用 CBCT 和计算机辅助成型技术完成自体移植术,研究结果显示在术前制作供牙模型不但能显著缩短供体牙的口外操作时间,而且能减少对供牙牙周膜的损伤,同时此操作患者接受的放射剂量亦很小。

七、术 后 处 理

1. 术后即刻拍摄 X 线片,进行影像学评估(图 10-7)。

2. 术后连续 3 ~ 6 天口服抗菌药物可以有效预防炎症。指导患者在术区轻柔刷牙,并使用含漱液每天漱口,保持口腔清洁。

3. 术后流质饮食 1 周,半流质饮食 1 周,2 周后进软食应避免移植牙参与咀嚼,1 个月后方可开始逐步参与咀嚼。

4. 术后 4 ~ 6 天后去除敷料,1 周拆线,清洁牙齿及周围软组织。4 ~ 6 周拆除结扎丝、树脂或固定夹板。

5. 每 1 ~ 3 个月检查盲袋深度、移植牙松动情况,并进行 X 线摄片,进行影像学评估(图 10-8)。

6. 完全发育的移植牙应在拆除固定装置之前即完成根管治疗。未完全发育的牙齿通常可以不需要行根管治疗,因为其根尖孔宽大,有可能重建牙髓血运。

7. 术后正畸治疗　在修复治疗之前,需要正畸治疗错𬌗,减少𬌗创伤并将自体移植牙调整到目标位置

8. 修复治疗　移植牙需要改善外形以和缺失牙的形态相一致。最常见的是移植前磨牙到上颌切牙区。在移植术后 2 ~ 3 个月在正畸治疗早期用树脂临时修复牙齿外形。在正畸治疗完成后,可以用树脂或者贴面进行最终修复,这样就可以在形态和颜色上与自然牙匹配。

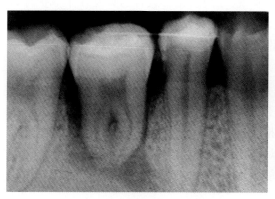
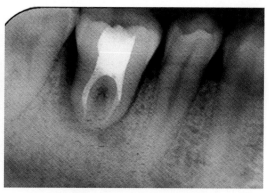

图 10-7　术后即刻 X 线片
（第四军医大学口腔医学院　周宏志供图）

图 10-8　术后 3 个月 X 线片
（第四军医大学口腔医学院　周宏志供图）

八、移植牙的愈合及预后

1. 自体牙移植术的预后评价指标　移植牙预后评判标准有存留率(survival rate)和成功率(success rate)两项。存留率是指在复查时仍保留于口内的移植牙占移植牙总数的比率。成功率是指符合移植成功标准的移植牙所占移植牙总数的比率。

2. 移植牙成功的标准　对于未完全发育的移植牙,成功愈合的标准为:牙周膜愈合且无牙根的进展性吸收,牙龈愈合且无牙周袋的形成,牙髓的再血管化和愈合,牙根继续形成以及有正常的牙槽骨。对于完全发育的移植牙,成功愈合的标准则为牙龈、牙周膜和牙槽骨的愈合。

成功的临床依据表现为:牙齿动度在正常范围内;正常的叩诊音;没有附着丧失的迹象(没有牙周袋形成);没有炎症的迹象;没有不适感;能够行使正常的牙齿功能。一旦出现进行性牙根吸收的迹象或不能重获附着甚至出现进行性附着丧失(深牙周袋),则表明移植失败。

3. 最早在 1985 年 Kristerson 通过对 52 例发育未全牙自体移植术随访(平均时间 6.3 年)报道了 93% 的留存率。接下来其他学者也相继发表了自体牙移植术的成功率和留存率。然而,不同研究中由于研究样本量大小、随访时期长短、移植牙的种类多少、手术程序以及所采用的评判标准有所不同,报道的结果有一定差异,留存率为 56.6% ~ 100%,成功率为 79% ~ 100%。

4. 自体牙移植预后的影响因素主要有以下几个方面:

(1) 牙根发育情况:术后牙髓活力与牙根发育程度显著相关,根尖孔闭合的供牙在移植术后牙髓血运重建的可能性显著降低,且牙根发育越接近完成则越容易发生牙根吸收。因此,牙根发育程度在 1/2 ~ 3/4 之间的年轻患者移植牙预后效果最佳,而牙根发育完全者主张行根尖部分切除。

(2) 牙周膜(periodontal ligament,PDL):正常牙周膜愈合,也称一期愈合,即断裂的牙周膜(牙根面与牙槽骨壁上的牙周膜)再愈合,X 线片可见宽窄一致均匀的阴影,这是最理想的愈合方式。Andreasen 等人的一系列组织学研究发现，牙周膜正常愈合的关键在于保护牙骨质端牙周膜，接下来是牙槽骨端牙周膜。此外，术中除了注意尽量减小对牙周膜的创伤外，还要注意供牙要没有牙周疾病。如果供牙是埋伏牙，由于其牙周膜比正常牙要薄，而且拔除过程中易受损伤，也可能影响移植预后。

（3）供牙牙髓活力：牙髓活性影响牙周愈合，移植牙的牙根吸收是移植术后最常发生的并发症。现在大量研究结果不建议牙移植同时做体外根管治疗，因为体外根管治疗大大增加了移植牙在体外的存留时间，极易损伤上皮根鞘，增加根吸收的风险。目前国内外临床医师提倡牙再植后 7~14 天根管内封氢氧化钙以避免炎性根吸收的发生。研究发现牙根完全形成的移植牙，在 2~4 周左右进行根管治疗，能将根吸收的发生率减到最低，成活率仍可保持较高水平。

（4）离体时间和离体牙保存环境：供牙离体时间超过 30 分钟，牙根吸收发生率会显著上升。当供牙拔出后不能即刻植入受植区，则需暂时保存在适宜的介质中，该保存介质应具有保持或促进牙周膜细胞的活力的特性。研究发现生理盐水、牛奶、50%、100% 浓度蜂胶液、Hank's 平衡液等保存液都能在一定时间内保存离体牙的牙周膜活力。国内外学者研究发现含 5~10ng/ml 浓度表皮生长因子（epidermal growth factor，EGF）的保存介质更能促进牙周成纤维细胞的增殖，有效提高自体牙移植的成功率，这个是保存介质方面研究的方向。

（5）供牙稳定性：牙齿移植后需要一个稳固的环境来进行牙周膜愈合，而组织学和临床研究认为用较硬的牙弓夹板固定并没有改善牙髓牙周愈合，反而对牙髓及牙周的愈合有不良影响，增加了置换性吸收和牙髓坏死的发生率。一般术后可以使用超强纤维带加流动树脂弹性固定夹板固定 7~10 天，使得牙齿有功能性动度，能够刺激牙周膜细胞的活性有利于牙周膜愈合，更符合口腔生理，固定时间更短。

第二节　异体牙移植术

一、概　　念

异体牙移植术（allotransplantation of teeth）是将牙齿完整拔除，移植到同种异体相应部位或其他部位的缺牙区并行使功能。

二、异体牙选择

对供牙者作必要询问病史及体检，排除乙肝、结核、梅毒、艾滋病等传染性疾病，并应作 HBsAg、HIV、血沉、胸片等检查。

三、异体牙移植后宿主免疫排斥反应

1. 由于异体移植牙存活时间较长，因此，最初人们认为异体牙不会引起移植后的排斥反应,牙齿属于"免疫赦免组织"。直到 1963 年才有人开始对异体牙移植进行免疫学试验研究。

2. 异体牙移植后,宿主体内产生的免疫排斥反应包括细胞免疫反应和体液免疫反应。细胞免疫反应表现为在异体移植牙周围有慢性单核细胞浸润以及局部引流淋巴结内淋巴母细胞的产生。体液免疫反应表现为宿主体内有抗体形成。

四、异体牙移植免疫反应的抑制方法

异体牙移植免疫排斥反应的存在导致牙根吸收、根管治疗失败、继发感染等并发症,限制了它们的临床应用,是影响移植牙长期存活的重要因素。如何消除或降低异体牙移植后的免疫排斥反应及如何进一步提高异体牙移植的成功率,目前国内外的研究方法有:

1. 供受体间组织相容性配型试验　通过组织相容性配型试验,选择与受体组织相容性近似的供体牙,可降低移植牙排斥反应的发生率和程度,从而延长移植牙的存活时间。

2. 选择和处理异体供牙来消除或降低异体牙移植的免疫排斥反应　包括选择发育成熟的牙齿、移植前异体牙根管治疗、去除移植牙残留牙周膜、冷冻或射线处理异体牙等方法。

五、方法和步骤

与自体牙移植术相似。

六、异体牙移植的预后

虽然异体牙来源丰富,其解剖形态和生理功能与正常人相同,移植后在行使功能方面一般比单个义齿为佳,而且不损伤邻牙,具有一定的临床应用价值。但由于异体牙移植术其移植后免疫排斥反应和牙根吸收仍是阻碍异体牙移植成功的关键,从 Vasilchenko 等报道来看,动物异体牙移植实验或临床异体牙移植病例的成功率仅有 9.6% ~ 83.0%。移植后远期效果仍不如自体牙移植和种植牙,且实施繁琐,近年来已逐渐被牙种植术所取代。

第三节　自体牙移植术的热点及展望

一、低温储存牙

低温储存牙的自体移植术是指将拔除的牙齿(正畸牙、第三磨牙和阻生牙)放入低温环境保存,并在后期需要修复缺牙时将其取出移植,以期望与传统的自体牙移植术有同样效果。目前,虽然已有很多文献报道这一方法,但要将其作为常规的临床治疗还有很多需要克服的问题。

Schwartz 等早在 1986 年报道,将供牙拔出并在低温冻存 18 个月后移植,其中 1 颗是等待正畸治疗打开受牙区间隙,随访检查 2 颗移植牙均发生正常的牙周膜愈合,而且无牙根吸收和边缘骨缺失。2006 年,Temmerman 等系统评价了冻存对牙周膜愈合、牙髓反应和牙根吸收的影响,结果发现,供牙经过合适条件冻存后移植与未冻存直接移植在愈合方面差异无统计学意义。

二、引导组织再生技术

有学者开始尝试将引导组织再生术(GTR)概念应用于自体牙移植术,Gérard 等使用生物可吸收膜覆盖并固定供牙牙胚和周围的牙槽骨边缘,既保证了移植牙的稳定,又不妨碍功能刺激,还可促进牙周膜细胞优先附着,改善了愈合条件,结果没有发现根骨粘连或炎性吸收。Hürzeler 等则针对受牙区因拔牙或牙周炎导致的牙槽嵴骨量减少,不足以容纳移植牙的问题,采用引导组织再生技术获得了移植第三磨牙后周围良好的牙周支持。

从 20 世纪中叶开始,自体牙移植术至今已有 60 余年的历史,此间,移植技术不断地发展、进步,现已成为一种安全、具有可预测性的操作。随着低温保存技术和引导骨组织再生生物材料的不断深入研究和开发,其必将对恢复牙槽突高度,提高供牙成活率,提供可接受的美学和生理学结果作出更大的贡献,最终自体牙移植术有望成为常规治疗方法之一。

(朱赴东)

参 考 文 献

1. Schwartz O, Frederiksen K, Klausen B. Allotransplantation of human teeth. A retrospective study of 73 transplantations over a period of 28 years. Int J Oral Maxillofac Surg, 1987, 16(3): 285-301

2. Czochrowska EM, Stenvik A, Bjercke B, et al. Outcome of tooth transplantation: survival and success rates 17-41 years posttreatment. Am J Orth Den Orth P, 2002, 121(2): 110-119

3. Keightley AJ, Cross DL, Mckerlie RA, et al. Autotransplantation of an immature premolar, with the aid of cone beam CT and computer-aided prototyping: a case report. Dent Traumatol, 2010, 26(2): 195-199

4. Clokie CM, Yau DM, Chano L. Autogenous tooth transplantation: an alternative to dental implant placement? J Can Dent Assoc, 2001, 67(2): 92-96

5. Ohyama M, Aritake H, Shiraki H, et al. Effect of phosphoenolpyruvate on metabolic and morphological recovery of red cells after prolonged liquid storage and subsequent freezing in glycerol medium. Cryobiology, 1992, 29(3): 342-346

6. Andreasen JO. A time-related study of periodontal healing and root resorption activity after replantation of mature permanent incisors in monkeys. Swed Dent J, 1980, 4(3): 101-110

7. Keightley AJ, Cross DL, Mckerlie RA, et al. Autotransplantation of an immature premolar, with the aid of cone beam CT and computer-aided prototyping: a case report. Dent Traumatol, 2010, 26(2): 195-199

8. Temmerman L, De Pauw GA, Beele H, et al. Tooth transplantation and cryopreservation: state of the art. Am J Orthod Dentofacial Orthop, 2006, 129(5): 691-695

9. Park YS, Baek SH, Lee WC, et al. Autotransplantation with simultaneous sinus floor elevation. J Endod, 2012, 38(1): 121-124

10. Bauss O, Schilke R, Fenske C, et al. Autotransplantation of immature third molars: influence of different splinting methods and fixation periods. Dent Traumatol,2002,18(6):322-328

11. Andreasen JO, Paulsen HU, Yu Z, et al. A long-term study of 370 autotransplanted premolars. Part II. Tooth survival and pulp healing subsequent to transplantation. Eur J Orthod,1990,12(1):14-24

12. Kugelberg R, Tegsjo U, Malmgren O. Autotransplantation of 45 teeth to the upper incisor region in adolescents. Swed Dent J,1994,18(5):165-172

13. Day PF, Lewis BR, Spencer RJ, et al. The design and development of surgical templates for premolar transplants in adolescents. Int Endod J,2012,45(11):1042-1052

14. Lee SJ, Jung IY, Lee CY, et al. Clinical application of computer-aided rapid prototyping for tooth transplantation. Dent Traumatol,2001,17(3):114-119

15. Keightley AJ, Cross DL, Mckerlie RA, et al. Autotransplantation of an immature premolar, with the aid of cone beam CT and computer-aided prototyping: a case report. Dent Traumatol,2010,26(2):195-199

16. Honda M, Uehara H, Uehara T, et al. Use of a replica graft tooth for evaluation before autotransplantation of a tooth. A CAD/CAM model produced using dental-cone-beam computed tomography. Int J Oral Maxillofac Surg,2010,39(10):1016-1019

17. Czochrowska EM, Stenvik A, Bjercke B, et al. Outcome of tooth transplantation: survival and success rates 17-41 years posttreatment. Am J Orthod Dentofacial Orthop,2002,121(2):110-119,193

18. Schwartz O, Andreasen FM, Andreasen JO. Effects of temperature, storage time and media on periodontal and pulpal healing after replantation of incisors in monkeys. Dent Traumatol,2002,18(4):190-195

19. Andreasen JO, Kristerson L. The effect of extra-alveolar root filling with calcium hydroxide on periodontal healing after replantation of permanent incisors in monkeys. J Endod,1981,7(8):349-354

20. 周冬青,吕婴,刘晓勇. 表皮生长因子对恒河猴移植牙牙周组织再生修复作用的初步研究. 北京口腔医学,2006,4:237-240

21. Clokie CM, Yau DM, Chano L. Autogenous tooth transplantation: an alternative to dental implant placement? J Can Dent Assoc,2001,67(2):92-96

22. Gerard E, Membre H, Gaudy JF, et al. Functional fixation of autotransplanted tooth germs by using bioresorbable membranes. Oral Surg Oral Med Oral Pathol Oral Radiol Endod,2002,94(6):667-672

23. Hurzeler MB, Quinones CR. Autotransplantation of a tooth using guided tissue regeneration. J Clin Periodontol,1993,20(7):545-548

24. Park JM, Tatad JC, Landayan ME, et al. Optimizing third molar autotransplantation: applications of reverse-engineered surgical templates and rapid prototyping of three-dimensional teeth. J Oral Maxillofac Surg,2014,72(9):1653-1659

25. Diaz JA, Jans GA, Zaror CE. Long-term evaluation and clinical outcomes of children with dental transplants in Temuco city, Chile. Eur J Paediatr Dent,2014,15(1):6-12

26. Watanabe Y, Mohri T, Yoshida R, et al. Orthodontic treatment combined with tooth transplantation for an adult patient with a missing mandibular first molar: long-term follow-up. Am J Orthod Dentofacial Orthop,2014,145(4 Suppl):S114-S124

27. Schutz S, Beck I, Kuhl S, et al. Results after wisdom tooth transplantation. A retrospective study. Schweiz Monatsschr Zahnmed,2013,123(4):303-313

28. Marques-Ferreira M, Rabaca-Botelho MF, Carvalho L, et al. Autogenous tooth transplantation: evaluation of pulp tissue regeneration. Med Oral Patol Oral Cir Bucal,2011,16(7):e984-e989

29. Pang NS, Choi YK, Kim KD, et al. Autotransplantation of an ectopic impacted premolar with sinus lift and allogenic bone graft. Int Endod J,2011,44(10):967-975

30. Waikakul A,Punwutikorn J,Kasetsuwan J,et al. Alveolar bone changes in autogenous tooth transplantation. Oral Surg Oral Med Oral Pathol Oral Radiol Endod,2011,111(3):e1-e7

31. Osathanon T. Transplantation of cryopreserved teeth:a systematic review. Int J Oral Sci,2010,2(2):59-65

32. Abu TJ,Rahhal A. Tooth autotransplantation in orthodontic patients. J Contemp Dent Pract,2010,11(3):63-70

33. MitsuhiroT,Jens OA. 自体牙移植术. 侯锐,周宏志,译. 北京:人民军医出版社,2013

第十一章 牙及牙槽突损伤

口腔颌面部是人体的暴露部位,容易受到外力的打击,因而口腔颌面部外伤是很常见的,牙和牙槽突损伤尤为常见。可单独发生,也可和颌面部其他损伤同时发生。因前牙和上牙槽突位置突出,受伤机会较多。牙损伤分为急、慢性损伤两种,包括牙体及牙周膜损伤,有时伴有牙槽突损伤。牙体急性损伤包括:牙折、牙脱位性损伤、牙撕脱性损伤等;牙体慢性损伤包括:磨损、楔状缺损、牙隐裂等,由牙体硬组织非龋性疾病论述。

第一节 牙折及牙槽突骨折

牙折(odontoclasis)是指牙齿受到急剧的外力作用导致牙体硬组织的损伤。多见于上前牙,常伴有牙髓和牙周损伤,严重者常伴有牙槽突骨折。牙槽突骨折(fractures of alveolar process)是一种常见的、局限于牙槽突的颌骨损伤。主要由外力打击、跌倒、爆炸及其他各种原因所致。以上颌前部牙槽突骨折较多见,也可上、下颌同时发生。临床上多见牙槽突骨折与牙齿、颌周软组织或颌骨其他部位的损伤同时发生,可表现为牙折、牙脱位、唇龈组织损伤、肿胀或撕裂。若治疗处理不当或不及时,可造成骨折错位愈合、殆关系紊乱及牙槽突的缺损畸形。

一、牙 折

牙折是指牙齿受到急剧的机械外力作用导致的牙体硬组织的损伤。

好发部位及原因:临床资料显示,恒牙中最易发生折裂的牙齿是上颌第一磨牙(27.78%),其次是下颌第一磨牙(17.08%)。由于第一磨牙处于殆力中心,受力最强,故其折裂率最高,而上下颌解剖形态和生理功能有所不同,下颌行使咀嚼时处于主动出击,而上颌处于被动撞击,故上颌折裂率最高。最不容易发生牙折裂的牙齿是下颌中切牙、侧切牙、尖牙、第一前磨牙(均为0.20%),其次是上颌尖牙(0.41%),这些牙齿发生牙折常由外伤引起(占前牙牙折的72.09%),其余由咬合创伤引起(占前牙牙折的27.91%)。

治疗概况:对牙折的治疗应结合包括牙体、牙周情况、缺牙情况、咬合情况综合考虑。在综合治疗前对折裂牙的临床检查和预后判断显得十分重要,牙体、牙冠折裂的程度、类型,牙髓的生活状态,牙周的病变情况,甚至患者对疾病的认知水平、口腔卫生状况等,都对后牙折裂的预后有影响。

分类:牙折根据损伤部位不同可以分为:冠折,根折,冠根联合折(图11-1)。根折又可分为:颈侧 1/3 折断、根中 1/3 折断、根尖 1/3 折断。冠折根据折断部位可分为单纯釉质折断、釉质及牙本质折断和冠折暴露牙髓(图 11-2)。

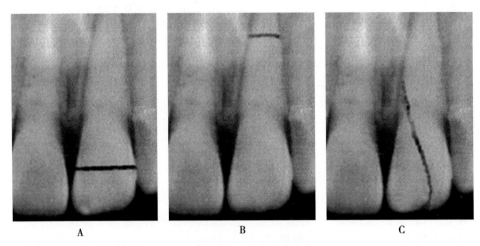

图 11-1　牙折不同类型
(第四军医大学口腔医学院供图)

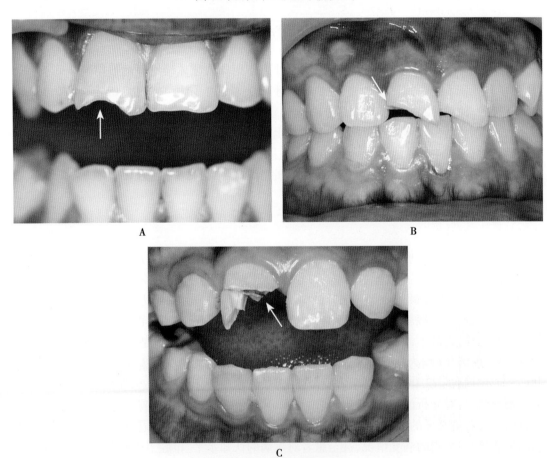

图 11-2　冠折不同类型
(第四军医大学口腔医学院供图)

（一）不全冠折

不全冠折（incomplete crown fracture）又称纹裂，指牙面釉质不全折断，牙体组织无缺损，牙折线不超过釉牙本质界。常因牙齿受较轻外力打击所致，临床常见，但易忽略。通过间接光源、透照片、示踪染料可观察到垂直向、水平向或分支状裂纹线。

1. 临床表现　折断线从釉质表面开始与釉柱方向平行止于釉质内，或到达牙本质界，裂纹常可在釉板的基础上加重。在牙齿的唇（颊）面有与牙长轴平行的、垂直的或放射状的细微裂纹。可无任何症状或有对冷刺激一过性敏感的症状。

2. 治疗原则

（1）无症状者可不处理，有牙齿过敏症状者可给予脱敏处理，或者根据患牙情况调磨锐利边缘。

（2）年轻恒牙有症状者可做带状环，用氧化锌丁香油糊剂粘着 6~8 周，以待继发性牙本质形成。

3. 少量调低咬合接触。

需要注意的是，由于外力可能传到牙周膜或牙髓，因此必须定期做牙髓活力测试以判断有无牙髓坏死。

（二）冠折

冠折（crown fracture）是发生在釉质或牙本质浅层，牙齿可能只有冷热刺激痛的感觉。根据其折断部位分为单纯釉质折断、釉质及牙本质折断和冠折暴露牙髓 3 种类型。冠折临床检查即可发现，X 线检查可明确冠折的部位和方向、与髓腔的关系及有无联合根折等。

1. 病理　釉质缺损后牙本质暴露，成牙本质细胞突发生变性或坏死，形成透明牙本质、修复牙本质或死区。如果牙髓暴露，暴露牙髓的表面被纤维蛋白膜覆盖，下方有白细胞浸润；后牙髓内组织细胞增多，炎症逐步向深部浸润、蔓延。

2. 临床表现　冠折在牙折中最为常见，好发于上颌中切牙的切角或切缘。如果发生在近牙髓的部位，牙齿更敏感；如果牙折暴露牙髓，患者在进食时，有食物触及牙髓引起疼痛，而不能咬合（图 11-3）。

（1）单纯釉质折断（crown fracture involving enamel）：牙面釉质缺损，牙本质未暴露，一般无自觉症状，仅折断面粗糙不光滑。多见于前牙近、远中切角或切缘中份（图 11-4）。

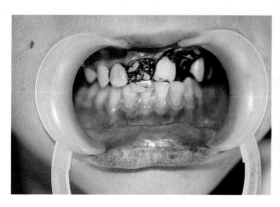

图 11-3　冠折露髓
（第四军医大学口腔医学院供图）

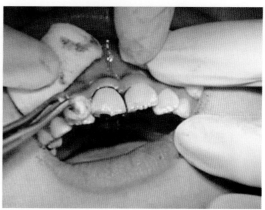

图 11-4　切角折断
（第四军医大学口腔医学院供图）

（2）釉质及牙本质折断（crown fracture involving dentin）：牙齿折裂部位累及釉质、牙本质，但牙髓未暴露。这类冠折也称为不复杂冠折，是临床较常见的牙齿外伤之一，约占牙齿外伤总数的1/3。临床表现为前牙切角、切嵴边缘、舌侧凿形折裂，后牙的牙尖缺损等。通过视诊可见冠折、牙髓未暴露等。牙本质暴露，会对酸、甜、冷、热及接触硬物时感到酸痛。一旦刺激去除，酸痛感则消失。

（3）冠折暴露牙髓（crown fracture exposing the pulp）：冠折累及牙釉质、牙本质和牙髓，也称复杂冠折。其发生率较未累及牙髓的冠折发生率偏低。牙髓暴露的程度可从针尖大小到全部牙髓暴露。折断面可见露髓孔，探痛和冷热刺激痛明显，如未及时处理，可转化为急性或慢性牙髓炎，出现相应症状。

3. 治疗原则

（1）少量釉质折断无症状者，临床检查应做牙髓活力测试，判断牙髓反应情况，并定期复查。对锐利的折断边缘应进行调磨，或用复合树脂修复外形。

（2）少量釉质、牙本质折断者，由于牙折裂部位牙本质小管暴露，使细菌和其他刺激物易于进入牙髓，导致牙髓污染或炎症，甚至于牙髓坏死，因此累及牙本质的冠折的处理主要是封闭牙本质小管以保护牙髓。对有轻度敏感症状者，可行脱敏治疗并修复牙体；症状较重者，断面应用对牙髓刺激小的材料暂时覆盖，6~8周后若无症状，永久修复。其预后的好坏常与下列因素有关：冠折与牙髓的距离、牙本质暴露的多少、就诊时间以及患者年龄等。因此，应定期检查患者牙髓状况，若发展为牙髓坏死，应及时做根管治疗。

（3）对缺损面积大、牙本质折断近髓者，可酌情做间接盖髓或根管治疗后修复。但对年轻恒牙则需待牙根发育完成后，做永久性修复。

（4）冠折露髓者，成年人可做根管治疗后修复牙冠；但对年轻恒牙应注意以下几点：①就诊及时，露髓孔不大，可直接盖髓，待牙根发育完成后，修复牙体；②就诊时牙髓已部分感染，不适于直接盖髓，可考虑做活髓切断，治疗成功后再行修复；③根髓已感染，则应做根管治疗或根尖诱导成形术；④外伤的年轻恒牙行牙髓保守治疗后，可能并发髓腔和根管钙化，故在根尖发育完成后，应及时改做根管治疗；⑤选择直接盖髓术治疗时，应掌握好适应证，不可过于保守，必要时应尽早行活髓切断，以确保部分生活牙髓，尤其是牙乳头，避免因治疗不当造成牙髓全部坏死，从而影响牙根的发育。应特别指出，凡仍有活力的牙髓，应在治疗后1、3、6个月及以后几年中，每6个月复查1次，以判明牙髓的活力情况。牙的永久性修复都应在受伤后6~8周进行。现在的研究表明，只要适当治疗，牙髓是可以成活的，且治疗的越早，牙髓成活的几率越高。

常用的保存活髓的方法有盖髓术和活髓切断术。盖髓术适用于牙齿外伤几小时以内小范围的牙髓暴露。活髓切断术适用于露髓范围较大的牙。作过盖髓术及活髓切断术的牙齿应定期进行临床检查，牙髓活力测试及X线检查。

（三）根折

根折（root fracture）多见于牙根完全形成的成年人恒牙，引起根折的外力多为直接打击和面部着地时的撞击。根折按其部位可分为颈侧1/3、根中1/3和根尖1/3处，最常见为根尖1/3处。折裂线一般与牙体长轴垂直或有一定斜度，纵折很少见。

1. 病理　根折后，折断线处牙髓组织和牙周膜出血，然后凝血发生，牙髓和牙周膜充血。近牙端成牙本质细胞和牙髓细胞增殖，部分进入折断线；近牙周膜端，牙周结缔组织增生,并进入折断线。

2. 临床表现　多发生在成年人。特点如下:

(1) 根折的部位不同,表现的松动度和叩痛不一:根折发生在根尖 1/3 处,无或轻度叩痛,有轻度松动或不松动;发生在中 1/3 或近龈 1/3,则叩痛明显,叩诊浊音,2～3 度松动。

(2) 患牙做正中或前伸咬合时,用手指放唇侧龈可扪及异常的松动度。有时可见患牙轻微变长。

(3) 牙髓活力测定结果不一,一些患者就诊时,牙髓活力测试无反应,但 6～8 周后可出现反应。

3. X 线检查　X 线表现牙根不同部位有 X 线透射的折断线。如果颊舌面折断部位不在同一水平面上(斜行根折)或根部不止一处折断时,X 线片上显示不止一条折断线。

4. 诊断　X 线检查是诊断根折的重要依据,表现为牙根影像上一不甚整齐的细(或宽)的线条状密度减低影。牙根的连续中断,有时断端有错位。如根折发生较长时间后才进行 X 线检查,则常可见牙根断面有吸收而变得光滑,低密度线条影增宽且较整齐。唇腭向的斜行根折,X 线片上可显示双线条影像。常常需要与牙根纵裂鉴别。

5. 治疗原则及方法

(1) 治疗原则:使断端复位、固定患牙、消除咬合创伤。

(2) 治疗方法:

1) 测定并记录牙髓活动情况。活力尚存的患牙应定期复查。若日后发生牙髓坏死,再做根管治疗。

2) 对根尖 1/3 折断,在许多情况下只需调𬌗后夹板固定或观察,无需牙髓治疗,折裂处可以自行修复并维持牙髓活力。根折牙的牙髓无炎症表现时不应当进行预防性牙髓治疗,因为根折后立即进行根管治疗术有可能把根充糊剂压入断根之间,影响其修复和愈合,同时由于髓腔的开放有可能使感染物质进入根管,也影响根折的愈合。但当牙髓已经坏死时,则应尽早进行根管治疗术。根折的固定方法有:钢丝结扎、釉质黏结剂固定法、全牙列𬌗垫等,较可靠且简便的是黏着夹板技术。(详见第五节)

3) 对根中 1/3 折断如未与龈沟相通者应立即复位、夹板固定,一般需固定 3 个月。

如牙冠端有错位时,在固定前应复位。复位固定后,每月应复查一次,检查夹板是否松脱,必要时可更换夹板。复查时如发现根折的冠段牙髓坏死,而根尖段牙髓仍有活力时,只需做根折冠段的根管治疗术;若根尖段牙髓也已坏死,就一并做根管治疗术。

4) 颈侧 1/3 折断并与龈沟相交通时,将不会出现自行修复,一般应拔除。如残留牙根有一定长度,可摘除折断冠部,余根端做根管治疗,如折断线在龈下 1～4mm 时,断根不短于同名牙的冠长,牙周情况良好者可选用切龈术、正畸牵引术或牙槽内牙根移位术,再行桩冠修复。

根折的治疗首先应促进其自然愈合,即使患牙似乎很稳固,也应尽早用夹板固定,以防活动。除非牙外伤后已数周才就诊,而松动度又较小就不必固定。一般认为根折越靠近根尖其预后越好。当根折于牙槽内时,对预后是很有利的,但折裂累及龈沟或发生龈下折时,常使治疗复杂而且预后亦差。

6. 转归　根折(指根尖及根中 1/3)的转归有 4 种形式:

(1) 钙化性愈合:两断端由钙化组织联合,与骨损伤的愈合相似。硬组织是由中胚叶组织层分化出的成牙骨质细胞所形成的。在活髓牙的髓腔侧则有不规则牙本质形成。患牙无不适,临床检查无叩痛,不松动,牙龈正常,功能良好。牙髓活力正常或略迟钝,或根管治疗后 X 线片示原折断线消失。这种情况是牙根折的理想愈合。

(2)结缔组织性愈合:出现结缔组织将各段分开,断面上有牙骨质生长,但不出现联合。临床表现同上,但 X 线片上原折断线仍清晰可见。临床该类愈合并不少见,常出现在复位、固定不当时。

(3)骨、结缔组织联合愈合:未联合的各段由结缔组织和骨桥分开。临床表现同上,X 线片见断片分离,有骨组织长入,断裂处围绕两端的是正常的牙周组织。根折发生于牙槽突生长发育完成之前,即成年之前的病例可出现该类型愈合。

(4)断端由慢性炎症组织分开:根端多为活髓,冠侧段牙髓常坏死。牙齿松动,叩痛,牙髓坏死,牙龈有瘘管,可并发急、慢性牙髓炎。这种形式实际上不是修复和愈合的表现。

第 1 种形式的愈合主要见于没有错位和早期就进行固定的患牙。根折牙未作固定或未作咬合调整可出现第 2 和第 3 种形式的愈合。与这三种组织学修复形式相应,X 线片也可观察到三种修复形式,即看不到或几乎看不到牙折线,断端间有狭窄的透射区,边缘圆钝,可见骨桥等。

7. 并发症　根折患牙的牙髓坏死率为 20% ~ 24%,而无根折外伤恒牙的牙髓坏死率为 38% ~ 59%,其差别可能是因为根折断端的间隙,利于牙髓炎症引流的缘故。根折后是否发生牙髓坏死,主要取决于所受创伤的严重程度、断端的错位情况和冠侧段的动度等因素。

(四) 冠根折

由于外伤引起牙齿的釉质、牙本质和牙骨质同时折断,在牙冠及牙根部均有折断时,称为冠根折(crown and root fracture)。可分为横折和纵裂,横折多见,折断线为近远中向;纵裂即折断线与牙长轴平行。

1. 临床表现　折断线累及牙冠和根部,与口腔相通,牙髓暴露。患牙上段动度大,触痛明显。前牙冠根折断与外力的方向和大小有关,后牙多因咬硬物引起,也可见医源性原因。横折位置通常在牙冠唇侧龈缘上 2 ~ 3mm,有时牙冠唇侧部分已松动下垂,而舌侧仍与根面或牙龈相连。牙冠活动时,刺激牙髓和牙龈产生疼痛和出血,也可见咬合干扰。纵劈折断线通常只有一条,亦可见 2 条以上。

2. 治疗　根据临床症状和条件可采用去除牙冠断片后,辅以牙龈切除术、去骨术、根管-正畸联合疗法等加以修复。但冠根折的多数患牙仍需拔除。

二、牙槽突骨折

牙槽突骨折(alveolar fracture)是一种常见的、局限于牙槽骨的颌骨损伤。主要由外力打击、跌倒、爆炸及其他各种原因所致。以上颌前部牙槽突骨折较多见,也可上、下颌同时发生。临床上多见牙槽突骨折与牙齿、颌周软组织或颌骨其他部位的损伤同时发生。牙槽突骨折若治疗处理不当或不及时,可造成骨折错位愈合、𬌗关系紊乱及牙槽突的缺损畸形(图11-5)。

(一) 临床表现

牙槽突骨折的形式多种多样,可以是线型的,也可以是粉碎性的,有时是一段牙槽突完

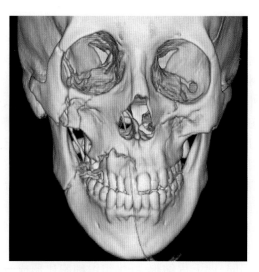

图 11-5 牙槽突骨折
（第四军医大学口腔医学院供图）

全折断。一般常伴有牙齿损伤（牙折或牙脱位）、唇及龈组织的肿胀和撕裂，粉碎性骨折还常伴有软组织及骨组织缺损。骨折片有明显的动度，摇动伤处 1 个牙时，可见骨折牙槽段上几个牙一起移动，移动明显者，可致咬合关系错乱。

（二）X 线检查

牙槽突骨折以根尖片、𬌗片显示为好。临床多采用全口牙位曲面体层 X 线全景片，但颈椎重叠影像容易造成前部骨折漏诊，临床上可根据实际情况选择片位。从 X 线片上观察，牙槽突骨折多呈横行、斜行或纵行骨折线条，下颌纵行线条与小血管（即滋养管）进入牙槽突的影像不同，前者线条硬直，后者线条柔软，牙槽突骨折常伴有牙损伤，应注意区别。

（三）治疗

原则是早期复位和固定。准确复位的标准是将骨折段恢复到正常的解剖位置，同时恢复原有的咬合关系。具体方法是：在局麻下，手法复位骨折块，同时复位移位和脱位的牙齿。遇有骨折块嵌顿时，可在对应于骨折线的牙龈和黏膜上做纵行切口，暴露骨折线，撬动骨折块，解除嵌顿，然后复位。复位后即行固定，固定时间一般为 4~6 周。固定方法应根据伤情选用，常用金属丝结扎固定、金属丝牙弓夹板固定、腭托金属丝杠夹板弹力牵引、黏膜下螺钉内固定断裂片段等。

错位愈合及缺损的手术治疗：牙槽突骨折后，如未及时复位固定或处理不当，常造成骨折的错位愈合，致𬌗关系错乱，可采用上颌前部截骨矫治术、根尖下截骨术、牙槽突修整成形术以及正畸治疗予以矫正。

1. 上颌骨前部截骨矫治术 上颌前部骨切开术适用于矫治上颌前牙及牙槽骨前突畸形，包括前后向的突出和垂直向的过长。配合下颌前部根尖下截骨术矫治双颌牙槽突和开𬌗畸形。手术前应进行 X 线头影测量、治疗设计以及模型外科，制备𬌗导板。固定时戴入预制的𬌗导板作引导，使切开并修整后的牙槽颌骨段就位至计划矫正的位置，建立上下颌前牙的协调关系，用预制带钩的方丝弓嵌入已粘接在牙面唇侧的锁槽内，钢丝栓结固定，并用微型钛板螺丝固定骨段。术后注意保护呼吸道通畅，检查移动骨段的牙龈等黏膜色泽，如出现发紫或苍白等血运障碍征象时应及时处理，注意保持口腔清洁。颌间固定可于术后 1 周拆除，术后 3 个月拆除唇弓丝，术后酌情正畸治疗，以获得更好的功能与美容效果。

2. 下颌根尖下截骨术 根尖下截骨术是指在牙根尖下骨质作水平骨切口，与垂直切口相连而截断骨块，形成一个以黏骨膜为蒂牙-骨复合体，使之移动，但不破坏上、下颌骨的整体连续性。

自 1959 年由 Kole 介绍后，现已广泛应用于矫正下颌前部牙槽突畸形，如下颌前牙及牙槽骨前突及舌倾、前牙开𬌗等。由于移动的牙-牙槽骨段小，细弱的营养蒂在术中易受损伤或从附着的骨段上剥离，造成牙髓坏死甚至牙-骨段坏死，因而一度被认为是容易出问题的术式,后经众多学者的临床和研究证明:只要严格遵循颌骨血流动力学规律,手术设计正确、操作精细,无论是作水平切口或垂直切口,无论牙-牙槽骨段是否包含舌侧肌,手术都是安全的。术后的牙髓恢复率、骨的愈合和牙周组织都是良好的。其术前准备、手术操作方法及步骤、固定方法及注意事项基本与上颌前部骨切开术相同。

3. 牙槽突修整成形术及植骨术　牙槽突因外伤致骨缺损或错位愈合后常形成各种尖、突或者凹陷,影响美观,如同时有缺失牙需修复,还妨碍义齿的修复和就位,这就需要行牙槽突修整或(和)植骨。方法是:在唇颊侧黏膜作弧形或梯形切口,深达骨面,剥离黏骨膜瓣至完全暴露病损区。用咬骨钳咬平骨尖、骨突,或用骨凿处理,然后用骨锉修平,清除碎骨屑,将黏骨膜瓣复位缝合。在有骨缺损塌陷畸形时,常需植自体骨或人工骨,自体骨可取下颌骨颏部或髂骨,根据所需植骨的量来决定。植入前应彻底清除骨表面软组织,植骨方式可为游离骨移植或带蒂骨移植,也可将骨块用骨磨碾碎,植入缺损处,修整外形,用钛金属膜或微型钛钉固定,钛膜和螺钉可在 3 个月后取出。另外,还可用引导骨再生的生物膜技术行牙槽骨缺损的修复,原理是根据不同组织细胞迁移速度不同,即上皮细胞、纤维组织细胞比形成骨组织的细胞迁移快,采用生物材料制成带微孔的生物膜,起屏障作用,以阻止软组织中成纤维细胞上皮细胞长入骨缺损区,避免这些细胞与有骨生成能力的细胞产生竞争而干扰和抑制骨组织的生成,维持血块的稳定和充填的间隙,使有骨生成能力的细胞缓慢进入骨缺损区,修复骨缺损。引导骨再生膜分为可吸收和不可吸收两类,现临床上多用后者。具体手术方法基本同牙槽突整形植骨术。

第二节　牙脱位性损伤

牙齿脱位性损伤占恒牙外伤的 15% ~61%,主要累及上颌中切牙区域,下颌区域少见,影响功能及美观,近年来受到人们的广泛重视。

牙周膜、牙槽骨、牙骨质和牙龈共同构成牙周支持系统,当牙齿受到外力突然撞击,会造成牙周组织的一系列损伤。按照轻重程度,将牙脱位性损伤分为 5 种类型:牙震荡、半脱位、脱出性脱位、侧方脱位和嵌入性脱位。不同类型的脱位性损伤,其决定性因素是撞击力量的大小和方向。

诊断:以临床表现和影像学检查为基础,辅助以牙髓活力测试。临床检查主要集中在是否存在异常松动、叩诊敏感度、叩诊声音、牙髓活力测验反应、放射学脱位等。影像学检查主要集中在是否存在根尖周异常、牙周膜间隙改变。大约半数脱位性损伤的患牙在伤后即刻的牙髓活力测试无反应,并不能成为牙髓治疗的指导性检查,尚需临床观察。

治疗:根据牙齿支持组织损伤类型的不同,选择治疗方法。有时复位和夹板固定会造成进一步外伤。因此,在对移位牙进行复位前,应该考虑这些复位程序能否达到下列目的:①是否有利于牙髓愈合?②是否有利于牙周韧带愈合?③是否能排除咬合干扰?④是否改善美观?

预后:在复诊中可以发现大量的并发症,如根管闭锁、牙髓坏死、牙根吸收、牙槽骨缺失及牙齿缺失等。影响并发症发生发展的主要因素是牙根发育情况和受伤时的其他危险因素。

1. 牙髓坏死　恒牙列在脱位性损伤后发生牙髓坏死的比例在 15% ~59% 之间。目前研究中,还没有任何治疗手段能有效阻止牙髓坏死的发展。

在牙髓坏死的发展过程中,脱位性损伤的类型和牙根的发育阶段这两个因素非常重要,性别、年龄和最初牙髓活力测试反应也存在相关性。发生概率在嵌入性脱位中最高,牙震荡和半脱位中概率最低。且更容易发生在牙根发育完成的牙齿,在年轻恒牙,轻微的根尖移动可能不会造成经过根尖孔处血管的破裂。此外,宽敞的根尖孔使血管重建的过程更易发生,有利于牙髓存活。

诊断应结合临床及影像学诊断,辅助以牙髓活力测试。三条经典的牙髓坏死标志是牙冠变色、牙髓活力丧失、根尖周透影区。临床检查可表现为持续性疼痛、叩诊或咬合不适、牙冠变色、牙齿松动度增加伴根尖区牙龈充血肿胀或牙龈瘘道形成。此外,应区别可逆性和不可逆性牙髓坏死。不可逆牙髓坏死的诊断应满足三条经典标志的两个或两个以上。注意应考虑到暂时性牙髓活力测验阴性的情况(如最少 2 ~ 3 个月的观察期)。

影像学 X 线片可见根尖区骨质有吸收即根尖稀疏区。要区分根尖区透影形成和短暂的根尖破坏(TAB)。牙髓坏死和感染的典型表现为牙周间隙显著增宽和根尖周透影区的形成,可在外伤后 2 ~ 3 周发生。短暂的根尖破坏(TAB)是指在急性牙外伤后,X 线根尖片在根尖孔处发生与愈合有关的暂时性改变。被看做是根管的一种正常化现象和正常根尖周膜的修复。

治疗以根管治疗为主要治疗方法,以防止炎症性牙根吸收。

2. 根管闭锁　在恒前牙脱位损伤后较为常见,并主要涉及年轻恒牙。根管闭锁的发生由脱位损伤类型和损伤时牙根发育阶段决定,与牙脱位后牙髓的血管重建过程有关。可被看做是神经血管严重受伤的一种反应,在愈合后导致了牙本质沉积的加速。根管闭锁与脱位损伤的严重性有重大关联,在严重松动或脱位的患牙中尤为普遍。

临床表现主要是牙冠变黄、牙髓活力热测验报告迟钝或无反应,对电刺激反应减弱或无反应。X 线表现主要是牙冠髓腔体积的减小,逐渐缩窄至全体牙根,偶见部分或完全闭锁。通常出现在伤后 3 ~ 12 个月。固定夹板的类型与根管闭锁有重要的联系,可能因为已经受伤的牙周膜在强力固定下受到二次创伤。牙髓根管闭锁后迟发的并发症为牙髓坏死和根尖周改变,发病比例在 7% ~ 16%。

3. 牙根吸收　是恒前牙脱位性损伤后一个迟发的并发症。诊断完全依赖于 X 线检查(图 11-6、11-7)。可分为牙根表面吸收和根管内吸收两类。

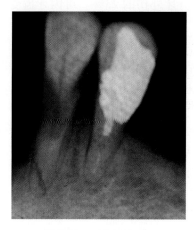

图 11-6　牙根外吸收
(第四军医大学口腔医学院供图)

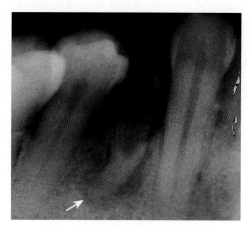

图 11-7　牙根内吸收
(第四军医大学口腔医学院供图)

（1）牙根表面吸收（又称牙根外吸收）：牙周结构和牙髓在脱位损伤后遭受的损伤可导致多种类型的牙根表面吸收。主要分为表面吸收、粘连和炎症性吸收。各类型脱位性损伤中牙根表面吸收发生比例不一，在半脱位后吸收的发生比例最低，主要是表面吸收，嵌入性脱位中吸收发生比例最高，常见炎症和替代性吸收。

1）表面吸收（与修复有关的吸收）：牙根表面出现表浅的吸收陷窝，由新生的修复性牙骨质形成。这些陷窝被称为表面吸收。其发生被认为是牙周韧带或牙骨质局部损伤的一个反应。呈自限性并自主修复。

2）粘连（替代性吸收）：在侧方脱位中罕见而在嵌入性脱位中常见，骨和牙根表面发生直接联合，牙根实质逐渐被骨替代。典型的X线表现是牙周间隙消失和进行性牙根吸收。

3）炎症性吸收：牙骨质和牙本质呈碗状吸收，相邻牙周组织炎性改变。

（2）根管内吸收（又称牙根内吸收）：并不常见，在脱位牙的复诊检查中发生比例仅占2%，多见于恒牙列。可分为2类：

1）根管替代性吸收（潜行性吸收）：X线检查表现为髓腔影像不规则变大。典型特征是邻近髓腔发生的潜行吸收过程。

2）根管炎症性吸收：X线检查表现为髓腔影像椭圆形变大。主要见于牙髓颈部。根管吸收进展取决于坏死牙髓组织和活髓交界处的互相影像，诊断后应立即行根管治疗。

4. 外周骨支持的吸收　约5%侧方脱位和31%嵌入性脱位的恒切牙会出现。随着患者年龄、固定的持续时间和移位程度的增长而增长。是侧方脱位普遍的愈合并发症。在临床上还明显伴有龈沟肉芽组织和牙周袋脓性分泌物的出现。探查牙周袋可见附着丧失。X线检查可见支持骨组织疏松和（或）丧失。这种临床情况所表现的是牙周创伤愈合的第一个阶段，称为骨的创伤性吸收。6～8周后，牙周膜重建发生新的牙周纤维再附着。这种情况称为暂时性破坏。

一、牙震荡

牙震荡（concussion）：是指牙齿在外力作用下，单纯牙周支持组织发生的钝性损伤，牙齿无异常松动或移位，但有轻度叩痛或明显叩诊不适。占恒牙外伤的23%。可因牙齿受到碰撞、打击或进食时无意间咬到砂石、碎骨片等引起。

（一）病理
创伤导致牙周韧带的出血、水肿及纤维的撕裂，并造成牙周膜、根尖区血管不同程度的充血或水肿，影响牙髓组织的血液循环，可使牙髓组织发生纤维性变甚至钙变。

（二）临床表现
患者有明确的牙创伤史，通常主诉为牙齿酸痛，自觉患牙伸长，明显咬合不适，临床检查牙齿对咬合和叩诊反应敏感，但牙齿无异常松动，龈沟无渗血。牙髓敏感测试通常无反应。影响学X线检查显示根尖周无异常及牙周膜间隙的形态无变化。

（三）治疗
一般来说，牙齿震荡预后良好，在没有咬合创伤时，可不做特殊处理，但患牙应避免受力，休息2周左右，并定期复查，临床观察牙髓组织转归。主要治疗原则是调磨对殆牙、减少咬合干扰。牙齿松动明显和（或）多颗牙受损，需要夹板固定。复诊时间通常在4～6周，如果临床检查(包括敏感测试)和影像学检查没有异常表现,复诊可以结束。

(四)并发症

一般文献报道牙髓坏死很少发生,概率为2%～6%,但可能发生牙根表面吸收。牙髓坏死的发展进程与牙根的发育阶段和是否存在骨折密切相关。

二、牙半脱位

牙半脱位(subluxation,松动):是指如果外力作用较大,造成牙齿支持组织损伤,牙周膜纤维破裂、水肿或出血,牙齿会出现明显松动,但没有牙齿位置改变,即临床和X线检查没有牙齿移位,可伴有牙龈沟渗血。占恒牙外伤的21%。

(一)病理

如果撞击力量较大,牙周膜纤维受损撕裂,造成牙齿水平方向的松动,有时也会出现垂直方向的轻微松动。

(二)临床表现

牙齿没有移位,但有松动,并对叩诊和咬合敏感,牙龈沟渗血。牙髓敏感测试通常有反应。影像学X线检查显示根尖周无异常或牙周间隙稍增宽。

(三)治疗及并发症

处理方法同牙震荡,并发症主要涉及牙髓坏死和牙根表面吸收。

三、部分脱位

脱出性脱位、侧方脱位和嵌入性脱位合称为部分脱位,其中嵌入性脱位最常见。共同特点是牙齿在牙槽窝内发生了明显位置变化,属于移位性损伤(displacement injuries)。在恒牙列,三种移位性损伤均不难判断,但对于混合牙列,有时会存在判断困难,X线片检查是诊断的关键手段。临床表现集中在疼痛、松动、移位、出血等,嵌入性脱位常无松动变现。影像学X线检查显示牙根尖与牙槽窝的间隙明显不均匀改变。治疗以保存患牙为原则,是否进行预防性根管治疗尚有争议,有外文文献建议受伤后1～2周内行根管治疗。可发生根管闭锁、牙髓坏死、牙根吸收、牙槽骨缺失等并发症。

(一)脱出性脱位

脱出性脱位(extrusive luxation,部分脱臼):牙齿沿其长轴,从牙槽窝向牙冠方向部分脱出,出现牙齿松动但没有完全脱离牙槽窝。占恒牙外伤的7%(图11-8)。

1. 病理　牙齿移位脱离牙槽窝,损伤涉及牙周膜、根尖-牙髓血管、牙槽骨,导致供应牙髓的神经血管束完全破裂以及牙周纤维韧带撕裂。

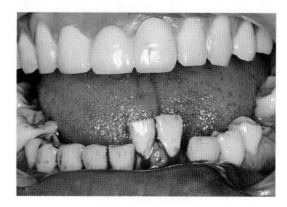

图11-8　脱出性脱位
(第四军医大学口腔医学院供图)

2. 临床表现　患牙疼痛明显，临床检查可见脱出的牙齿明显伸长，影响咬合，牙冠经常向舌侧偏斜。常见牙周膜出血，叩诊反应迟钝。

3. X 线检查　常显示为根尖区的牙周韧带间隙增宽。

4. 治疗方法　主要是复位和固定，应遵循一定的原则，即及时复位并固定牙齿，同时消除咬合创伤，严密观察牙髓状态的转归。

5. 预后　对愈合的评估应综合分析多种原因，只有牙根的发育程度是最重要的因素，可以通过测量根尖的直径，进一步确认牙根的发育程度。此外，牙根发育完全的患者随着年龄增加，发生牙髓坏死的可能性显著增加。脱出性脱位损伤的患牙存活率很高，约为 98%，但仍需定期复查，复查时间至少一年。

（二）侧方脱位

侧方脱位（lateral luxation）：牙齿偏离其长轴向侧方移位，侧方移位通常是唇舌向或近远中向移位，伴有牙槽窝裂纹、折断或粉碎。发生概率存在年龄相关性，成人的发生率最高，儿童发生概率最低，青少年居中。占恒牙外伤的 11%。

1. 病理　撞击造成牙周损伤，通常同时伴有唇侧骨板骨折和舌侧颈部牙周韧带挫伤，牙冠腭向和根尖唇向的水平方向移位。牙周膜和神经血管束断裂，牙根腭侧部分牙周膜受压，牙槽窝骨壁的折断。

2. 临床表现　患牙常有明显松动和叩痛，龈沟溢血或牙龈淤血。临床可见牙齿侧方脱位时，牙冠常向舌侧移位，通常伴有牙槽窝骨壁前庭部分的骨折。

3. X 线检查　显示近、远中两侧牙周间隙不对称，根尖移位侧牙周间隙减小，而相对侧牙周间隙增宽。但当牙齿唇舌向移位时，普通的根尖片上看不出变化，必要时需配合 CBCT 检查。

4. 治疗方法　应先将患牙充分复位，恢复正常咬合关系，然后夹板固定 2~4 周左右，如果边缘骨缺损，应延长固定时间至 6~8 周。侧方脱位牙齿的复位通常很费力，也是一个创伤性过程。治疗前必须局部麻醉。为使牙根脱离牙槽骨的锁结，应先用手指向切端推出移位的牙根，待完全复位后再行固定。如果手法复位不能实施，可以使用挺子复位，此时，牙齿应首先轻轻脱位以解除牙槽骨的锁结，然后再直接复位到正确位置。注意，患牙复位后需按压唇腭侧牙槽骨板，以达到完全复位并促进牙周膜愈合的目的。撕裂的牙龈应当复位到牙颈部并进行缝合。然后，对患牙进行固定。如果发生延期治疗（如超过 3~4 天），复回原位非常困难。并会出现牙齿的排列异常，需配合正畸治疗。

5. 预后　临床观察显示敞开根尖孔的患牙未出现并发症，根尖孔已闭合的患牙影响预后。最常见并发症为牙髓坏死。侧方脱位的牙齿存活率很高，约为 100%，但仍需定期复查，复查时间至少一年。

（三）嵌入性脱位

嵌入性脱位（intrusive luxation，中心性脱位）：是指牙齿沿其长轴向牙槽骨深部移位，同时伴有牙周膜和牙髓的损伤，造成牙槽窝的碎裂或骨折。占恒牙外伤的 0.3%~1.9%。不管牙根发育情况如何，大约 30% 的患牙在外伤 15 年后无法保留（图 11-9）。

1. 病理　嵌入性脱位造成牙列最严重的损伤，轴向撞击导致牙髓和牙周组织损伤，破坏牙龈附着，导致牙周膜和牙槽骨挫伤，并导致牙冠菌斑的细菌进入损伤部位，导致愈合过程中出现并发症。

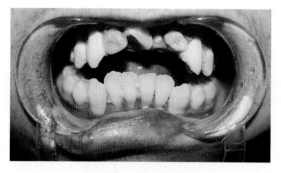

图 11-9　嵌入性脱位
（第四军医大学口腔医学院供图）

2. 临床表现　牙龈可有淤血样改变,由于嵌入的牙齿被锁结在骨内,所以多数牙齿比相邻牙短,在牙槽窝内非常牢固、对叩诊不敏感,牙齿嵌入程度可从 1mm 到完全埋入牙槽骨内。叩诊患牙经常呈现高调金属音,这是鉴别年轻恒牙正在萌出还是牙齿嵌入性损伤的重要检查方法。完全嵌入牙槽骨的牙齿常被误诊为撕脱伤,需影响学检查才能被确诊。牙槽突的触诊检查常可以感觉到移位牙齿的位置。如果恒中切牙完全嵌入,其根尖常会受压进入鼻腔,导致鼻出血。鼻底检查可以发现突入鼻腔的根尖。

3. X 线检查　嵌入性脱位的牙齿牙周膜间隙部分或全部消失。判断嵌入程度时分角线投照法参考价值较大。另一个可靠的参照是釉牙骨质界,其正常位置一般位于已萌出牙齿的牙槽嵴顶切缘方向 1mm 处,嵌入性脱位的患牙其釉牙骨质界向根方移位。

4. 治疗方法　应根据牙根发育的不同阶段、患者年龄、牙齿嵌入的严重程度、低位咬合的严重程度、受伤牙齿个数和牙槽骨的损伤程度来决定。主要有自然再萌出、正畸牵引和外科复位三种方法。由于自然再萌出是不确定的,因此常需要运用正畸牵引手法进行适当的刺激使患牙再萌出。此外,也可采用外科复位的治疗方法,将嵌入的患牙复位并夹板固定。

目前,对这 3 种治疗方法的比较研究还没有结果。但是在一项对 140 颗患牙进行的回顾性研究中,比较了这 3 种方法发生牙髓坏死,牙根表面吸收和边缘骨丧失的差异。结果显示,受伤牙根的发育阶段决定了治疗方法的选择。正畸牵引的治疗方法一般用在牙根发育完成的患牙,这种方法对骨愈合有一定帮助,但这种治疗比外科复位需要更多的复诊次数。

（1）自然再萌出（spontaneous re-eruption）:适用于年轻恒牙。牙齿积极的复位过程,对已经受伤的牙周韧带不再增加新的损伤,有利于边缘骨组织的理想愈合。对于年轻恒牙,为了避免对牙周膜和根尖-牙髓血管的再次损伤,应采用自然再萌出的方法。而整个再萌出过程时间较长,变异很大,完全萌出大约需要 6 个月的时间（范围:2～14 个月）。对于严重嵌入的牙齿（牙冠挫入 2/3 以上）,观察 4 周左右仍没有再萌出迹象,且牙齿生理动度降低,应及时采取正畸牵引的方法,以避免牙齿固连的发生。在 17 岁之前都可以发生自然再萌出,超过这个年龄,应该采取主动的复位方法。由于成熟恒牙发生牙髓坏死和根外吸收的风险非常高,应该选择正畸牵引治疗。采用自然再萌出方法的先决条件之一是患牙不能完全嵌入（切缘必须暴露）。否则应使用部分或完全外科复位的治疗方法。为了便于牙齿的自然再萌出,需要在首诊时使用牙钳轻轻地松动患牙（释放骨壁对牙根的压力）,之后等待患牙再萌出。如果一个月内临床及影响学检查都没有发现患牙再萌出的迹象,特别在叩诊时呈现高调金属音,必须立即用牙钳松解牙齿,用正畸方法将其牵引至咬合面高度。在自然再萌出的整个过程,应监测牙髓坏死和牙根炎症性吸收的症状。

（2）正畸牵引（orthodontic extrusion）:一般用于成熟恒牙,应在外伤后首诊或几天后肿胀消退后开始。与自然再萌出相比,增加了牙根吸收的风险,并且牙齿嵌入骨内的位置不利于根管治疗。与外科复位相比,其更有利于边缘骨的愈合。理想的正畸牵引速度应与边缘骨组织的修复速度匹配,因此正畸牵引复位最好在2~3周内完成,确保需要做根管治疗时能进入髓腔。如果牙齿完全嵌入,应在局麻下用钳子将患牙进行部分复位,以便牙冠部分暴露后再进行正畸治疗,有利于放置正畸托槽并加速复位。但如果正畸前对患牙进行预复位,为避免牵引造成牙齿撕脱,应在几天后再开始正畸。

(3) 外科复位(surgical extrusion):是指即刻将患牙复位到正常位置,在局麻下,用最适合的牙钳将牙齿复位到正常位置,然后用手指压迫移位的唇腭侧骨板使其复位,缝合撕裂的牙龈,夹板固定6~8周。多颗牙齿嵌入性脱位和嵌入的深度超过6mm时,要选择外科复位的方法。复位后需要稳定的固位,因此夹板需延伸至两侧稳定的牙齿。

5. 治疗指南　为了临床选择正确的治疗方法,要综合考虑外伤前后的各项因素,然后再确定治疗方法。牙根的发育阶段(完全或不完全)是非常重要的因素之一。单一牙齿脱位和多颗牙脱位也应作为考虑因素。见表11-1。

表11-1　外伤治疗方案的建议

	年龄	牙根长度	复位方法		
			自然再萌出	正畸牵引	外科复位
牙根发育未完全	6~11岁	≤7mm	XXXX		
		>7mm	XXXX	X	XX
牙根发育完全	12~17岁	≤7mm	XXX		
		>7mm		X	XX
	超过17岁	≤7mm		X	XX
		>7mm		X	XX

注:XXXX,最佳的治疗方法;XXX,较好的治疗方法;XX,简便的治疗方法,部分需要进行根管治疗;X,可接受的治疗方法

6. 并发症　影响患牙的愈合方式甚至导致牙齿丧失,牙根发育阶段、嵌入程度和复位方法对并发症的发生有重要意义。

不同脱位损伤类型的典型临床和放射学表现见表11-2。

表11-2　脱位损伤类型

	牙震荡	半脱位	脱出性脱位	侧方脱位	嵌入性脱位
异常松动	-	+	+	-(+)[1]	(+)
叩诊敏感度	+	+(-)	+(-)	-	-
叩诊声音	正常[2]	低沉	低沉	金属音	金属音
牙髓活力测验	+/-	+/-	-	-	-
放射学脱位	-	-/(+)	+	+	+

注:1,括号内正负号表示较少发生的结果;2,年轻恒牙和根尖周有炎症的牙齿叩诊浊音

第三节　牙齿撕脱性损伤

牙撕脱损伤(avulions,exarticulation,total luxpation)指在外力作用下,牙齿完全脱出牙槽窝外。各种统计表明撕脱性损伤并不常见,是牙外伤中较为严重的一种,在恒牙外伤中占0.5%~3%,其中上颌中切牙最常发生(恒牙占61.3%,乳牙占43.8%)。常见病因为车祸、暴力和运动造成的损伤。牙撕脱损伤不仅会造成牙周膜和牙髓断裂,血供中断,还会导致该牙周围其他支持组织的损伤。同时,还会给伤者带来较大的心理影响和经济负担。

(一)临床表现

可见牙齿与支持组织(牙槽骨和牙龈)完全脱离,牙槽窝空虚或充满血凝块。撕脱牙损伤大多累及单颗牙齿,偶尔累及多颗牙齿,常伴发于其他类型损伤。其中牙槽窝壁骨折和唇损伤较为常见。

(二)X线检查

牙槽窝空虚,有时可见牙槽窝骨折线影像。在撕脱牙未被发现情况下,影像学检查有利于确诊撕脱伤,并确认是否有滞留牙根。

(三)病理

外伤后,脱出的牙周膜及牙髓即刻遭受缺血性损伤,而且因干燥、暴露于细菌或化学刺激物等因素而加重。病理反应分为牙髓和牙周两部分。牙齿撕脱后,在牙槽骨外滞留时间和处理方式都影响着牙髓和牙周韧带愈合。治疗结果很大程度上依赖牙槽窝外干燥时间及牙齿储存介质(图11-10)。

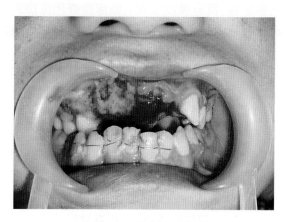

图11-10　牙撕脱后组织
(第四军医大学口腔医学院供图)

1. 关于牙髓组织改变的研究集中于动物实验,动物实验证实再植后可出现不同的牙髓-牙本质的反应,如:正常的有牙本质小管结构的修复性牙本质;异常的缺乏牙本质小管的修复性牙本质;异常的含有细胞的修复性牙本质(骨样牙本质);异常的不成熟的骨组织;正常的片状骨或牙骨质;内吸收;牙髓坏死。目前还不确定,所有这些反应是否与人牙反应相同,但人牙再植后的牙髓反应似乎可以部分支持这种分类。

人多数长期观察的病例,可以看到愈合的变化。在愈合过程中,首先在成牙本质细胞受损区的牙本质侧壁上,形成了新的细胞层。这些排列在牙本质壁上间充质细胞突起常不伸入牙本质小管,17天后,硬组织在相同位置重新形成,但在大多数病例中,基质开始形成的时间会晚一些。在愈合早期,形成的是一种类似牙本质但无牙本质小管的组织,偶见细胞分布其中。渐渐地,在新形成的基质中,排列在牙髓侧壁的细胞分化出胞质突起,形态上与成牙本质细胞十分相似。从表面上看,上述变化与细胞分化程度相对应;但细胞再也不能恢复完全正常的状态,因为一旦有新的硬组织形成就意味着原有的成牙本质细胞已全部彻底破坏。

与根尖孔开放的患牙相比,根尖孔闭合的牙齿更易发生早期严重的牙髓破坏,根尖孔开放的牙齿牙髓修复比较快,再植后 14 天 Shewarnn 细胞可以看到有丝分裂的表现,一个月后,可以观察到神经纤维再生。在髓腔内有不规则硬组织形成的患牙中,神经纤维束从硬组织小梁之间穿过,分离的神经纤维沿着刚形成的不规则成牙本质细胞层走行。但是,这种神经纤维的数目和直径都不能达到正常水平。犬牙再植后,血管重建进程的微血管学研究证明,再植后 4 天可以看到有新生血管长入,10 天后血管根尖长入牙髓的 1/2,30 天后血管长入整个牙髓。

2. 牙周组织会发生程度不同的炎症反应,根据炎症反应的严重程度、牙周组织的损伤面积、牙根是否吸收以及牙髓的炎症情况,将牙周组织愈合分为理想愈合和不理想愈合两大类,其中理想愈合分为正常愈合(牙周膜愈合)和牙骨质愈合;不理想愈合分为骨质替代愈合和炎症性吸收。

(1) 正常牙周组织愈合、牙骨质愈合:若外伤后炎症反应轻微,由于没发生牙根吸收现象而形成牙周膜愈合。关于即刻再植牙的牙周愈合实验集中在犬、猴和人牙上。即刻再植后,损伤的牙周韧带之间出现凝固物,分离带常位于牙周韧带中间,但有时分隔带可插入 Sharpey 纤维进入牙骨质或牙槽骨。3~4 天后开始增殖,覆盖牙周韧带裂隙。1 周后上皮细胞重新附着在釉牙骨质界上。这在临床上有重要的意义:既可以减少牙龈感染的机会,又可以降低细菌侵入根管或经龈袋进入牙周韧带的风险。此时在根部表面可见破骨细胞。2 周后牙周韧带愈合,胶原纤维连接牙骨质和牙槽骨,在牙根表面开始看到吸收的变化。

正常牙周韧带愈合方式在组织学上表现为牙周韧带完全再生,通常需要 4 周时间,包括神经供给的恢复。影像学检查可见正常牙周膜影像,没有吸收表现。临床检查牙齿位置正常,松动度正常,叩诊音正常。这种愈合方式在临床上几乎不可能发生,因为牙周韧带内侧细胞最小的损伤也会导致牙根表面的吸收。

如果牙周膜损伤和炎症反应比较严重,导致牙根吸收,而形成牙骨质细胞能及时生成新的牙骨质和牙周膜来覆盖受损牙根表面,表现为再吸收处有牙骨质修复,这种愈合称牙骨质愈合。

(2) 骨质替代性愈合、炎症性吸收:如果牙周组织损伤面积很大,一些成骨细胞就会在牙骨质形成之前直接附着在牙根表面成骨,在成骨的同时,破骨细胞开始吸收牙本质,这种只有骨质形成而没有牙本质形成的结果是牙根逐渐被骨质替代,这种愈合称骨质替代性愈合,组织学特征为再植后牙根表面与骨组织融为一体。这种替代性吸收有两种表现,一种是进展性替代吸收,会蔓延至整个牙根;另一种是暂时性替代吸收,吸收可以最终消失。骨质替代性愈合可能伴有牙根的部分吸收,但不影响咀嚼,虽属再植成功,但因其可能影响后续其他治疗,故而并不是理想的愈合状态。

(3) 炎症吸收愈合方式在组织学上表现为牙骨质和牙本质的盘状吸收。邻近的牙周组织呈现炎症性表现。如果表现为持续的炎性刺激,或牙髓及牙周组织的感染影响到牙根表面,活动性炎症吸收的持续将导致牙根完全吸收。根吸收为牙再植的最大影响。其初始愈合过程与骨性愈合基本相似,牙根周围的肉芽组织不能进一步发生骨化,仅为纤维性粘连,随后牙根面迅速吸收,不断为肉芽组织所替代,导致再植牙短期内松动、脱落,此即属再植失败。

再植的牙齿可以同时发生炎症吸收和骨替代性吸收。在大面积进展中的炎症性吸收发生时，根管治疗可以阻止这种吸收，并将其转化为替代性吸收。炎症吸收常发生在 6～10 岁儿童的再植牙上，进展非常快速。在年龄较大的患者中，这种吸收进程会延长。

（四）治疗

病史应采集牙齿发生撕脱伤后再植之间的全部情况。从患者或其他知情者处尽可能地获取所有与牙外伤有关的信息，包括外伤发生时间、地点以及如何发生、牙脱位时间和保存方式（生理盐水、唾液、牛奶、自来水或干燥保存）。除了检查撕脱牙齿的污染情况，还应检查牙槽窝的完整性，因为患牙的预后与口外滞留时间有关，影像学检查也会延长患牙的口外至滞留时间，所以只有在怀疑牙槽骨存在骨折时应用。

牙再植术是牙撕脱最基本的治疗方法，主要并发症为牙髓坏死和牙根吸收。牙撕脱的临床治疗涉及到牙髓病学、牙周治疗学、创伤外科、正畸与美学等多个学科，总体疗效较差。近年来，一些相应的辅助治疗方法，在提高患牙再植成功率和预防其术后并发症方面显示了较为优良的疗效。牙撕脱损伤后，脱位牙经过处理后可行再植来行使正常的咀嚼功能（图11-11）。

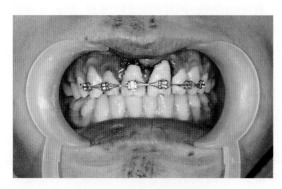

图 11-11　脱位牙再植术后
（第四军医大学口腔医学院供图）

牙再植根据再植的时机可分为即刻再植（immediate tooth replantation）和延期再植（delayed tooth replantation）。即刻再植是指离体牙在数分钟至数小时内重新植入原来的牙槽窝中，是临床上最常见的牙再植。现在认为离体牙污染不严重，并有适当的保存介质（如 Hank's液）保存，则 24 小时内的再植亦可认为是即刻再植。而延期再植是指牙齿脱位时，因牙槽窝污染或全身原因等无法立即进行回植，而延期进行再植手术者，一般要求回植时间不超过 2 周。

根据牙再植的适应证可分为常规的外伤后牙再植和意向性牙再植（intensive tooth replantation）。意向性牙再植是指将无法通过常规治疗消除炎症并保存的牙拔除后，彻底处理牙根和周围组织的炎症后再植入的技术。这一技术早已有之，有人曾将其用于牙周炎等的治疗，但效果不佳而逐渐被弃用。美国现代牙髓病学专家 Louis Grossman 于 20 世纪 60 年代归纳提出了意向性再植的概念并沿用至今。多数学者认为这一方法仍应作为牙体保守治疗的"最终手段"，即其他治疗效果不佳时的治疗方法。

1. 牙再植术前准备　接待伤者就诊后，首先检查患者口腔及周围软、硬组织情况，询问病史，拍摄 X 线片检查牙槽骨情况。对于前牙，因为硬腭和颈椎的重叠影像，全景片效果不如牙片，当然，有条件的单位可以考虑使用 CBCT。

（1）离体牙的处理：外伤脱位牙离体后均有不同程度的污染，应立即以 Hank's 液或无菌生理盐水冲洗并浸泡，并仔细清除污染异物。对于污染较严重者，可考虑加入抗生素如庆大霉素或氯霉素注射液等抗菌素浸泡 5～10 分钟。

1）牙根的处理：离体时间在 5 分钟以内回植后成功率较高，离体 20 分钟以内而有妥善保护的牙也有相当高的获得牙周膜愈合的机会。所以,对于无法立即回植的牙,应浸泡于适当的保存液中,如 Hank's 平衡液等,尽可能保持牙周膜的完整性,切不可用蛋白凝固类消毒液(如乙醇等)浸泡。对于离体 60 分钟以上的牙,牙周膜细胞已无恢复可能,可予清除,以免术后的炎症导致牙根骨质的吸收。清理牙周膜时,切不可以硬刷或锐器刮刷,可用氟化亚锡或次氯酸钠等浸泡。离体 20 分钟~1 小时的牙,可根据患者年龄、损伤程度灵活掌握,有研究发现在这类患者中,给予特殊的处理(如局部加用生长因子类、激素类等制剂)可能有利于再植后炎症的控制甚至获得牙周膜愈合。

2) 牙髓的处理:根尖孔尚未闭合的牙,牙髓可能再生,故可观察。根尖孔已闭合的恒牙,很难获得牙髓再生,所以,离体时间较短的牙(小于 60 分钟),因争取尽快植入,可先回植,再在 2 周内完成根管治疗。而离体时间超过 60 分钟的牙,牙周膜的保存已不重要,可考虑立即行离体牙的根管治疗,力争在最短时间内清除牙髓完成根管消毒及充填。在整个处理过程中均应以 Hank's 液或生理盐水纱布包裹牙根,切勿使其干燥。现有人主张行根管倒充填(可在数分钟内完成),留待以后慢慢做根管治疗,可避免因牙髓坏死导致的早期牙根外吸收,同时尽量缩短离体时间以提高成功率。

(2) 牙槽窝的准备:牙槽窝应仔细检查,有无污染物、碎片等,予以清理,但若牙槽窝内并无太多杂物,不宜太用力搔刮,以免损伤残留的牙周膜细胞,并以生理盐水反复冲洗。若有牙龈撕裂,应将牙龈复位并缝合。若有牙槽骨骨折移位,应先将骨折片复位再缝合牙龈,以备植入离体牙。

(3) 器械准备:因牙脱位为急诊,所以器械的准备应在查看伤口时立即进行,如外科清创器械、拔牙钳(利于夹持)、固定材料、必要的根管治疗器械等。

2. 脱位牙的固定　固定方法和初期固定效果是另一个影响牙再植成功率的因素。牙齿回植后需要一个稳定的环境来进行牙周膜愈合,故而早期认为再植牙固定越稳定越好,多采用牙周夹板等刚性固定。近年来的研究发现,过长时间的固定和刚性固定并不是最好的固定策略,原因可能是再植后牙的小幅运动可以刺激活化牙周膜细胞的活性并促进牙槽骨的愈合,而刚性固定则抑制了这种运动就不利于愈合。所以,现在大部分学者都建议用较软的、有弹性的夹板固定 7~10 天,在没有牙槽骨骨折的情况下,固定不宜超过 2 周。

根管治疗的时机:近年来的研究发现,移植牙和再植牙的根管治疗时机应提前,及时的根管治疗无论对于牙根的内吸收还是外吸收都是有利的。一般建议在再植后 2 周即可行根管治疗。当然,对于再植时离体时间较久,超过 1 小时以上的脱位牙,可在回植前完成离体牙根管治疗。对于根尖孔尚未关闭的年轻恒牙,因有可能获得牙髓再生,故而可在 2 周复诊时进行牙髓评估,必要时可予观察,若牙髓无法保留的,可先行根尖诱导术,后期再行根管治疗。

3. 再植牙的就位与复位　再植牙复位的首要原则就是快,争取在最快的时间内回植到牙槽窝内。以伤后 20 分钟以内最佳,最好不超过一个小时,一旦超过一个小时,成功率将大大下降。复位时应注意其与邻牙和对𬌗牙的关系,按原方位沿牙脱位的方向植入,能复回原位的尽量复回原位。若牙颈部牙龈贴合不够紧密,可将颊舌侧龈乳头拉拢缝合或双乳头悬吊。

对于根尖 1/3 折断的牙,可去除根尖后回植,若为青少年患者,单个牙脱位而周围损伤不大者,牙根有可能愈合。但是,术前应与患者和家长充分沟通。

4. 再植牙的固定与调𬌗

（1）固定：如前所述，再植牙的固定现多主张采用软性或弹性固定的方法。原则是既能固定牙齿，不至于过于松动，但仍可有Ⅰ度左右的松动。固定材料不宜进入龈沟以免影响牙龈的健康和清洁。常见的固定方法有钢丝/树脂夹板、钢丝结扎、全牙列𬌗垫、正畸技术等多种方法。

1）牙周夹板锁链固定法：采用主副丝行牙间结扎，固定患牙，适用于单个或2个牙松动的固定，常利用前牙区牙进行固定，不超过第一前磨牙。这个方法可达到基本固位，又非刚性固位。缺点是操作稍复杂，结扎后牙体还可能产生侧向静压力甚至轻度移位，当存在牙列不整时要调整牙弓夹板的弧度使之与每个需要结扎的牙体紧密贴合非常困难。固定后患者均有明显的异物感，钢丝断端处理不当会发生创伤性溃疡，美观度稍差并造成局部清洁的困难，并对牙龈有一定刺激，而导致不同程度的牙龈炎。

2）专用弹性粘接钛夹板：用于再植牙和移植牙的固定，这种夹板没有回弹力，不会在粘接后将牙拉移位。

3）钢丝/树脂夹板：以牙科专用钢丝按牙弓唇面形态弯制成形，使其与再植牙和周围健康牙牙面贴合，将牙齿唇面中1/3酸蚀后，涂粘接剂，将钢丝置于牙面上，堆砌光固化树脂将钢丝包裹其中，光固化灯照射固化树脂将其与钢丝粘接在牙列上。钢丝/树脂夹板，适用于脱位牙邻牙已萌出到正常位置且无松动，此法操作简单，这样既达到了固定的目的，又不会产生弹性变使牙移位。缺点是固定过于刚性且拆除不易。

目前有市售的石英纤维夹板，与专用弹性粘接钛夹板和钢丝/树脂夹板类似，适用于乳牙或替牙列。

4）正畸托槽及弓丝固定：该方法较易实施，对于有轻微骨折的患者也适用。该方法固定可以避免对牙龈的刺激，并有利于调整牙齿的位置，固定比较可靠。后期可以适当加力以刺激牙周膜的愈合，拆除也比较简单。缺点是影响美观，而近年来开展的舌侧粘接托槽可以解决美观问题。

5）全牙列𬌗垫：全牙列𬌗垫适用于替牙期邻牙未萌出或两颗前牙同时脱落者。脱位牙复位、牙龈悬吊缝合后，取全口模型，制作全牙列𬌗垫。此法既可解除咬合创伤，又有一定的生理动度，有利于再植牙愈合，可减少牙根吸收或与牙槽骨粘连。

（2）固定时间：现在推荐最佳时间是7~10天，不超过2周。对于有多于2个牙位、年龄偏大的患者可适当延长，但不宜超过4周；对于有牙槽骨骨折的患者，根据患者年龄、恢复状况，可以选择固定4~8周。固定完成后，应拍照留底，以利于今后随访。

需要注意的是，夹板去除后患牙常常还是松动的。因此，去除夹板材料时动作要轻柔，并用手指保护患牙。根管治疗最好在去除夹板前进行。

（3）调𬌗：调𬌗的目的是为了避免患牙早接触而受到二次损伤，以前讲究完全脱离接触，现在认为可以保留一点接触，但绝对不能早接触。调𬌗尽可能调改患牙，少调磨对𬌗牙。

5. 术后处理

（1）清洁：固定期间牙自洁作用差，刷牙不便，应想方设法维护口腔卫生，以尽力维护再植牙牙周的健康。漱口剂漱口是个较好的选择，现在多推荐含氯己定漱口液；

（2）抗感染：术后可给予抗生素药物预防继发感染，可选择口服抗菌药物3~5天。

（3）饮食：术后当天进流质饮食，随后1周后改为半流质饮食，2周后可以普食，但1个月内再植牙切勿用力咬切食物。

（4）首次复诊：术后复诊一周拆线，进一步检查观察再植牙有无早接触存在，必要时应再次调𬌗。拆除缝线。

（5）根管治疗：现在提倡早期行根管治疗，一般推荐在拆除固定装置前行一次性根管治疗。若为根尖孔未闭合的牙，可在2周时进行牙髓活力测试，若无活力，则行根管治疗。对于根尖孔已经闭合的牙，有条件的话可在再植前行即刻的根管倒充填以封闭根尖孔，如此可延后行根管治疗。

（6）复诊：固定一般不超过2周，多数牙松动或伴有牙槽突轻微骨折的患者可适当延长固定时间，但不超过4周。拆除固定后，植牙区逐渐参加咀嚼，使再植牙得到生理性刺激，有助于牙更稳固。拆除固定装置时，患牙常仍有一定程度的松动，故操作应轻柔，避免再次损伤。拆除固定前先摄牙片留底以便复查，复查时间根据不同单位和受伤情况的差异而定，一般第一年内复查间隔时间不短于一个月，不超过3个月，一年后可6个月复查一次。复诊时，在观察外伤牙松动情况同时，还应观察有无牙根外吸收，根未完全形成的牙齿是否在继续形成，必要时可行X线片检查。根管治疗完成后，X线片复查间隔时间一般不少于3个月。

（7）漂白与修复治疗：为取得更好的美观效果，可对术后的变色牙进行漂白，死髓牙通常会出现牙齿变色，可行树脂贴面修复。对于牙冠有缺损、牙齿有扭转或错位等的牙，可后期行烤瓷冠修复。

第四节　乳牙损伤

乳牙的重要性：乳牙是咀嚼器官的主要组成部分，更有利于儿童的生长发育、恒牙的萌出及恒牙列的形成，辅助发音，并有利于美观及心理健康。因此，重视和保护乳牙甚为重要。

乳牙外伤的发生和危害：乳牙外伤多发生在1～2岁儿童，约占乳牙外伤的1/2。近年有学者报道2～4岁儿童乳牙外伤有增加趋势，并指出与生活环境改变有关。

乳牙外伤造成牙齿移位较常见，特别是在刚刚萌出的乳牙，主要表现为嵌入、脱出、唇舌向移位及不完全脱出等，约占乳牙外伤的80%，冠折和根折较少见，主要是由于乳牙牙周的骨密度和矿化程度均相对较低，牙槽骨较薄，具有弹性，当受到外伤时较容易发生脱位而非折断。

乳牙损伤后须考虑对继承恒牙胚的影响及其影响程度。主要表现为：恒牙萌出异常（牙胚位置异常、萌出位置异常、迟萌）；牙冠部形成异常（釉质发育不全、白斑或黄褐色斑、牙冠形态异常）；牙根部形成异常（牙根弯曲、短根、双重牙根、牙根部分发育或全部停止）；严重的创伤甚至可使恒牙胚坏死，牙胚停止发育，牙齿埋伏、倒生、牙瘤样形态等。

诊治原则：乳牙外伤的临床表现与恒牙外伤相似，诊断方法可参照恒牙，但要注意乳牙外伤本身的特点。乳牙列期牙槽骨较疏松，乳牙外伤造成牙根或牙冠折断的较少，更容易造成牙齿移位或脱出。发育早期恒牙牙胚位于乳牙的腭侧，严重的乳牙外伤可能影响或损伤继承恒牙牙胚。这种损伤往往在受伤以后较长的时期产生，医师要在最初检查时给予评估，决定患牙是否可以保留，判断外伤乳牙的预后和对继承恒牙的影响。

乳牙外伤总的治疗原则是：应使乳牙外伤对继承恒牙生长发育的影响降到最低。因此，常常采取相对保守的治疗措施。

　　乳牙牙齿外伤发生在低龄儿童,其损伤和预后与患儿年龄密切相关,在处理乳牙外伤时,应考虑乳牙牙根与继承恒牙牙胚间关系的密切程度、距替牙的时间、患儿的配合程度等。

　　临床检查:与恒牙损伤的检查基本一致,主要包括口外检查、口内检查、牙齿松动度、牙齿排列、影像学检查等。

　　各类乳牙外伤的临床、影像学特点及其治疗和预后(图 11-12)。

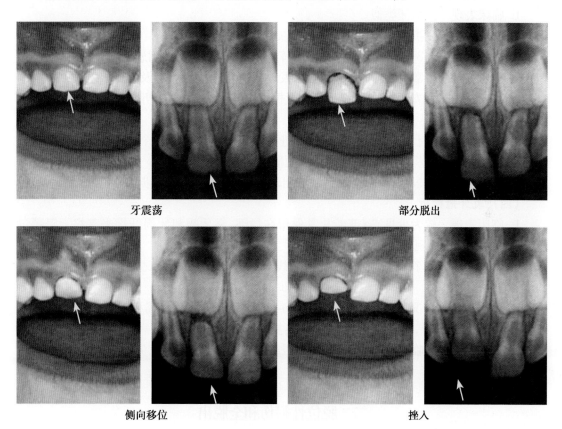

牙震荡　　　　　　　　　　　　　　　　部分脱出

侧向移位　　　　　　　　　　　　　　　　挫入

图 11-12　各类乳牙外伤
(第四军医大学口腔医学院供图)

一、乳牙牙齿折断

(一) 乳牙简单冠折

1. 临床表现及影像学表现　同恒牙类似。

2. 治疗　对于简单冠折的乳牙,如果存在划伤唇、颊、舌等软组织的尖锐边缘,可采取调磨的方法。对患儿家长有美观要求,或大面积牙本质外露近髓的牙齿,可采取光固化复合树脂修复的方法。一般在术后 3 个月、6 个月复查,如果发现牙髓感染的症状,应及时行牙髓摘除术。

3. 预后　一般较好。

(二) 乳牙复杂冠折

1. 临床表现及影像学检查　同恒牙类似。

2. 治疗　对露髓时间短(24 小时以内)的牙齿,可采取部分冠髓切断术或冠髓切断术;

如果牙冠缺损大,不易修复者,或露髓时间长的牙齿,可采取牙髓摘除术。1周后进行临床检查,6~8周及1年后行临床检查和影像学检查。

3. 预后　未成熟的牙根继续生长发育,有良好的组织屏障;或表现出根尖周炎,未成熟的牙根不再生长,需要拔除患牙或根管治疗。

（三）乳牙根折

1. 临床表现　同恒牙类似。

2. 影像学表现　折断线常见于根中或根尖1/3处。

3. 治疗　根尖1/3折断时,牙齿一般只有轻微松动,可嘱避免使用患牙咬合2~3周,不做其他处理,根尖部断端常被生理性吸收。如果发现牙髓感染的症状,应及时行牙髓摘除术。

根中1/3折断时,如果冠方牙齿折断片段极度松动,应拔除冠部折断片段。根部断片可被生理性吸收。

对于没有移位的牙齿,1周和6~8周后进行临床检查,1年后进行临床和影像学检查,随后每年进行临床和影像学检查,直到乳牙脱落。

4. 预后　余留的根部折裂片段吸收;或出现根尖周病变,需进一步治疗。

（四）乳牙冠根折

1. 临床表现　较为少见,冠部断片常保留在局部,靠牙龈和牙周纤维来支撑。咀嚼过程中发生移动时会出现短暂疼痛。

2. 影像学表现　斜向折裂时,可见折裂线与龈边缘的关系;可观察牙齿是否移位及移位的程度。

3. 治疗　多数情况下乳牙冠根折(crown-root fracture)的牙齿需要拔除。折断部分较小,且比较稳固的牙齿,可移除牙折片段,定期复查直到恒牙胚萌出。

4. 预后　可没有临床症状,未成熟的牙根继续生长;或表现出根尖周炎,未成熟的牙根不再继续生长。

二、脱位性损伤和全脱出

（一）乳牙牙齿震荡和半脱位

1. 临床表现及影像学表现　同恒牙类似(图11-13)。

2. 治疗　乳牙牙齿震荡和亚脱位常不做临床治疗,嘱患儿免咬硬物2周,注意维护口腔健康。推荐应用软毛牙刷刷牙,用不含乙醇的0.12%氯己定棉签清洁受伤部位1周,每天2次。一般在外伤后1周、4周、6~8周、3个月、6个月复查,牙冠变黑的牙齿应严密随访是否感染,如果发现牙髓感染的症状,应及时行牙髓摘除术;没有瘘管形成无需特殊治疗。

3. 预后　未成熟的牙根继续生长发育,或不再继续发育,牙冠变黑。如果没有根尖周炎则无需治疗。

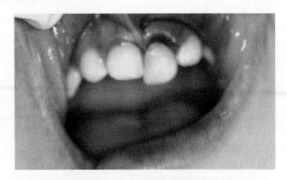

图 11-13　乳牙半脱位
（第四军医大学口腔医学院供图）

（二）乳牙侧方脱位和脱出性脱位

1. 临床表现　同恒牙类似。大多数由前部撞击引起牙齿扭转导致牙冠向舌侧移位,同时伴发牙根及唇侧骨板的唇向移位。在少数情况下,儿童摔倒时口内含有其他物体,此时会发现与前述相反的移位方向。这些情况下可能会出现乳牙牙根尖部侵入恒牙胚,从而造成继承恒牙胚的损伤。

2. 影像学表现　同恒牙类似。

3. 治疗　是否保留患牙取决于该牙移位的程度和松动度。如果牙齿极度松动,移位严重,没有及时就诊造成牙槽窝内血凝块已经开始机化而不能复位,应考虑拔除。对于就诊及时,牙齿移位不严重,可顺利复位的牙齿,可考虑复位后钢丝+复合树脂固定 10～14 天,术后应观察乳牙牙髓转归,一般在术后 4 周、3 个月、6 个月复查,如果发现牙髓感染的症状,应及时行牙髓摘除术。1 年后每年进行临床和影像学检查直到恒牙胚萌出。

4. 预后　脱出性脱位及侧向脱位治疗效果较理想时,未成熟的牙根继续生长发育,可出现暂时的牙冠红色或灰色改变。治疗结果不理想时,未成熟的牙根不再继续生长发育,牙冠变黑,但如果没有根尖周炎的表现则无需治疗。侧方脱位如果出现持续的牙冠变色,影像学检查可见根尖周炎的影像学表现,则可能出现对恒牙胚的损伤。

（三）乳牙嵌入性脱位/挫入

1. 临床表现　是乳牙外伤常见的一种类型,检查时首先应明确牙齿移位的方向。对于乳牙列来讲,挫入牙齿的根尖通常穿过较薄的前庭骨板,这一方向可能是由受撞击的方向和牙根的唇向弯曲特性决定的。由于挫入后牙龈会发生肿胀、膨大,因此挫入程度很难通过测量临床冠的长度来完全确定。挫入和可以再萌出的程度通常取决于由挫入牙齿的切端和连接两个未受伤邻牙的切端构成的水平线之间的距离。

为了随后复查时进行比较,移位程度应当以毫米为单位进行记录,同时应当记录移位的方向。尤其对于乳牙列,根尖是否向唇颊侧或者舌腭侧移位具有非常重要的意义。如果发生了舌腭侧的移位,则继承恒牙会受到直接损伤。

2. 影像学表现　通常采用咬合片,可以观察到移位牙齿的位置及其与继承恒牙的关系（图 11-14）。

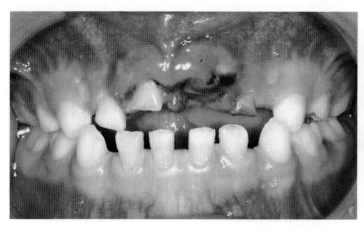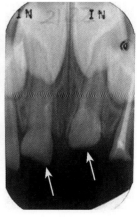

图 11-14　乳牙嵌入性脱位
（第四军医大学口腔医学院供图）

3. 治疗　是否保留挫入乳牙取决于挫入程度和牙根与恒牙胚的关系。通常乳牙挫入牙槽窝时牙根倾向唇侧，距恒牙牙胚还有一定距离，如无根尖周病，一般不致影响恒牙牙胚。如果乳牙挫入1/2以内，X线片检查显示没有伤及恒牙胚，不做处理，可观察其自动再萌出，但应观察牙髓转归。在挫入乳牙的再萌出期，移位患牙周围存在急性炎症风险。主要表现为牙龈肿胀、充血，有时会伴有脓肿形成和龈缘溢脓。此时，即刻拔除患牙和抗生素治疗对于阻止炎症向恒牙胚方向扩散至关重要。

如果乳牙严重挫入，特别是乳牙冠向唇侧移位，根向腭侧移位时，X线片检查发现乳牙牙根与恒牙胚大量重叠，应及时拔除乳牙。由于恒牙胚多在乳牙根的腭侧，此时挫入的乳牙根可能会损伤压迫恒牙胚，甚至牙胚移位，严重时即使拔除乳牙，也可能发生继承恒牙釉质发育不全，甚至牙齿畸形，埋伏阻生。术后需定期复查，观察继承恒牙胚的发育情况。拔除患牙时，应当考虑采用合适的外科技术以避免对发育中的牙列产生进一步的损伤。要禁止在操作过程中使用铤子，以避免其楔入恒牙胚空隙。此外，必须用较窄的钳子从邻面钳住挫入切牙，沿着牙根指向唇侧方向拔除患牙。这些预防措施对于避免碰及发育中的牙胚而言很有必要。当患牙被拔除后，用手指轻轻复位唇腭侧骨板，开放性创口随后加以缝合。

在少数情况下，挫入乳切牙可能会在挫入位置产生固连，大多数时候仅会导致乳牙脱落的稍许延迟。

（四）乳牙全脱出

1. 临床表现　同恒牙类似。但在确诊前，应考虑还有以下的外伤因素：乳牙是否全脱位；有没有找到脱位的乳牙；有没有患牙挫入极深的可能（拍X线片确定）；牙齿是否被患儿误吸。

2. 影像学表现　此时必须进行影像学检查，以证实牙槽窝确实是空虚的，排除缺失的患牙发生完全挫入的可能。

3. 治疗　一般不再植。对幼年时发生乳牙全脱出的患儿，应在5岁左右拍摄X线片，检查继承恒牙胚发育情况，如发现萌出异常倾向，可考虑择期干预助萌；对牙齿发育不良者，可考虑在牙齿萌出后及时进行再矿化和修复治疗，避免继发龋齿和严重磨耗对牙齿的进一步伤害。并定期复查。

并发症：包括牙髓炎、牙齿变色、牙髓坏死、炎性吸收、根管闭塞，对发育中继承恒牙的损伤等（图11-15、11-16）。

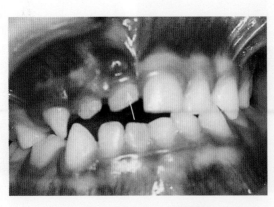

图11-15　乳牙外伤后牙齿变色
（第四军医大学口腔医学院供图）

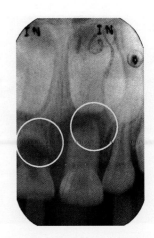

图11-16　乳牙外伤后炎性吸收
（第四军医大学口腔医学院供图）

第五节　牙及牙槽突损伤的临床操作技术

牙及牙槽突损伤的临床操作技术多种多样,每种术式的适应证、器械、操作、术中注意事项均不同,但都应遵循一定的术前准备工作,术中医护配合及无菌操作原则,不同区域、牙位及牙面不同操作原则,医患交流及复诊回访流程。

术前准备:

1. **患者准备**　在患者生命体征平稳,可以进行松牙固定的前提下,医护人员向患者介绍治疗操作和术中注意事项,告知患者及家属手术的风险,取得进行手术的同意。通过语言行为镇静的方法消除患者紧张感,充分理解与信任医护人员,然后安排患者平卧于牙科治疗椅上。

2. **术前用品准备**　口腔检查盘 1 套(包括口镜、镊子、探针)、局麻药 1 支、过氧化氢溶液生理盐水湿棉球若干、缝合包 1 套、手套 2 双、开口器 1 副以及吸唾器 1 个。

3. **牙齿准备**　完全脱位离体的牙齿最好能立即植入原牙槽窝内,如果不可能,可把牙齿放在口腔前庭内或放在牛奶、生理盐水等溶液内保存,迅速赶往医院。

就诊后先进行影像学检查,确定牙脱位情况和骨折位置。用大量生理盐水冲洗脱位牙,冲洗时注意手拿或夹持牙齿时勿碰触牙根表面。如果牙根表面附着污染,用无菌湿盐水纱布将污物拭去;如果牙根未发育完全,根尖孔未闭合,离体时间不超过 60 分钟,牙齿再植前将其浸泡在米诺环素中 20 分钟备用。如果离体时间超过 60 分钟,无论牙根是否发育完全,都需要在 2% 氯化钠溶液中浸泡 20 分钟后备用。

4. **术区准备**　局麻下进行脱位牙的复位和骨折断端的复位。进行牙槽窝预备,包括清洁牙槽窝血凝块、清理碎骨折片等。如果有软组织损伤则进行软组织伤口的清创缝合,准备固定松动牙。

术中医护配合及无菌操作原则:患者取常规体位,术者和助手分列患者两侧,进行四手操作。按照无菌操作原则漱口后口周、口腔消毒。

不同区域、牙位及牙面操作的不同特点:对于乳牙和氟斑牙要延长酸蚀时间。在进行下颌松牙固定时需注意粘接材料的位置尽量靠根方,以免位置过高影响正常咬合。粘接托槽的范围一般限于两侧的第二前磨牙之间。结扎时先结扎健康牙,后结扎脱位牙,注意将所有结扎丝的断端藏在牙间隙或夹板后方,防止损伤唇颊黏膜。光固化时间不宜过长或过短。

医患交流信息:嘱患者禁用受伤牙齿咀嚼食物,注意口腔卫生,尤其是固定部位的清洁,注意术区症状变化,如出现排斥反应等不适症状时及时复诊。应根据患者年龄选择不同的抗菌药物预防感染,必要时,可口服螺旋霉素片剂 0.1g,每天 3 次;甲硝唑 0.25g,每天 3 次;口泰漱口液每天 3 次以消炎。固定时间通常为 1~2 个月,钛钉固定术固定时间为 3 个月。

复诊回访:术后 1 周拆除缝线。术后 2 周行牙体牙髓检查,如果可疑炎性牙根吸收或不可逆性牙髓炎,应立即进行根管治疗。术后短期内根据临床及 X 线检查结果检查固定情况和咬合情况并及时调𬌗。术后 1~2 个月拆除固定装置,3 个月拆除钛钉,并考虑继续正畸治疗和(或)最终的修复治疗。术后 1、3、6 个月及之后每年一次修复,行常规临床及 X 线检查观察牙齿生长情况,收集保存资料。对于牙槽突骨折需固定 4～6 周时间后,在复诊行常规口腔检查及 X 线检查,观察牙槽突愈合情况,并确定是否拆除固定装置。

一、金属丝或牙周夹板粘接固定技术

(一) 适应证

适用于牙根折、大部分牙齿脱位性损伤、撕脱性损伤和牙槽突骨折;尤其适用于年轻恒牙及牙槽突损伤的固定治疗。

(二) 相关设备、材料及器械

拔牙所用的常规器械(包括牙龈分离器、牙挺、牙钳、刮匙、骨凿、骨膜剥离器和咬骨钳等)、树脂粘接器械(包括开口器、酸蚀剂、粘接剂、光固化树脂或复合树脂和树脂刀等)、高速涡轮机、车针磨头以及光固化机。

(三) 操作步骤

1. 吹干需要固定的牙齿的唇(颊)表面,并将酸蚀剂涂布于牙面中 1/3。

2. 用水冲净酸蚀剂,吹干酸蚀表面,涂布釉质粘接剂。

3. 涂布树脂粘接固定金属丝或牙周夹板。

4. 光固化树脂。

5. 抛光,调整咬合。

(四) 术中注意事项

粘接固定包括松动牙或骨折线两侧的牙齿,范围过短则不能利用健康牙来固定松动牙或骨折段。金属丝或牙周夹板应完全包埋于粘接的树脂内,可以避免摩擦导致断裂。

二、正畸托槽方丝弓固定技术

(一) 适应证

各类牙齿脱位性损伤、牙根折和牙槽突骨折。

(二) 相关设备、材料及器械

正畸托槽及方丝弓、金属结扎丝、拔牙所用的常规器械、树脂粘接器械、高速涡轮机、车针磨头以及光固化机。

(三) 操作步骤

1. 取固定矫治器的托槽,酸蚀牙面后用粘接剂将其粘接在每个牙面上。

2. 用弓丝将所有粘接托槽的牙齿连接起来并进行结扎固定,范围包括松动牙或骨折线两侧的牙齿。

3. 咬合的检查和调整。

(四) 术中注意事项

在粘托槽时,可用浸湿酸蚀液的小棉花片贴在牙齿唇面上可以增加酸蚀效果,对于氟斑牙需要延长酸蚀时间。涂抹底胶要均匀,可用气枪吹匀。使用黏结剂的量不宜过多,否则不但影响结扎,而且导致菌斑堆积不易清洁。托槽固定范围包括松动牙或骨折线两侧的牙齿,范围过短则不能利用健康牙来固定松动牙或骨折段。结扎丝的末端应藏在牙间隙处或弓丝内侧等不易损伤唇颊黏膜的位置。

三、牙弓夹板结扎固定技术

（一）适应证
主要适用于牙槽突骨折。

（二）禁忌证
儿童牙及牙槽突损伤时禁用。

（三）相关设备、材料及器械
牙弓夹板、金属结扎丝、拔牙所用的常规器械、树脂粘接器械、高速涡轮机、车针磨头以及光固化机。

（四）操作步骤
1. 用预成的牙弓夹板或铝丝弯制的牙弓夹板按照患者牙弓形态完成合适的弓形，长度应包括松动牙或骨折线两端正常牙2个以上。

2. 用较细的金属结扎丝穿过牙间隙，将牙弓夹板和牙齿逐个结扎起来，结扎范围包括松动牙或骨折线两端正常牙2个以上。

3. 咬合的检查和调整。

（五）术中注意事项
牙弓夹板不能过短或过长，过短不能利用健康牙来固定松动牙或骨折段；过长可能伤及唇颊黏膜。牙弓夹板的弓形应与牙弓形态一致，否则会对牙弓产生外展或内缩的力量。牙弓夹板应置于牙齿颈部，但注意避免压迫牙龈或牙龈乳头。结扎丝扭结程度适当，不能产生改变牙齿原来位置的矫正力。结扎丝的末端应置于牙间隙处或夹板弯钩的内侧，可以避免损伤唇颊黏膜。

四、光固化树脂固定技术

（一）适应证
主要适用于各类前牙脱位性损伤、撕脱性损伤、牙根折和牙槽突骨折。

（二）相关设备材料及器械
拔牙所用的常规器械、树脂粘接器械、高速涡轮机、车针磨头以及光固化机。

（三）操作步骤
1. 吹干、隔湿需要固定的牙齿的唇（颊）表面，自酸蚀粘接剂处理牙面20秒，光照10秒。

2. 在牙面上先放少许树脂，将多层纤维夹板弯制成与前牙弓一致的外形，置于牙齿唇侧中1/3处，固定范围包括牙槽突骨折块的牙齿以及骨折线两侧至少跨过松动牙3个稳固的牙齿。

3. 光照后再置光固化树脂包裹纤维夹板，厚约2mm，光照20秒，修整树脂外形。

4. 打磨抛光，调整咬合。

（四）术中注意事项

使用粘接剂的量不宜过多，否则导致菌斑堆积不易清洁。粘接固定包括松动牙或骨折线两侧的牙齿，范围过短则不能利用健康牙来固定松动牙或骨折段。

（五）术后评估

1. 治愈　牙齿及牙槽骨无松动，咬合功能恢复，牙龈无肿痛及窦道，X 线片显示牙槽骨及牙根无明显吸收，骨折愈合。

2. 好转　骨折基本稳定，咬合关系未完全恢复正常，牙齿无明显松动。

3. 失败　骨折未稳定，咬合紊乱，影响咀嚼功能，牙齿松动大于 2 度，叩诊疼痛，X 线检查牙槽骨或牙根骨吸收明显。

五、钛夹板粘接固定术

（一）适应证

各类前牙的脱位性损伤、撕脱性损伤。

（二）相关设备材料及器械

拔牙所用的常规器械、树脂粘接器械、高速涡轮机、车针磨头以及光固化机、微型钛板。

（三）操作步骤

1. 在需要固定的牙齿的唇颊面中 1/3 处涂布酸蚀剂，光固化。

2. 涂布少量树脂材料，顺牙弓走行方向弯制钛板（固定范围需跨过松动牙两侧 1～2 个稳固的牙齿），将钛板附着于牙面上。

3. 光照后再置光固化树脂包裹钛板，厚约 2mm，光照 20 秒，修整树脂外形。打磨抛光，然后调咬合。

（四）术中注意事项

使用粘接剂的量不宜过多，否则导致菌斑堆积不易清洁。粘接固定包括松动牙两侧 1～2 颗稳固的牙齿，范围不宜过长。

六、钛钉固定术

（一）适应证

主要适用于相对较重的牙槽突骨折。

（二）相关设备材料及器械

正畸托槽及方丝弓、金属结扎丝。拔牙所用的常规器械、树脂粘接器械、高速涡轮机、车针磨头、钛钉。

（三）操作步骤

局麻或全麻下将错位的牙槽突骨折断段复位到正常位置，如移位的骨折块较小，以一枚钛钉贯穿连接移位骨块及周围正常骨块；如骨折块较大，在该骨折块及周围正常骨上分别钻入钛钉，并以钢丝将两钛钉头连接。咬合检查和调整。

（四）术中注意事项

钻入钛钉进行固定时应注意用力方向，避免损伤牙根。结扎丝的末端应藏在不易损伤唇颊黏膜的位置。术中注意保护牙龈组织，以免影响血供延期骨折愈合。

七、真空压膜牙托固定法

（一）适应证

大部分前牙撕脱性损伤、脱位性损伤及牙槽突骨折。

（二）相关设备材料及器械

拔牙所用的常规器械、固定器械（包括冠剪、持针器、止血钳和转矩钳等）、树脂粘接器械、高速涡轮机、车针摩头以及光固化机、齿科抽真空成型机。

（三）操作步骤

1. 局麻下将牙槽突及牙齿复位到正常解剖位置（需清创缝合者应止血彻底，完全脱位牙在 2 小时内立即植入，2 小时后行根管倒充填术后立即植入，在邻接面以光敏固化树脂粘接）。

2. 轻取印模，冲洗干净后灌注石膏模型。按临床治疗原则和目的修整硬石膏模型，填补较大倒凹将模型放置于齿科抽真空成型机上，用厚度 2mm 的质韧塑料片，抽真空成型。修整基托边缘至大小适合（一般情况下达膜龈联合线，若有牙槽突骨折尽可能延伸至骨折线上 3～5mm 处）。制作牙托。

3. 口内适合调整。

（四）术中注意事项

术中取印模时，注意用力大小及方向，勿改变复位牙齿的位置。切勿暴力取出印模，以免一起带出脱位牙。

（五）术后评估

疗效判断标准：

1. 热刺激敏感疼痛减轻、消除。

2. 损伤牙齿位置正常且不松动。

3. 前牙区牙弓形态正常且覆盖覆𬌗与损伤前一致，能行使正常切割功能。

4. X 线摄片检查，损伤牙的牙周膜间隙正常或骨性粘连及周围骨组织愈合良好。

八、不锈钢丝"8"字结扎法

不锈钢丝"8"字结扎法目前较少应用于临床。究其原因可总结如下：①不锈钢丝穿过牙间隙时易损伤牙龈，结扎丝所处牙龈位置也容易引起牙龈炎；②影响美观；③食物残渣滞留不便清洁，术后舒适性不佳，口腔异物感明显；④扭紧结扎丝时，容易对牙齿产生牵拉、扭转的额外力量，使松动牙的牙周膜一些区域受到不应有的压迫，造成血液不畅，影响牙周膜的生理修复。

小　结

	金属丝或牙周夹板粘接固定	托槽方丝弓固定	牙弓夹板结扎固定	光固化树脂粘接固定	钛夹板粘接固定	钛钉固定	真空压膜牙托固定
适用范围	多种情况	多种情况	主要为牙槽突骨折	多种情况	牙齿的脱位性损伤,撕脱性损伤	主要为牙槽突骨折	多种情况
固定效果	好,但用于固定牙槽突骨折力量较弱	好,但用于固定牙槽突骨折力量较弱	固定牙槽突骨折力量较好	好,但用于固定牙槽突骨折力量较弱	好,但用于固定牙槽突骨折力量较弱	固定牙槽突骨折力量较好	好,但用于固定牙槽突骨折力量较弱
操作方便程度	方便	较方便	不方便	方便	方便	不方便	方便
操作时间	短	较长	较长	短	短	较长	长
适合牙位	所有牙位,特别适用于乳牙	主要适用于前牙	前后牙均适合	主要为前牙	主要为前牙	较重的牙槽突骨折	主要为前牙
拆除方便程度	方便	方便	较方便	方便	方便	较方便	方便
患者舒适程度	好,便于清洁	较好,但托槽易摩擦唇颊黏膜	较差,不易清洁而且夹板易压迫牙龈并引起龈炎	好,便于清洁	好,便于清洁	好,便于清洁	较好
固定时间	一般固定时间2~4周左右,固定骨折4~8周	一般固定时间2~4周左右,固定骨折4~8周	一般固定时间2~4周左右,固定骨折4~8周	一般固定时间2~4周左右,固定骨折4~8周	1~2个月	3个月	一般固定时间2~4周左右,固定骨折4~8周
固定范围	包括松动牙或骨折线两侧至少2~3颗牙齿	包括松动牙或骨折线两侧至少2~3颗牙齿	包括松动牙或骨折线两侧至少2~3颗牙齿	包括松动牙或骨折线两侧至少2~3颗牙齿	包括松动牙或骨折线两侧1~2颗牙齿	骨折线两侧移位骨块	包括松动牙或骨折线两侧至少2~3颗牙齿

第六节 牙及牙槽突损伤研究新进展

一、牙脱位性损伤研究新进展

目前尚未开展的研究:脱位性损伤的病理学改变;嵌入性脱位牙齿三种治疗方法的比较。目前正在开展的研究:脱位性损伤后牙髓在病理学上的改变;对牙周韧带的组织学反应的实验研究。

二、牙齿撕脱性损伤研究进展

延迟再植的撕脱牙根吸收的根面处理药物及方法:大量基础及临床研究观察对延迟再植的撕脱牙进行根面处理是否可以提高牙周组织理想愈合率,或者在不能产生理想愈合的条件下,是否可以减缓骨组织对牙根替代性吸收的速度,以提高再植牙的保存率。曾用于根面处理的化学制剂包括酸性物质(如枸橼酸、盐酸等)、碱性物质(如氢氧化钙和次氯酸钠等)、抗生素(如四环素和利福平等)、抗生素和皮质类固醇联合制剂、皮质类同醇、阿伦磷酸盐、维生素 C、氟化物(如酸性氟化物和中性氟化物等)、釉基质蛋白和蜂胶等。20 世纪 90 年代以前,人们已经开始尝试使用酸性物质和碱性物质处理延迟再植撕脱牙的根面。一项研究发现,单独使用盐酸或 50% 的磷酸处理根面可以增加牙根吸收的发生率。使用枸橼酸处理牙根表面,发现大量骨粘连和替代性吸收的发生。透明质酸酶与盐酸联合使用可以使牙骨质脱钙而不使胶原基质变性,表现出较明显的降低牙根吸收的作用。饱和的氢氧化钙溶液处理牙根表面可以产生替代性吸收和骨粘连。高浓度次氯酸钠会影响连接组织的形成。以上研究证实单独使用酸性物质或碱性物质处理根面不能取得良好效果。有学者尝试应用抗生素处理延迟再植撕脱牙根面。米诺环素是一种可以局部应用的四环素衍生物,将离体干燥 60 分钟的撕脱牙根管治疗后,一组直接再植,另一组将牙根表面涂满米诺环素软膏后再植,结果发现两组的牙周组织理想愈合率没有明显不同。分析其中原因认为,再植初期的炎症性吸收主要由于牙根表面坏死的牙周膜细胞所致,作为抗微生物药物的米诺环素在此时作用不大。另外可能是因为随着米诺环素药物浓度的逐渐下降,其减弱根外吸收的作用也逐步减小。当牙周膜细胞坏死以及污染严重时,如果没有可以代替牙周膜并能发挥其活性作用的物质,最好的预后就是骨粘连和替代性吸收。替代性吸收最终会导致再植治疗的失败,但是通过根面处理可以在一定程度上抑制牙根的吸收速度和齿槽嵴高度的降低。延迟再植撕脱牙的根面处理对牙齿再植是否成功至关重要,但仍不可避免牙根外吸收的发生,并最终可能在 4~6 年后出现再植牙失败。因此,今后的研究方向在于寻找一些效果更好的根面处理药物以阻止或推迟牙根吸收的进程。由于某一种化学药物或生物制剂单独使用时均不能表现出明显的抵抗根外吸收的作用,联合应用将可能成为未来研究牙撕脱性损伤延迟再植根面处理的主要方向。

三、目前乳牙损伤的研究进展

由于儿童乳牙外伤一般不会出现长时间的疼痛、影响进食,且普遍认为乳牙是暂时的,所以没有引起家长、社会的足够重视,部分临床医师忽略了乳牙外伤研究的重要意义,加之临床进行乳牙外伤的实验性研究比较困难,目前对乳牙外伤的研究比较少。但是乳牙对于恒牙列的正常萌出、生长发育、发音、美观和心理健康至关重要,必须向家长及社会普及乳牙很重要的常识,使其积极配合临床治疗及疗效观察,同时临床医师要积极进行乳牙外伤的相关研究,使乳牙外伤得到进一步的有效治疗。

（周青　华成舸）

参 考 文 献

1. Helga Haueisen. Vertical root fracture: Prevalence, etiology, and diagnosis. Quintessence Int, 2013, 44: 467-474

2. Patrice Milot. Root frure in endodontically treated teeth related to post selection and crown design. JPROSTHET DENT, 1992, 68: 428-435

3. Tamotsu Tsurumachi. Esthetic and endodontic management of a deep crown-root fracture of a maxillary central incisor. Journal of Oral Science, 2012, 54: 359-362

4. Bhaskar Das. Surgical extrusion as a treatment option for crown-root fracture in permanent anterior teeth: a systematic review. Dental Traumatology, 2013, 29: 423-431

5. Elio Hitoshi Shinohara. Atypical dento-alveolar fracture fixed with screws: a technical note. Dental Traumatology, 2010, 26: 351-352

6. P Wang. Conservative Treatment of Complicated Oblique Crown-root Fractures of Molars: A Report of Five Representative Cases. Operative Dentistry, 2013, 38(3): E1-E9

7. 黄家全,李渤,魏凯,等. 牙根纵裂治疗的探讨. Journal of Oral Science Research, 2004, 20(4): 434-435

8. Qin M, Ge L, Bai R. Use of removable splint in the treatment of subluxated, luxated and root fractured anterior permanent teeth in children. Dent Traumatol, 2002, 18(2): 81-85

9. Lygidakis NA[1], Bafis S, Vidaki E. Case report: Surgical luxation and elevation as treatment approach for secondary eruption failure of permanent molars. Eur Arch Paediatr Dent, 2009, 10(Suppl 1): 46-48

10. Ferrazzini Pozzi EC[1], von Arx T. Pulp and periodontal healing of laterally luxated permanent teeth: results after 4 years. Dent Traumatol, 2008, 24(6): 658-662

11. Roy E[1], Alliot-Licht B, Dajean-Trutaud S, et al. Evaluation of the ability of laser Doppler flowmetry for the assessment of pulp vitality in general dental practice. Oral Surg Oral Med Oral Pathol Oral Radiol Endod, 2008, 106(4): 615-620

12. Kahler B[1], Heithersay GS. An evidence-based appraisal of splinting luxated, avulsed and root-fractured teeth. Dent Traumatol, 2008, 24(1): 2-10

13. Lin S[1], Zuckerman O, Fuss Z, et al. New emphasis in the treatment of dental trauma: avulsion and luxation. Dent Traumatol, 2007, 23(5): 297-303

14. Subay RK[1], Kayataş M, Canıklıoğlu C. Delayed multidisciplinary management of an extrusively luxated maxillary central incisor. Dent Traumatol, 2007, 23(2): 82-84

15. Sela G[1], Aizenbud D, Lin S. Fixation of injured tooth. Refuat Hapeh Vehashinayim, 2007, 24(1): 46-50, 84

16. Robertson A[1], Andreasen FM, Bergenholtz G, et al. Incidence of pulp necrosis subsequent to pulp canal obliteration from trauma of permanent incisors. J Endod, 1996, 22(10): 557-560

17. Gerds TA[1], Lauridsen E, Ahrensburg SS, et al. The dental trauma internet calculator. Dent Traumatol, 2012, 28 (5):351-357

18. Lauridsen E[1], Hermann NV, Gerds TA, et al. Pattern of traumatic dental injuries in the permanent dentition among children, adolescents, and adults. Dent Traumatol, 2012, 28(5):358-363

19. Hermann NV[1], Lauridsen E, Ahrensburg SS, et al. Periodontal healing complications following concussion and subluxation injuries in the permanent dentition: a longitudinal cohort study. Dent Traumatol, 2012, 28 (5): 386-393

20. Belmonte FM[1], Macedo CR, Day PF, et al. Interventions for treating traumatised permanent front teeth: luxated (dislodged) teeth. Cochrane Database Syst Rev, 2013, 4:CD006203

21. 葛立宏. 儿童口腔医学. 第4版, 北京: 人民卫生出版社, 2012:161-188

22. J. O. Andreasen, F. M. Andreasen, L. Andersson. 牙外伤教科书及彩色图谱. 第4版, 葛立宏, 龚怡, 主译. 北京: 人民卫生出版社, 2012:372-445

23. 陈洁, 葛立宏, 邓辉. 年轻恒牙震荡和移位后牙髓与牙根变化的临床研究. 华西口腔医学杂志, 1999, 17 (1):39-40

24. Durband AC. Artificial cranial deformation in Pleistocene Australians: the Coobool Creek sample. J Hum Evol, 2008, 54:795-813

25. Panzarini SR, Gulinelli JL, Poi WR. Treatment of root surface in delayed tooth replantation: a review of literature. Dent Traumatol, 2008, 24(3):277-282

26. American Academy on Pediatric Dentistry Council on Clinical Affairs. Guideline on management of acute dental trauma. Pediatr Dent, 2008-2009, 30(7 Suppl):175-183

27. Gopikrishna V, Thomas T, Kan daswamy D. A quantitative analysis of coconut water: a new storage media for avulsed teeth[J]. Oral surg Oral Med Oral Pathol Oral Radiol Endod, 2008, I(2):61-65

28. Iqbal MK, Bamaas N. Effect of enamel matrix derivative(EMDOGAIN@) upon periodontal healing after replantation of permanent incisors in Beagle dogs. Dent Traumatol, 2001, 17(1):36-45

29. Cohenca N, Stabholz A. Decoronation—a conservative method to treat ankylosed teeth for preservation of alveolar ridge prior to permanent prosthetic reconstruction: literature review and case presentation. Dent Traumatol, 2007, 23(2):87-94

30. Andreasen JO. Replantation of teeth. Radiographic and clinical study of 110 human teeth replanted after accidental loss. Acta Obontal Scand, 1996, 24:263-286

31. 陈洁, 吴南, 葛立宏. 影响再植牙预后的相关因素分析. 现代口腔医学杂志, 2004, 18(2):169-171

32. 陈卫民, 邵乐南, 陶学金, 等. 50例年轻恒前牙外伤的临床分析与治疗. 临床口腔医学杂志, 2000, 16(增刊2):17

33. Malmgren B, Andreasen JO, Flores MT, et al. International Association of Dental Traumatology guidelines for the management of traumatic dental injuries: 3. Injuries in the primary dentition. Dent Traumatol, 2012, 28(3): 174-182

34. Howard L, Needleman. The art and science of managing traumatic injuries to primary teeth. Dent Traumatol, 2011, 27(4):295-299

35. McTigue DJ. Managing injuries to the primary dentition. Dent Clin North Am, 2009, 53(4):627-638

36. Flores MT. Traumatic injuries in the primary dentition. Dent Traumatol, 2002, 18(6):287-298

37. Pinto DN, de Sousa DL, Araujo RB, et al. Eighteen-month clinical and radiographice valuation of two root canal-filling materials in primary teeth with pulp necrosis secondary to trauma. Dent Traumatol, 2011, 27(3): 221-224

38. Holan G. Development of clinical and radiographic signs associated with dark discolored primary incisors follow-

ing traumatic injuries:a prospective controlled study. Dent Traumatol,2004,20(5):276-287

39. Assunção L R,Ferelle A,Iwakura M L,et al. Luxation injuries in primary teeth:aretrospective study in children assisted at an emergency service. Braz Oral Res,2011,25(2):150-156

40. de Amorim Lde,da Costa LR,Estrela C. Retrospective study of traumatic dental injuries in primary teeth in a Brazilian specialized pediatric practice. Dent Traumatol,2011,27(5):368-373

41. Cardoso M,de Carvalho Rocha MJ. Association of crown discoloration and pulpstatus in traumatized primary teeth. Dent Traumatol,2010,26(5):413-416

42. Gideon Holan,Howard L. Needleman. Premature loss of primary anterior teeth due to trauma-potential short-and long-term sequelae. Dent Traumatol,2014,30(2):100-106

43. Aysun A,Topaloglu B. Traumatic tooth injuries to primary teeth of children aged 0-3 years. Dent Traumatol, 2009,25(3):323-327

44. Schmid MO,Lufz F,Imfeld T. A new reinforced intracoronal composite resin splint. Clinical results after 1 year. J Periodontol,1979,50(9):441-444

45. Greenfield DS,Nathanson D. Periodontal splinting with wire and composite resin. A revised approach. J Periodontal,1980,51(8)465-468

46. Marinello CP,Kerschbaum T,Heinenberg B,et al. Experiences with resin-bonded bridges and splints—a retrospective study. J Oral Rehabil,1987,14(3):251-260

47. Marinello CP,Kerschbaum T,Heinenberg B,et al. First experiences with resin-bonded bridges and splints—a cross-sectional retrospective study,Part II. J Oral Rehabil,1988,15(3):223-235

48. Ebeleseder KA,Glockner K,Pertl C,et al. Splints made of wire and composite:an investigation of lateral tooth mobility in vivo. Endod Dent Traumatol,1995,11(6):288-293

49. Von Arx T,Flippi A,Lussi A. Comparison of a new dental trauma splint device(TTS) with three commonly used splinting techniques. Dent Traumatol,2001,17(6):266-274

50. Von Arx T,Filippi A,Buser D. Splinting of traumatized teeth with a new device:TTS(Titanium Trauma Splint). Dent Traumatol,2001,17(4):180-184

51. Filippl A,von Arx T,Lussi A. Comfort and discomfort of dental trauma splints-a comparison of a new device (TTS) with three commonly used splinting techniques. DEnt Traumatol,2002,18(5):275-280

52. Oikarinen K. Tooth splinting:a review of the literature and consideration of the versatility of a wire-composite splint. Endod Dent Traumatol,1990,6(6):237-250

53. Flores MT,Andreasen JO,Bakland LK,et al. Guidelines for the evaluation and management of traumatic dental injuries. Dent Traumatol,2001,17(5):193-198

54. Andreasen JO,Bakland LK,Andreasen FM. Traumatic intrusion of permanent teeth. Part 3. A clinical study of the effect of treatment variables such as treatment delay,method of repositioning,type of splint,length of splinting and antibiotics on 140teeth. Dent Traumatol,2006,22(2):99-111

55. Ceallaigh PO,Ekanaykaee K,Beime CJ,et al. Diagnosis and management of common maxillofacial injuries in the emergency department. Part 5:Dentoalveolar injuries. Emerg Med J,2007,24(6):429-430

56. Flores MT,Andersson L,Andreasen JO,et al. Guidelines for the management of traumatic dental injuries. I. Fractures and luxations of permanent teeth. Dental Traumatology,2007,23(2):66-71

57. Lin S,Levin L,Goldman S,et al. Dento-alveolar and maxillofacial injuries:a 5-year multi-center study. Part 1: general vs facial and dental trauma. Dent Traumatol,2008,24(1):53-55

58. De Rossi M,De Rossi A,Queiroz AM,et al. Management of a complex dentoalveolar trauma:a case report. Braz Dent J,2009,20(3):259-262

59. Ella B,Devert N,Bardinel E,et al. Orthodontic reduction of a displaced alveolar fracture:a case study. Dent

Traumatol,2009 7,25(3):338-340

60. Shinohara EH,Vieira EH,Junior IR,et al. Atypical dento-alveolar fracture fixed with screws:a technical note. Dent Traumatol,2010,26(4):351-352

61. Cornelius CP,Ehrenfeld M. The use of MMF screws:surgical technique,indications,contraindications,and common problems in review of the literature. Craniomaxillofac Trauma Reconstr,2010,3(2):55-80

62. Nyarady Z,Orsi E,Nagy K,et al. Transgingival lag-screw osteosynthesis of alveolar process fracture. Int J Oral Maxillofac Surg,2010,39(8):779-782

63. Akin A,Uysal S,Cehreli ZC. Segmental alveolar process fracture involving primary incisors:treatment and 24-month follow up. Dent Traumatol,2011,27(1):63-66

64. Schaaf H,Kaubruegge S,Streckbein P,et al. Comparison of miniplate versus lag-screw osteosynthesis for fractures of the mandibular angle. Oral Surg Oral Pathol Oral Radiol Endod,2011,111(1):34-40

65. Kullman L,Al Sane M. Guidelines for dental radiography immediately after a dento-alveolar trauma,a systematic literature review. Dent Traumatol,2012,28(3):193-199

66. Diangelis AJ,Andreasen JO,Ebeleseder KA,et al. International association of dental traumatology guidelines for the management of traumatic dental injuries:1. Fractures and luxations of permanent teeth. Dent Traumatol, 2012,28(1):2-12

67. Li Z,Hu TQ,Li ZB. Open reduction by vestibular approach in the treatment of segmental alveolar fracture. Dent Traumatol,2012,28(6):470-473

68. Kullman L,Al Sane M. Guidelines for dental radiography immediately after a dento-alveolar trauma,a systematic literature review. Dent Traumatol,2012,28(3):193-199

69. Macl eod SP,Rudd TC. Update on the management of dentoalveolar trauma. Curr Opin Otolaryngol Head Neck Surg,2012,20(4):318-324

70. Pomitt JM,Rodd HD,Baker SR. Parental quality-of-life impacts following children's dento-alveolar trauma. Dent Traumatol,2013,29(2):92-98

71. Uzuner FD,Darendeliler N. Dentoalveolar surgery techniques combined with orthodontic treatment:A literature review. Eur J Dent,2013,7(2):257-265

第十二章　根尖周病变的外科治疗

第一节　概　　述

狭义的根尖周病变是指由感染等因素引起根尖炎性病变,广义的根尖周病变除感染性根尖病变外,还包括外伤、异物、良恶性肿瘤等涉及到根尖区域病变。根尖外科(endodontic surgery)就是对这些涉及牙齿根尖区域的病变,施行手术治疗。由于临床绝大多数根尖病变为感染因素引起的炎性病变,所以本章主要讨论炎性根尖周病变。

一、根尖周病变的主要来源

引起根尖周病的因素很多,主要包括细菌感染、物理和化学因素的刺激、创伤以及免疫反应等。除根尖周致密性骨炎病因不十分明确外,其他类型的根尖周病变最主要的病因是细菌感染,主要致病菌为厌氧菌。根尖周病根据病变可分为急性根尖周炎和慢性根尖周炎。急性根尖周炎是指根尖周围牙周膜的局限性疼痛性炎症,临床过程往往较短,如机体抵抗力较强,炎症渗出得到了引流,可以痊愈或则转化为慢性根尖周炎;如果机体抵抗力较弱,局部引流不畅,容易发展为急性化脓性根尖周炎,急性化脓性根尖周炎亦可以是慢性根尖周炎的急性发作。慢性根尖周炎是指根管内感染物或病原刺激物长期存在,引起根尖周组织出现慢性炎症反应,表现为肉芽组织形成和牙槽骨的破坏。患者多无明显自觉症状,有的只在咀嚼时有不适感或轻微疼痛,有的则完全无自觉症状。慢性根尖周炎在自身抵抗力降低时,可转化为急性根尖周炎,因此慢性根尖周炎常有反复疼痛、肿胀的病史。如果感染穿破牙槽骨、牙龈黏膜或相应区域皮肤,则形成牙龈瘘管或皮肤瘘管。

二、根尖周病变对患牙及周围组织的影响

根据根尖周病的病理过程,分为急性根尖周炎和慢性根尖周炎。临床中最常见的为慢性根尖周炎,症状较轻,病程长,发展慢,可形成瘘管,长时间不愈合,常造成患牙周围牙槽骨的破坏或邻牙的感染和松动(图 12-1、12-2)。发生在乳牙的根尖周病,可影响相应部位恒牙的发育或萌出。儿童的根尖病变还可使颌面部生长发育受到影响,严重者可造成颜面部发育畸形。

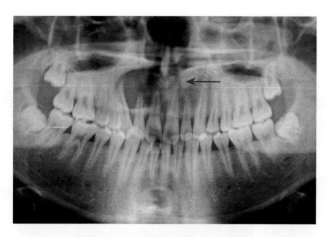

图 12-1　根尖周病变曲面体层片
（武汉大学口腔医学院　赵吉宏供图）

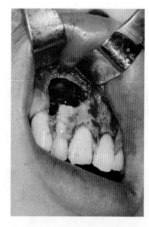

图 12-2　根尖周病变术中所见
（武汉大学口腔医学院　赵吉宏供图）

第二节　根尖周病变的常见类型

根尖周病变从组织病理学上分为根尖周肉芽肿（periapical granuloma）、根尖周脓肿（periapical abscess）、根尖周囊肿（radicular cyst）和根尖周致密性骨炎（periapical condensing osteitis）等。在临床中还可出现根尖区黏膜或皮肤瘘管。

一、根尖周肉芽肿

根尖周肉芽肿的实质是根尖周病变区骨组织破坏，被肉芽组织所替代。根尖周肉芽肿大小和形式不一，拔牙时往往连同牙根同时拔出。患者一般无自觉症状，有时感咀嚼不适，咬合无力，叩诊时有不适感，牙可变色，牙髓活力试验阴性，根尖肉芽肿可维持较长时间，相对稳定。在 X 线片上表现为根尖周边界清晰的圆形或椭圆形低密度区（图 12-3）。

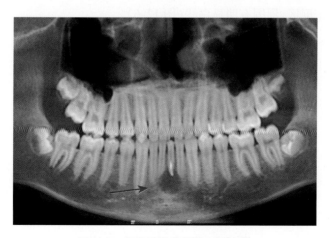

图 12-3　根尖周肉芽肿曲面体层片
（武汉大学口腔医学院　赵吉宏供图）

二、根尖周脓肿

根尖周脓肿又称慢性牙槽脓肿,是局限于患牙根尖周区域的慢性化脓性炎症,常由根尖周肉芽肿中央的细胞坏死、液化为脓液而形成,亦可由急性根尖周炎形成脓肿。一般无自觉症状,穿破牙槽骨后局部可形成软组织突起,叩诊时有轻微疼痛,有反复肿胀史。X 线片显示尖周有边界不整齐的弥散性低密度区(图 12-4、12-5)。

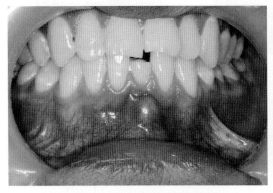

图 12-4　根尖周脓肿临床所见
（武汉大学口腔医学院　赵吉宏供图）

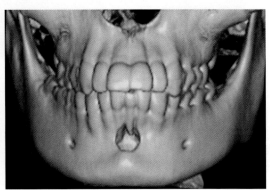

图 12-5　根尖周脓肿 CT
（武汉大学口腔医学院　赵吉宏供图）

三、根尖周囊肿

根尖周囊肿可由根尖周肉芽肿炎性渗出液化形成,或慢性根尖周脓肿发展而来。通常无自觉症状,囊肿增大可使颌骨骨壁压迫性吸收、骨质变薄、隆起;较大的根尖周囊肿扪诊时伴有乒乓样感;可压迫邻牙致牙根吸收;病灶牙牙髓无活力。根尖周囊肿可分为真性囊肿(有完整的上皮衬里囊壁)和袋状囊肿(无完整的上皮衬里囊壁)。X 线片显示根尖周呈现边界清楚的骨质低密度区,周围有明显白线(图 12-6)。

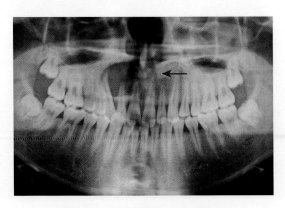

图 12-6　根尖周囊肿曲面体层片
（武汉大学口腔医学院　赵吉宏供图）

四、根尖周致密性骨炎

根尖周致密性骨炎是由于牙髓或根尖组织有慢性炎症,或牙齿和骨质有异常或过大的压力存在,这种缓和、低度刺激不但不引起骨质吸收,反而引起根尖周骨质的密度增加,周围有少量慢性炎细胞浸润,故称为致密性骨炎。根尖周致密性骨炎相关牙齿牙髓任何时期为活髓,临床无自觉症状。硬化区骨小梁的分布比周围骨组织更致密,骨髓腔缩小,进而形成实质性的致密的骨岛,有少量淋巴细胞浸润。X线照片检查时发现在感染牙齿的根尖周围有致密骨区或在病牙根尖附近有一个轮廓不明确的致密骨块。根尖周病变中钙化物可能完全是牙骨质,也可能为骨质,或两者皆有(图 12-7)。对根尖周致密性骨炎,有人认为牙髓病变经根管治疗,消除刺激和感染后,致密骨可恢复到较正常状态。但多数人认为致密骨质通常是永久存在的,病牙经过治疗或拔除也不能使变密的骨质恢复到正常。所以,致密性骨炎可视为一种防御性反应,对健康无害,不需要治疗。根尖周致密性骨炎要注意与根尖周牙骨质结构不良(图 12-8)相鉴别,两者均为根尖周围高密度影像,但前者形态不规则且边界模糊,后者形态规则且边界清楚。

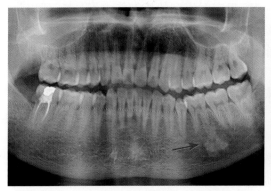

图 12-7　根尖周致密性骨炎曲面体层片
（武汉大学口腔医学院　赵吉宏供图）

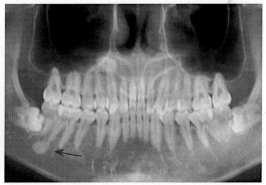

图 12-8　根尖周牙骨质结构不良曲面体层片
（武汉大学口腔医学院　赵吉宏供图）

五、根尖黏膜或皮肤瘘管

根尖周肉芽肿、根尖周脓肿和根尖周囊肿三者之间联系密切,可相互转变,有着移行的关系。如果治疗及时,方法得当,病灶随之消除。根尖周囊肿、根尖周肉芽肿可转化成慢性根尖周脓肿。慢性根尖周脓肿可穿破牙槽骨及黏膜形成牙龈窦道(图 12-9),或穿通皮肤形成皮肤窦道(图 12-10)。由于皮肤瘘管发生的部位与病源牙,在时间上和空间上可以相隔较远,患者常"感觉"无明显牙痛史而延误治疗,因而病情反复发作,易造成颜面部瘢痕或畸形。

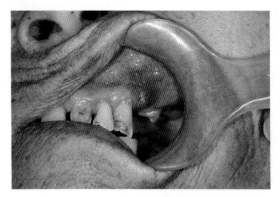

图 12-9　牙龈瘘管
（武汉大学口腔医学院　赵吉宏供图）

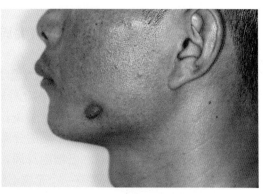

图 12-10　根尖周炎引起的颊部皮瘘
（武汉大学口腔医学院　赵吉宏供图）

第三节　根尖周病变的临床表现和诊断

根尖周病变有其独特的临床表现。但在临床由于每个患者对疾病的认知不一样、对疼痛等不适的耐受力不一样、病变所处的时期不一样、患者对疾病的抵御能力不一样，所以每一个根尖周病变患者的临床表现各不相同，有经验的临床医师可以在这些纷繁复杂的临床表现中，去粗取精、去伪存真，抓住疾病的实质作出正确的诊断，制订合理的治疗方案。

一、临 床 表 现

（一）临床症状

根尖周病变患者大多无明显自觉症状，少数有轻度疼痛或不适，有的只是在咀嚼时感觉咀嚼乏力或不适或轻微疼痛，有的则完全无自觉症状。但多数患者在过去曾经有相关牙齿自发性疼痛、冷热刺激痛、咬合痛、牵涉痛等牙髓病病史；或者有相关牙反复肿痛、好转、肿痛的病史；部分患者有病灶牙牙髓病反复治疗史。

（二）临床检查

临床检查应该遵循口腔临床检查的一般原则，全面细致，从外到内、从明显到不明显、从一般到特殊的顺序，并结合患者的主诉及病史资料进行重点检查，同时也不能忽视患者未诉及、体征不明显的某些可疑因素或隐匿病灶。

1. 视诊　观察面部是否对称、皮肤是否红肿、有无皮肤瘘管。观察相关牙根尖区域黏膜有无红肿、瘘管、脓性分泌物等。观察根尖病变的牙齿有无变色，牙髓有无活力，对温度、电测是否敏感，龋洞部位、大小，髓腔有无肉芽增生等。

2. 探诊　探诊龋洞或髓腔的深度、有无疼痛，探诊牙周袋深度，探诊瘘管的深度及走向。

3. 叩诊　检查病灶牙是否有垂直向或侧向叩痛，相关牙是否松动及松动程度等。

4. 扪诊　面部肿胀变形者，扪诊检查有无波动感、压痛程度，根尖周骨质膨隆程度，有无乒乓感，有无牙移位、牙松动，有无压痛等。

5. 咬诊　检查患牙是否有咬合痛，或患牙伸长感。

（三）X 线检查

X 线检查是根尖周病变必不可少的项目,也是诊断根尖周病以及鉴别诊断的重要依据。根尖周肉芽肿的典型表现是根尖部有一圆形或椭圆透射影像,边界清晰,周围骨质正常或致密,直径一般不超过 1cm;根尖周囊肿可见较大的圆形透射区,边界清楚,周围骨质致密呈清楚的阻射白线;根尖周脓肿的透射区边界不清楚,形状不规则,透射区周围骨质疏松呈云雾状。根尖周致密性骨炎表现为根尖部局限性的不透射高密度影像。

X 线检查除了可以提供上述必要信息外,还可以通过 X 线片了解病变牙的龋坏程度、根管数目和长度、牙根弯曲方向和程度、牙槽骨存留量、与邻牙牙根的关系、与上颌窦和下牙槽神经等重要解剖结构之间的关系等,为临床诊断和治疗提供参考。

由于解剖及 X 线投照局限性等方面的因素,某些病变牙在 X 线片上往往不能获取上述信息或者获取的信息量有限。如果在诊断或治疗方面感到信息不足或有疑虑,可以拍摄 CT,目前 CBCT 能够从三维空间直观、准确地提供患牙及其与周围组织的关系等方面丰富的信息,成为十分重要的辅助检查手段。

二、临 床 诊 断

对疾病的诊断,依赖于准确的病史、典型的阳性体征和有意义的辅助检查信息,对三者进行综合整合、梳理、比对、分析、鉴别,才能得出符合客观的诊断结果。一般来说,根尖周病变的诊断应该满足下列要点:

1. 既往可有疼痛和肿胀史。
2. 无明显自觉症状,可有咀嚼不适。
3. 叩诊不适,或轻度叩痛。
4. 牙龈或皮肤可有窦道。
5. 牙髓活力测试无反应。
6. X 线片显示患牙根尖周有不同表现的 X 线透射区。不同类型的慢性根尖周炎在 X 线片上各有其特点:

（1）肉芽肿型:边界清楚,呈圆形或椭圆形透射区。

（2）脓肿型:边界不清,呈弥散性形态不规则的骨质破坏区。

（3）囊肿型:边界清楚,透射的囊腔周围有一条阻射的白线。

（4）致密性骨炎:局限的骨质致密阻射影像。

牙龈窦道内插入牙胶尖的 X 线片可指示通过窦道引流的患牙。

第四节　根尖周病变相关牙齿的处理

根尖周病变治疗的基本原则是:保守治疗、保留患牙。根尖周病变涉及的牙齿,应当尽量保留。保留患牙的根本手段是根管治疗,而对于首次根管治疗失败的病例,则应当首先分析治疗失败的原因,进行根管再治疗依然是首选的方案。

根管治疗无效,或根尖病变范围较大、单纯根管治疗不能彻底治愈者,应施行根尖外科手术治疗。根尖外科手术之前,应对根尖周病变涉及的牙齿进行完善的根管治疗,除非患牙不能保留考虑术中拔除。

一、根管治疗

根管治疗(root canal therapy)是通过机械和化学的方法对根管系统进行彻底的清理和消毒,最后进行严密充填封闭的过程。根管治疗从产生以来经过100多年不断的完善和发展,并随着超声、激光和显微等技术的引入,已日益趋于规范、精细和高效,是目前治疗牙髓或根尖病变患牙最重要的手段。

(一) 根管治疗适应证

一般而言,只要能够保留患牙的根尖病变,都应该施行根管治疗。常规根管治疗的适应证包括:

1. 各种原因引起的牙髓病或根尖周病,包括各种龋性疾病、隐裂牙、外伤牙、重度磨耗牙、发育异常牙、牙周牙髓联合病变牙等。

2. 修复设计需要全冠或桩冠修复的牙。

3. 肿瘤或外伤等颌面外科治疗需要涉及到的牙。

(二) 根管治疗步骤

根管治疗主要分为根管预备、根管冲洗、根管消毒、根管充填四个步骤。

1. 根管预备 根管预备是根管治疗的关键步骤,包括生物学和机械学两方面的要求,前者是用机械性的方法清除根管系统内的感染牙髓组织、病原微生物以及相关的有害代谢产物、不规则牙本质;后者则是将根管系统预备成符合原有根管形态的流畅锥形,以适合后期化学冲洗和充填的形态。

2. 根管冲洗 根管冲洗在最近的几十年被提到越来越重要的位置上来,随着对根管系统三维研究技术的进步,人们逐渐认识到仅靠目前的器械是不可能将复杂的根管系统完全清理干净的,那么化学性冲洗液则对去除根管内的细菌生物膜起到的决定性的作用。此外,根管冲洗还可以润滑根管壁、消除牙本质碎屑、溶解有机物、去除沾污物、软化牙本质、清洗机械预备不能达到的位置。根管冲洗液一般使用 $0.5\% \sim 2.5\%$ NaClO 和 3% H_2O_2、$15\% \sim 17\%$ EDTA、生理盐水等。

3. 根管消毒 经过预备和冲洗的根管,其侧壁牙本质深部、侧支根管、根尖周围等处,难免仍然有病原物存在,因此要用药物对根管进行消毒,目前临床较多用的根管消毒剂有:氢氧化钙制剂、碘仿、抗生素类、氯己定类等。

4. 根管充填 根管充填常用方法有冷侧压、热侧压、垂直加压等。根管充填的目的是利用适合的充填材料将根管系统尽可能的无死角严密填塞,以达到阻止细菌和组织液的渗入,以创造防止再感染的局部生物环境(图12-11)。

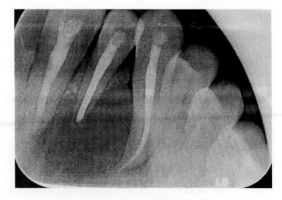

图 12-11 根管充填
(武汉大学口腔医学院 赵吉宏供图)

5. 根管再治疗　根管再治疗与根管治疗本质上没有区别,目的和原则都一样,主要是针对首次根管治疗失败或治疗不彻底的患牙。一般来说,当首次根管治疗失败后,应结合临床表现和影像学,仔细分析失败原因,以判断患牙是否有保留价值,并选择对患者创伤最小的治疗方案。

在制订再治疗计划前,首先要确认患牙是否有保留价值,如牙周情况是否能支持后续的复杂治疗,患牙缺损是否能顺利修复,并同时确认患者全身情况,能否耐受根管治疗和根尖手术。单纯的牙髓或牙周来源的根尖炎症,毫无疑问要先行根管治疗,并根据预后来观察是否需要结合根尖手术。而对于首次根管治疗失败的患牙,则要结合影像学仔细分析病变原因,一般来说,如果是医源性因素导致的根管治疗失败,如欠充超充、遗漏根管、器械分离、根管辖区或侧支根管未清理干净等,如果有条件建立冠向的根管通路,都应首选根管再治疗,但如果超充过多,分离器械无法取出,根管结构复杂无法获得根管通路,则可考虑结合根尖手术治疗。

某些特殊情况,如根管中部钙化或是根尖孔粗大的患牙则应该先行根尖手术,术中利用根尖封闭材料封闭根尖后,再正向行根管治疗。

二、拔 除 患 牙

某些根尖周病变涉及的患牙,如果为残冠残根、牙根折断、根管钙化、牙根明显吸收、牙根明显移位、根尖病变范围过大,牙槽骨缺损超过牙根长度的 2/3、牙齿 3 度松动等,治疗后预后不佳,可考虑在术中拔除患牙。

第五节　根尖周病变手术治疗适应证与禁忌证

大多数根尖病变通过根管治疗可以治愈。另外,根尖周致密性骨炎,如果临床没有明显症状,可以不作任何治疗。根尖周病变手术治疗的适应证和禁忌证是相对的,需要结合患者的实际情况和医师的临床经验,综合分析后决定。

一、适 应 证

1. 根尖周肉芽肿直径>0.5cm。
2. 真性根尖周囊肿、袋状根尖周囊肿直径>0.5cm,或根管治疗后不愈合者。
3. 根管闭锁的慢性根尖周炎。
4. 由医源性、内吸收或外吸收引起的根管侧穿或牙根吸收。
5. 根管内折断器械超出根尖孔,且根尖病变不愈者。
6. 根折伴有根尖断端移位的死髓牙。
7. 因患牙是长桥修复体的基牙,需保持修复体的完整性。
8. 根尖病变可能有恶变,须施行活检者。
9. 怀疑牙根纵裂等可行探查手术。
10. 根管治疗后,瘘管形成或有反复肿痛,根尖周病变未缩小者。

11. 根尖周其他异物。

二、禁　忌　证

1. 急性根尖周炎或急性颌骨骨髓炎。
2. 牙槽骨萎缩,有深牙周袋,牙齿已显著松动者。
3. 牙齿严重缺损不能修复者。
4. 估计手术后牙齿的支持组织不足以稳定该牙者。
5. 根管穿通在根尖 1/3 以外部位者。
6. 全身系统性疾病,暂不宜实行该手术者。

第六节　根尖周病变的外科手术

一、术 前 准 备

1. 对患者全身情况进行评估,评估患者是否可以耐受麻醉和手术。
2. 检查血常规及出、凝血时间,或根据个体情况进行其他化验检查。
3. 患牙行 X 线检查,并完成相关牙齿根管治疗(图 12-12、12-13)。

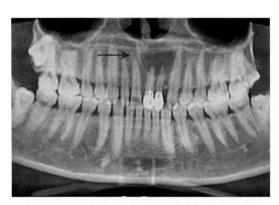

图 12-12　术前 X 线检查
(武汉大学口腔医学院　赵吉宏供图)

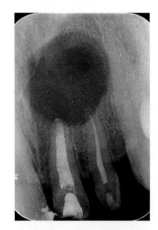

图 12-13　术前根管充填
(武汉大学口腔医学院　赵吉宏供图)

4. 全口洁治,保持口腔卫生,含漱剂漱口,口周及面部备皮。
5. 必要时术前用抗生素。
6. 准备和消毒必需的手术器械。

二、术 区 消 毒

以 1% 的碘伏消毒口周及面部皮肤,以 0.5% 的碘伏消毒口腔黏膜、牙齿及病灶区域。

三、麻 醉 方 式

采用局部浸润麻醉或神经阻滞麻醉;局部麻醉药物一般使用4%的阿替卡因或2%的利多卡因。阿替卡因作局部浸润麻醉效果较好,利多卡因可用于神经阻滞麻醉。计算机控制的无痛麻醉仪注射麻药,可以减轻患者注射过程中的疼痛。

四、手 术 步 骤

1. 切口设计　临床常用的手术切口有角形切口、梯形切口或弧形切口。具体选择哪一种切口,要根据根尖病变的位置、涉及患牙的数目、病变的大小、结合术者的临床经验综合考虑。

磨牙区病变可选择龈缘角形切口,角形切口的侧切口在病灶的近中,龈缘切口根据情况可以向后延伸至上颌结节或磨牙后垫。

前牙及前磨牙区小的病灶可选择牙龈弧形切口或龈缘角形切口,弧形切口组织瓣的蒂部应该设计在前庭沟方向,弧形的顶点在龈缘方向,且顶点离龈缘至少0.5cm。前牙区角形切口的侧切口应设计在病灶的远中,以免术后影响美观。前牙及前磨牙区较大的病灶,可选择龈缘梯形切口。

设计手术切口时应注意,翻瓣的范围要大于根尖骨质破坏的范围,一般情况下可以在根尖骨质破坏区向近中、远中各延伸一个牙位(图12-14),以便伤口缝合后龈瓣下面有足够的骨组织支撑,否则术后易形成瘘口。无论哪种切口,向前庭沟方向的切口不应超过前庭沟底部。

临床应用较多的为龈缘角形切口,切口一般应超过患牙前后各一个牙位。

2. 翻瓣　从附着龈部位的切口开始,将骨膜及其上层的组织从骨面剥离后,将骨膜分离器朝向牙冠,翻起游离龈和牙间龈组织,然后再将骨膜分离器转向根尖方向,翻起牙槽黏膜及其下方的骨膜,暴露患牙根尖区牙槽骨板(图12-15)。

3. 去骨　若患牙根尖区牙槽骨板已有破坏穿孔,用涡轮机沿穿孔去骨,暴露根尖病变

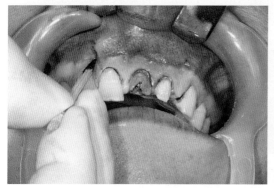

图12-14　前牙区根尖周囊肿切口设计
(武汉大学口腔医学院　赵吉宏供图)

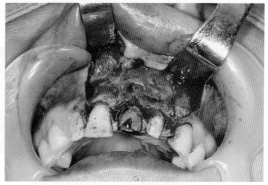

图12-15　翻开黏骨膜瓣
(武汉大学口腔医学院　赵吉宏供图)

区;若患牙根尖区牙槽骨板无破坏,根据 X 线片定位根尖,分析患牙及其邻牙牙根的数目和长度,根尖的大致位置,用涡轮机钻小心开一小窗口,必要时可在手术显微镜下进行,探查骨质破坏的区域及方向,然后再沿窗口部位扩大去骨范围,暴露根尖病变区。

4. 搔刮　选择大小合适的刮匙沿破坏区骨壁搔刮,清除所有的根尖周病变组织。根尖周囊肿应将囊壁去除干净,根尖周肉芽肿或根尖周脓肿应将肉芽组织及炎性组织彻底去除。

5. 根尖切除　如果根尖区域根管充填不完全或需行根管倒充填等,术中需做根尖切除。根尖切除的断面一般应与牙根长轴垂直(图 12-16),尽量避免形成斜面暴露更多的牙本质小管。根尖切除长度一般不超过根尖 0.3cm,尽量保留牙根的长度,根尖切除后,采用抛光裂钻平整末端,去除锐缘。

6. 根尖倒预备和充填　如果根尖孔开口过大或接近根尖孔的根管钙化等,术中需做根尖倒充填。可借助手术显微镜和专用显微手术器械(如超声尖和微型口镜)在根尖切除的根管断面上备洞,预备的窝洞至少 0.3cm 深,尽量与根管长轴一致并有足够的固位。然后采用 MTA、复合树脂或玻璃离子黏固剂等材料严密充填窝洞(图 12-17)。

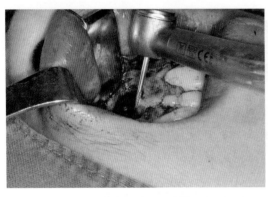

图 12-16　术中行根尖切除
(武汉大学口腔医学院　赵吉宏供图)

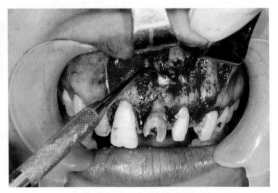

图 12-17　根管倒充填
(武汉大学口腔医学院　赵吉宏供图)

7. 冲洗　仔细检查并去除骨腔内和黏膜骨膜瓣面残留的病变组织、组织碎屑等,用 0.25% 的碘伏及生理盐水彻底冲洗术区。

8. 缝合　拭干骨腔,用刮匙轻刮骨面,使新鲜血液充满骨腔。将黏膜骨膜瓣复位,严密缝合(图 12-18)。

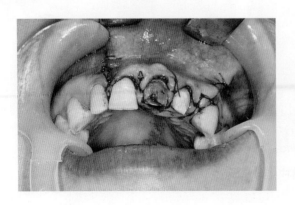

图 12-18　伤口缝合
(武汉大学口腔医学院　赵吉宏供图)

五、手术技巧

1. 手术翻瓣区域应大于根尖骨质破坏的范围,尤其是近远中向,所以术前要根据 X 线片或 CT 准确评估骨质破坏区域的大小,将骨质破坏区涉及的牙及牙根作为切口设计的参考依据。切口深达骨面,注意避开龈乳头和唇、颊系带等解剖结构。

2. 反复感染或有瘘管形成者,牙龈黏骨膜瓣粘连严重,翻瓣时剥离困难,易导致黏骨膜瓣穿破。术中应仔细辨别黏骨膜与炎性增生组织或感染的囊壁,小心分离,剥离困难时可用手术刀作锐性分离,但一定要辨识清楚并掌握好锐性分离的方向及深度。

3. 涡轮机、电机或其他微动力装置去骨、切除根尖时,转速不宜过高,并同时喷洒生理盐水(冰盐水更佳)降温,避免高温对组织造成热损伤。喷洒和冲洗生理盐水,还可以带走切磨下来的组织碎屑、病变组织残渣等。

4. 前牙、单根牙施行根尖切除术操作较为方便,后牙或多根牙由于解剖原因施行根尖切除术较为困难,术前应有充分的考量和准备。为了保持术后牙齿的稳定性,根尖切除的长度不应超过根长的1/3。

5. 判断骨腔内病变组织是否刮除干净,一是通过直视或手术显微镜观察;二是刮除过程中通过手上的感觉判断,正常骨面组织坚硬,而残余病变组织松软;三是听刮匙刮在骨壁上的声音,刮在正常骨组织上的声音清脆,刮在病变组织上的声音沉闷。

第七节　术后治疗及并发症的防治

一、术后治疗和护理

1. 术后 2 小时患者方可进食,宜清淡半流质。
2. 术后在伤口相应面部冷敷 2 小时,预防局部出血或水肿。
3. 刮除的病变组织送病理检查。
4. 注意口腔卫生,术后含漱剂漱口。
5. 根据患者具体情况,适当给予抗生素、止痛药物。
6. 术后一周拆线。
7. 术后 3 个月、6 个月、12 个月、24 个月定期复查 X 线片,观察骨质愈合情况。

二、并发症及防治

1. 伤口出血　术后伤口出血一般有两种可能,一种是骨创出血,另一种是软组织出血。前者源于术中骨壁小血管损伤,术中应电凝止血或骨蜡止血,术后轻度的骨创出血,可以冰敷或加压包扎,全身应用止血药物,严重者应打开伤口重新止血。后者源于软组织切口,多数在前庭沟或接近前庭沟的部位,可以在此处增加缝针缝合止血,必要时可以打开伤口结扎止血。冰敷一般在 24 小时内采用,72 小时后可热敷促进吸收或消除肿胀。

2. 术区异物　如果术中不小心,可将根管倒充填材料、切除的根尖等遗留在术区。有效的预防措施是在根管倒充时,特别是用银汞合金充填时,用纱布在术区形成隔离屏障,小心充填,充填完成后及时清理冲洗。术后发现的术区异物,如果影响伤口愈合,应及时取出,否则可严密观察。

3. 感觉异常　手术由于切口、翻瓣、去骨、刮治等因素,导致末梢神经的离断或损伤,术后出现感觉异常,多为局部肿胀感或轻度麻木感。这种末梢神经损伤导致的感觉异常,一般无需特殊处理,3 个月左右可自行恢复。必要时可以给予一些神经营养药物辅助治疗。

4. 下唇麻木　下颌前磨牙、磨牙区手术,可因病变位置接近颏神经、下牙槽神经,导致该神经术中损伤,出现下唇麻木。下牙槽神经或颏神经损伤后,恢复较慢,一般需 6 ~ 12 个月时间。一旦发生,应积极消除神经水肿、营养神经,尽快恢复神经功能。

5. 上颌窦损伤　上颌前磨牙、磨牙区手术,可因病变接近上颌窦,导致术中上颌窦黏膜穿通。如果上颌窦不存在炎症,小的上颌窦黏膜穿通可不作特殊处理;如果上颌窦黏膜穿通口较大,但上颌窦无炎症,术中可经下鼻道引流;如果上颌窦黏膜穿通口大,且上颌窦存在炎症,应行上颌窦根治术。

6. 鼻底损伤　上颌前牙区手术,可因病变接近鼻底,导致术中鼻底黏膜损伤。如果鼻底黏膜损伤小,可不作特殊处理;如果损伤较大,则应将鼻底黏膜缝合。

7. 病变复发　如果术中病变去除不彻底,或根管治疗不完善,或病灶通过牙周间隙与口腔相通,或黏膜瘘口处理不当,均有可能导致病变术后复发。病变复发应在 3 个月后再次根管治疗或手术。

第八节　根尖周病变外科治疗研究现状

根尖周病的本质上属机体对牙髓受损的防御反应,防御机制包含不同种类的免疫细胞、复杂的细胞间信号转导、生物化学反应等。目前,根尖周病变还是以牙体牙髓根管治疗为主,随着根管治疗或根管再治疗成功率的提高,超声器械、MTA 及手术显微镜等使用,根尖周病根管治疗的适应证不断扩大。同时,近几年对根尖周炎在外科的治疗和研究取得了很大的进展,当根管治疗失败或根尖病灶较大时,选择外科手术是最有效的也是最后的治疗手段。

目前,根尖周病变外科治疗的临床研究,主要在于术后骨组织的修复,即术后如何能使骨腔快速修复,让术区病灶牙,尤其是已经出现一定程度松动的牙齿,尽早恢复稳定行使正常咀嚼功能。用于引导骨再生的人工骨、生物膜、骨形成蛋白等成为目前骨修复的研究热点,并且在临床应用中获得较好的初期疗效,尚有待基础理论和临床实践更深入的研究。其次,术后复发的预防,也是临床研究的重点课题之一。术中彻底去除骨腔内病变组织或感染灶是预防复发的关键,对于某些无法或难以去除的病变组织或感染灶,目前常用的方法包括过氧化氢溶液冲洗、碘酚或卡洛液烧灼、液氮冷冻等骨腔处理方法,这些方法均有一定的临床效果,但都达不到理想的效果,更科学、更实用的方法有待继续研究。此外,常规根管治疗及根尖外科手术失败而症状持续存在的患牙,意向性牙再植成为临床研究的另一趋势。意向性牙再植是指针对部分常规方法难以治愈的疑难患牙,故意将牙完整拔出,经过体外一系列诊断、检查及治疗后再将其植入原牙槽窝以期获得保存患牙的目的。目前,意向性牙再植的适应证、体内还是体外完成根管治疗、再植后患牙的固定方法和时间、预后等,还有待进一步的临床研究和观察。

（赵吉宏）

参 考 文 献

1. Ferreira FB,Ferreira AL,Gomes BP,et al. Resolution of persistent periapical infection by endodontic surgery. Int Endod J,2004,37(1):61-69

2. Kim S,Kratchman S. Modern endodontic surgery concepts and practice:a review. J Endod,2006,32(7):p601-623

3. Lui JN,Khin MM,Krishnaswamy G,et al. Prognostic factors relating to the outcome of endodontic microsurgery. J Endod,2014,40(8):p1071-1076

4. Liu Z,Zhang D,Li Q,et al. Evaluation of root-end preparation with a new ultrasonic tip. J Endod,2013,39(6):p820-823

5. Rubinstein RA,Kim S. Long-term follow-up of cases considered healed one year after apical microsurgery. J Endod,2002,28(5):p378-383

6. Saunders WP. A prospective clinical study of periradicular surgery using mineral trioxide aggregate as a root-end filling. J Endod,2008,34(6):660-665

7. Song M,Shin SJ,Kim E. Outcomes of endodontic micro-resurgery:a prospective clinical study. J Endod,2011,37(3):p316-320

8. Song M,Jung IY,Lee SJ,et al. Prognostic factors for clinical outcomes in endodontic microsurgery:a retrospective study. J Endod,2011,37(7):p927-933

9. Song M,Kim HC,Lee W,et al. Analysis of the cause of failure in nonsurgical endodontic treatment by microscopic inspection during endodontic microsurgery. J Endod,2011,37(11):p1516-1519

10. Song M,Kim E. A prospective randomized controlled study of mineral trioxide aggregate and super ethoxy-benzoic acid as root-end filling materials in endodontic microsurgery. J Endod,2012,38(7):p875-879

11. Tsesis I,Rosen E,Schwartz-Arad D,et al. Retrospective evaluation of surgical endodontic treatment:traditional versus modern technique. J Endod,2006,32(5):412-416

12. Tsesis I,Faivishevsky V,Kfir A,et al. Outcome of surgical endodontic treatment performed by a modern technique:a meta-analysis of literature. J Endod,2009,35(11):p1505-1511

13. Tsesis I,Rosen E,Taschieri S,et al. Outcomes of surgical endodontic treatment performed by a modern technique:an updated meta-analysis of the literature. J Endod,2013,39(3):p332-339

14. Tsurumachi T. Current strategy for successful periradicularsurgery. J Oral Sci,2013,55(4):267-273

15. vonArx T. Apical surgery:A review of current techniques and outcome. Saudi Dent J,2011,23(1):9-15

16. 凌均棨,韦曦,刘红艳. 难治性根尖周炎的病因及防治策略. 中华口腔医学杂志,2010,45(1):52-56

17. 凌均棨. 根尖周病治疗学. 北京:人民卫生出版社,2005

18. 苏凌云. 根尖外科临床操作技术. 北京:人民卫生出版社,2010

19. 赵吉宏. 现代牙槽外科新技术. 北京:人民卫生出版社,2015

第十三章　修复前外科

　　修复前外科作为口腔外科的一个分支领域,主要解决因牙齿缺失导致的颌骨剩余牙槽嵴的吸收和萎缩、局部解剖形态和周围组织结构变化使义齿不能稳定固位的问题。通过改善缺牙区周围的软硬组织条件,从而达到增加义齿稳定固位的目的。口腔种植技术的出现和发展,较好地解决了因牙槽骨吸收和萎缩而导致的义齿固位差问题,并且能够减少仅以增加义齿稳定固位为目的的传统修复前外科手术的应用。但仍有许多患者的软硬组织条件还需在种植前进行改善,其方法也基于或同于传统的修复前外科方法。此外,不容忽视的是,仍有大量的患者还需行传统的义齿修复。因此,修复前外科仍是口腔外科医师需要掌握的基本方法之一。

第一节　修复前外科的基本要求

一、修复前外科原则

　　1. 明确义齿修复前外科的治疗范围,合理掌握修复前外科手术的适应证和禁忌证。

　　2. 运用口腔颌面外科学及口腔修复学的知识,结合义齿修复的特点,合理制订手术方案。

　　3. 治疗设计要充分结合临床特点和患者的要求,防止由于不合理的设计及对改善效果期望过高,而达不到预期的效果。

　　4. 源于义齿的设计或制作,或是源于患者的心理因素或期望值过高而出现的问题,不属于修复前外科的治疗范围。

　　5. 掌握避繁从简的原则,治疗目的在于改善颌骨软、硬组织的形态,能够通过改善软组织的条件达到义齿稳定固位的效果,尽可能避免硬组织的处理。

　　6. 牙槽嵴的形态和高度对保持颌间关系的正常稳定非常重要。不能继续降低牙槽嵴顶高度,或加重牙槽嵴的吸收。

二、修复前外科的治疗计划

　　修复前外科治疗计划的制订,要在修复前外科原则基础上,合理制订出实际有效和可行的治疗计划。必要时应与修复科医师共同研究,针对具体病例制出行之有效的一种或多种联合治疗计划。其中要注意掌握以下两点：

（一）明确治疗目的

明确通过修复前外科的手术治疗而预期可能达到的效果,能否解决义齿的稳定固位。在设计手术治疗方案时,也要注意了解患者的要求。特别是对已戴过义齿的或已行过多次手术治疗的病例,不能忽视患者的心理状态和期望值。有些情况下,并非单一手术方法就能达到真正效果。要注意治疗方法和患者期望值两者的统一。

（二）选择治疗方法

选择适合的手术方法是义齿修复前外科治疗的关键。一种术式可适合多类病例,一类病例又可有多种术式选择。为达到预期的效果,术者应进行综合分析判断,合理选出一种最为有效的方法。某些复杂病例可能需多次手术才能解决,选择术式时要考虑好顺序,先解决哪些,后解决哪些。不要急于求成而忽视先后顺序。若软、硬组织都需处理,应以先硬组织、后软组织处理顺序为原则。多数行义齿修复前外科手术的患者口腔软、硬组织条件均有限,前提是要保证每次手术的成功率,同时尽量减少手术的次数和种类,避免重复操作。通过对软组织处理能够改善的,避免或减少对硬组织的处理。

三、修复前外科的基本检查

1. 骨组织检查

（1）临床和 X 线检查,评估剩余牙槽骨量,判定剩余牙槽嵴形态(倒凹形、刀刃形和凹陷形等),确定牙槽嵴吸收或萎缩程度(轻、中、重度)。

（2）上、下颌骨投影测量确定剩余骨量高度。

（3）确定上、下颌间距。

2. 软组织检查

（1）牙槽黏膜和附着龈是否有足够的组织量,以保证术后覆盖牙槽嵴。

（2）唇、颊、舌系带和口底肌肉的附着位置。

（3）牙槽黏膜、牙龈、舌及口底等有无增生或赘生物等。

（4）口腔局部软组织有无溃疡、糜烂面,或不良修复体的慢性刺激。出现可疑的病变,应取活组织病理检查,排除癌前病变或口腔肿瘤的可能。

3. 全身检查

（1）患者全身一般状况,包括有无系统性疾病、有无手术禁忌证。

（2）老年患者注意高血压、心血管疾病和糖尿病等可能影响手术的因素。

（3）血常规检查,有无血液疾病影响手术。

四、修复前外科术前准备

（一）术区准备

1. 术前口腔清洁,包括有牙殆患者术前洁牙、漱口水含漱。

2. 需做黏膜或皮肤移植的病例,术前需做固定夹板,或修改原义齿基托边缘,适应固位的需要。

3. 黏膜、皮肤供区的准备。取健康、无功能影响的供区备用。

（二）心理准备

1. 向患者讲明手术的目的和预期可能出现的效果。

2. 术者确定手术方法后还应考虑到出现不良效果或失败后可能的补救措施。

（三）器械准备

所需手术器械、固定器械和拟植入的材料等。

第二节　修复前外科的硬组织处理

一、牙槽突修整术

牙齿缺失后可能在牙槽骨上出现不利于义齿修复的骨尖、锐利的骨嵴和颊向骨隆凸等，为便于义齿戴入、固位及牙槽骨均匀地承受咬合压力，应对其进行手术修整。

1. 适应证

（1）拔牙后牙槽骨改建不均，形成骨尖、骨嵴有压痛者，应于拔牙后 2 个月以上进行修整。

（2）义齿基托下方牙槽嵴严重突出者。

（3）即刻义齿修复时，应于拔牙后同时修整牙槽嵴，使预成义齿顺利配戴。

（4）上下颌间隙过小，上下颌牙槽嵴之间距离过小。

（5）上颌或下颌前牙牙槽明显前突，不利于义齿正常牙𬌗的建立及容貌美，应适当修整。

2. 操作与技巧　倒凹和骨突更多见于上颌，通常采用局部浸润麻醉方法；在下颌却适合用传导阻滞麻醉。具体方法是（图 13-1A～F）：

（1）在牙槽嵴顶做切口，切开范围要超过术区 1.5cm 以外，翻起黏骨膜瓣暴露骨突。

（2）如果暴露不充分，需加垂直附加切口，以免损伤软组织瓣。

（3）较大的骨尖、骨突可选用骨凿凿除、咬骨钳咬除或用钻磨除，而较小骨尖选用骨凿凿除、咬骨钳咬除。

（4）确认修整区域与邻近皮质骨移行平滑一致，不再有突起，不能出现倒凹。骨锉修整去骨区边缘，局部生理盐水冲洗，关闭创口。

（5）若选用不可吸收线应在术后 7 天拆线。

对考虑要放种植体部位的骨突或倒凹处理方法最好选自体骨或异体骨移植。具体要求是：在目标植骨区仅做垂直切口，沿骨膜下分离形成一个可容纳植骨材料的软组织袋。植骨后目测和触摸检查缺损的缓解程度，然后用可吸收线缝合。如果植骨量较大，要松解骨膜以利于严密缝合软组织。此外，还可使用可吸收胶原膜以阻挡组织向内生长。

3. 注意事项

（1）术中翻瓣不宜过大，以充分显露骨尖、骨嵴为度，剥离或翻起黏骨膜瓣时不宜用力过大，避免牙龈撕裂。

（2）单面骨凿去骨时要保持斜面向上，使骨凿直面与骨面平行。每次去骨量不宜过多，要根据去骨量及时调整骨凿方向。若去骨过多，就会形成倒凹而使邻近区域形成新的骨尖

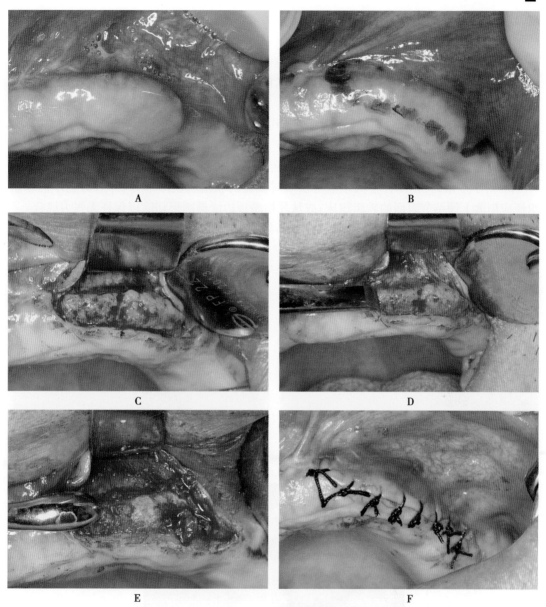

图 13-1 牙槽突修整术
A. 牙槽骨突外观;B. 适宜切口;C. 翻瓣;D. 单面凿去骨;E. 骨锉修整;F. 切口缝合
(北京大学口腔医学院 王恩博供图)

或骨嵴。

（3）用钻去骨时,最好采用低速慢钻或磨头磨除,尽量少用或不用涡轮钻,以达到去骨量可控,防止过多去骨的目的。

二、上颌结节修整

（一）适应证

上颌结节肥大可以包括软组织、骨组织或两者都有。肥大的上颌结节可以占据颌间间隙,减少义齿行使功能所需的活动空间。

（二）操作与技巧

1. 术前应评估上颌窦位置是否影响手术。

2. 选择在上颌结节后部牙槽嵴顶上切开,向前延至术区边缘,翻起黏骨膜瓣,充分暴露下方骨质。

3. 可用骨凿凿除、咬骨钳咬除骨突;或选用低速慢钻或磨头磨除。

4. 确认修整区域与邻近皮质骨移行平滑一致,不再有突起,不能出现倒凹。骨锉修整去骨区边缘,局部生理盐水冲洗,关闭创口。

5. 对于多余的软组织,应从牙槽嵴顶端对覆盖的软组织楔形部分切除,对肥厚的软组织还应削薄上颌结节表面的软组织床;或从牙槽嵴顶边缘椭圆形切除以保证无张力缝合。

6. 采用不可吸收线连续缝合,术后7天拆线(图13-2)。

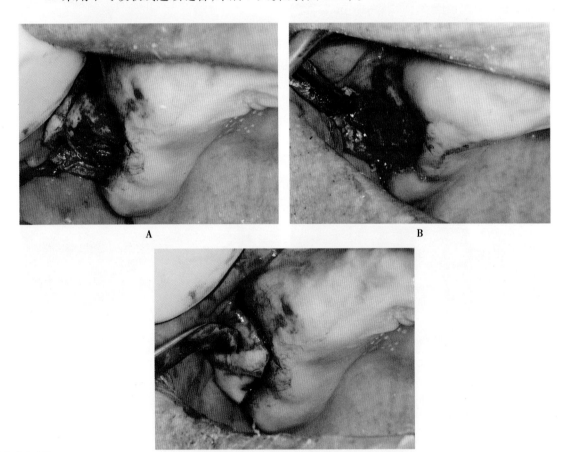

图 13-2　上颌结节修整术
A. 上颌结节骨突外观;B. 适宜修整;C. 复位黏骨膜瓣检查与周围骨轮廓协调一致
(北京大学口腔医学院　王恩博供图)

（三）注意事项

1. 上颌结节处松骨质多,凿去骨易过量,出现倒凹。用慢钻或磨头去除效果更佳,但要注意准确操控,选择支点,防止打滑,损伤软组织瓣或邻近组织。

2. 对于低位上颌窦者,要注意避免去骨过多而损伤上颌窦黏膜。只要是黏骨膜完整,对小的上颌窦穿孔无需治疗;而对大的穿孔要求必须在无张力状态下严密缝合。

3. 有时还会出现肥大的上颌结节实属黏膜肥厚,而非骨质过多,此时仅需切削肥厚的黏膜,无需去骨。

三、隆　突　修　整

(一) 适应证

隆突表现为在上腭部和下颌前部舌侧出现单个或多个骨块,可为单侧或双侧。在牙殆正常情况下无需去除。只是在反复出现被覆黏膜创伤、影响正常说话和咀嚼时才应该去除。在局部或全口义齿修复时,隆突可能会影响义齿的就位和功能,也应去除。隆突可分为三类:①上颌隆突或腭隆突;②下颌隆突;③多发性骨隆突。

(二) 方法和技巧

1. 上颌隆突

(1) 麻醉:上颌隆突一般用双侧腭大孔和切牙管麻醉,并附加局部浸润以减少出血,并可形成黏膜下水分离层以利于翻瓣。

(2) 手术入路:切口选择骨突正中直线切口,再向前后做垂直松解切口,或在腭部做 U 形切口,黏骨膜下翻瓣暴露隆突。

(3) 去骨:面积较小者可选用圆钻磨除,而大的隆突则用裂钻分块,分块后再用骨凿很容易去除。注意不要过多地去除腭板而使鼻底暴露,最后再用椭圆形成形钻修整。整个过程中必须要有充分的冷却冲洗。

(4) 缝合:用可吸收线缝合。

(5) 术后固定:术后戴腭托用以消除死腔,增加患者舒适感,有利于与鼻底相通组织的愈合。术前腭托的制作方法是先在模型上去除隆突,再翻热塑模托并内衬组织衬垫(图 13-3)。

2. 下颌隆突

(1) 下颌隆突选用下牙槽神经和舌神经阻滞麻醉以及局部浸润。

(2) 沿骨嵴顶切开,黏骨膜下翻瓣,保持中线部位骨膜附着完好,这样可以减少血肿形成并可保持前庭沟深度不变。但较大的隆突已过中线则也无法保持中线部位的骨膜附着。

(3) 翻瓣时,必须要注意隆突上被覆黏膜薄脆,很容易损伤。

(4) 对较小的骨突可用骨凿直接去除,对较大的隆突分成上下两部分,在上方先用裂钻顺中轴方向分成几块,再用骨凿贴骨面凿除,下方的剩余部分再用咬骨钳或骨锉去除磨平。并不是绝对要去除所有骨突,达到要求即可。

(5) 操作过程中要保证充分的水洗冷却,最后用可吸收线连续缝合。可用临时义齿或纱布填塞压迫,预防血肿形成,并且要求至少保持 1 天。

(6) 也常出现伤口裂开和组织剥脱以至于骨质暴露,可用生理盐水冲洗,换药处理。

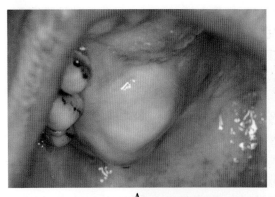

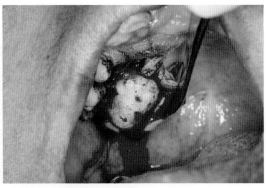

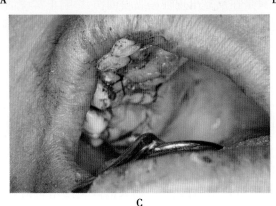

图 13-3　上颌隆突修整术
A. 上颌隆突外观,黏骨膜受压变薄;B. 骨性隆突;C. 复位黏骨膜瓣检查与周围骨轮廓协调
（北京大学口腔医学院　王恩博供图）

第三节　修复前外科的软组织处理

一、唇颊沟加深术

唇颊沟加深术即通过改变附着于牙槽骨上黏膜和肌肉的位置,相对增高牙槽嵴,使义齿基托翼得以延伸,扩大义齿的接触面积,增加义齿的稳定和固位性。

（一）适应证

1. 重度牙周病导致的牙槽骨吸收。
2. 长期缺牙未能及时修复导致的牙槽骨吸收。
3. 长期配戴的不良修复体所致的压迫性牙槽骨吸收。
4. 老年增龄性改变所致的牙槽骨部分或全部吸收及萎缩。
5. 黏膜增生或外伤导致的唇颊沟变浅。
6. 其他原因所致的唇颊部组织活动受限者。

（二）上颌黏膜下唇颊沟加深术

1. 适应证　牙槽嵴较小,覆盖黏膜健康,黏膜下无过多纤维组织增生、增生物和瘢痕,但有足量的黏膜供延伸。

2. 操作与技巧

（1）自上唇内侧移行沟正中前鼻棘处垂直向下切开黏膜至切牙乳头处。

（2）用小圆刀或弯眼科剪自此切口两侧向上颌结节方向作远中骨膜上分离。

（3）先向下游离牙槽嵴顶黏膜,再向上游离唇颊黏膜至所需高度。

（4）在两侧颧牙槽嵴处可能有阻挡而不能避开,再在此处作一垂直切口,自此分离至上颌结节。

（5）在骨膜上平面切断附着的颊肌,完全分离开黏膜下组织,形成充分活动的黏膜瓣。

（6）缝合切口。

（7）戴入预先加高基托的义齿或预成的固定夹板,用不锈钢丝或尼龙线穿牙槽嵴固定。也可用螺钉腭侧固定。

3. 注意事项

（1）术前要预测黏膜量是否够延伸用。简便的检测方法是用口镜向上推唇颊沟,如果上唇明显随之移动,说明黏膜量不足,不适宜用此方法。

（2）黏膜下分离时注意紧贴骨膜,避免过多黏膜下组织遗留于骨膜面上。

（3）如果前鼻嵴过于突出妨碍义齿就位,可从正中切口内将其凿除。

（4）可选用螺钉将义齿或夹板固定于上腭。也可用不锈钢丝穿牙槽骨固定或穿颊皮肤悬吊固定。

（5）术后7~10天去除固定装置。

（三）上颌黏膜或皮片移植唇颊沟加深术

1. 适应证

（1）健康黏膜覆盖的较低牙槽嵴。

（2）黏膜增生或外伤瘢痕所致唇颊沟过浅。

（3）黏膜伸展量不足导致唇颊沟浅。

2. 操作与技巧

（1）在上唇内侧相应手术部位处的牙槽嵴下附着龈处作与牙槽嵴平行的横向黏膜下切口,切口长度为所需加深的范围。

（2）再在切口的两侧作斜向远中的唇颊侧纵行辅助切口,切口的长度相当于欲加深的深度,使之形成底宽顶窄的梯形黏膜瓣。

（3）牵引钩或组织镊自切口转折处提起黏膜,用圆刀或弯剪自骨膜上锐性游离黏膜瓣,游离范围要略大于欲加深的范围。

（4）黏膜瓣向上推至唇颊沟底部,并将瓣边缘缝合于该处骨膜上,形成新的唇颊沟底。保留缝线,备打包用。

（5）受植区创面可用电凝充分止血,确认无渗血点。

（6）可用无菌锡箔片测量受植区的面积,再将此片置于上腭,并划出轮廓外形。

（7）按划线切取黏膜,先用皮肤或神经钩自一端拉起,保持一定的张力,再用小圆刀片自骨膜上依次剥离黏膜。剥离时要保持黏膜的厚度一致。取下的黏膜片置于盐水纱布上。

（8）修整黏膜片,先将其缝合固定在受植区骨膜上,而后再将其周缘与黏膜瓣和受植区边缘的牙槽黏膜间断缝合固定好。

（9）移植后的黏膜表面用一层碘仿纱布均匀覆盖,戴入预先加高基托的义齿或夹板。如果固位不稳定,可先在义齿基托上钻洞,然后将钻针伸入此洞并从腭侧向颊侧钻通牙槽嵴,穿入不锈钢丝或尼龙线行穿牙槽嵴固定。

（10）游离皮片移植方法相同。

（11）此时前庭沟已形成,将碘仿纱布卷置于沟底及皮片上,打包加压固定移植皮片。另部分缝线穿过颏部皮肤,在口外结扎固定以保证形成唇颊沟。

3. 注意事项

（1）要求保证牙槽嵴顶处的角化龈不受影响。

（2）尖牙凹处应游离至眶下神经附近,前部正中应游离至梨状孔附近,如前鼻棘过突妨碍义齿就位,可凿平。

（3）黏膜片缝合时,要在唇颊沟底处与黏膜瓣边缘固定好,形成新的高度。

（4）移植黏膜片固定时的压力要均匀。防止局部坏死。

（5）10 天拆除缝线。2 周后拆除固定,即可作永久义齿修复。

（6）切取的移植片应稍大于受植创面,补偿术后收缩。

（7）尽量前伸唇颊沟,补偿术后收缩。

（8）牙槽嵴完全萎缩的病例不适用于此手术。

（9）术后流质食物 7 天,术后抗生素预防感染,含漱剂漱口。

（四）下颌黏膜或皮片移植唇颊沟加深术

1. 适应证

（1）牙槽嵴萎缩导致过浅唇颊沟。

（2）肌肉附丽过高所致。

（3）局部组织增生或外伤瘢痕导致黏膜伸展量不足。

2. 操作与技巧

（1）在唇侧移形沟外的下唇内侧黏膜上作梯形切口。

（2）切开分离:将唇侧黏膜切至黏膜下层,然后沿牙槽嵴向下剥离黏膜下组织。

（3）切断肌纤维:将组织瓣拉起,切断附着于骨膜表面的肌纤维和系带组织,使龈沟加深至合适深度,形成唇颊沟创面。

（4）缝合龈沟:将黏膜瓣缝合于适宜处骨膜上,形成新的唇颊沟底。将切取的游离腭黏膜或断层皮片移植于暴露的唇侧创面上,其周缘与黏膜进行缝合,缝线打包备用。

（5）固定龈沟:将碘仿纱布卷置沟底及皮片上打包加压固定,另一部分缝线（或细不锈钢丝）穿过颏部皮肤,在口外结扎固定以保证形成唇颊沟。

3. 注意事项

（1）保证牙槽嵴顶处的角化龈不被破坏。

（2）注意保护颏神经。

（3）尽量前伸唇颊沟,补偿术后收缩。

（4）移植黏膜或皮片缝合时,要在唇颊沟底处与黏膜瓣边缘固定好。固定移植黏膜片的压力要均匀。

（5）切取的移植黏膜或皮片应大于受植创面,补偿术后收缩。

（6）术后流质食物 7 天,术后抗生素预防感染,含漱剂漱口。

（7）7~10 天后拆除口内碘包,2 周后应行义齿修复,以防止皮片收缩。

二、义齿边缘软组织赘生物切除术

（一）唇颊沟黏膜增生组织切除术

1. 适应证

（1）义齿不密合所致移行沟组织增生。

（2）局部瘢痕组织。

2. 操作与技巧

（1）标划出移行沟底增生组织皱褶的大小及范围。

（2）向外牵拉开唇颊部组织,沿增生物边缘作梭形切口。

（3）用小弯止血钳自一端提起增生物,用 11 号手术刀自黏膜下层完全剥离增生物。

（4）掀起黏膜瓣,切除增生组织。

（5）切口自中点起对位间断拉拢缝合。

3. 注意事项

（1）若基底附着于沟底,有足够的移行黏膜组织,在其两侧作梭形切口,完整切除。

（2）要注意多保留黏膜,防止过多切除导致移行沟变浅。

（3）术中应保持骨膜完整,避免愈合后瘢痕过大。

（二）牙槽嵴顶增生组织切除术

1. 适应证

（1）多年戴用的不良修复体压迫骨吸收,导致牙槽嵴顶软组织增生。

（2）拔牙后戴用的即刻义齿未能重新修整者。

（3）多年的松动牙导致牙槽骨严重吸收,牙龈组织炎性增生。

2. 操作与技巧

（1）沿牙槽嵴顶增生组织边缘楔形切除病变,保留骨膜。

（2）若牙槽嵴顶骨锐缘明显,应同时作骨尖修整。

（3）间断缝合创缘。

3. 注意事项

（1）注意勿切除过多,不能拉拢缝合。

（2）应保持骨膜完整,避免骨面暴露。

第四节 唇（颊）系带延长术

一、适 应 证

1. 唇系带附着点接近于剩余牙槽嵴顶。

2. 系带附着于中切牙间,存有过大间隙者。

3. 需要关闭牙列间隙的矫正者。

4. 唇系带过短,影响上唇活动者。

5. 突出的系带影响义齿的稳定和就位者。

6. 引起疼痛和溃疡的无牙𬌗配戴义齿者。

7. 突出的系带易引起义齿边缘相应部位易折断者。

8. 老年患者失牙后因牙槽嵴吸收过多,而附丽过低影响义齿固位者。

9. 系带接近于种植体周围组织,预防牙龈增生或种植体周围炎。

二、操作与技巧

(一) 菱形切除术

1. 用拇指和示指将唇向上方牵引,或用口镜、拉钩代替。

2. 在系带两端做梭形切口,并相交于系带附着的唇侧端和牙槽嵴端。

3. 自唇侧端锐性剥离并切除系带的纤维结缔组织,松解并自骨面剥离鼻嵴和牙槽嵴处的附着,一并切除。

4. 从创面中段开始间断对位缝合。牙槽嵴处无需拉拢缝合。可用碘仿纱条覆盖创面,或开放创面,使其二期愈合(图 13-4)。

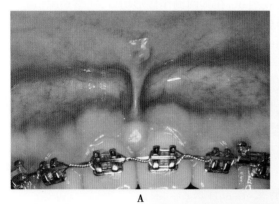
A

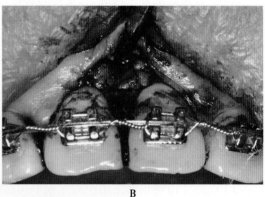
B

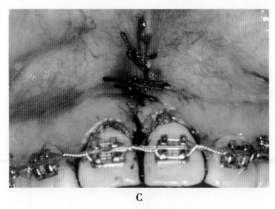
C

图 13-4 唇系带延长术
A. 唇系带外观;B. 菱形切口,一并切除中切牙间隙纤维附着;C. 切口缝合
(北京大学口腔医学院 王恩博供图)

（二）"Z"成形术

1. 用拇指和示指或用口镜、拉钩将唇牵开。

2. 自系带上端附着处开始自上而下垂直切开黏膜，在黏膜下向各方向潜行分离。

3. 在垂直切口的上端，做与该切口成约60°角的切口。再在垂直切口的下端，反向作与上端横向切口平行且长度相等的切口。形成Z形的两个对偶三角瓣（见图10-5）。

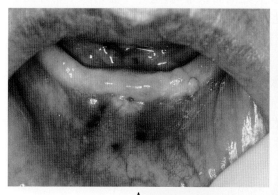
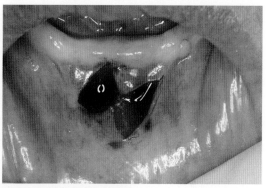

图 13-5 唇系带延长术

A. 唇系带外观；B. "Z"字形切口；C. 切口缝合

（北京大学口腔医学院 王恩博供图）

4. 用神经钩或小镊子拉起两个瓣尖，用小圆刀或眼科弯剪将瓣自骨膜上充分分离。

5. 交叉换位两个三角组织瓣后，瓣与切缘间断缝合（图13-5）。

（三）"V-Y"成形术

（1）用拇指和示指或用口镜、拉钩牵开上唇。

（2）牵起系带，在其两侧沿纤维走向切开黏膜，形成"V"字形切口，两侧切口相交尖端止于系带龈附着处。

（3）提起系带尖端，用组织剪沿骨膜上层面锐性分离并向上推移V形瓣，切口两侧黏膜下同时行潜行分离。

（4）将推起的V形瓣尖置于移形沟底处，使待缝合的切口呈Y形，牙槽黏膜处切缘间断对位缝合。将V形瓣缝合于骨膜上。牙槽黏膜若不能拉拢缝合，则暴露令其二期愈合。

三、注 意 事 项

1. Z 成形术水平切口的长度约为垂直切口的 2/3。其成角可随切口的长度而改变。

2. 术中应保证完全切除系带纤维,通过提拉上唇可明显地显示突出的系带纤维组织。

3. 因正畸需要而切除附着过低近于切牙乳头处的唇系带时,应尽可能切除中切牙间隙处的纤维结缔组织。但目前没有证据表明此法更能有效地防止复发。

4. 浸润麻醉时的注射部位应尽量深些,剂量不必过多,尽量减少系带的肿胀,影响对切除深度的判断。

5. 对义齿修复的患者在系带切除时,注意前鼻棘的位置。如过突的前鼻棘,可适当去除突出部分,保证义齿边缘的伸展。

6. 缝合时要保证创缘对位一致。避免错位愈合,影响上唇美观。

7. 漱口水含漱,保持口腔清洁。

8. 术后 7 天拆线。

第五节　舌系带延长术

一、适 应 证

1. 影响义齿修复者。

2. 影响舌尖运动者。

二、操作及技巧

1. 在舌尖处穿引缝线或用巾钳向上牵引舌体,拉紧系带。

2. 用小弯剪从系带上附着处起梭形剪除系带纤维至下附着舌肌平面止。剪开的创面呈菱形。

3. 或用两把弯止血钳分别夹住系带附着的两端,两钳尖相对接触。用小弯剪紧贴钳外侧面剪除两钳间的黏膜和系带纤维组织。

4. 锐性分离系带舌腹附着处,切除系带。

5. 若颏舌肌附着近于牙槽嵴顶,潜行分离黏膜下组织后,用小弯止血钳夹住部分颏舌肌,剪断牙槽骨舌侧面上部分肌肉,肌肉断面予以结扎。

6. 先取切口中点处缝合,再向两侧间断缝合(图 13-6A ~ D)。

三、注 意 事 项

1. 切开分离时要避开下颌下腺导管口。

2. 切口不宜过深,避免接近舌腹面和口底肌肉,引起出血。

3. 缝合时最好先从切口中间开始缝,再向两端对齐切口,避免错位缝合。

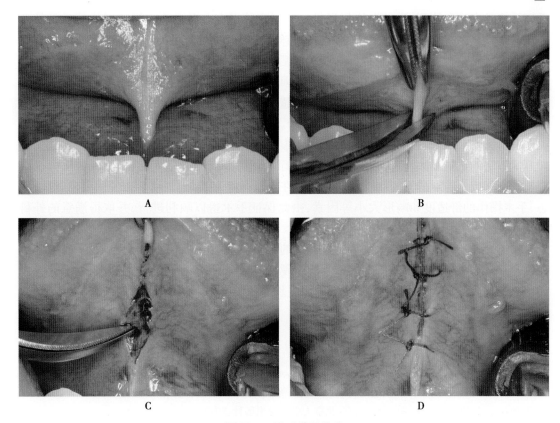

图 13-6 舌系带延长术

A. 唇系带外观;B. 菱形切口;C. 锐性分离部分附着舌肌,充分松解;D. 切口缝合

(北京大学口腔医学院 王恩博供图)

4. 因系带短影响发音需做的手术。系带应完全松解,必要时潜行分离部分舌肌。要保持切口两端深度一致。

5. 要从钳夹组织的外侧面切除组织,不能切除内侧面,以免引起组织坏死。

6. 术后 7 天拆线。

第六节 热点及展望

1. 21 世纪修复前外科的目标是依据支持和保存机制,构建功能性生物平台,实施修复重建而非导致骨或组织的丧失,保持局部功能的稳定,维系好相应的组织结构,以期取得满意的修复效果。

2. 随着种植学、骨牵引技术和引导骨再生技术的发展,既拓展了义齿修复的治疗空间,也提升了义齿修复的治疗水平,极大地改善了无牙𬌗患者的义齿就位难问题。治疗观念和方式的改变也促使牙槽外科医师要更新治疗理念,从单纯的以改善软组织状态为义齿贴合转变到以改善硬组织条件为种植修复作准备,由义齿修复前外科向种植修复前外科的方向转化。

3. 种植技术的发展更加强调牙槽骨保存的重要性,传统牙槽骨整形术的替代选择是维系好牙槽骨高度和体积，为义齿修复提供一个稳定的平台。现已不再强调对拔牙后骨外形常规修整，更倾向于对牙槽骨及其骨膜血供的保护，用以增强和保护未来的骨量。牙槽外科医师在拔牙时就要有将所有的拔牙窝视为日后种植体骨床的理念。无论因何种原因拔牙，在每一步都要考虑如何更好地保存牙槽骨。因此，在治疗方式的选择上，更应选择微创化的治疗方法，例如：牵引拔牙、微动力系统拔牙、超声骨刀拔牙等方法。

4. 治疗的效果不应仅限于义齿修复本身，牙槽外科医师还应丰富对治疗手段的选择，关注麻醉方法对治疗效果的影响。良好的修复计划未能取得满意的效果，部分原因还在于对麻醉方法的选择不太合适。尽管多数的治疗可在局部麻醉下完成，但牙槽外科医师也要有镇静麻醉或全身麻醉下控制手术的意识。在选择麻醉方式时，要结合患者的要求、健康状态、手术操作的舒适度和畸形大小等因素，由此保证手术得以顺利进行，并取得满意的外科效果。

5. 今后，组织工程化将会颠覆我们既有的修复观念，组织培养、生长因子、基因工程等微创治疗技术的发展定会改善义齿修复的软硬组织结构，使治疗更加自如和多样化，有理由相信会使更多的患者受益，并使修复的效果更加满意。

（王恩博）

参 考 文 献

1. Hupp JR. Contemporary oral and maxillofacial surgery. 6th ed. St. Louis：Elsevier，MOSBY，2014

2. Michael miloro. Peterson. 口腔颌面外科学. 第 2 版. 蔡志刚，主译. 北京：人民卫生出版社，2011

3. 张震康. 口腔颌面外科学. 第二版. 北京：北京大学医学出版社，2013

4. Lars Anderson. Oral and maxillofacial surgery. Wiley Blackwell，2010

5. Fragiskos D. Fragiskos. Oral surgery. New York：Springer，2007

第十四章 牙槽外科与其他学科交叉与合作

第一节 牙槽外科与正畸交叉合作

概 述

正畸简言之是矫正牙齿,解除错牙合畸形的过程,使牙齿在生理移动范围内进行移动,同时伴有牙周和牙槽骨组织的改建。但这一过程在临床是一个漫长的过程,需要患者较长时间等待。如何通过牙槽外科的手术,加速正畸牙的移动,是目前临床研究的一个热点。

一、埋伏阻生牙的正畸牵引治疗

阻生牙埋伏易造成牙合畸形,明显影响患者的美观及功能,严重者还会引起邻牙的松动、牙根吸收等。因此,将埋伏阻生牙齿矫治到正常位置,恢复牙列的生理形态非常有意义。

埋伏牙的治疗方法中,最常用的治疗方法是外科开窗联合正畸矫治。而外科手术可分为开窗导萌及闭合导萌术。前者直接暴露埋伏牙牙冠的一部分,粘接正畸附件牵引。后者是指通过翻瓣去骨暴露埋伏牙,粘接附件后复位软组织瓣,该种牵引方式类似牙的自然萌出过程,利于牵引后牙周附着的正常形成。近年来,正畸技术的发展,尤其是高性能弓丝和微种植体的应用,配合外科手术,往往能取得满意的疗效,大大提高埋伏牙的保留成功率。

埋伏牙正畸助萌牵引(图 14-1 ~ 14-6)。

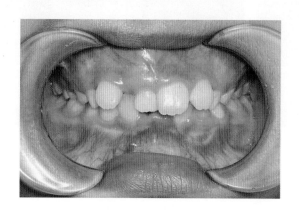

图 14-1 口内照片
显示 11 未萌出,处于混合牙列期(上海交通大学附属第九人民医院 马志贵供图)

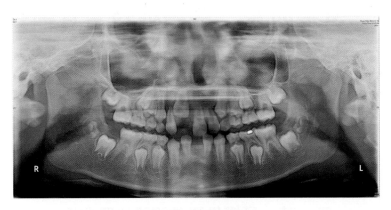

图 14-2　曲面体层片

示右上 1 高位埋伏(上海交通大学附属第九人民医院　马志贵供图)

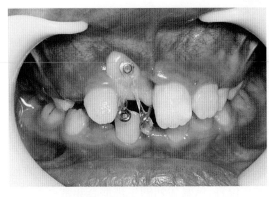

图 14-3　口内照片

外科开窗,暴露牙面后粘接牵引装置(上海交通大学附属第九人民医院　马志贵供图)

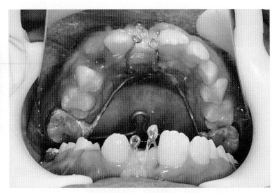

图 14-4　上颌照片

使用口内强支抗。图中显示导杆式装置安放就位,导杆的末端钩作为支撑点牵引 11(上海交通大学附属第九人民医院　马志贵供图)

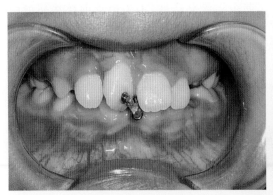

图 14-5　口内照片

治疗中,11 逐渐𬌗向移动(上海交通大学附属第九人民医院　马志贵供图)

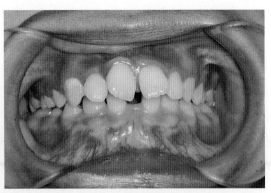

图 14-6　口内照片

治疗结束,11 牵引至接近正常位置(上海交通大学附属第九人民医院　马志贵供图)

二、下颌第三磨牙正畸牵引

下颌第三磨牙埋伏阻生是牙槽外科中最常遇到的问题之一。当阻生牙牙根与下牙槽神经管关系密切时（图14-7、14-8），直接拔除可能导致下牙槽神经损伤，引起下唇暂时或永久性麻木。应用正畸牵引技术（图14-9、14-10），使牙根脱离神经管后予以拔除则可以成功避免此类风险（图14-11、14-12）。

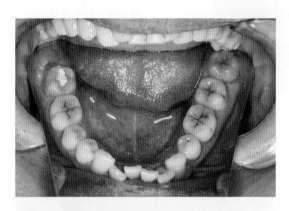

图14-7　下颌照片
48水平阻生（上海交通大学附属第九人民医院　马志贵供图）

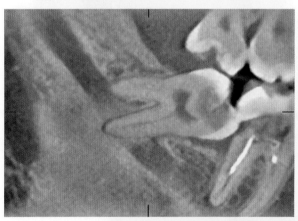
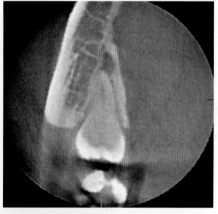

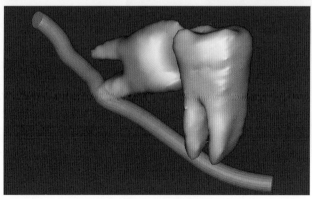

图14-8　影像学检查
CBCT显示48牙根与下颌神经管接触（上海交通大学附属第九人民医院　谢千阳供图）

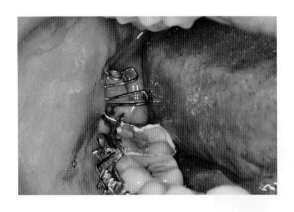

图 14-9　口内照片
推过三曲推簧后移 48（上海交通大学附属第九人民医院　马志贵供图）

图 14-10　口内照片
竖直簧直立 48，支抗装置含舌弓及
43～48（上海交通大学附属第九人民
医院　马志贵供图）

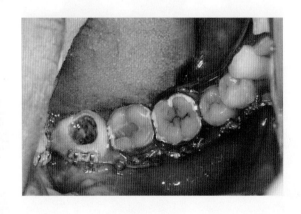

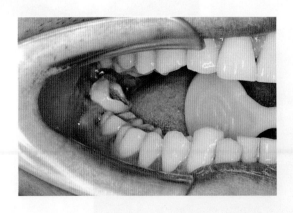

图 14-11　口内照片
治疗结束，通过牵引，48 明显伸长，
松动度增加，使得拔牙过程迅速、疼
痛减轻（上海交通大学附属第九人民
医院　马志贵供图）

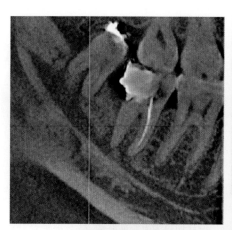
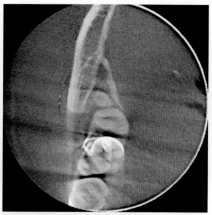
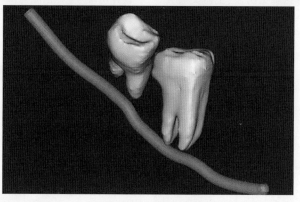

图 14-12　影像学检查
CBCT 证实 48 完全脱离下颌神经管的接触(上海交通大学附属第九人民医院　谢千阳供图)

三、加速正畸牙移动的牙槽骨皮质切开术

　　传统正畸治疗中,牙齿移动速度较缓慢通常是影响矫治过程长短的主要因素。加速牙移动一直是口腔医学领域一项重要课题。1159 年,Kole 等首先发现使用骨皮质切开术联合根尖下截骨术的方法能够加速正畸牙移动,他认为通过物理减阻的方法去除骨皮质阻挡,可以使得目标牙及周围的骨块形成一个与相邻牙槽骨仅有部分松质骨相连的整体,在正畸力的作用下加速移动。2001 年,Wilcko 介绍了一种被称为"加速成骨正畸"(accelerated osteogenic orthodontics,AOO)或"牙周加速成骨正畸"(periodontally acceleratedosteogenic orthodontics,PAOO)的新方法。与 Kole 的方法不同,Wilcko 并没有切透牙齿周围的牙槽骨形成"牙骨块",仅在颊侧骨板上围绕目标牙的牙根形成线状和点状的骨创以去除骨皮质,并在骨表面放置可吸收的植骨材料以增加骨量,同样起到了加速牙移动的目的。使用 PAOO 技术可以使牙移动速度达到原来的 3 ~ 4 倍。

　　因此,加速正畸牙移动的牙槽骨皮质切开术是正畸领域的新方向,能帮助正畸医师克服许多成人正畸的限制。相对传统正畸治疗,能缩短疗程,降低治疗风险并增加正畸治疗后的稳定性。

　　槽骨皮质切开术病例(图 14-13 ~ 14-18)。

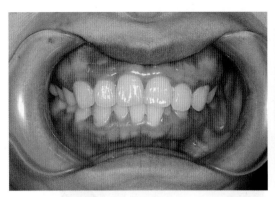

图 14-13　口内照片

治疗前双侧上颌尖牙区根型明显(上海交通大学医学院附属第九人民医院 马志贵供图)

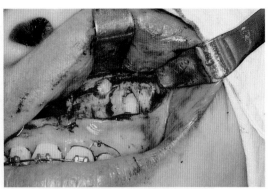

图 14-14　口内手术照片

设计切口为上颌前庭沟,23 牙根见骨开窗(上海交通大学医学院附属第九人民医院 杨驰供图)

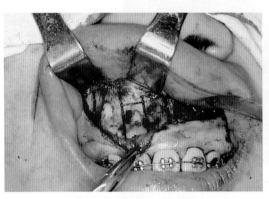

图 14-15　口内手术照片

超声骨刀行骨皮质切开术(上海交通大学医学院附属第九人民医院 杨驰供图)

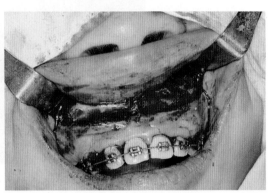

图 14-16　口内手术照片

完成植骨术(Bioss 骨粉)及生物膜覆盖(BioGide 胶原膜)(上海交通大学医学院附属第九人民医院 杨驰供图)

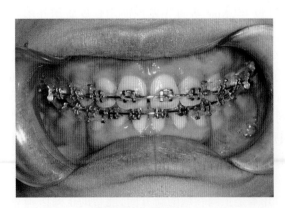

图 14-17　口内照片

治疗后期,双侧尖牙区根型改善(上海交通大学医学院附属第九人民医院 马志贵供图)

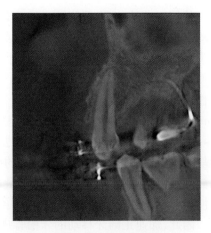

图 14-18　CBCT 检查

治疗后 12 个月,CBCT 示 23 唇侧骨质丰满(上海交通大学医学院附属第九人民医院 马志贵供图)

第二节　牙槽外科与口腔种植交叉与合作

概　　述

在绝大多数情况下,口腔种植手术前必须经过牙槽外科的手术,如拔牙、牙槽骨的骨增量手术等。可以说,牙槽外科是口腔种植的基础。而随着口腔种植学的发展,出于对牙槽骨量保存的重视,促进了牙槽外科的发展,带来了许多新的理念和技术,如微创拔牙、拔牙位点的保存等。因此,牙槽外科与口腔种植学是密切相关、相辅相成的。

一、微　创　拔　牙

传统的口腔颌面外科教材中对于拔牙的叙述,着眼于如何拔除病灶牙,如重视唇侧翻瓣去骨取根、强调拔牙后拔牙窝复位等等,而未过多重视对牙槽嵴外形及软组织的保存。这些操作在日后种植修复中就会产生牙槽嵴高度和宽度的降低及软组织退缩的问题,易发生种植时牙槽嵴骨量不足,需要进行骨增量手术及软组织移植手术的情况。因此,出于对日后种植修复的考虑,即为日后种植创造理想的牙槽嵴骨量,需要在拔牙的时候就注意尽可能保留原有的牙槽嵴形态及软组织。微创拔牙强调最大限度地保存牙槽骨及其周围的软组织,运用特殊的工具和器械拔除患牙,术中尽可能不翻瓣,尽量避免损伤患牙以外组织,保持残余牙槽窝骨量,保留原有牙槽窝的形态,减少术后牙槽骨骨壁吸收。微创拔牙涉及两个方面:生理微创和心理微创。首先是通过使用微创拔牙的工具和器械,减少对组织的损伤,保留健康的牙周组织,维持原有的软硬组织形态。其次,在进行微创拔牙操作时不使用锤击患牙以增加间隙的操作,减少患者对治疗恐惧的心理,使患者能够接受后续的治疗。

（一）微创拔牙的优点

1. 微创　使用精细器械,在拔牙过程中,减小对牙槽骨的损伤,有利于同期或后续的种植和修复治疗。

2. 愈合快、并发症少　术中创伤小,术后肿胀和疼痛反应相应减小,术后组织愈合快,减少或减轻术中术后并发症的发生。

3. 不适用敲击增隙,减少患者恐惧和不适感。

（二）微创拔牙的要求

1. 需要配备专用器械。

2. 需要进行微创手术的培训,操作时间相对较长。

目前临床上使用较多的、较为经典的微创拔牙器械如瑞典 Direta 公司的 Luxator 系列微创拔牙刀（图 14-19）,是通过薄而锋利的刀刃,插入牙周膜间隙,通过切割牙周膜韧带,增大牙周膜间隙

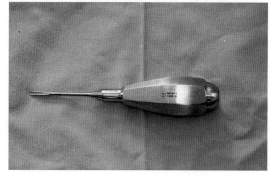

图 14-19　微创拔牙刀实物照
（上海交通大学医学院附属第九人民医院　钱文涛供图）

来拔除病灶牙(图14-20),其原理类似原来牙挺使用轮轴及楔的原理,但使用时禁忌使用杠杆原理,避免造成器械的折断。但是,即使使用微创拔牙刀,在使用时也不可避免会对拔牙窝的骨壁产生一个挤压力,特别在前牙区会加速较菲薄唇侧骨壁的吸收。为此,出现了以Benex拔牙器为代表的微创拔牙器械(图14-21),利用牵引力直接将病灶牙从牙槽窝内拔出(图14-22),从而最大程度地保存了拔牙窝的形态。

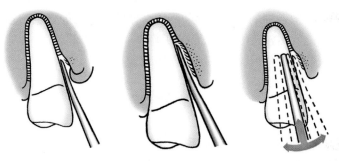

图14-20 微创拔牙刀拔牙示意图
(上海交通大学医学院附属第九人民医院 钱文涛供图)

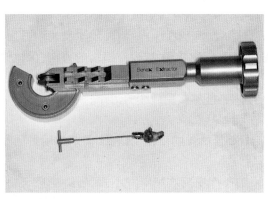

图14-21 Benex拔牙器实物图
(上海交通大学医学院附属第九人民医院 钱文涛供图)

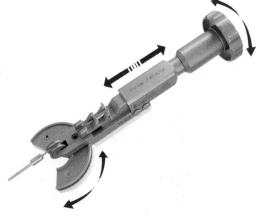

图14-22 Benex拔牙器使用示意图
(上海交通大学医学院附属第九人民医院 钱文涛供图)

二、拔牙位点的保存

天然牙槽嵴和牙龈解剖形态的保存或重建,是达到理想修复治疗结果的先决条件。拔牙后,牙槽嵴发生不可逆性吸收,同时带来牙龈退缩的问题,这对种植修复效果产生不利影响。虽然有多种外科技术可以进行骨增量和软组织增量,但难以实现牙槽嵴的高度的恢复。因此,带来了一个新的理念,即拔牙位点保存,或称牙槽嵴保存。拔牙位点保存是在拔牙同期,在拔牙窝内移植生物材料,减缓或阻断拔牙后牙槽嵴的吸收及牙龈的萎缩,来达到维持牙槽嵴的高度,为软组织提供支持,即最大程度保留拔牙区软硬组织的天然形态。

（一）拔牙位点的保存技术临床操作程序

1. 术前评估，通过临床和影像学检查，制订治理计划。

2. 微创拔牙，拔牙窝清创。

3. 在拔牙窝内用植骨材料充填，用生物材料或游离腭部黏膜缝合覆盖拔牙窝，将植骨材料与拔牙窝隔绝。避免使用冠向瓣推进缝合拔牙窝，这会带来膜龈联合的改变，前庭沟变浅，需要后期手术纠正。

4. 过渡义齿修复。在前牙区可考虑使用过渡义齿修复。

5. 延期种植修复。

植骨材料充填的目的是为空虚的拔牙窝提供支撑，防止拔牙窝的塌陷，同时具备一个支架作用，作为拔牙窝愈合过程中的成骨细胞贴附及成骨支架，有利于新骨的长入。

（二）植骨材料应该满足的条件

1. 良好的生物相容性。

2. 能够与新骨组织完成融合。

3. 不影响骨与牙种植体之间的骨结合。

4. 植骨材料的吸收速率和新骨形成速率相协调。

5. 具有骨引导和骨诱导作用。

6. 植骨材料降解或溶解后产物不应引起炎症或免疫反应。

7. 异体或异种骨不应引起交叉感染。

目前临床无明确的拔牙窝植骨材料的规定，临床实验研究也表明目前暂无理想的拔牙窝植骨材料。处于减少创伤及避免第二术区的考虑，拔牙位点保存很少使用自体骨，多使用异种骨、异体骨或人工合成材料，目前临床使用较多的为 Bio-oss、Bio-Collagen、磷酸三钙等。

在前牙区美学种植修复时，拔牙位点的保存尤为重要，通常可以减少或避免在拔牙窝愈合之后再次使用额外的牙槽骨重建手术。

拔牙位点保存病例（图 14-23～14-27）。

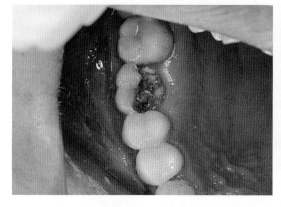
图 14-23　口内照片
16 残冠，腭侧缺损至龈下，无法保留（上海交通大学医学院附属第九人民医院　张瑛供图）

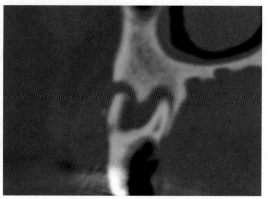
图 14-24　影像学检查
术前 CT 显示根尖阴影，颊侧骨壁缺失（上海交通大学医学院附属第九人民医院　钱文涛供图）

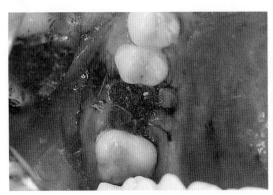

图 14-25　上颌照片
微创拔牙后,拔牙窝充填植骨材料,表面覆盖
胶原物,缝合(上海交通大学医学院附属第九
人民医院　张瑛供图)

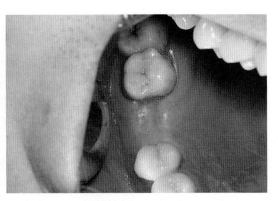

图 14-26　上颌照片
术后 6 个月后复查,拔牙窝愈合良好(上海交
通大学医学院附属第九人民医院　张瑛供图)

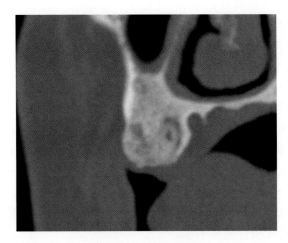

图 14-27　影像学检查
CT 显示拔牙窝愈合良好,牙槽嵴宽度和高度得以保持
(上海交通大学医学院附属第九人民医院　钱文涛供图)

三、牙槽骨不足的修复

　　由于拔牙手术本身、根尖炎症及牙槽骨的自然吸收等因素的影响,造成种植修复前易出现牙槽骨量不足——牙槽嵴高度和宽度不足的情况,影响种植成功率及治疗效果。为解决该问题,引导骨组织再生技术(guided bone regeneration,GBR)、上置法植骨(Onlay bone graft)、牵引成骨等修复牙槽骨骨量不足的技术应运而生。

(一)引导骨组织再生技术

　　引导骨组织再生技术是从牙周的引导组织再生技术衍变而来,其原理是:在骨缺损处,利用生物屏障膜来维持手术建立的空间,并借此阻挡增殖速度较快的上皮细胞和成纤维细胞长入,保证增殖速度较慢的成骨细胞和血管的长入,来获得良好的成骨结果。

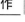

1. GBR 技术细节指导

（1）生物屏障膜完全封闭缺损区。

（2）生物膜屏障下维持足够的成骨空间。

（3）植骨区保持良好的稳定性。

（4）植骨床应具有良好的成骨能力。

2. 引导骨再生成骨的组织学过程，分三阶段：

（1）编织骨形成阶段：成骨细胞伴随再生的毛细血管由骨床长入生物屏障膜封闭的植骨区，增殖、分化，形成编织骨，快速充盈植骨区，为进一步成骨建立良好的支架。

（2）板层骨沉积阶段：在编织骨周围沉积板层骨，增强新生骨的强度。

（3）新生骨改建阶段：新生骨进入改建期，形成哈佛式系统，最终改建为成熟骨组织。

3. 生物屏障膜的种类

（1）不可吸收膜：常用钛膜，e-PTFE 膜（聚四氟乙烯膜）。

（2）可吸收膜：胶原膜，代表是 Bio-Gide 膜和国产胶原膜。

4. 植骨材料的种类与特点

（1）自体骨（autogenous bone graft）：通常取自颏部、下颌骨升支、上颌结节、前鼻棘、颅骨外板、髂骨等部位。成骨效果可靠，被作为评价植骨材料的金标准。主要缺点：取骨范围有限；需要开辟第二术区。

（2）同种异体骨（allogeneic bone graft）：取材于同一种群、其他基因个体的骨组织，通常采用冻干或脱钙冻干等方法，特点：保留了骨基质蛋白，具有一定的骨诱导作用。缺点：存在交叉感染风险。

（3）异种骨：取材于其他种群，例如去蛋白牛骨矿物质，其具有良好的多孔性、较大的表面积以及与天然骨类似的无机矿物质组成，特点：表现出良好的骨引导性。治疗作用可靠。

（4）异质骨：是一类人工合成或自然界存在的无机、惰性材料，例如羟基磷灰石、磷酸三钙、生物玻璃等。特点：来源广泛、无交叉感染风险。缺点：缺乏大样本、长期的临床研究证据。

GBR 植骨病例（图 14-28 ~ 14-33）。

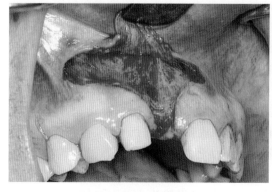

图 14-28　口内照片
11 牙槽嵴根中凹陷，无法直接种植（上海交通大学医学院附属第九人民医院　张瑛供图）

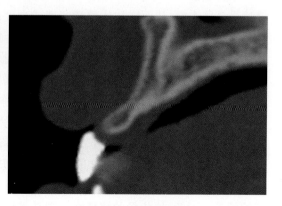

图 14-29　影像学检查
CT 示 11 牙槽嵴狭窄（上海交通大学医学院附属第九人民医院　钱文涛供图）

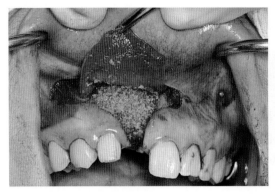

图 14-30 口内照片
11 唇侧牙槽嵴表面处理后植入植骨材料(上海交通大学医学院附属第九人民医院 张瑛供图)

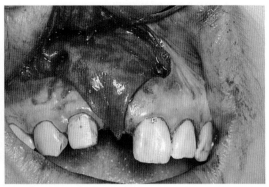

图 14-31 口内照片
植骨材料表面覆盖生物膜,钛钉固定(上海交通大学医学院附属第九人民医院 张瑛供图)

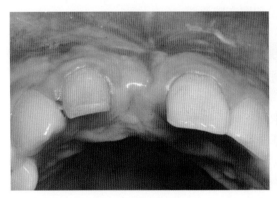

图 14-32 口内照片
6 个月后复查,11 唇侧形态饱满(上海交通大学医学院附属第九人民医院 张瑛供图)

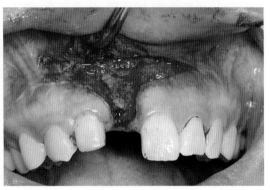

图 14-33 口内照片
11 唇侧植骨区成骨情况良好(上海交通大学医学院附属第九人民医院 张瑛供图)

(二) 上置法植骨

上置法植骨(onlay bone graft),又称为外置式植骨或贴面式植骨,是将移植材料置于牙槽嵴受骨区表面,从而增加牙槽嵴宽度或高度的骨移植技术。上置法植骨术在口腔种植外科领域主要用来增高并重建严重吸收的上下颌骨以及一些表面的颌骨骨缺损,为种植修复技术的应用铺平了道路。最早的上置法植骨技术是应用自体骨进行移植,自体骨因其具有良好的骨传导性、诱导性和成骨能力且无传播疾病的危险而被认为是骨移植的金标准。新鲜自体骨含有活的成骨细胞和具有诱导成骨作用的骨形成蛋白(bone morphogenetic protein,BMP)以及无免疫排斥反应,既具有骨诱导能力,又具有骨传导能力,骨愈合迅速,是国内外几十年来研究最多的移植材料。虽然颗粒状/粉状/碎片状骨具有表面积大、再血管化及骨改建速度快、易降解矿化等特点。但是因其颗粒易流失,无法保证整体形态,且吸收快无法保证种植体稳定性,多用于充填少量的骨缺损,而不适在上置法植骨技术中用来修复严重萎缩的颌骨。因此,块状骨的移植在上置法植骨术中的应用显得极为重要。自体骨块移植的供骨部位一般由缺骨的量决定,如果需骨量较多,可选用髂骨,也有颅骨、胫骨等。如果需骨量相对较少,可选择口内邻近区域供骨,如颏部、下颌骨外斜线、下颌升支以及下颌阻生齿拔除时的拔牙窝取骨等。

1. 块状骨上置法植骨术的细节处理　首先考虑到不可避免的骨吸收,移植骨块量的选择要遵循矫枉过正原则,即植入的骨块要稍大于缺损的骨量。移植骨材料的要求:重建严重吸收的上颌骨或下颌骨,可用多个长方块状或马蹄型的移植骨块整体修复,部分的牙槽骨吸收可以用自体块状骨或人工块状骨,同时进行间隙处理,填充自体碎骨或人工骨粉如 Bio-oss等。保证移植材料固定是骨结合的关键因素,可选用长钛钉或可吸收螺钉固定移植骨块,或者钛网固定等方法。

2. 并发症　植骨术存在相应的并发症。对于从升支或者下颌骨联合处取骨部位可能产生的手术并发症包括神经和软组织结构损伤、出血及移植骨骨折和下颌骨骨折(很少)。术后的并发症包括牙关紧闭、血肿、肿胀、感觉丧失(通常是暂时的)、骨质流失、切口裂开。创口的裂开会导致纤维愈合或不愈合,引起感染,造成植骨块会部分或全部吸收,因此必须让植骨床具有足够的血供、良好的软组织覆盖,必要时进行潜行分离,松弛切口。应注意修整移植骨块外形与植骨区的锐利边缘,使其圆钝,以免刺伤黏膜,并在术后适当应用抗生素预防伤口感染并加强口腔护理。从下颌骨联合处取骨还可能引起额外颏/舌下动脉损伤、下前牙牙髓失活等风险。

上置法植骨病例(图 14-34、14-35)。

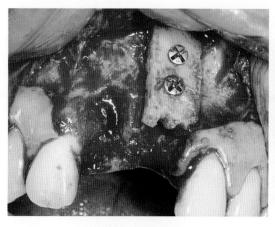

图 14-34　口内照片
21 唇侧 onlay 植骨,钛钉固定(上海交通大学医学院附属第九人民医院　张瑛供图)

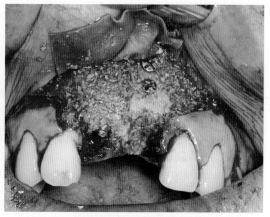

图 14-35　口内照片
11、21 唇侧植骨材料充填,覆盖可吸收胶原膜(上海交通大学医学院附属第九人民医院　张瑛供图)

四、即刻种植

即刻种植是指在病灶牙拔除后在拔牙窝内即刻植入种植体的一种种植方式。即刻种植的优点在于缩短了治疗周期,将种植时间提前至拔牙后,大大缩短了种植修复前等待时间,可减少因牙槽骨吸收造成种植区骨量不足而需进行二期植骨手术的可能。通过微创拔牙等手段尽可能保存原有牙槽窝的形态,进而通过维持牙槽骨硬组织形态来为牙龈软组织提供支撑,使得修复后美观及功能有更胜一筹的效果。

目前,随着人们对即刻种植认识的提高,已有众多基础与临床研究证明,即刻种植与常规种植有着相近或相同的植体生存率。但即刻种植的手术风险和难度较常规种植更大,故诸多种植医师对之望而却步。首先,由于拔牙窝的不规则,和种植体的形态是不匹配的,因此植入种植体后种植体与拔牙窝内存在间隙,需要植入植骨材料来充填间隙,而且拔牙窝的不规则给即刻种植手术带来难度,经常发生种植体植入拔牙窝后位置偏唇、颊侧,造成修复难度加大及美学修复的困难;其次,若骨量不够需要同期植骨时,常常由于软组织的缺乏使得难以达到无张力关闭窗口,需要唇(颊)侧组织瓣冠向推进,使得牙龈黏膜的位置发生改变,造成附着龈的变窄及前庭沟变浅,带来美学和牙周问题;再者就是在前牙美学区种植由于牙龈退缩的可能存在美学风险。故即刻种植对临床医师的手术经验和技巧要求更高,这也是即刻种植病例属于复杂病例的原因之一。但随着生物材料和手术器械的发展与改进,专为即刻种植设计种植体的出现、即刻种植后软组织的关闭、种植体的位置等问题逐步得到了解决,因此即刻种植的意义再次得到认同。因此,在把握合适适应证的前提下,即刻种植应由经验丰富、手术技术娴熟的医师开展进行。和常规种植相比,即刻种植对牙槽骨的保存有着重要的临床意义,这与种植后的美学修复效果密切相关。适应证的选择主要是依据对风险的评估,风险低的患者健康状况良好、不吸烟、低笑线、厚龈型、有厚的唇侧骨壁和较充足的垂直向骨量等,而对于吸烟、高笑线、薄龈和严重骨量不足、对种植修复期望高的患者在选择即刻种植手术时需慎重考虑。

(一) 即刻种植的适应证

1. 牙冠折、根折、冠根折后无法保留。
2. 龋病导致的残根残冠无法保留。
3. 准备拔除的患牙同期无急性炎症。
4. 口内余牙因牙周病无法保留,需要拔除。
5. 牙根持续性外吸收、内吸收等。
6. 拔牙窝根尖有充足骨量(拔牙窝根方骨量>2mm)。

(二) 即刻种植的禁忌证

1. 种植区牙槽骨骨折或大块骨缺损,拔牙后根方骨量不足 2mm,无法确保种植体植入的初期稳定性。
2. 牙周病患者牙周治疗未完成。
3. 患牙位置不理想,对殆牙咬合关系不良。
4. 拔牙区域处于急性炎症期。
5. 患者医从性差,自身条件与期望值相差过大。

(三) 术前准备

1. 术前评估

(1) 临床检查:除常规术前检查外,侧重检查患牙及邻牙的牙周状况,检查牙槽骨的吸收程度,检查牙龈厚度类型、饱满度和龈乳头等。

(2) 影像学检查:根尖片、全口牙位曲面体层 X 线片、螺旋 CT 或 CBCT 检查。

检查内容包括:牙根的形态,牙体长轴方向,评估拔牙的难易程度,唇颊侧牙槽骨壁的厚度、高度、牙槽窝的宽度,牙槽窝与邻牙牙根的距离,牙槽窝根方剩余的牙槽骨的骨量等,拔牙窝根方与鼻底、上颌窦、神经管等结构的距离关系,根方剩余骨量大于 2mm 时可考虑即刻种植,否则难以获得足够的初期稳定性。

（3）种植体选择:一般选择根形骨水平种植体,或者选择有自攻能力的骨水平种植体。同时,为获得较好的初期稳定性,一般选择较牙根更长的种植体,在前牙区,由于在植入术后需要植骨,为了植骨间隙的需要,一般建议使用直径较小的种植体,应避免使用过宽的种植体。在后牙区,由于拔牙窝较大,一般可使用较宽的种植体,但仍需注意种植体与颊侧骨壁之间需要保留一定的间隙以便于植骨。

2. 手术一周前必须完成牙周治疗。术前1小时口服抗生素。

3. 手术步骤

（1）微创拔牙:通过使用微创器械尽可能减少拔牙对牙槽组织的破坏,特别注意对拔牙窝颊(唇)侧骨壁的保护。如在前牙区拔牙时应注意避免唇向摇动脱位,避免拔牙后造成唇侧骨壁的骨折。拔除多根的后牙时可考虑用动力系统分根后逐一拔除,避免传统拔除多根牙时采用摇动脱位对牙槽颊侧骨壁的破坏。拔牙后需对拔牙窝进行仔细清创,用刮匙刮除拔牙窝内的碎片,去除肉芽组织,然后用大量生理盐水冲洗,目的是冲出拔牙窝内残余的肉芽组织、碎屑和异物等,避免种植后感染的发生。

（2）检查拔牙窝:用牙周探针进行探诊,如唇(颊)侧骨壁的完整性,当唇侧骨壁缺失或存在骨窗、骨裂则需考虑翻瓣行 GBR 技术,避免出现因术后牙槽骨萎缩、种植体暴露而导致美学修复的问题的发生。

（3）即刻种植:切口:唇侧骨壁完整,可考虑微创拔牙后无需再行附加切口,植入种植体及骨粉后直接覆盖胶原物或者腭侧黏膜游离瓣缝合。当骨壁缺失或存在骨开窗开裂时,可考虑牙槽嵴顶切口,或者是保留相邻龈乳头的改良牙槽嵴顶切口,切开后翻瓣,植骨后需做到无张力缝合。

（四）创口关闭

1. 松解黏骨膜瓣,唇(颊)侧瓣冠向推进关闭。

2. 移植游离的软组织瓣关闭。

3. 临时义齿即刻修复关闭。

即刻种植病例(图 14-36 ~ 14-42)。

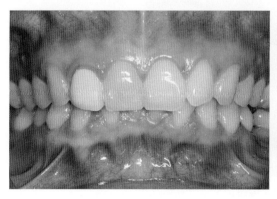

图 14-36　口内照片
11 死髓牙,患者要求行即刻种植(上海交通大学医学院附属第九人民医院　张瑛供图)

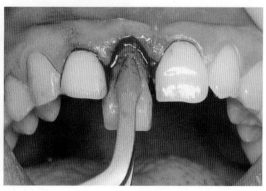

图 14-37　口内照片
微创拔除 11(上海交通大学医学院附属第九人民医院　张瑛供图)

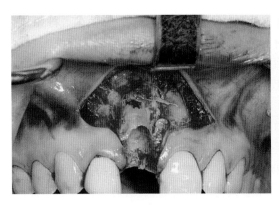

图 14-38 口内照片
翻瓣后唇侧骨壁骨窗缺损(上海交通大学医学院附属第九人民医院 张瑛供图)

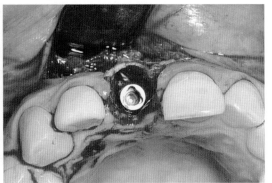

图 14-39 口内照片
11 拔牙窝植入种植体(上海交通大学医学院附属第九人民医院 张瑛供图)

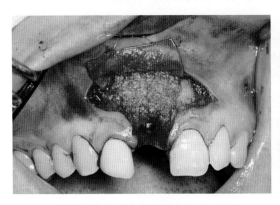

图 14-40 口内照片
11 唇侧使用植骨材料充填覆盖,表面使用可吸收胶原膜覆盖(上海交通大学医学院附属第九人民医院 张瑛供图)

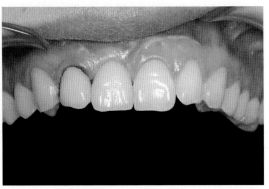

图 14-41 术后照片
11 种植修复完成(上海交通大学医学院附属第九人民医院 张瑛供图)

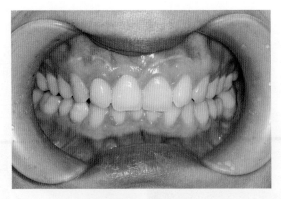

图 14-42 复查照片
术后 1 年复查,治疗效果稳定(上海交通大学医学院附属第九人民医院 张瑛供图)

第三节　牙槽外科与修复科的合作

可参考修复前外科章节相关内容。

第四节　牙槽外科与肿瘤科合作

受恶性肿瘤累及的患牙,单纯拔牙可能会激惹肿瘤并引起扩散,应视为禁忌。

拔牙被认为是引起放射性骨坏死(osteoradionecrosis,ORN)的一个重要危险因素,以下颌骨放射性骨坏死最为常见。而放疗后拔牙会增加 ORN 的发生概率。关于拔牙诱发 ORN 的放射生物学原因,一般认为下颌骨受高剂量(60Gy 以上)的放疗后,骨细胞的再生能力已丧失,一旦遭受拔牙等创伤,骨细胞便在细胞再生分裂时死亡;放疗造成的小动脉内膜炎和区域微循环闭塞,更促进了 ORN 的发生。

头颈部恶性肿瘤放疗后的拔牙常被视为禁忌或谨慎,传统观念认为放疗后 3~6 年以后才能拔牙,3 年内拔牙易诱发 ORN 的发生。同时有牙殆患者 ORN 的发生率是无牙殆患者的 3 倍。为了防止出现放疗后拔牙的情况,国外有学者主张放疗前先拔除所有牙,但其效果并不肯定,因为放疗前拔牙有时也与放疗后发生的 ORN 有关。目前已不主张推荐放疗前拔除所有全口健康牙,对可修复龋齿放疗前也不拔除。也有学者提出 ORN 的发生与拔牙并非必然联系,有学者发现 50% "自发性" ORN 无拔牙史。近期研究证明,放射治疗前的颌骨手术和 ORN 发生相关,同时发现,颌骨手术是导致口咽癌患者发生 ORN 的重要危险因素。解剖研究发现,所有颌骨 ORN 均发生在骨切开部位或颌骨切除术的骨边缘。而仅使用放、化疗结合的口咽癌患者,ORN 的发生率要低很多。

因此,有学者提出放疗后拔牙的观点,认为制订一个放疗后多长时间才能拔牙的时间标准似无实际意义,因为应该拔除的牙即使不拔,也不能阻止骨坏死的发生。牙体或牙周疾病导致的根尖感染或牙周感染本身就可诱发骨坏死和骨髓炎。对此类患者的患牙,建议能保守治疗要尽量保守治疗,可推迟的拔牙尽量推迟,必须拔牙的则不必过多考虑放疗后已多长时间。

不过,需要指出的是,放疗后拔牙创伤造成的 ORN,与放疗前拔牙在放疗后发生的 ORN 相比前者发生率明显高于后者,说明放疗后拔牙手术增加了 ORN 发生的危险性。因此,为了减少放疗后拔牙诱发 ORN 的情况,需采用积极的预防措施。放疗前预防 ORN 措施包括对无法保留牙体龋病、牙周病牙给予拔除,拔牙后修整牙槽嵴和骨尖等,缝合创口,防止拔牙后牙槽骨直接暴露在口腔内等。放疗后需要定期检查口腔情况,发现牙周、牙体、牙髓病变尽早治疗,减少出现拔牙的可能。

一旦放疗后出现需要拔牙的情况,首先考虑照射野放射剂量的问题,当照射剂量超过 60Gy 时代表发生 ORN 的概率很大,需取慎重态度,建议能保守治疗要尽量保守治疗,可推迟的拔牙尽量推迟,必须拔牙的则不必过多考虑放疗后已多长时间。在手术前可采用高压氧及预防性使用抗生素可减少 ORN 的发生。同时可采用少量分次拔牙,拔牙术中采用微创拔牙,尽可能减少拔牙创伤,拔牙后修整牙槽骨及骨尖,缝合创口,术后再辅以抗生素预防感染。

第五节　牙槽外科与牙体牙髓科合作

参考根尖外科章节相关内容。

（杨　驰）

参 考 文 献

1. Kole H. Surgical operation on the alveolar ridge to correct occlusal abnormalities. Oral Surg Oral Med Oral Pathol Oral Radiol Endod,1959,12(5):515-529

2. Wilcko MT,Wilcko WM,Pulver JJ,et al. Accelerated osteogenic orthodontics technique:a 1-stage surgically facilitated rapid orthodontic technique with alveolar augmentation. J Oral Maxillofac Surg,2009,67(10):2149-2159

3. Wilcko WM,Wilcko T,Bouquot JE,et al. Rapid orthodontics with alveolar reshaping:two case reports of decrowding. Int J Periodontics Restorative Dent,2001,21(1):9-11

4. 刘宝林. 口腔种植学. 北京:人民卫生出版社,2011

5. Stefan Lundgren. Bone Reformation:Contemporary Bone Augmentation Procedures in Oral and Maxillofacial Implant Surgery. Quintessence Publishing Co Ltd. ,2008

6. S. Chen,D. Buser. ITI Treatment Guide,Volume 3:Implant Placement in Post-Extraction Sites:Treatment Options. Quintessence Pub Co. ,2008

7. 林野,邱立新,李健慧,等. 上置法植骨技术与种植修复. 中国口腔种植学杂志,2000,5(3):117-118

8. Araújo MG,da Silva JC,de Mendonça AF,et al. Ridge alterations following grafting of fresh extraction sockets in man. A randomized clinical trial. Clin Oral Implants Res,2015,26(4):407-412

9. Lindhe J,Cecchinato D,Donati M,et al. Ridge preservation with the use of deproteinized bovine bone mineral. Clin Oral Implants Res,2014,25(7):786-790

10. Monje A,Monje F,Hernandez-Alfaro F,et al. Horizontal Bone Augmentation using Autogenous Block Grafts and Particulate Xenograft in the Severe Atrophic Maxillary Anterior Ridges. J Oral Implantol,2014

11. Schenk RK. Healing pattern of bone regeneration in membrane-protected defects. A histologic study in the canine mandible. Int Oral Maxillofac Implants,1994,9:13-29

12. Khoury F. Bone augmentation in oral implantology. Berlin:Quintessence,2007,1-24

13. Vignoletti F1,Matesanz P,Rodrigo D,et al. Surgical protocols for ridge preservation after tooth extraction. A systematic review. Clin Oral Implants Res,2012,23(5):22-38

14. Vignoletti F,Sanz M. Immediate implants at fresh extraction sockets:from myth to reality Periodontol 2000,2014,66(1):132-152

15. Jensen OT,Pikos MA,Simion M,et al. Bone grafting strategies for vertical alveolaraugmentation//Miloro M(ed). Peterson's principles of oral and maxillofacial surgery 2nd ed. Hamilton:Decker,2004

16. Simon BI1,Chiang TF,Drew HJ. Alternative to the gold standard for alveolar ridge augmentation:tenting screw technology. Quintessence Int,2010,41(5):379-386

17. 宿玉成. 现代口腔种植学. 北京:人民卫生出版社,2004

18. Bagan JV,Jiménez Y,HernándezS,et al. Osteonecrosis of the jaws by intravenous bisphosphonates and osteoradionecrosis:acomparative study. Med Oral Patol Oral Cir Bucal,2009,14(12):e616-e611

19. Monnier Y,Broome M,Betz M,et al. Mandibular osteoradionecrosis in squamous cell carcinoma of the oral cavityand oropharynx:incidence and risk factors. Otolaryngol Head Neck Surg,2011,144(5):726-732

20. Thorn JJ,Hansen HS,Specht L,et al. Osteoradionecrosis of the jaws:clinical characteristics and relation to the field of irradiation. J Oral Maxillofac Surg,2000,58(10):1088-1093

21. Marx RE,Johnson RP. Studies in the radiobiology of osteoradionecrosisand their clinical significance[J]. Oral Surg Oral Med Oral Pathol,1987,64(3):379-390

22. 邱蔚六.口腔颌面外科理论与实践.北京:人民卫生出版社,1998

23. 王忠和.减少下颌骨放射性骨坏死的新策略.口腔颌面外科杂志,2009,11(4):229-232

24. Shaw RJ,Butterworth C. Hyperbaric oxygen in the management of late radiation injury to the head and neck. part Ⅱ:prevention. Br J Oral Maxillofac Surg,2011,49(1):9-13

25. Nabil S,Samman N. Incidence and prevention of osteoradionecrosis after dental extraction in irradiated patients:a systematic review. Int J Oral Maxillofac Surg,2011,40(3):229-243

26. Wahl MJ. Osteoradionecrosis prevention myths. Int J Radiat Oncol Biol Phys,2006,64(3):661-669

27. Toljanic JA,Ali M,Haraf DJ,et al. Osteoradionecrosis of the jaw as a risk factor in radiotherapy:a report of an eight-year retrospective review. Oncol Rep,1998,5(2):345-349

第十五章　口腔局部病损的诊断和处理

第一节　基 本 原 则

对于一名口腔医师来说,在临床工作中当发现患者口腔内有病损时,应该通过询问病史和详细检查,进行早期诊断或处理。对于从中筛选出的简单或良性病损,由自己在门诊独立完成治疗,从而尽可能减少患者就诊程序;而对那些复杂的或者恶性病损应转诊给经验丰富的医师或者收治入院进行处理,从而使患者在第一时间能得到及时有效的治疗。

一、病 史 询 问

当发现患者存在口腔病损时,首先应该对患者进行详细的病史询问,包括患者的现病史、既往史及全身情况,因为许多口腔病损只是全身系统性疾病在口腔中的表现。另外,了解患者全身情况有助于判断该患者是否能够耐受口腔外科治疗,或者是否需要在心电监护下进行治疗,从而提高临床操作的安全性。现病史主要是了解病损的发生、发展过程。例如:病损出现和持续的时间;病损的大小、形状或颜色有无变化;病损发展速度如何;病损是否引起感觉异常(疼痛、麻木等);病损是否累及周围组织和淋巴结。既往史包括药物治疗、外伤史、饮食习惯、生活习惯以及手术史等,这些信息便于我们发现病因和选择合适的治疗方法。全身情况主要是了解患者是否患有系统性疾病,如高血压、糖尿病、心脏病、血液病,是否怀孕等。

二、临 床 检 查

要对患者口腔病损及其周围组织进行详细检查,并对检查结果进行准确描述和记录,最好辅以简单的图来说明病损的位置、大小以及累及周围组织的情况等。记录包括病损的主要特征,如病损的位置、大小、形态、颜色、质地、是单个还是多个病损、是否溃烂、活动度如何、是否与邻近组织粘连、有无波动感以及相关区域淋巴结情况等。最好使用医学术语及符号对病损进行描述,以便其他人员(包括病理及颌面外科医师)理解。尤其是活检手术后将标本送给病理科时,这些记录将有助于病理科医师作出正确的诊断。

三、影像学检查

在完成病史询问和临床检查后,如果发现病损邻近骨组织或怀疑病损来源于骨组织,就要考虑进行影像学检查。影像学检查可以提示病损是否引起骨组织反应、是否侵蚀骨组织或病损本身就来源于骨组织。根据病损的部位可以选择不同的影像学检查方法,大部分上下颌骨的病损均可通过平片来检查,如根尖片、咬合片和全景片。但有时也会使用 CT(包括 CBCT)和磁共振检查。影像学检查可以明确病损的大小、位置和其他特性。

四、初 步 诊 断

临床医师在完成病史收集并进行了相关临床和影像学检查后,应运用自己所掌握的理论知识和临床工作经验得出初步诊断,然后制订进一步治疗计划。对一个病损单纯进行长期观察而不处理是不符合治疗原则的。当局部刺激被认为是病损原因时,需对病损区域进行保守治疗待其自愈。保守治疗包括磨平尖锐牙尖、义齿缓冲及调𬌗等,但观察时间不能超过 2 周。如果病损确是由创伤所致,则去除病因后病损随时间自愈。但如果一段时间后病损依然存在,则需要对病损进行活组织检查以明确诊断。对口腔病损作出较明确的初步诊断是非常重要的,如果在临床检查中发现下列常见的可能为恶性的体征时,需引起高度重视,并进行活组织检查,以免延误患者治疗。

1. 黏膜红斑 临床上不常见。几乎所有红斑都可能发生恶变或已具有潜在的恶性表现。

2. 黏膜白斑 在吸烟的人群中出现此种黏膜病损的比例较高,通常为良性,但也是最常见的癌前病损。

3. 溃疡 口腔内溃疡如果是由于局部刺激因素所致,在去除局部刺激性因素后超过 2 周未愈;或溃疡边缘不整齐、呈菜花样外翻等均提示可能为恶性病损,需尽快进行活组织检查。

4. 感觉异常 当口腔恶性肿瘤向深层组织侵犯,侵及神经周围组织或直接侵犯神经时,常导致局部感觉异常或丧失。

5. 运动异常 是口腔恶性肿瘤向深层组织侵袭的反应,常表现为舌活动或张口受限。

6. 硬化 是组织变硬的一种表现。正常口腔黏膜光滑柔软,色泽红润,但在某些恶性病例中,往往出现病变周围组织变硬变脆。此种表现常伴随有溃疡、黏膜白斑、黏膜红斑等。

五、处 理 原 则

1. 良性病损 良性病损一般以外科治疗为主。如为临界瘤,应切除肿瘤周围部分正常组织,将切除组织作冷冻切片病理检查;如有恶变时,则还应扩大切除范围。良性病损切除后,应送病理检查,若证实有恶变,则应按恶性病损进一步处理。

2. 恶性病损 临床医师应根据肿瘤的组织来源、生长部位、分化程度、发展速度、临床分期、患者机体状况等全面研究后再选择适当的治疗方法。因恶性病损处理涉及颌面外科，需进一步住院治疗。

口腔病损在口腔外科诊断和治疗流程（图 15-1）。

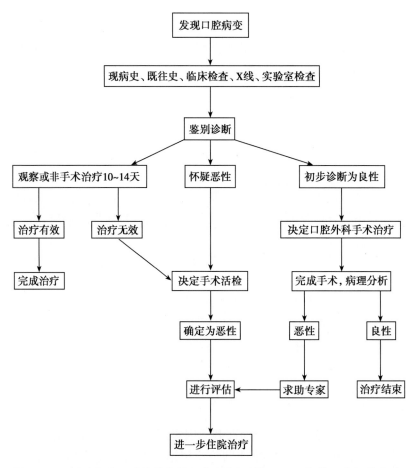

图 15-1 口腔病损在口腔外科诊断和治疗流程（第四军医大学口腔医学院 胡开进供图）

第二节 口腔常见软组织良性病损的诊断及处理

口腔软组织良性病损包括乳头状瘤及纤维瘤样增生、牙龈瘤、皮脂腺囊肿、黏液腺囊肿、舌下腺囊肿及唇颊舌部位的血管瘤和脉管畸形等。

一、乳头状瘤及纤维瘤样增生

（一）临床表现

口腔唇颊舌腭各部位均可发生，常见于颊部及上腭。临床常表现为突起于黏膜表面的有蒂或无蒂的瘤样增生,表面光滑或呈绒毛状,边界清楚,色泽与口腔黏膜相近或略显白色。

（二）治疗

1. 适应证与禁忌证　排除全身系统性疾病,并且肿物生长在非重要组织结构周围,没有合并感染等情况下,可以安全地进行手术。如合并感染,可先行抗感染治疗,待炎症消除后再施行手术切除。

2. 麻醉及体位　一般采用局部浸润麻醉,在唇部手术时为了避免因局部麻醉导致的唇红肿胀、唇红边缘变形,需采用区域神经阻滞麻醉。阻滞麻醉的优点在于可使活检部位组织保持原样,利于手术过程中随时观察唇部外形,以防发生术后唇红边缘不齐等畸形表现。为控制出血,必要时需局部浸润含肾上腺素类药物,以达到收缩血管减少出血的目的。在病损区或附近采取浸润麻醉,可能导致病变在显微镜下的结构改变,因此,在麻醉时浸润范围应在病损区1cm以外。这样可以保持活检组织未被破坏,利于病理医师进行分析。麻醉后常规消毒铺无菌洞巾,暴露术区,调整椅位。唇颊舌部手术医师和患者的体位与下颌牙拔除体位相同,腭部手术同上颌牙拔除体位。

3. 手术步骤

（1）切口选择:在进行任何外科手术操作前首先需了解手术区域的重要解剖标志,切口通常与重要的解剖结构平行,严禁横跨重要的解剖结构。所以,手术前需考虑腭大血管、唾液腺导管、颏神经或舌神经等解剖结构是否位于切口附近。一般采用梭形切口,沿肿物边缘外2mm扩大切除,以保证肿物完整切除。需注意的是避开重要组织结构,维持术后正常组织形态及功能。对于有蒂的瘤样增生应将瘤体提起,沿蒂部边缘切除,以免切除过多正常组织。

（2）完整切除瘤体:不仅在黏膜表面沿肿物边缘外2mm扩大切除,深部的瘤体组织同样要扩大2mm切除。因此,理想情况下切口剖面观呈V形,并且病变深面要包括部分正常的邻近组织,切口应该是窄、长、深,而不是宽、短、浅。

（3）缝合:完整切除瘤体后冲洗伤口,缝合。不同部位缝合方法不同,一般均采用间断缝合。如病变位于附着黏膜上(如腭部及附着龈),切除后则无法对位缝合关闭伤口,但附着黏膜部位切除后缺损组织会形成肉芽组织愈合,为了减轻这些部位的术后疼痛,可使用牙周塞治剂或者腭护板来保护伤口。也可使用碘仿打包缝合,这样不仅起到保护伤口的目的,还能起到促进组织愈合的作用。另外,多数情况下并未切开肌层,且多数伤口较浅不会形成无效腔,所以不推荐使用分层缝合,避免术后因深部线头组织反应引起患者不适。

（4）术后组织标本处理:完整切除病变组织后要立即放入10%甲醛溶液中固定,防止组织自溶。在行活检之前,医师应准备好标本瓶、标签、病理标本送检表等。在将标本装入容器时,注意不要让标本贴在瓶壁上,要完全浸泡在溶液中。如果是多标本送检,则需分别盛放并明确标记。甲醛溶液要远远大于标本体积,这样可避免在运送过程中因甲醛溶液容量不足而发生组织标本脱水坏死。

（5）术后注意事项:各类口腔内小手术术后常规口服抗生素3~5天,注意保持口腔清洁,术后7天拆除缝线,舌部缝线术后10天拆除,以免过早拆线引起伤口裂开。

二、牙 龈 瘤

牙龈瘤(epulis)来源于牙周膜及颌骨牙槽突的结缔组织。大多认为是机械刺激及慢性炎症刺激形成的反应性增生物,因其无肿瘤特有的结构,故非真性肿瘤;但牙龈瘤有肿瘤的外形及生物学行为,如切除后易复发等。此外,牙龈瘤与内分泌有关,如妇女怀孕期间容易发生牙龈瘤,分娩后则缩小或停止生长。根据病理组织结构不同,牙龈瘤通常可分为纤维性、肉芽肿性及血管性三型。

纤维性牙龈瘤以纤维组织为主,初起于龈乳头,肿块颜色较淡与正常牙龈颜色无大差别,表面光滑,质韧、色粉红、不易出血,多数不大,少数可增大覆盖牙齿咬合面而影响咀嚼,并出现创伤性溃疡。

肉芽肿性牙龈瘤主要是肉芽组织所构成,常常与局部刺激有关。肿块表面呈红色或粉红色,质软、易出血。

血管性牙龈瘤则以大量的多核巨细胞、丰富的血管为特点,常与体内激素水平有关,常见于妊娠期妇女,故又称妊娠期龈瘤。质软、易出血,女性妊娠期发展快,部分产后可消退。

(一) 临床表现

牙龈瘤女性较多,以青年及中年人为常见。多发生于牙龈乳头部。位于唇、颊侧者较舌、腭侧多。最常见的部位是前磨牙区。肿块较局限,呈圆球或椭圆形,有时呈分叶状,大小不一,直径由几毫米至数厘米。肿块有的有蒂,如息肉状;有的无蒂,基底宽广。一般生长较慢,但在女性妊娠期可能迅速增大,较大的肿块可遮盖一部分牙及牙槽突,表面可见牙压痕,易被咬伤而发生溃疡、伴发感染。随着肿块的增长,可以破坏牙槽骨壁;牙可能松动、移位。X线片可见骨质吸收、牙周膜增宽的阴影。

(二) 治疗

关于牙龈瘤的治疗,传统观点主张将病变所波及的牙同时拔除。手术时,应在围绕病变蒂周的正常组织上做切口,将肿块完全切除,拔除波及的牙,并用刮匙或咬骨钳将病变波及的牙周膜、骨膜及邻近的骨组织去除,将创面缝合。如果创面较大不能缝合时,可用碘仿纱条覆盖,或在创面上用牙周塞治剂保护。

这种治疗虽然可以保证切除彻底,减少复发,但拔除受累牙对中青年患者而言难以接受。将牙龈瘤扩大切除而保留受累牙,术后复发率究竟是多少,目前尚无确切数据。因此,目前临床上的普遍做法是,首次治疗牙龈瘤时,尽量保留能够保留的牙,并适当磨除相应牙槽嵴;如果是复发病变,则按传统观点处理。

1. 适应证与禁忌证　牙龈瘤无论属于何种类型均应早期手术切除。对于肉芽肿性牙龈瘤可先去除刺激因素,如不良修复体、残根、残冠等。如去除刺激因素后牙龈瘤仍存在,考虑手术切除。妊娠期龈瘤应在产后再行手术治疗。

2. 术前准备　除了解全身情况以外,还需拍摄局部牙片以了解牙龈瘤的来源。

3. 手术步骤

(1) 切口:距牙龈瘤边缘外或蒂部以外2mm处正常组织内做环形或矩形切口。

(2) 切除肿瘤:切开黏膜直达骨面,剥离黏骨膜,完整切除龈瘤。为了避免复发,应彻底刮治牙齿周围邻接组织,并辅助冷冻烧灼等物理治疗,反复复发病例可同时拔除龈瘤蒂部波及的牙齿,去除龈瘤基底部及相应的骨膜、牙周膜、牙槽骨。

(3)伤口处理:修平过高及尖锐的骨突,利于缝合和伤口愈合。较小的伤口可考虑拉拢缝合严密关闭伤口,较大的伤口或骨组织缺损较多而无法严密关闭的伤口可用碘仿纱条填塞,打包缝合,或在创面上用牙周塞治剂保护。

(4)术后注意事项:术后常规口服抗生素 3～5 天,注意保持口腔清洁,术后 7 天拆除缝线,或去除创面上牙周塞治剂(图 15-2)。

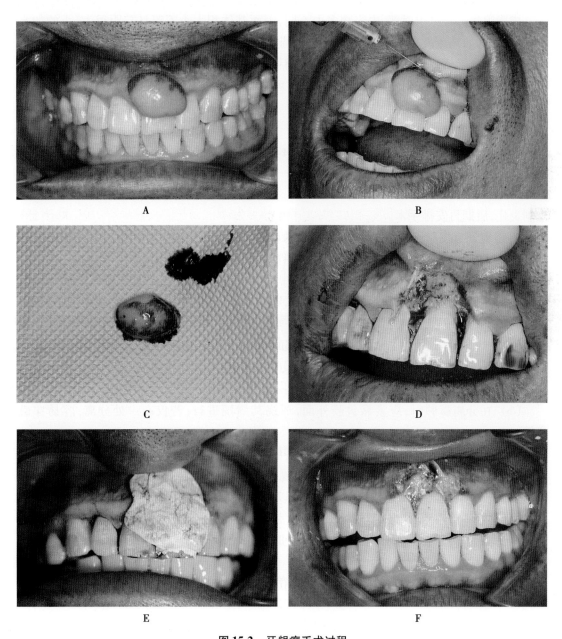

图 15-2 牙龈瘤手术过程
A. 牙龈瘤;B. 麻醉;C. 切除的牙龈瘤组织;D. 病损切除后;E. 创面牙周塞治剂保护;F. 手术后 1 周
(安徽医科大学口腔医学院 何家才供图)

三、皮脂腺囊肿

皮脂腺囊肿(sebaceous cyst),中医称为"粉瘤"。主要是由于皮脂腺排泄管阻塞,皮脂腺囊状上皮被逐渐增多的内容物膨胀而形成的潴留性囊肿。囊内为白色凝乳状皮脂腺分泌物。

(一) 临床表现

皮脂腺囊肿常见于面部,内容物多少不同,因而其体积大小不等且差距很大,小的如米粒大小,大的如鸡蛋大小。生长速度缓慢,呈圆形,硬度中等或有弹性,高出皮肤,表面光滑,与周围组织分界清楚,基底可推动,与皮肤有粘连,中央可有一小色素点。挤压或破溃后流出白色皮脂。一般无任何症状,如继发感染时可有红、肿、热、痛的炎症表现。皮脂腺囊肿癌变成皮脂腺癌的机会极为罕见。

(二) 治疗

手术是皮脂腺囊肿唯一的治疗方法。手术中可在与囊肿相连的皮肤处见到导管开口,沿着皮纹方向设计梭形的皮肤切口,连同囊肿一起摘除。分离时应特别小心,囊壁很薄,应当尽量完整地摘除,如果残留囊壁,容易复发。如果术前有红肿热痛等炎症表现,则应首先控制炎症,后期再安排手术。

1. 适应证　皮脂腺囊肿无感染时,应手术切除。

2. 术前准备　局部皮肤剃去毛发,局部消毒。

3. 麻醉　局部浸润麻醉。

4. 手术步骤　以囊肿为中心做梭形切口,将皮瓣连同囊肿一并切除;如囊肿较小,可做一直切口。切开皮下组织后,用组织钳翻起一端皮瓣。轻轻提起肿物,再用组织剪(或止血钳)沿囊肿边缘分离,使之完全游离;囊肿底部的纤维条索,用止血钳钳夹、剪断后结扎,即可完整切除囊肿。伤口冲洗、止血后,分层缝合伤口,加压包扎。

5. 术中注意事项　术中应注意以下几点:

(1) 在分离囊肿时,应紧靠包膜外面,环绕其周围进行;若仅在一处分离,容易穿破囊壁。

(2) 如不慎穿破囊壁,应擦去流出的内容物,用止血钳夹住破口,再行分离。如囊肿分破后无法钳夹,可在排出囊肿内容物后,再将囊壁完全切除,以防复发。

(3) 如囊肿壁与周围组织粘连很紧,难以切除,可刮除囊肿内容物,然后用纯苯酚或5%碘酊涂擦囊壁内侧面,将其上皮破坏,使肉芽组织生长,减少复发机会。

(4) 如囊肿已化脓,切开引流后也可用上述方法处理。

四、黏液腺囊肿

在口腔黏膜下组织内,分布着无数的能分泌无色黏液的小涎腺,称为黏液腺,以下唇、软腭、舌尖腹面(又称舌前腺)分布最多,其排泄管开口于口腔内。有时由于排泄管受到机械损伤,黏液外漏而形成潴留性囊肿,隆起于黏膜表面。

（一）临床表现

好发于下唇及舌尖腹侧，这是因为舌体运动常受下前牙摩擦以及自觉或不自觉的咬下唇动作使黏膜下腺体受伤。囊肿位于黏膜下，表面仅覆盖一薄层黏膜，故呈半透明、浅蓝色的小泡，状似水泡。大多为黄豆至樱桃大小，质地软而有弹性。囊肿很容易被咬伤而破裂，流出蛋清样透明黏稠液体，囊肿消失。破裂处愈合后，又被黏液充满，再次形成囊肿。反复破损后不再有囊肿的临床特点，而表现为较厚的白色瘢痕状突起，囊肿透明度减低。

（二）治疗

年老体弱不能耐受手术者，可行保守治疗；其他均应手术切除。

1. 保守治疗　抽尽囊液后，向囊腔内注入2%碘酊0.2~0.5ml，停留2~3分钟，再将碘酊抽出。目的是破坏上皮细胞，使其失去分泌功能而不再形成囊肿。也可注射20%氯化钠。

2. 手术切除　是最常用的治疗方法。

局部浸润麻醉下，纵向切开黏膜。在黏膜下，囊壁外面钝、锐性分离囊壁，取出囊肿。周围腺组织应尽量减少损伤，和囊肿相连的腺体应与囊肿一并切除，以防复发。反复损伤的黏液腺囊肿可形成瘢痕并与囊壁粘连，不易分离。此类病例可在囊肿两侧作梭形切口，将瘢痕、囊肿及其邻近组织一并切除，直接缝合创口。

五、舌下腺囊肿

分为外渗性囊肿（extravasation cyst）及潴留性囊肿（retention cyst）。

外渗性囊肿：占舌下腺囊肿（sublingual gland cyst）的90%以上。组织学表现为黏液性肉芽肿或充满黏液的假囊，无上皮衬里。许多研究表明，外渗性黏液囊肿的发生系导管破裂、黏液外漏入组织间隙所致。如Bhaskar等结扎小鼠下颌下腺和舌下腺导管，未见黏液囊肿产生。但将导管切断，任凭唾液流入组织间隙内，则可产生类似人体的黏液囊肿，含有黏液的囊样腔隙由结缔组织或肉芽组织衬里，这提示外渗性囊肿是由创伤引起的。

潴留性囊肿：远不如外渗性囊肿常见。组织学表现有三个特点：有上皮衬里、潴留的黏液团块及结缔组织被膜。潴留性黏液囊肿的发病原因主要是导管系统的部分阻塞，可由微小涎石、分泌物浓缩或导管系统弯曲等原因所致。

（一）临床表现

最常见于青少年，临床上可分三种类型。

1. 口底型　又称单纯型。为典型的舌下腺囊肿表现，占舌下腺囊肿的大多数。囊肿位于下颌舌骨肌以上的舌下区，由于囊壁菲薄并紧贴口底黏膜，囊肿呈浅蓝色，扪之柔软有波动感。囊肿常位于口底的一侧，有时可扩展至对侧，较大的囊肿可将舌抬起，状似"重舌"。囊肿因创伤而破裂后，流出黏稠而略带黄色或蛋清样液体，囊肿暂时消失。数天后创口愈合，囊肿又长大如前。囊肿发展很大时，可引起吞咽、言语及呼吸困难。

2. 口外型　又称潜突型。囊肿主要表现为下颌下区肿物,而口底囊肿表现不明显。触诊柔软,与皮肤无粘连,不可压缩,穿刺可抽出蛋清样黏稠液体。

3. 哑铃型　又称混合型,即在口底及口外下颌下区均可见囊性肿物(图 15-3)。

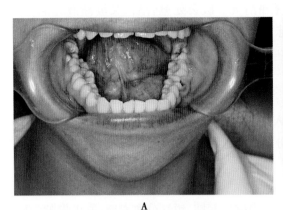
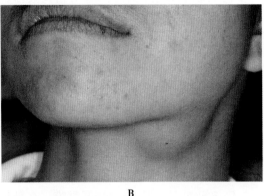

A　　　　　　　　　　　　　　　B

图 15-3　舌下腺囊肿
A. 舌下腺囊肿的口底表现;B. 舌下腺囊肿的下颌下区表现
(安徽医科大学口腔医学院　何家才供图)

(二) 治疗

根治舌下腺囊肿的方法是完整摘除舌下腺,残留部分囊壁不会造成复发。对于口外型舌下腺囊肿,经口内作舌下腺摘除术后,将囊腔内的囊液吸净,在下颌下区加压包扎 1~2 周即可,而不必在下颌下区做切口摘除囊肿。对全身情况不能耐受舌下腺摘除的患者及患儿,可作简单的成形性囊肿切开术,即袋形缝合术(marsupialization)。

1. 舌下腺摘除术

(1) 体位及麻醉:患者取仰卧位。成人用局麻(舌神经阻滞及局部浸润),儿童用全麻,经鼻腔或口腔插管。

(2) 切口:用开口器维持开口状态,用口镜或压舌板压舌向对侧,显露患侧口底,确认下颌下腺导管开口及舌下皱襞位置,在舌下皱襞外侧作弧形切口。切口与牙龈缘平行,后方达第二磨牙近中。为避免下颌下腺导管损伤,可从导管口插入银质探针或塑料管导向。

(3) 摘除腺体:用蚊式血管钳在黏膜下仔细分离。切开前在黏膜与囊壁或舌下腺之间浸润麻醉,则有利于分离。舌下腺前份有小分泌管通向黏膜表面及下颌下腺导管,用眼科组织剪剪断。自舌下腺表面分离周围组织,提起舌下腺前端,继续分离舌下腺的深面及内侧面。同时分离靠近腺体的舌下腺囊肿的囊壁,分离切断后继续分离舌下腺后份,在其与下颌下腺前内相接处将其全部游离,如连接紧密不易分离,则可先钳夹后再剪离,遗留的残端予以缝扎。

分离舌下腺内侧时,应注意下颌下腺导管及舌神经,舌神经由后向前先位于舌下腺与下颌下腺导管之间,绕过下颌下腺导管深面后再位于其内侧,以后进入舌体。如不慎将下颌下腺导管剪断,应将导管两断端游离并做好标记,手术结束时作导管端端吻合,或将导管近腺端侧壁缝于黏膜一侧的切缘,形成新的开口,以免导管阻塞。在分离舌下腺后内方深面时,应注意舌下动静脉到舌下腺的分支,予以钳夹结扎,否则易引起出血或术后血肿。

(4) 创面处理:冲洗创口,仔细检查创口有无出血点,特别是舌下腺后部,须彻底止血。黏膜复位后缝合3~5针即可,不宜过紧、过密,切勿将下颌下腺导管缝扎。为预防血肿,创口内置入橡皮引流条,应将其缝合固定,以免进入创口内。

(5) 术后处理:术后1~2天抽去引流条,7天拆线。术中如误将下颌下导管结扎或缝扎,唾液排出受阻,术后数小时即可发生急性下颌下腺肿胀,应将可疑缝线拆除,松解被结扎的导管。

2. 袋形缝合术(marsupialization) 切除覆盖囊肿的部分口底黏膜和囊壁,放尽液体,间断缝合口腔黏膜和囊壁,填入碘仿纱条(图15-4)。待全身情况好转或婴儿长至4~5岁以后再行舌下腺切除。

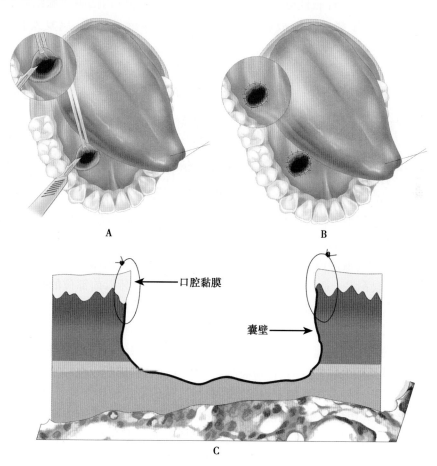

图15-4 袋形缝合术示意图
A. 切除囊肿表面的口底黏膜和囊壁;B. 缝合口腔黏膜和囊壁1;C. 缝合口腔黏膜和囊壁2

(安徽医科大学口腔医学院 何家才供图)

六、下颌下腺导管结石

唾液腺结石70%～80%好发于下颌下腺导管及其腺体,主要与下颌下腺分泌唾液的性质及下颌下腺导管的走向有关。其中,50%位于下颌下腺导管的前部和中段,35%位于导管的后部,余下的15%位于腺体。

（一）临床表现

下颌下腺导管结石(sialolith of submandibular gland duct)患者性别无明显差异,可见于任何年龄,但以20～40岁的中青年为多见。病程长短不一,短者数天,长者数年甚至数十年。小的唾液腺结石一般不造成唾液腺导管阻塞,无任何症状。导管阻塞时则可出现排唾障碍及继发感染的一系列症状及体征:①进食时,腺体肿大,患者自觉胀感及疼痛;有时疼痛剧烈,呈针刺样,称为"涎绞痛"。停止进食后不久,腺体自行复原,疼痛亦随之消失。但有些阻塞严重的病例,腺体肿胀可持续数小时、数天,甚至不能完全消退。②导管口黏膜红肿,挤压腺体可见少许脓性分泌物自导管口溢出。③导管内的唾液腺结石,双手触诊常可触及硬块,并有压痛。④唾液腺结石阻塞引起腺体继发感染,反复发作可致腺体变硬。

（二）治疗

下颌下腺导管结石的治疗目的是去除结石、消除阻塞因素,尽最大可能地保留下颌下腺这一功能器官。

1. 保守治疗　很小的唾液腺结石可用保守治疗,嘱患者口含蘸有柠檬酸的棉签或维生素C片,也可进食酸性水果或其他食物,促使唾液分泌,有望自行排出。

2. 唾液腺内镜取石术　适用于下颌下腺导管内体积不大或多个结石。唾液腺内镜通过导管口进入下颌下腺导管,采用钳子或套石蓝取出结石。

3. 碎石术　近年来,有采用体外冲击波碎石术治疗唾液腺结石,利用体外冲击波聚焦后击碎导管内的结石,使其能自行或经刺激后随唾液排出体外。对唾液腺内镜下无法取出的大结石,也可采用唾液腺内镜下导管内激光碎石术,使结石排出体外。

4. 导管切开取石术　适用于能扪及、相当于下颌第二磨牙以前部位的唾液腺结石。术后可采用催唾剂,促进唾液分泌及导管系统的通畅,避免导管的再次阻塞。

患者取坐位,头后仰。舌神经阻滞加局部浸润麻醉。在唾液腺结石后方用缝线从导管深面穿过,以线的两末端提起导管及其周围组织,防止唾液腺结石向后滑行。也可以用棉花镊或弯血管钳,其长轴沿导管方向,在唾液腺结石的深面将其固位。在唾液腺结石部位沿着导管方向切开黏膜,钝性分离黏膜下组织,显露导管,然后沿长轴切开导管,用刮匙或其他器械取出唾液腺结石。用生理盐水冲洗遗留的小块钙盐颗粒,以免再形成唾液腺结石。短小的切口可不缝合。对于较长切口,仅需将黏膜间端缝合而无需缝合导管,以免引起导管狭窄（图15-5）。

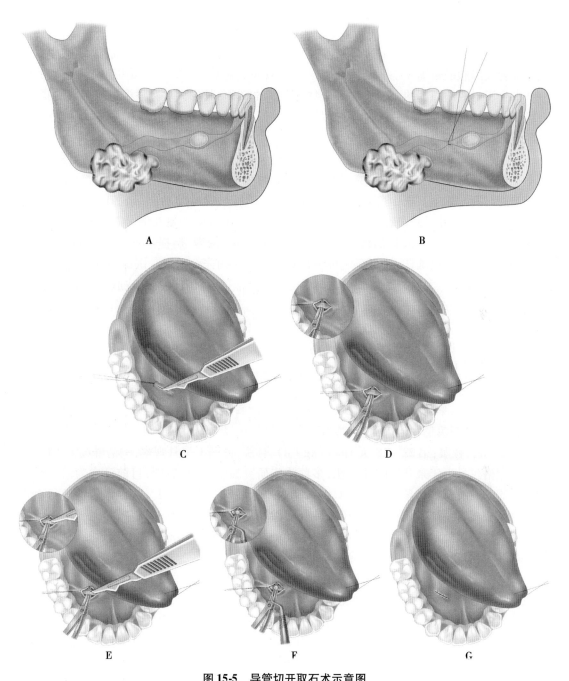

图 15-5　导管切开取石术示意图
A. 下颌下腺导管结石；B. 缝线固定；C. 切开黏膜；D. 分离出导管；E. 纵形切开导管；F. 取出结石；
G. 缝合黏膜

七、血管瘤和脉管畸形

系来源于血管或淋巴管的肿瘤或畸形。本节主要针对发生于口腔、面颈部的小范围病变、部分脉管性疾病，并介绍其基本治疗方法。

（一）血管瘤

血管瘤多见于婴儿出生时（约1/3）或出生后不久（1个月之内）。它起源于残余的胚胎成血管细胞。血管瘤的组织病理学特点是瘤内富含增生活跃的血管内皮细胞，并有成血管现象和肥大细胞的聚集。

发生于口腔颌面部的血管瘤约占全身血管瘤的60%，其中大多数发生于面颈部皮肤、皮下组织，极少数见于口腔黏膜。血管瘤的生物学行为是可以自发性消退。其病程可分为增生期、消退期及消退完成期三期。

增生期最初表现为毛细血管扩张，四周围以晕状白色区域；迅即变红斑并高出皮肤，高低不平似杨（草）莓状。随婴儿第一生长发育期，约在4周以后快速生长，此时常是家长最迫切求治的时期。如生长在面部，不但可引起畸形，还可影响运动功能，诸如闭眼、张口运动等；有的病例还可并发感染、溃疡和出血等。快速增生还可见于婴儿的第二生长发育期，即4～5个月时。一般在1年以后即进入消退期。消退过程缓慢，病损由鲜红变为暗紫、棕色，皮肤可呈花斑状。据统计，约50%～60%的患者在5年内完全消退。因此，所谓消退完成期一般在10～12岁。大面积的血管瘤消退后常遗留局部色素沉着、瘢痕、皮肤萎缩下垂等。

血管瘤治疗方法包括口服或局部注射激素、干扰素注射、硬化剂治疗、普萘洛尔口服、咪喹莫特涂搽、放射性核素敷贴或注射、激光治疗、手术切除等。具体选择哪一种治疗方案需要有经验的专科医师对患儿的病情进行综合评价后确定。由于多数血管瘤有自然消退的生物学特性，临床上应避免过度治疗。

对于部位隐蔽、体积小、增生不明显的病变，可以密切观察，等待其自然消退。发生于皮肤表面的血管瘤，早期可尝试使用5%的咪喹莫特软膏涂搽，1次/2天。激素治疗是传统的治疗方法，以口服泼尼龙治疗为主，参考方案：第1～14天4mg/(kg·d)，顿服；第15～21天2mg/(kg·d)，顿服；第22～28天1mg/(kg·d)，顿服，停药1个月观察，酌情继续第2疗程。口服普萘洛尔是近年来开发的新方法，多项临床研究显示安全、有效，目前已成为治疗增生期血管瘤的一线药物。参考剂量为1.0～2.0mg/kg，每天1次，顿服。建议服药前进行血常规、血糖、心血管系统、呼吸系统等相关检查，开始服药后住院观察1周左右，无异常症状及体征后继续在院外治疗。对于增生明显、体积大的皮肤血管瘤和深部血管瘤，可行病变区平阳霉素注射治疗，控制病变发展，促其早期消退。

2008年，Leaute Labreze偶然发现普萘洛尔对婴幼儿血管瘤治疗具有良好疗效。最初是将该药物通过口服治疗儿童肥厚型梗阻性心肌病，在治疗过程中，Leaute Labreze发现患儿鼻部血管瘤明显消退，于是尝试将普萘洛尔用于治疗先天性眼眶部血管瘤。婴儿对普萘洛尔有良好的耐受性。治疗初期口服剂量为0.5mg/(kg·d)（每天3次），逐渐增加到2mg/(kg·d)[有时3mg/(kg·d)]。整个治疗过程，需要进行医学监控。目前，对于大范围的婴幼儿血管瘤，普萘洛尔为一线治疗方案，肿瘤可在术前显著减小。小的血管瘤在使用普萘洛尔后可完全消退而无需外科治疗。由于疗效肯定，副作用少，普萘洛尔的治疗经常可替代全身或局部类固醇类药物治疗。

（二）脉管畸形

1. 静脉畸形　即以前分类的海绵状血管瘤，是由衬有内皮细胞的无数血窦所组成。血窦的大小、形状不一，如海绵结构。窦腔内血液凝固而成血栓，并可钙化为静脉石。

静脉畸形好发于颊、颈、眼睑、唇、舌或口底部。位置深浅不一，如果位置较深，则皮肤或黏膜颜色正常;表浅病损则呈现蓝色或紫色。边界不太清楚,扪之柔软,可以被压缩,有时可扪到静脉石。当头低于心脏水平位时,病损区充血膨大;恢复正常位置后,肿胀亦随之缩小,恢复原状,此称为体位移动试验阳性。

静脉畸形在出生时大多不能被发现,有的在幼儿期甚至成年出现症状后,方引起患者的注意。静脉畸形病损体积不大时,一般无自觉症状。如继续发展、长大时,可引起颜面、唇、舌等畸形及功能障碍。如继发感染,则可引起疼痛、肿胀、表面皮肤或黏膜溃疡,并有出血的危险。

静脉畸形治疗的基本原则是以硬化剂治疗为主的综合治疗,其他方法包括手术治疗、射频消融、电化学疗法、翻瓣激光治疗、微波热凝、铜针治疗、冷冻治疗等,各种治疗方法都有各自的优点和局限性,需要根据病情选择合理的治疗方案。静脉畸形硬化治疗的机制是硬化剂破坏血管内皮细胞,产生炎症反应,血栓形成并机化,从而达到治疗效果。

硬化剂治疗是最常用的方法,常用的硬化剂有平阳霉素、5%鱼肝油酸钠、无水乙醇等。近年来,无水乙醇栓塞硬化治疗、平阳霉素复合纤维蛋白胶栓塞硬化技术、泡沫化硬化剂注射技术显著改善了大范围、高流速静脉畸形的治疗效果。

平阳霉素是治疗中小范围、低流速静脉畸形最常用的硬化剂。根据瘤腔的大小将平阳霉素8mg与地塞米松5mg/ml及注射用生理盐水混合配成2~3ml,注射到瘤腔内。注射间隔时间一般为2周一次,范围较小的病变一般在1~2次后明显缩小或基本消失,范围较大的病变需要多次注射(图15-6)。

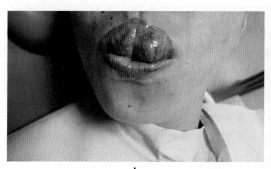

A

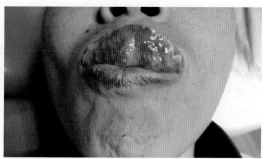

B

C

图 15-6 舌腹部静脉畸形

A. 舌腹部静脉畸形;B. 舌腹部静脉畸形注射平阳霉素1次后;C. 舌腹部静脉畸形注射平阳霉素2次后

(安徽医科大学口腔医学院 何家才供图)

对于一些位置较深的面颈部静脉畸形,如果直接进行病变注射,操作风险较大,有时需要反复穿刺寻找瘤腔,判断不准,疗效不佳,或者误入血管导致并发症。采用超声引导技术将平阳霉素注入病变内的方法,不仅简便安全有效地减少并发症的发生,而且可以清楚地了解穿刺部位周围的结构,从而扩大了常规治疗范围,最终既减少了治疗次数,又取得了良好的治疗效果。

具体方法为:首先在彩色多普勒超声检查仪下明确病变部位和大小,以确定注射剂量。注射时在超声引导下将注射器刺入病变区,回抽有血后推入药液,病变较大者可采取多点放射状注射,使平阳霉素均匀分布于病变组织。同时将瘤区周围用消毒纱布按压,阻断血液回流;注射后针孔用消毒棉球按压2~3分钟,以防药液外溢和出血。2周后复查,如超声检查发现病变明显缩小,可改用超声引导可视穿刺针直接刺入病变组织,在穿刺针外口接注射器进行药液注射。

2. 微静脉畸形　即以前分类的葡萄酒色斑。多发于颜面部皮肤,常沿三叉神经分布区分布,口腔黏膜较少见。呈鲜红或紫红色,与皮肤表面平,周界清楚。其外形不规则,大小不一,从小的斑点到数厘米,大的可以扩展到一侧面部或越过中线到对侧。以手指压迫病损,表面颜色退去;解除压力后,血液又立即充满病损区,恢复原有大小和色泽。

面部微静脉畸形可试用氩离子(Ar)激光或氪离子(Kr)光化学疗法治疗疗效较好。YAG激光或低温治疗对黏膜下微静脉畸形也有一定疗效。

3. 淋巴管畸形　系淋巴管发育异常所形成。常见于儿童及青少年。好发于舌、唇、颊及颈部。按其临床特征及组织结构可分为微囊形与大囊型两类。

(1) 微囊型:包括以前分类中所称为毛细管型及海绵型淋巴管瘤。由衬有内皮细胞的淋巴管扩张而成。淋巴管极度扩张弯曲,构成多房性囊腔,则颇似海绵状。淋巴管内充满淋巴液。在皮肤或黏膜上呈现孤立的或多发性散在的小圆形囊性结节状或点状病损,无色、柔软,一般无压缩性,病损边界不清楚。口腔黏膜的淋巴管畸形有时与微静脉畸形同时存在,出现黄、红色小疱状突起,称为淋巴血管瘤。发生在唇、下颌下及颊部者,可使患处显著肥大畸形。发生于舌部者常呈巨舌症,引起颌骨畸形、开𬌗、反𬌗、牙移位、咬合错乱等。舌黏膜表面粗糙,呈结节状或叶脉状,有黄色小疱突起。在长期发生慢性炎症的基础上,舌体可以变硬。

(2) 大囊型:即以前分类中所称的囊肿型或囊性水瘤。主要发生于颈部、锁骨上区,亦可发生在下颌下区及颈部。一般为多房性囊腔,彼此间隔,内有透明、淡黄色水样液样。病损大小不一,表面皮肤色泽正常,呈充盈状态,扪诊柔软,有波动感。与深层血管瘤不同的是体位移动试验阴性,但透光试验为阳性。

淋巴管畸形的治疗方法有手术治疗、硬化剂治疗、冷冻治疗、激光治疗、射频消融治疗等。对于发生于口腔黏膜的小范围微囊型淋巴管畸形,可选择硬化治疗或直接手术切除。液氮冷冻和激光治疗适用于浅表的黏膜微囊型淋巴管畸形,但复发率相对较高,后续可继续给予硬化剂治疗。大囊型淋巴管畸形以硬化治疗为主,手术为辅。

硬化剂治疗常用的有平阳霉素、OK-432(溶链菌)、多西环素等。平阳霉素(1.5~2.0mg/ml)或OK-432注射治疗大囊型淋巴管畸形的疗效甚好,应作为首选治疗。治疗时尽量穿刺抽尽囊液,然后注入硬化剂。

淋巴管畸形硬化剂注射方法:将平阳霉素8mg与地塞米松5mg/ml及注射用生理盐水混

合配成 4～5ml,微囊型淋巴管畸形多点注射到病变区间质内;大囊型淋巴管畸形先抽出各个分隔内的囊液,然后注入硬化剂。注射间隔时间一般为 2～3 周一次。

外科手术是治疗大范围淋巴管畸形的主要手段之一,对于边界不清、累及范围广泛或波及面神经的淋巴管畸形,有时难以切除干净,手术目的以改善外形为主,残留的病变可给予硬化治疗。

目前,治疗血管瘤及脉管畸形的方法虽较多,但对大的脉管畸形的治疗问题尚未完全解决。由于近年来整复外科,特别是显微外科技术的进步,对一些巨大脉管畸形行根治性切除和缺损立即修复已成为可能。

第三节　口腔软组织恶性或可疑恶性病变的活组织检查

活组织检查是从病变部位取一小块组织制成切片,通过适当染色后在显微镜下观察细胞的形态和结构,从而确定病变性质、肿瘤类型及分化程度的检查方法。这是目前比较准确可靠的,也是结论性的诊断方法。但也非绝对,必须结合临床和其他检查综合分析,才能作出正确的诊断。另一方面,活组织检查必须正确掌握,因为不恰当的活组织检查不但增加患者的痛苦,而且可以促进肿瘤转移,影响治疗效果。从原则上讲,应争取诊断和治疗一期完成;必须先行活检明确诊断者,活检时间和治疗时间应尽可能接近。

一、保证活组织检查结果成功的基本原则

1. 对临床可疑病变,活检必须尽早进行。
2. 所选择的活检方法是根据每个病例的具体情况而定。
3. 避免将局部麻醉药直接注射到病损内,以免引起组织变形。
4. 避免使用电刀,因其产生的高温会导致组织凝固和破坏。
5. 不能用手术钳夹取样本。如果确有必要,应夹取切下组织的正常部分。
6. 所切取的组织应具有代表性。
7. 标本取出后,应立刻放置在有固定液的容器中。所使用的固定液是 10% 的甲醛,不能用水、乙醇或其他破坏组织的液体。
8. 标本送往实验室时,建议使用塑料的容器,防止在运送途中容器破碎致使样本丢失。
9. 患者姓名和日期的标签应贴在容器的侧面,而不是在盖子上,以避免打开后在实验室弄混。

二、常用的活组织检查方法

(一) 切取活组织检查

适用于表浅或有溃疡的病变。可以不用麻醉或在局部阻滞麻醉下进行,浸润麻醉不宜采用。用 11 号手术刀,最好在病变边缘与正常组织交界处切取 0.5～1cm 一块楔状组织,立即放入 10% 甲醛溶液中固定,以备病理检查。局部压迫止血,不必严密缝合。黏膜病变标本取材不应小于 0.2cm×0.6cm。对舌根及口咽部病变的钳取组织活检,因一般只能钳取到表

面组织,其诊断结论有时不甚可靠,必须结合临床。切取活检时,应尽量减少机械损伤,亦不宜使用染料类消毒剂,以免病变细胞变形或着色而影响诊断。因电刀可引起细胞内蛋白变性,切取标本时也不应采用。还应注意切取组织宜深,不要在坏死部位切取,以免取到坏死组织,作出错误结论。对于有多处、多种损害的病变,可在不同病变部位多处取材(图15-7)。

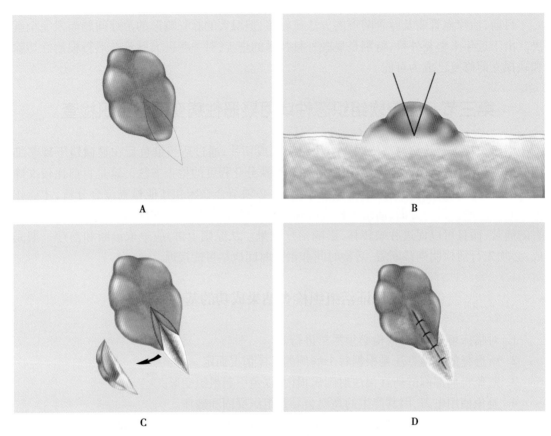

图 15-7 切取活检示意图
A. 切取活检范围;B. 切取活检范围(侧面观);C. 切取的组织;D. 缝合后

切取活检的基本原则可以总结为:确实、对比、典型。

确实就是指取到的组织要确实属于病变区域,并具有足够体积。术者可能由于担心出血等意外,切取组织过于表浅和碎小,而没有获得最有诊断价值的深层组织细胞,给病理医师诊断带来困难。

对比就是要与正常组织相对比。活检切口应由病变边界外 2 ~3mm 的正常组织开始向相连的病变组织方向延伸,使取得的组织中带有部分正常组织。这样可以方便病理医师在进行病理分析时与正常组织作对比。

典型就是指活检部位要选择临床表现最典型的区域。另外,如果病变过大,质地不均匀或呈现多种表现,最好进行多部位活检。这样做的目的也是为了方便病理分析,因为有时同一种疾病在显微镜下可以呈现多种不同的表现。

需要指出的是,血管性肿瘤或血管畸形、恶性黑色素瘤一般不作活组织检查,以免造成大出血或肿瘤快速转移。

（二）切除活组织检查

适用于皮肤黏膜完整，位于深部的可切除的小型肿瘤样病变或淋巴结（一般直径小于1cm）。它的优点是不打开病变组织，不会造成病变细胞的种植或转移；整块病变组织送检，诊断信息量更多。切除活组织检查时，边界也应包括病变周围一定的正常组织（图15-8）。

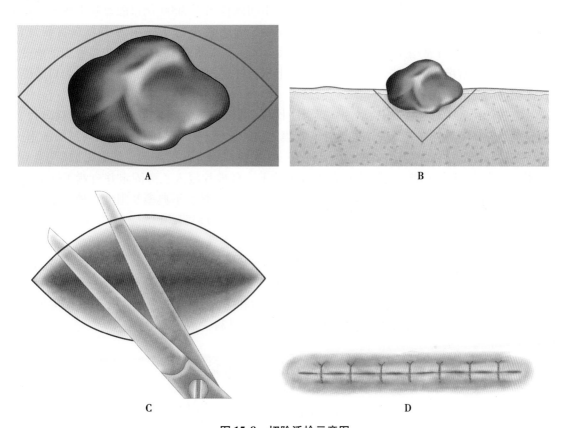

图 15-8　切除活检示意图
A. 切除活检范围；B. 切除活检范围（侧面观）；C. 病损切取潜行分离；D. 缝合后

（三）细针穿吸细胞学检查

1930 年，Martin 和 Ellis 首先在头颈部应用针吸细胞学检查，但由于理论上存在沿穿刺道种植的危险性而限制了该技术的广泛应用。20 世纪 50 年代后期，瑞典人 Soderstrome 报道使用细针穿吸细胞学检查（fine needle aspiration，FNA）头颈部肿块以来，该方法现已广泛应用于甲状腺、乳腺、涎腺、淋巴结等检查。据文献报道，其良性肿瘤的定性诊断率为85% ~ 100%，恶性肿瘤的定性诊断率为64% ~ 100% 。

操作方法：常规消毒皮肤，用 7 号针头接 20ml 注射器。左手拇指及示指固定肿块，然后将针头迅速刺入皮肤，继续进针直至肿块内。左手扶持针筒，右手将针芯回抽，使注射器内呈负压状态，以吸取含细胞的体液，逐渐改变针尖方向和深度，便于获得各个部位的细胞成分。在针尖完全退出皮肤之前，将针芯回复原位以消除负压。拔出针头后，将吸取物置于载玻片上，立即制成涂片 2 张。待干燥后，行瑞氏或 HE 染色法染色，显微镜下观察。

（四）口腔刷取细胞学检查

刷拭活检（brush biopsy）是在所检查部位用小刷子对有疑问的组织或损害擦拭以获得细胞或组织进行活检的一种方法。OralCDx 是一种以人工神经网络为基础的高度专业化的计算机辅助分析系统，可以检测口腔刷取活检标本中的上皮癌前细胞和癌细胞，用于检测口腔黏膜的癌前病变和癌灶。在美国，超过 25 000 名口腔医师已经采用刷拭活检作为辅助诊断工具，他们应用刷取活检从良性表现的口腔损害中明确检出了 3000 例口腔黏膜上皮异常增生和口腔癌。1999 年，OralCDx 研究协作组对 945 例患者进行了一项多中心双盲研究，OralCDx 检出上皮异常增生和口腔癌的灵敏度是 100%。表明 OralCDx 是检出口腔癌前病变和口腔癌的非常准确的方法，有助于发现临床上未被怀疑的癌前病变和癌灶，可作为口腔癌及其癌前病变的筛查工具。

方法：由制造商提供的刷检试剂盒包含刷检仪（圆硬的尼龙刷）、带有条形码的载玻片、固定剂和保护塑料外壳。尼龙刷的设计是收集上皮的表层、中间层和基底细胞层三层细胞。刷子在病变处通过施加稳定的压力旋转刷 5 ~ 10 次提取病变区的细胞。细胞提取后，将尼龙刷充分旋转，让尽可能多的细胞转移到载玻片上。载玻片浸入乙醇固定并自然干燥后放到塑料容器后送到实验室，由计算机进行分析。结果包括阴性、不典型及阳性三种结果。如果结果是阳性或不典型的，则需要通过切取活检或切除活检来明确诊断。

第四节　口腔硬组织病变的处理

口腔硬组织病变主要是指位于牙槽骨和颌骨的肿瘤或瘤样病变，其中牙源性根尖周病变，包括根尖周囊肿、肉芽肿等，病变较局限，可在口腔外科完成手术治疗。

一、牙源性根尖周病变

此类病变的常见表现为牙齿唇侧出现小疱及溢脓，或无任何症状，通过 X 线片检查可以确诊是否患有口腔硬组织病变。

通常根尖病变直径小于 3mm 可暂不手术，通过根管治疗即可。直径大于 3mm 的根尖病变在完善根管治疗后常不会完全消失，多数需通过手术开窗摘除、刮治根尖病变，手术时机最好选择在根管治疗完成后 24 小时内。无需手术治疗的病变在行根管治疗时尽量做到恰填，需进行手术治疗的病变在行根管治疗时可适当超填，避免欠填。

手术治疗：如伴有感染须先用抗生素或其他抗菌药物控制炎症后再行手术治疗。术前应摄 X 线片，以明确囊肿的范围及与邻近组织的关系。

1　囊肿摘除术　囊肿较为局限时，一般可在局麻下进行。切口的大小，应根据囊肿的部位及波及范围而定。切口以能充分显露手术野，便于彻底清除囊壁为原则。一般囊肿，可作弧形切口。黏骨膜瓣底部应较宽些，以保证有充分的血液供应，并注意缝合处其下有骨壁的支持。口内切口在口腔前庭处切开黏膜及骨膜，翻转组织瓣，用骨凿在骨壁最薄处开一小洞；然后用骨钳去除囊肿表面的骨质。如骨壁已破坏，囊膜与骨膜粘连时，应仔细分离或将粘连的骨膜一并切除，防止残留复发。用骨膜分离器或刮匙将囊膜自骨壁剥离，将囊肿全部摘除；冲洗切口，止血后缝合。如囊腔内有牙根尖暴露，但该牙仍能保留，则术前应行根管治疗,术中作根尖切除,必要时行倒充填术,以尽量保存患牙。囊肿刮除后遗留的骨腔的处理应根据骨腔大小而定,小的骨腔无需处理,任由血块机化;大的骨腔可填入自体骨或人工骨。术后常规口服抗生素 3~5 天,术后 1 周拆线。

2. 囊肿开窗减压术　目前,功能性外科及微创外科的概念被广为接受,各类下颌骨牙源性囊性病变,尤其巨大囊性病变可以采用减压术(decompression),也称造袋术(marsupialization)或 Partsch 手术。近年来,此术式逐渐被接受并在临床推广。开窗减压术的目的不是直接根除囊肿,而是使囊腔缩小,恢复颌骨外形,最大限度地保护颌骨的形态及功能。颌骨囊肿减压术是在囊性病变表面开窗,局部打开骨质及囊壁,引流出囊液,并制作塞制器保持引流口通畅,使囊腔内外压力保持平衡,在颌骨的功能活动状态下,囊肿外周骨新生,颌骨形态改建,囊腔逐渐减小,外形得以恢复。

（1）适应证:在进行囊肿造袋术前应考虑以下因素:

1）造成组织损伤的量:如果囊肿摘除的同时造成邻近重要解剖结构的损伤,如囊肿摘除造成口鼻瘘、口腔上颌窦瘘或引起重要血管神经的损伤(如下牙槽神经)或使健康牙失活,则应考虑造袋术。

2）手术入路:如果进入囊肿各个部位的通路都很困难,切除囊肿后,可能残留部分囊壁,存在复发的可能性。这种情况下也应考虑造袋术。

3）协助牙齿萌出:如果正常牙弓上某个牙齿埋伏在囊肿内(如含牙囊肿),可以采用造袋术助其萌出到口腔正常位置。

4）手术的难易程度:对于身体状况不佳或者虚弱的患者,造袋术是比较合理的选择,因为造袋术不仅操作简单而且能减轻患者的紧张情绪。

5）囊肿的大小:对于非常大的囊肿,在囊肿摘除的过程中可能存在颌骨骨折的风险,可先行囊肿造袋术,当有相当多的骨充填囊腔时,再进行囊肿摘除或刮除术。

（2）优点:造袋术的主要优点是操作简单。造袋术可避免即刻囊肿摘除术带来的重要解剖结构的损伤。

（3）缺点:造袋术的主要缺点是将病理组织留在囊腔内,不能进行彻底的组织学检查。即使在开窗处切取了部分组织用于病理检查,但也有可能将更可疑的病变组织残留在囊腔里。另一个缺点是术后患者不方便。由于囊腔内经常有食物残渣存在,为了防止感染,囊腔必须保持清洁。这就要求患者每天必须用注射器冲洗囊腔几次,可能要持续数月。冲洗时间的长短取决于囊腔的大小和成骨速度。

（4）操作:局部麻醉后,在囊肿表面作一个圆形或椭圆形可以进入囊腔的窗口(1cm 或更大)。如果骨壁因囊肿挤压膨胀变薄,初始切口可以直接通过骨壁进入囊腔;如果覆盖囊壁的骨质较厚,可以用牙钻和咬骨钳小心去除骨壁开窗。囊肿切开后,抽尽囊肿内容物,并对囊肿的残余衬里上皮进行仔细检查。对囊壁有溃烂或增厚的区域,应高度警惕囊壁发生异常增生或瘤变可能。在这种情况下,需要摘除整个囊肿或一个甚至几个可疑区域进行活检。如果囊壁衬里上皮足够厚,可将窗口周围的囊壁边缘与口腔黏膜进行缝合。囊腔可用碘仿填塞,并保留 10~14 天,防止口腔黏膜覆盖囊肿开窗处。2 周后囊肿的衬里上皮会沿着窗口边缘与口腔黏膜愈合到一起。制作塞制器保持引流口通畅,定期冲洗。一般来说,开窗术后的减压时间为 6~18 个月,减压后,若囊肿消失,则不需Ⅱ期手术;若囊肿未完全消失,则行Ⅱ期手术刮除缩小的囊肿。

二、牙　瘤

牙瘤(odontoma)生长在颌骨内,它是由一个或多数牙胚组织异常发育增生而形成。其中可含有不同发育阶段的各种牙胚组织,直至成形的牙;数目不等,可能有数个至数十个;形状不规则,可能近似正常牙(称为组合性牙瘤);也可以没有牙的形状,只是一团紊乱的硬组织混合而成,在其周围被纤维膜包裹(称为混合性牙瘤)。

临床表现:多见于青年人。生长缓慢,早期无自觉症状。往往因牙瘤所在部位发生骨质膨胀,或牙瘤压迫神经产生疼痛,或因肿瘤穿破黏骨膜,发生继发感染时,才被发现。牙瘤患者常伴有牙缺失。X线片可见骨质膨胀,有很多大小形状不同、类似发育不全牙的影像;或透射度似牙组织的一团影像。在影像与正常骨组织之间有一条清晰阴影,为牙瘤的被膜。如果牙瘤和囊肿同时存在,则称为囊性牙瘤。

治疗:手术摘除。一般将肿瘤表面骨质凿去后,取出牙瘤并将其被膜刮除,缝合伤口。

第五节　国内外研究现状及热点内容

一、关于血管瘤和脉管畸形的遗传学研究

头颈部最常见的血管畸形是婴幼儿血管瘤、微静脉畸形、淋巴管畸形、静脉畸形和动静脉畸形。这些病变均来源于血管内皮,虽然发生率不高,但仍然发现有遗传因素的作用,因此吸引了大量遗传学者针对其病因进行研究。研究发现,微静脉畸形和动静脉畸形亚型与RASA-1基因突变有关,并显示与常染色体显性遗传有关。淋巴管畸形则与VEGFR3的突变型有关。TIE2/TEK基因突变可导致静脉畸形成为常染色体显性遗传性疾病。婴幼儿血管瘤呈家族聚集性,是特应性疾病,并且基因表达随着病情不同阶段而变化。遗传学的这些研究进展为了解这些病变的分子机制提供了希望,并可能提供新的治疗方法。

二、瘤腔内注射治疗血管瘤、脉管畸形的应用进展

脉管畸形的治疗采用瘤腔内注射不同的药物,被认为是目前简便、有效、安全的治疗方法。其中最为常见的是注射平阳霉素。平阳霉素的主要成分为博莱霉素A5,其作用机制是抑制DNA合成和切断DNA链,局部注射后可影响血窦内皮细胞代谢功能,使其变性、坏死并形成纤维化,最终使瘤体衰退治愈。平阳霉素可与地塞米松联合应用,因地塞米松有抗炎、抗过敏,对平阳霉素有协同作用,可提高疗效,并减少发热、皮疹、组织水肿等不良反应,确保用药的安全性及疗效。治疗方法:平阳霉素1.5~8mg+生理盐水2~4ml(或利多卡因)+地塞米松5mg/ml稀释,成人首剂量8mg,儿童0.5mg/kg,间隔1~2周(视肿胀消退程度)后重复注射,3~5次为一疗程。每次用药量不超过8mg,注射总量不得超过40mg。文献报道,平阳霉素对不同类型血管瘤、脉管畸形的治愈率依次为:静脉畸形72.6%,混合性血管瘤65%,增生期血管瘤66%,微静脉畸形4.8%,对动静脉畸形无效。

也有作者报道应用沙培林瘤内注射血管瘤和脉管畸形。沙培林是低压冷冻干燥的生物

制剂,由经青霉素 G 处理过的溶血性链球菌组成,是一种非特异性的免疫增强剂,无毒副作用,在日本主要用于恶性肿瘤的免疫治疗。通过刺激血管淋巴管畸形内皮细胞产生无菌炎症反应,纤维组织增生,使淋巴管闭塞而达到缩小甚至使囊性瘤体完全消失的效果。沙培林可与泼尼松龙联合应用,因泼尼松龙有抗炎、抗过敏,对沙培林有协同作用,可提高疗效,并减少发热。注射方法:将 1KE(1KE 相当于 0.1mg 的干链球菌+2700U 的青霉素)沙培林溶于 10ml 0.9% NaCl 溶液中,配成 1KE/10ml 浓度。淋巴管畸形尽量抽尽囊液,然后在囊内注入相同容量的沙培林溶液。对于静脉畸形或混合型脉管畸形,在瘤体内 3 ~ 4 处多点穿刺注入药液。微静脉畸形用 5 号针,从瘤体周边正常皮肤进针,沿水平方向进入瘤体,向瘤内注射药液至瘤体苍白、肿胀为度。勿在瘤体表面进针,以免针眼出血、药液渗漏,降低治疗效果。静脉畸形应穿刺瘤体抽出回血后再注射。小面积静脉畸形注射到瘤体表面稍变苍白为佳,针孔用消毒棉球按压 2 ~ 3 分钟,以防药液外溢。静脉畸形面积较大或多发者,可采取分次注药治疗,一般先外周后中央,以防治疗期间瘤体向周围进一步扩展。直径 1.5cm 以下的静脉畸形,1 次注射即可治愈;瘤体较大或多发者,注射 3 ~ 5 次瘤体明显缩小。起效最快于注射后 10 天,最慢 1 个月。成人首剂量 1 ~ 2KE,儿童每次剂量小于 1KE,间隔 14 ~ 21 天(视肿胀消退程度)后重复注射,3 ~ 5 次为一个疗程。结果显示,沙培林对不同类型血管瘤、脉管畸形的治愈率依次为:静脉畸形 57.07%,微静脉畸形 80%,淋巴管畸形 76.83%,混合型脉管畸形 53.6%。

三、关于牙龈瘤的治疗现状

牙龈瘤来源于牙周膜及牙槽突的结缔组织,其没有肿瘤特有的结构,非真性肿瘤。牙龈瘤是机械刺激以及慢性炎症刺激形成的增生物,根据病理组织结构不同,牙龈瘤可分为纤维型、肉芽肿型及血管型三类。牙龈瘤虽无肿瘤的结构,但其具有肿瘤的生物学特性,常规单纯手术切除易复发。针对牙龈瘤这种生物学特点,牙龈瘤传统的治疗方法是手术切除牙龈瘤并拔除波及的患牙,同时尽量去除瘤体周围的牙槽骨及牙周膜等组织,以防止复发。但由于对患者造成的损伤较大,而且要求拔除患牙,影响了正常咀嚼功能和美观,降低患者的生活质量,因此这一手术方式在临床上患者常难以接受。目前治疗方法主要是手术联合高频电刀、药物、激光等。

1. 高频电刀 高频电刀不但可切除瘤体,还可处理瘤体切除后遗留的创面。其工作原理是利用高密度的高频电流对局部生物组织的集中热效应,使组织汽化或爆裂,从而达到凝固或切割等手术目的。高频电刀切除牙龈瘤有以下优点:①操作准确,复发率低。经专门设计的牙科高频电刀,通过可弯曲的电极,能够直接深入接触到口腔内各个部位,从而准确地进行手术操作,破坏牙龈瘤发生的生物组织基础,减少了复发的可能。而有些手术区域传统的手术刀无法达到,从而增加了复发的可能。②手术出血少,视野清楚,手术时间短。高频电刀具有碳化作用,高温可以立即封闭创口的毛细血管,局部血红蛋白对高频电刀具有特异性吸收,引起凝固,止血效果好,使术野清楚,缩短了手术时间。③创伤小,术中术后并发症少。高频电刀切除牙龈瘤无需拔除累及的牙齿,手术范围较常规手术的小,术后出血减少,因高频电刀产生的高温有消毒作用,所以术后感染的机会大大减少,高频电刀产生的热能破坏神经末梢感受器,并封闭神经纤维的末端,因此术中术后疼痛较轻。高频电刀同时具有封闭术区淋巴管的作用,术后水肿轻、反应小。

2. 药物治疗 有文献报道,对一些年龄较大不能耐受手术者或不愿接受手术治疗的牙龈瘤者,仅在牙龈瘤局部注射平阳霉素,通过注射后局部组织内高浓度的平阳霉素产生细胞毒作用直接杀死类肿瘤细胞,达到一定的治疗作用,但很难彻底治愈。目前常用的方法是手术完全切除瘤体,用刮匙去除病变波及的牙周膜、骨膜,在其周围正常组织内进行浸润注射平阳霉素,或在局部上敷平阳霉素,牙周塞治剂保护创面。这种方法除在局部保持高浓度的药物直接杀死或导致肿瘤细胞凋亡外,局部药物还可浸润渗透到病灶区内的牙周组织内,作用瘤体周围正常组织内残留的肿瘤细胞,可有效防止牙龈瘤的复发。该治疗方法手术创伤小,保留了患者牙列的完整性,尤其对瘤体累及前牙者更维持了其面容的美观,患者易接受,术后复发率低,因而是牙龈瘤较理想的治疗方法。

3. Nd:YAG 激光 有文献报道,在牙龈瘤切除后应用 Nd:YAG 激光处理创面。方法是常规消毒麻醉,手术时应在围绕病变蒂周的正常组织上作切口,将肿块完全切除,保留牙齿,用刮匙将病变波及的牙周膜、骨膜去除,然后应用脉冲 Nd:YAG 激光照射局部牙龈、牙周膜、牙槽骨表面,使创面呈焦痂状,不需缝合,牙周塞治剂保护一周。资料显示无复发。作者认为,Nd:YAG 激光手术时杀菌、止血效果好,其热效应还可碳化、汽化、蒸发肿瘤上皮,又可将手术切除不彻底的牙龈、牙周膜、骨膜及牙槽骨表面的病变组织碳化、汽化、蒸发,能有效防止牙龈瘤的复发。由于对正常组织切除少,组织损伤小,保存了患牙及牙槽骨的高度,保留了牙列完整性,而且操作简单,患者无痛苦,患者易于接受。

四、口腔癌早期诊断的研究进展

口腔癌是常见的恶性肿瘤之一,在中国口腔癌占全身恶性肿瘤发病率的 1.5%~5.6%。2010 年,美国疾病控制中心的统计结果表明,全球每年约 50 万人患口腔癌,死亡人数约为 12 000 人。如果口腔癌患者能够早期诊断并得到早期及时治疗,其愈后就会较好。因此,如何早期发现口腔癌就成为众多学者研究的热点。传统切取活检仍然是口腔癌诊断的金标准,但具有创伤性和潜在的并发症,只能作为临床上高度怀疑的恶性病变的检查手段,而不适于大多数临床上不怀疑为恶性的口腔病变。另外,切取活检对于组织学上诊断为异常增生的病变,在经验不同的病理科医师之间,存在显著差异。因此,寻找临床实用、无创、易于操作的诊断方法尤为重要。目前发展比较迅速的口腔癌早期诊断方法有荧光素检测、组织染色检查、唾液检查、刷取活检以及 DNA 倍体分析等。

(一) 荧光素检测

荧光素检测即浸润性荧光素实验,其方法是:用 1% 碳酸氢钠荧光素溶液,注射前加入等量 1% 普鲁卡因,使荧光液质量分数为 0.5%。在距离病灶边缘 0.5cm 处健康组织进针,用 2ml 注射器把 1ml 荧光液注射在病灶内,每个病例采取同样的注射速度,使病变组织遭受同样大小的扩张力,注射完毕后立即在暗室检查,组织表面见荧光小滴者为阳性结果,即恶性病变。而良性肿瘤或癌前病变病灶的表面不出现荧光小滴,为阴性结果。这种方法的机制是荧光液的扩散取决于病变组织的致密性,癌组织细胞疏松脆弱,在注射压力下组织结构破裂,荧光液溢出,于是在表面出现鲜明的游离的发光小滴。良性恶性病变鉴别的总准确率可达 90% 以上。因此,浸润性荧光素实验可对口腔癌及癌前病变进行早期诊断。

（二）活体组织染色检查

活体组织染色是一种非损伤性对口腔癌进行诊断的方法，其原理是利用癌变组织对染色剂的染色程度不同而显示病变组织部位。活体染色法在口腔癌早期诊断中应用的价值在于：①发现并指示癌变部位，指导活检；②口腔癌高危人群普查及口腔癌术后或放疗后患者定期检查，辅助发现口腔癌的复发；③筛选白斑早期癌变及监测白斑。常用染色剂有甲苯胺蓝、Lugol 碘、亚甲蓝等。

1. 甲苯胺蓝染色法　甲苯胺蓝为一种嗜酸性异染性染料，对细胞核中的 DNA 及胞质中的 RNA 有极强的亲和力。肿瘤细胞特别是恶性肿瘤细胞增殖活跃，DNA 及 RNA 含量明显高于正常细胞，因此癌变部位极易着色，此染料对有丝分裂活跃的细胞及上皮异常增生亦有亲和力。这说明甲苯胺蓝是很有效的口腔癌早期诊断的染色剂。

下列情况下推荐使用甲苯胺蓝：确定是否有向 OSCC 进展的口腔癌前病变；确定有向癌进展潜能的高危分子模式的黏膜病损（低度和高度异常增生）；评估病变程度及口腔癌前病损或 OSCC 的边缘；辅助选择活检部位；评估口腔异常增生治疗结果及治疗后随访。

2. Lugol 碘染色法　Lugol 碘是碘和碘化钾的水溶液，是一种消毒剂。碘染色的原理是碘与细胞质中的糖原发生反应（即碘淀粉反应），表现为颜色变化。组织糖原含量与其角化程度呈负相关。癌细胞丧失分化、糖酵解增强，这些会降低碘淀粉反应。在黏膜检查中，将 Lugol 碘涂布于可疑病变，正常黏膜因为含糖原较高，染为棕色或桃红色；异常增生组织则不染色，相对于周围组织呈苍白色。1933 年，Schiller 首次将 Lugol 碘用于妇科病变检查在口腔领域，Lugol 碘染色仅限用于非角化黏膜（颊、前庭、舌缘和舌腹、口底等区域）。Lugol 碘染色有助于确定上皮异常增生的程度和边界。Lugol 碘也可用于确定手术切缘，定位可疑区域进行活检。

3. 亚甲蓝染色法　亚甲蓝是一种碱性染料，电离后染料离子带正电，可与酸性物质结合成盐。从正常黏膜细胞到不典型增生再到癌细胞其 DNA 含量逐渐增高，遇到亚甲蓝后呈蓝色，且含量越高则蓝色越深。而正常黏膜细胞则不着色。使用时用生理盐水将黏膜表面的黏液冲洗干净，将配制的 0.5% 亚甲蓝液均匀喷洒于病变黏膜，3 分钟后再用生理盐水冲洗，然后仔细观察。正常黏膜不着色，着淡蓝或深蓝色者为异常。

（三）唾液检测

唾液是人体重要体液之一，其成分相对稳定，但同时也受全身各种因素和状态的影响，其中某些特殊成分，如微生物、抗体、生物酶和某些特殊介质，均可作为疾病诊断、疗效判断的参考指标，在疾病诊治中具有潜在的应用价值。唾液相对于血液而言，其无创伤的收集方法在肿瘤诊断中具有特别的优势。目前，口腔肿瘤的唾液研究较少。但对 OSCC 相关的血清肿瘤标志物已有许多研究，常见的血清学上皮肿瘤标志物有 Cyfra21-1、TPS、CEA、SCC、CA125 和 CA19-9 等。研究显示，它们对口腔癌的诊断、预后预测和治疗监测有中度敏感性和特异性。唾液检查是血清学检查的一种替代方法，肿瘤的生物标志物可在唾液中广泛存在，而且唾液与口腔癌病灶直接接触，存在脱落癌细胞，且收集唾液无创。唾液检查的指标包括各种特异性唾液大分子（主要是蛋白质和核酸），如酶、细胞因子、生长因子、金属基质蛋白酶、内皮素、端粒酶、细胞角质素、mRNA 与 DNA 以及各种唾液离子和抗体，甚至还有 DNA 启动子甲基化分析等。

（四）刷取活检技术

由于传统脱落细胞学方法无法接触到深层细胞,而且口腔形态复杂,无法完整检测黏膜表面,脱落细胞学检查口腔病损曾被认为并不可靠。刷取活检可收集口腔上皮全厚细胞,且椅旁操作方便,检查无痛,使口腔脱落细胞学检查重新成为研究热点。根据刷取的细胞进行细胞学诊断,对医师的临床经验依赖性很强,目前已开发出的 OralCDx 系统是一种口腔刷取活检计算机辅助系统,使诊断更加客观,在发达国家已得到广泛应用,但研究结果差别很大。Mehrotra 等选择 79 例微小可疑病变患者,以切取活检为金标准,检验 OralCDx 刷取活检在确定口腔癌前病变和恶性病变方面的能力。结果显示,刷取活检的敏感度为 96.3%,特异度为100%。1999 年,OralCDx 研究协作组对 945 例患者进行了一项多中心双盲研究,OralCDx 检出上皮异常增生和口腔癌的灵敏度是 100%。表明 OralCDx 是检出口腔癌前病变和口腔癌的非常准确的方法。目前,很多研究结果支持口腔刷取活检结合脱落细胞学诊断作为早期发现口腔黏膜癌前病变和口腔癌的筛查方法。

（五）DNA 倍体分析

DNA 倍体分析可用于分析刷取活检或者切取活检所得的细胞或组织标本,作为病理学检查的一个补充。基因组不稳定性有利于癌的发展,异常 DNA 倍体可能区分出向癌进展的异常增生病变。DNA 倍体状态可以通过流式细胞仪(FCM)或图像细胞分析(ICM)进行检测。口腔刷取细胞标本检测异倍体细胞,结合形态学和细胞遗传学分析,能够早期检测有恶性变潜能的细胞。研究还发现,口腔白斑若检测到 DNA 异倍体,则发展为口腔癌的风险增高。但对于具体白斑患者,DNA 异倍体作为预测口腔癌进展的单一指标价值有限,DNA 异倍体分析在筛查口腔癌方面仍待发展,可以作为早期癌变的一个指标,用以指示是否需要做进一步检查。

总之,早期口腔癌治疗损伤小,预后好。检查技术的发展,有利于早期口腔癌的诊断。口腔癌检查的主要手段依然是口腔视诊。病变组织自身光学特性发生改变,使用光学系统进行检测,增强了病变的可视性。虽然其敏感度和特异度尚待进一步验证和提高,但毫无疑问,该方法有利于口腔癌筛查的普及,并能提高口腔癌的检出率。唾液检查方兴未艾,不仅成为口腔癌早期检查研究中的焦点,甚至扩展到全身肿瘤的早期检查领域。刷取活检能够通过基本无创的方式获得比传统脱落细胞学技术更多的样本,辅以计算机技术及其他检查技术,无疑能够获得更多信息,其诊断的参考价值堪比病理学诊断。然而,目前手术切取活检仍然是口腔癌诊断的金标准。

（何家才）

参 考 文 献

1. Karl R. Koerner. Manual of Minor Oral Surgery for the General Dentist. USA：Wiley-Blackwell,2006

2. Fragiskos D. Fragiskos. Oral surgery. Germany：Springer,2007

3. James R. Hupp, Edward Ellis, Myron R. Tucker. Contemporary Oral and Maxillofacial Surgery. 6th ed. USA：Mosby,2013

4. Peter Thomson. Oral Precancer：Diagnosis and Management of Potentially Malignant Disorders. UK：John Wley&Sons,Ltd. ,2012

5. Yadav P,De Castro DK,Waner M,et al. Vascular anomalies of the head and neck：a review of genetics. Semin Ophthalmol,2013,28(5-6):257-266

6. Wójcicki P, Wójcicka K. Epidemiology, diagnostics and treatment of vascular tumours and malformations. Adv Clin Exp Med,2014,23(3):475-484

7. Patton LL, Epstein JB, Kerr AR. Adjunctive techniques for oral cancer examination and lesion diagnosis: a systematic review of the literature. J Am Dent Assoc,2008,139(7):896-905

8. Léauté-Labrèze C, Dumas de la Roque E, Hubiche T, et al. Propranolol for severe hemangiomas of infancy. N Engl J Med,2008,358(24):2649-2651

9. 郑家伟,陈传俊,张志愿. 平阳霉素瘤内注射治疗口腔颌面部血管瘤、血管畸形的系统评价. 中国口腔颌面外科杂志,2003,1(2):102-105

10. 中华口腔医学会口腔颌面外科专业委员会脉管性疾病学组. 口腔颌面部血管瘤和脉管畸形治疗指南. 中华医学杂志,2008,88(44):3102-3107

11. 魏海刚,邱雅,陈玉婷,等. 沙培林瘤内注射治疗体表血管瘤、脉管畸形的国内文献系统评价. 中国美容医学,2010,19(10):1472-1475

12. 孟宪瑞,刘进忠. 口腔癌的早期诊断. 国际口腔医学杂志,2008,35(3):329-331

13. 李金忠,李鑫,郑家伟. 早期口腔癌检查及诊断方法的研究进展. 中国口腔颌面外科杂志,2012,10(6):516-521

第十六章 口腔颌面部感染及处理

第一节 概 述

感染（infection）是由于细菌、病毒、真菌等致病微生物侵入宿主体内后，通过天然以及获得性免疫反应引发的一系列局部以及全身的反应。口腔颌面部感染具有感染性疾病的共性，同时，由于其特殊的解剖特点以及生理学特点，使得口腔颌面部感染在其临床诊断以及治疗方面均有独特之处。

一、口腔局部炎症的途径

通常的口腔颌面部感染途径有以下 6 条：

1. **牙源性** 来源于病灶牙或者牙周组织的致病菌进入机体而引发的感染，称为牙源性感染。由于牙齿与颌骨解剖上直接相连，相关病变可以弥散至根尖、牙槽突、颌骨、邻近的其他组织以及蜂窝组织间隙，是口腔颌面部感染的主要来源。

2. **腺源性** 面颈部淋巴结感染穿过其被膜扩散，引发邻近组织的炎症。

3. **损伤性** 继发于损伤后的感染。

4. **血源性** 机体其他部位的感染灶通过血液循环而导致口腔颌面部发生的病变。

5. **医源性** 医务人员在治疗过程中所造成的继发性感染称为医源性感染。

6. **继发性** 继发于其他疾病的口腔颌面部感染，表现复杂多样，比如 HIV 患者由于免疫系统缺陷而口腔易发生白色念珠菌感染。

二、口腔颌面部感染的常见临床表现

1. **局部表现** 局部症状由于发生部位、深浅、范围、致病因素、病程以及宿主自身的情况的差异而各异。口腔颌面部化脓性炎症，急性期表现为包括红、肿、热、痛、功能障碍以及引流去淋巴结肿痛在内的经典的炎症症状；在局部的表现，当感染累及一组或多组咀嚼肌时，可导致不同程度的开口受限以及局部疼痛；而当颞下间隙发生感染时，由于其位置深在，其外观表现常不显著；而致病因素不同时，脓液性状也有一定差异，如金黄色葡萄球菌一般为黄色黏稠状脓液，链球菌一般为淡黄色或者淡红色稀薄脓液，偶见棕褐色，铜绿假单胞菌则为特征性的带酸臭味的稍黏稠、翠绿色脓液；而当感染处于慢性期时，由于组织的修复与

破坏同时进行,被破坏的正常组织可能被更为坚硬的纤维化组织所代替,造成不同程度的外观以及功能异常;另一方面,感染也可能通过组织中的薄弱处自行破溃,形成长期排脓的窦(瘘)口,在机体抵抗力降低的时候,慢性感染可以急性发作;而对于一些免疫功能异常的患者,可能出现更加严重的感染。

2. 全身表现　口腔颌面部感染的全身症状与机体其他部分的感染相类似,根据致病微生物毒力以及宿主免疫力的不同而有一定差异,口腔颌面部常见的致病微生物感染是细菌感染。局部感染较轻时,可能不出现明显的全身症状;当局部炎症较重时,全身炎症的严重程度随之上升,包括内毒素血症的一系列临床表现,发热、畏寒、头痛、乏力、食欲减退,实验室检查可见白细胞数目的改变,中性粒细胞比例改变,而严重者可能导致败血症或者脓毒血症的发生,长久不经控制,可导致代谢紊乱、水电解质平衡失调、酸中毒,乃至包括肝、肾在内的多器官衰竭。慢性炎症的患者,由于局部炎症久治不愈,常伴有持续低热的全身状态,严重者甚至会导致患者精神状态欠佳、全身衰弱、营养不良以及不同程度的贫血。

三、口腔局部炎症的诊断

口腔颌面部局部炎症的诊断需要结合典型病程、临床表现辅以辅助检查。感染急性期主要表现为经典的患区红(redness)、肿(swelling)、热(heat)、痛(pain or tenderness)以及功能障碍(loss of function)。位于体表的感染局限形成脓肿时,表现为明显的发红、波动感。波动感是诊断脓肿的重要特征。由于抗生素的不恰当使用,可能导致急性期感染的症状不显著。深部脓肿,尤其是位于筋膜下层的脓肿,难以扪及明显的波动感,但压痛点较明显,会导致受累区域的水肿,需要与蜂窝织炎相鉴别。深部脓肿的形成与否,可以辅以 B 超或 CT,进一步明确其大小、位置,并在其引导下,行穿刺法完成进一步的辅助诊断以及治疗;细菌学检查在口腔颌面部感染中起着重要的作用,可以取脓液涂片及细菌培养、鉴别细菌种类,必要时行细菌药物敏感性试验,选择合适的抗菌药物。严重的口腔颌面部感染,定时的外周血白细胞检测是观察感染进程的基本方法。X 线片检查对于包括颌骨骨髓炎在内的多种口腔颌面部感染的诊断也有重要的依据作用。

四、口腔局部炎症的治疗原则

口腔颌面部感染的治疗要结合局部以及全身两个方面。

(一) 局部治疗

局部治疗包括以下四个方面:清除病灶、建立引流、防止感染扩散以及恢复功能。

1. 清除病灶　在感染控制中最重要的部分。在局限性的、小范围的感染,清除病灶可能迅速地解决感染状况。可能造成口腔颌面部感染的原因包括:坏死牙髓、根尖周病变;牙周病;死骨形成;异体移植物;唾液腺结石等。当感染的病因明确时,待炎症治疗好转后,上述病灶需要及时以及有效的清理。

2. 建立引流　当炎性病灶脓肿形成,表现为皮肤发红显著,明显的波动感形成时,应该尽早行脓肿切开引流术,因为手术造成的切口会比脓肿自然破溃所残留的瘢痕轻得多,其他包括脓肿自行破溃而引流不畅者,进展迅速如腐败坏死性蜂窝织炎,或伴有全身明显的中毒症状,也可早期切开。为了建立有效的引流通道,切口位置应该位于脓腔的最低处。

(1) 口内切口:一般首选口内切口,切口一般与咬合面平行,并注意勿损伤重要的解剖结构如神经、血管及唾液腺导管等。切口应大小合宜,足以充分引流。同时,感染牙髓的去除也是不可忽略的。

(2) 口外切口:因为对美观的可能影响,口外切口的选择应该慎重,并选择瘢痕隐蔽的位置。皮肤切口应注意避免损伤面神经的分支等重要解剖结构。引流道应尽可能短,一般切开至黏膜下或者皮下即可,根据脓肿位置用血管钳直达脓腔后扩大创口,直到充分排脓。手术操作应轻柔,并建立不同的引流通道。引流通道根据脓肿的位置、深浅、大小略有不同,一般口内采用碘仿纱条或者橡皮片引流,口外脓肿可采用橡皮片或者橡胶管。每日更换敷料1~2次,脓腔大、范围广、脓液黏稠时,在更换敷料时可选用生理盐水或抗生素液冲洗。

3. 防止感染扩散　局部制动,切开引流以及抗生素的联合使用可以有效避免感染的扩散。口腔颌面部区域的制动在实施中有一定的难度。

4. 功能恢复　在患者的急性症状得以缓解后,要注意复诊观察患区功能的恢复,患牙往往需要彻底的牙周、牙体牙髓以及修复治疗,而牙周炎或者涎腺炎症也需要及时治疗以避免复发。

5. 治疗时机　治疗的时机选择是十分重要的。当急性感染期伴随高热时,立即的静脉抗生素治疗是十分重要的。

(1) 局部疼痛、肿胀明显,呈现搏动性跳痛,皮肤表面紧张、发红、光亮,并可触及明显的压痛点、波动感,呈凹陷性水肿,深部脓肿穿刺后有脓液抽出者,或脓肿已自行破溃而引流不畅时,应行切开引流并行药敏试验检测。

(2) 口腔颌面部急性化脓性炎症,控制感染无效并出现明显的全身中毒症状者或出现呼吸、吞咽困难等,可早期行切开引流。

(3) 使用常规消炎药,直到药敏试验结果出现,采用针对性用药。

(4) 如果不能在急性期去除致病因素,应在急性期度过后尽快去除致病因素。

(二) 全身治疗

口腔颌面部感染引发诸如发热、白细胞计数明显升高、出现中毒颗粒等一系列全身中毒症状时,均应在予以局部处理的同时,予以支持治疗,维持水电解质的平衡,并针对性地予以抗菌药物。当出现菌血症、海绵窦血栓性静脉炎、中毒性休克等严重并发症时,应根据具体情况,予以早期的全身治疗。

1. 休息　当出现体温升高等全身症状时,建议卧床休息;而颈部、口底部肿胀,或者患者出现中毒症状时,需要住院治疗。

2. 营养支持治疗　常需要足量静脉注射补液,以改善因为高热所造成的脱水,并稀释毒素、促进其排泄,维持电解质平衡。并予均衡、易消化的饮食,以补充足够的蛋白质和碳水化合物。

3. 镇痛治疗　口腔颌面部感染常伴随有不同程度的疼痛,所以疼痛的控制在其治疗过程中也起着重要的作用。非甾体类抗炎药是一类重要的镇痛药,这类药物中很多还有解热的功效。特别留意的是,当口腔颌面部感染累及呼吸道时,应该避免使用诸如鸦片类有呼吸抑制作用的药物。

4. 感染的控制　抗菌药物感染的治疗过程中不是必需的。有的时候,切开排脓、清除病灶已经足以抵抗感染。而不可以因为抗生素使用而延迟或者替代患处的局部处理。

第二节 第三磨牙冠周炎

冠周炎(pericoronitis)是指牙冠萌出不全或者阻生时,牙冠周围发生的炎症,临床上常见于下颌,尤其是下颌第三磨牙的冠周炎较为常见,上颌第三磨牙冠周炎发生率较低,且症状较轻、并发症较少,治疗相对简单。故在此我们主要介绍下颌第三磨牙冠周炎。

一、病　因

1. 感染因素　人类进化过程之中,随着手工业、制造业水平的提高,食物日益精细,咀嚼器官愈发退化,从而出现颌骨长度与牙齿正常排列所需长度不协调,导致牙齿萌出位置不足,继而出现不同程度的不完全萌出乃至阻生,其中最常发生此类情况的就是下颌第三磨牙。阻生第三磨牙本身及其在萌出过程之中,牙冠可能部分或者全部被牙龈覆盖,覆盖龈瓣与患牙之间形成较深的盲袋,其内容易造成食物嵌塞以及细菌滞留,并且难以清洁,故当全身抵抗力下降或者局部细菌毒力增强时,可以导致第三磨牙冠周炎的急性发作。

2. 对𬌗牙因素　常见于下颌第三磨牙萌出不全/阻生,上颌第三磨牙伸长,使得下颌相应患牙牙龈容易在咀嚼食物中发生创伤而后感染。

3. 食物嵌塞　阻生第三磨牙由于萌出位置不足,导致异位萌出或者不全萌出,容易造成食物嵌塞,不及时清理伴全身抵抗力下降者,容易引发感染,常伴随有不同程度的口腔异味。

二、临床表现

急性第三磨牙冠周炎,当局部炎症较早期时,可表现为患侧后牙区牙龈肿痛不适,进食、咀嚼、食物嵌塞或者开口运动时疼痛稍重。感染继续发展时,可出现局部自发性跳痛或沿耳颞神经分布区域出现放射性痛,累及咀嚼肌时,可出现不同程度的开口受限,严重者会出现"牙关紧闭"而影响功能。可伴随有口腔卫生状况欠佳、舌苔变厚、口腔异味以及龈袋内有咸性分泌物溢出等。严重的急性第三磨牙冠周炎会导致不同程度的高热、头痛、全身不适、食欲减退等全身症状,实验室检查可见白细胞数目增多,中性粒细胞比例上升。慢性第三磨牙冠周炎症状普遍不明显,可仅表现为长期的局部轻压痛。

口内检查,多数可见第三磨牙萌出不全或者异位萌出,牙冠不同程度的被肿胀的龈瓣所覆盖,可见食物嵌塞,探针检查可见龈瓣下未完全萌出的患牙。第三磨牙周围的软组织发红、肿胀,龈瓣边缘可有糜烂,龈袋内常可见食物残渣,探诊常有不同的出血或者脓液渗出。炎症严重时,炎症可以波及腭舌弓、咽侧壁以及咀嚼肌,造成吞咽疼痛以及开口受限。常有患侧下颌下淋巴结的肿胀、压痛。相邻第二磨牙可有叩击痛,因为第二磨牙与第三磨牙间常有食物嵌塞并且难于清理,故第二磨牙远中颈部常会出现龋坏并导致牙髓炎症状,在检查时需要多加注意,并与第三磨牙冠周炎相鉴别。

三、诊　　断

根据病史、临床症状以及临床辅助以影像学检查,一般不难作出正确的诊断。综合上述临床症状,影像学检查(包括 X 线片检查以及 CT 检查)可帮助了解未完全萌出或者阻生牙的生长位置、方向、牙根状况、牙周状况以及邻牙的状况,为日后的资料提供充分的依据。

下颌第三磨牙冠周炎合并面颊瘘或下颌第一磨牙颊侧龈瘘时,需与下颌第一磨牙牙体以及牙周组织病变所鉴别;此外,还应该与下颌第二磨牙远中颈部深龋所引发的急性牙髓炎以及急性根尖周炎相鉴别,与第三磨牙区牙龈的恶性肿瘤相鉴别。

四、治　　疗

第三磨牙冠周炎的治疗一般分为两个阶段,在急性期应该针对感染,对症采取消炎、镇痛、切开引流以及全身的抗菌以及支持治疗,而后,待急性炎症缓解或者转为慢性炎症时,拔除患牙。急性炎症期,局部常用生理盐水、1%～3%过氧化氢溶液、0.1%氯己定(洗必泰)反复冲洗龈袋是十分重要的局部处理措施。当脓肿形成时,应该及时切开引流。当出现体温上升或者出现牙关紧闭的情况下,应该使用抗生素以及予以全身支持治疗。当感染迅速扩散的时候,可能波及呼吸道,这个时候就需要予以应急处理。外科拔除第三磨牙需要推迟到急性期症状缓解之后。

第三节　口腔颌面部间隙感染

口腔颌面部、颈部的解剖结构被致密的筋膜包绕,而筋膜间有连续的疏松结缔组织充填。感染容易通过这些疏松的组织而扩散,故可以将其视为感染发生和扩散的潜在间隙。根据解剖结构和临床感染常表现的部位,常将其视为不同名称的间隙,诸如咬肌间隙、翼下颌间隙、颞下间隙、颞间隙等。感染常累及潜在筋膜间隙,导致包括局部蜂窝织炎、脓肿,以及扩散后导致包括海绵窦血栓性静脉炎、败血症、脑脓肿等严重的全身感染并发症。

一、眶下间隙感染

1. 解剖部位　眶下间隙(infraorbital space)位于眼眶下方、上颌骨前壁与面部表情肌下。上界为眶下缘,下界为上颌骨牙槽,内界为鼻侧缘,外界为颧骨。其内走行的有穿眶下孔而出的眶下神经、血管、淋巴结,以及内眦动脉、面静脉及其与眼静脉、眶下静脉、面深静脉的交通支。

2. 常见感染来源　多来源于邻近牙齿,包括上颌切牙、尖牙、第一前磨牙的根尖化脓性炎症以及牙槽脓肿;此外,上颌骨骨髓炎炎症扩散,或者上唇底部与鼻侧炎症扩散至相应区域所引起。

3. 临床症状　表现为波及内眦、眼睑、颧部皮肤的肿胀、发红、张力增大、水肿、睑裂变窄、鼻唇沟变窄。脓肿形成后,眶下区可扪及波动感,前庭龈颊沟常有明显的肿胀、压痛、波动感。感染期可由于肿胀和炎症激惹眶下神经,引起不同程度的疼痛。

眶下间隙的感染向上可经由眶内直接扩散,导致局部蜂窝织炎,亦可扩散至颅内,并发海绵窦血栓性静脉炎。

4. 诊治原则　局部蜂窝织炎阶段可从局部对症治疗以及针对病灶牙处理两方面着手,脓肿形成时及时切开引流。于脓肿低处常为口内上颌尖牙以及前磨牙唇侧前庭黏膜转折处作切口,其余处理同脓肿的切开。炎症控制后处理病灶牙。

二、颊间隙感染

1. 解剖部位　颊间隙(buccal space),广义的位于颊部皮肤与颊黏膜之间的颊肌周围的间隙。上界为颧骨下元,下界为下颌骨下缘,前界为从颧骨下缘至鼻唇沟经口角至下颌骨下缘的连线,后界浅面相当于咬肌前缘,深面为翼下颌韧带。间隙内除了有疏松结缔组织,还有面神经分支、腮腺导管、面动脉、面静脉,淋巴结位于其中。狭义的颊间隙指的是咬肌与颊肌之间的狭小间隙,内有颊脂垫,故此间隙又名咬颊间隙(massertric-buccal space)。

2. 常见感染来源　常见于上、下颌磨牙根尖脓肿或者牙槽脓肿突破骨膜,也可由于颊部皮肤感染、颊黏膜溃疡继发感染或者局部区域淋巴结炎症感染扩散所致。

3. 临床症状　当脓肿发生在颊黏膜与颊肌之间时,下颌或上颌磨牙区前庭沟红肿,前庭沟变浅呈隆起状,触之剧痛,有波动感,穿刺易抽出脓液,面颊皮肤红肿相对较轻。脓肿发生在皮肤与颊肌之间,特别是颊指垫全面受到炎症累及时则面颊皮肤红肿严重、皮肤肿胀发亮,炎性水肿扩散到颊间隙解剖周界以外,但是红肿压痛中心仍在颊肌位置。局部穿刺可抽出脓液,全身症状包括发热及白细胞增高。

4. 诊治原则　局部蜂窝织炎阶段可从局部对症治疗以及针对病灶牙处理两方面着手,脓肿形成时及时切开引流。切口常位于口腔前庭、下颌龈颊沟上,颊部皮下脓肿可在浅表皮肤处切开,广泛颊间隙感染应从下颌骨下缘 1~2cm 做平行于下颌骨下缘的切口,其余处理同脓肿的切开,注意避免损伤面神经的下颌缘支以及面动脉、面静脉等解剖结构。炎症控制后处理病灶牙。

三、翼下颌间隙感染

1. 解剖部位　翼下颌间隙(pterygomandibular space),位于下颌支内侧骨壁与翼内肌外侧面之间,前界为颞肌及颊肌,后界为腮腺鞘,上界为翼外肌下缘,下界为翼内肌附着于下颌支处。此间隙内有下颌神经分支以及下牙槽动、静脉穿过,并与颞下、颞、颊、下颌下等间隙交通,经颅底血管神经入颅。

2. 常见感染来源　常见的牙源性来源为下颌第三磨牙冠周炎以及下颌磨牙根尖周炎症扩散,下牙槽神经阻滞麻醉消毒不严或者下颌第三磨牙拔除创伤过大,或者邻近间隙感染波及均可导致。

3. 临床症状　有牙痛史,继之出现张口受限,咀嚼食物、吞咽疼痛;口腔检查可见翼下颌皱襞处黏膜水肿,下颌支后缘稍内侧可有轻度肿胀、深压痛。由于翼下颌间隙的位置深在,即使脓肿已形成,亦难以直接触及波动,致使炎症向邻近间隙扩散,形成颞下、咽旁、下颌下、颌后等多间隙感染,导致病情复杂化。翼下颌韧带区红肿压痛十分明显;下颌角内侧、颌后下颌支内侧肿大及压痛明显;颧弓下部肿胀。全身可有发热、白细胞总数增高。

4. 诊治原则 感染初期应予以足够全身使用抗生素。翼下颌间隙脓肿可切开引流,从口内或口外途径进行。口内切开:因受张口度的限制,临床上较少采用;口外途径:口外切口与咬肌间隙切口相类似,进入间隙放出脓液,用盐水或1%～3%过氧化氢溶液冲洗脓腔,盐水纱条堵塞脓腔,次日更换敷料,并用橡皮管或橡皮条引流。口外途径具有易于暴露间隙及姿势引流的优点。

四、咬肌间隙感染

1. 解剖部位 咬肌间隙(masseteric space)位于咬肌与下颌支外侧骨壁之间。前界为咬肌前缘,后界为下颌支后缘,上界为颧弓下缘,下界为下颌支附着。咬肌间隙感染是最常见的颌面部间隙感染。

2. 常见感染来源 主要来源于下颌第三磨牙冠周炎、下颌磨牙的根尖周炎,牙槽脓肿,邻近间隙的感染以及腮腺感染波及。

3. 临床症状 以咀嚼肌为中心的急性炎性红肿、跳痛、压痛,红肿范围上方超过颧弓,下方达颌下,前到颊部,后至颌后区。深压迫有凹陷性水肿,不易扪到波动感,有严重开口受限。用粗针从红肿中心穿刺,当针尖达骨面时回抽并缓慢退针即可抽到少许黏稠脓液。患者高热,白细胞总数增高,中性粒细胞比例增大。

4. 诊治原则 咬肌间隙蜂窝组织炎时除全身应用抗生素外,局部可和物理疗法或外敷中药;一旦脓肿形成应及时引流。咬肌间隙脓肿切开引流的途径,虽可从口内翼下颌皱襞稍外侧切开,分离进入脓腔引流,但因引流口常在脓腔之前上份,体位引流不畅,炎症不易控制,发生边缘性骨髓炎的机会也相应增加。因此,临床常用口外途径切开引流。口外切口从下颌支后缘绕过下颌角,距下颌下缘2cm处切开,切口长约3～5cm,逐层切开皮下组织,颈阔肌以及咬肌在下颌角区的部分附丽,用骨膜剥离器,由骨面推起咬肌进入脓腔,引出脓液,冲洗脓腔后填入盐水纱条引流。次日交换敷料时抽去纱条,换置橡皮管或橡皮条引流。如有边缘性骨髓炎形成,在脓液减少后应早期施行死骨刮除术,术中除重点清除骨面死骨外,不应忽略咬肌下骨膜面附着的死骨小碎块及坏死组织,以利创口早期愈合。

咬肌间隙感染缓解或被控制后,应及早对引起感染的病灶牙进行治疗或拔除。

五、下颌下间隙感染

1. 解剖部位 下颌下间隙(submandibular space)位于下颌下三角内,其界限与下颌下三角相同。其内有包括下颌下腺、下颌下淋巴结、面动脉、面静脉、舌神经、舌下神经通过,并与翼下颌间隙、咽旁间隙、颏下间隙、颈动脉三角、颈前间隙相连,故可蔓延成口底多间隙感染。

2. 常见感染来源 多源于下颌第三磨牙冠周炎、下颌后牙根尖周炎、齿槽脓肿或者局部淋巴结炎症的扩散,化脓性下颌下腺炎也可导致下颌下间隙感染。

3. 临床症状 临床表现,牙源性感染病程发展快,全身高热,下颌下区肿胀明确,皮肤充血、发红,有时发亮,有凹陷性水肿和压痛,早期即有脓肿形成,可扪及波动感;腺源性病程发展较慢,初为炎性浸润的硬结,逐渐长大,穿破淋巴结被膜后,呈弥散性蜂窝织炎,症状同牙源性感染,但晚期才形成脓肿。外周血象检查,在全身中毒症状明显时,白细胞计数增高。

4. 诊治原则　局限于淋巴结内的脓肿,可穿刺透出脓液注入抗生素。牙源性感染或脓肿范围广泛者,应行脓肿切开引流术。手术在下颌下缘下 1.5～2cm,作 3～5cm 长的平行切口,切开皮肤、皮下组织和颈阔肌,达下颌体内侧,即可引流出脓液;腺源性感染还需分离到淋巴结内,才能使脓液留出。置入引流条。注意保护面神经下颌缘支及血管。

六、舌下间隙感染

1. 解剖部位　舌下间隙(sublingual space)位于舌和口底黏膜之下,下颌舌骨肌和舌骨舌肌之上。前界以及两侧为下颌体的内侧面,后止于舌根。与咽旁间隙、翼下颌间隙、下颌下间隙相通。

2. 常见感染来源　下颌牙的牙源性感染,口底黏膜创伤以及舌下腺、下颌下腺导管炎症。

3. 临床症状　舌下间隙感染不多见。临床表现为一侧或双侧的舌下肉阜或颌舌沟区口底肿胀,黏膜充血,舌体被挤压抬高,推向健侧,运动受限,语言、进食、吞咽出现不同程度的困难和疼痛。患者全身常有不同程度体温升高、白细胞总数增多的表现。

4. 诊治原则　脓肿形成后,一般在口底肿胀最明显或波动区,与下颌体平行切开黏膜,进入脓腔进行引流。切开时勿伤及舌神经、舌动脉、下颌下腺导管。对已溃破者,置入引流条即可。一旦下颌下脓肿形成,仅从口底引流则效果不好,应及时由下颌下区作切开引流。

七、咽旁间隙感染

1. 解剖部位　咽旁间隙(parapharyngeal space)位于咽腔侧方的咽上缩肌与翼内肌和腮腺深叶之间。前界为翼下颌韧带以及下颌下腺上缘,后为椎前筋膜,上界为颅底的蝶骨和颞骨,下界为舌骨。其内有咽深动、静脉以及淋巴结,入颅的第 9～12 对脑神经以及颈深上淋巴结。

2. 常见感染来源　多为牙源性,腭扁桃体炎和邻近感染的扩散均可导致咽旁间隙感染。

3. 临床症状　多见于儿童及青少年。除严重全身感染中毒体征外,局部常表现有如下三大特征:口腔内一侧咽部红肿、触痛,肿胀范围包括翼下颌韧带区、软腭、腭垂移向健侧,患者吞咽疼痛,进食困难。从咽侧红肿最突出部位穿刺可抽出脓液;患侧下颌角稍下方的舌骨大角平面肿胀、压痛;开口受限:由于炎症刺激该间隙外侧界的翼内肌发生痉挛,从而表现为一定程度的开口受限(图 16-1)。

4. 诊治原则　咽旁间隙位置深在,脓肿形成与否一般采用穿刺方法确诊。穿刺系经口内翼下颌皱襞内侧进入咽上缩肌与翼内肌之间;抽出脓液后立即行切开引流术。口内途径切开引流术:张口无明显受限的患者,可在翼下颌皱襞稍内侧,纵行切开黏膜层,黏膜下用血管钳顺翼内肌内侧钝性分离进入脓腔。黏膜切口不宜过深,以防误伤大血管和神经。

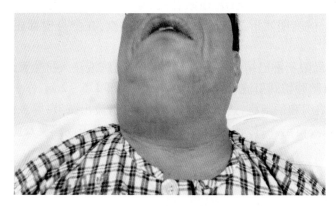

图16-1 下颌下、颏下间隙感染的临床表现
（中山大学光华口腔医学院 李唐新供图）

第四节 颌骨骨髓炎

颌骨骨髓炎（osteomyelitis of the jaws），是由于细菌感染、物理或化学因素造成的累及包括骨膜、骨密质、骨松质、骨髓以及骨髓腔内的血管、神经的颌骨炎性病变。根据颌骨骨髓炎临床病理特点、致病因素不同可以分为不同类别。

一、化脓性颌骨骨髓炎

化脓性颌骨骨髓炎（pyogenic osteomyelitis of jaws），多发于青壮年，男性多于女性，占90%的各类型颌骨骨髓炎，主要发生于下颌骨，常见的致病菌主要为金黄色葡萄球菌，其次为溶血性链球菌、肺炎双球菌、大肠埃希菌等，临床上多为混合感染。常见的感染途径有牙源性感染、损伤性感染、血源性感染。根据感染病因以及病变特点，临床上常将化脓性骨髓炎分为中央性颌骨骨髓炎和边缘性颌骨骨髓炎。

二、中央性颌骨骨髓炎

（一）病因

中央性颌骨骨髓炎常见由急性化脓性根尖周炎或者根尖脓肿造成。多见于下颌骨。上述牙源性炎症经由根尖在颌骨骨髓腔内发展，再由颌骨中央通过松质骨向外扩散，累及骨密质、骨膜。下颌骨由于其骨外板致密，单一血管供应，侧支循环少，炎症发生时容易造成血管栓塞从而形成大片死骨。

（二）临床表现

中央性颌骨骨髓炎按照其进程可分为急性期和慢性期。

1. 急性期

（1）疼痛。

（2）牙齿松动。

（3）炎症周围的软组织肿胀，出现相应间隙感染的临床表现，晚期可破溃、溢脓。

（4）全身中毒症状。

（5）下颌骨骨髓炎可伴有下唇麻木。

2. 慢性期　症状缓解，但局部症状体征仍存在。

下颌骨较上颌骨多见，一般称为牙槽脓肿。患牙剧烈疼痛，为持续性，并沿三叉神经产生放射痛。患牙及邻牙松动，有叩痛，前庭沟丰满，面颊肿胀。急性弥散型骨髓炎时患者全身症状加重，高热、寒战、脱水及其他中毒表现，白细胞总数和中性分类增高。局部炎症迅速扩散，短期内下颌多数牙松动，前庭沟丰满，龈袋溢脓；若下牙槽神经受损害，出现下唇麻木；一般在3周以后X线片方显示骨质广泛破坏。严重者伴发颌周多间隙感染，颌面部肿胀，有不同程度的张口受限。

（三）诊断

根据病史、临床表现和局部检查，配合X线片即可确定诊断。中央性骨髓炎的X线片早期无变化，2～4周后可见骨质疏松密度减低区，2～3个月后，显示骨破坏局限有死骨形成或病理性骨折。

（四）治疗原则

急性期能得到及时合理的治疗，如拔除松动牙，广泛切开引流脓液，则炎症可消散。中央骨髓炎可在急性炎症后1～2个月手术，此时大块死骨已形成，且从正常骨组织分离，较易彻底摘除游离死骨。若拖延治疗，脓肿自行穿破或切开引流不畅，则化脓病变在颌骨内缓慢进行而进入慢性期。此时患者全身及局部症状缓解，口内或颌面部有瘘管长期流脓，有时混杂有小块死骨，探查瘘管可触及粗糙骨面或活动死骨块，严重者有大块死骨形成或发生病理性骨折，出现咬合错乱及面部畸形。死骨未根除，病变可迁延数月或数年，一旦瘘管阻塞，炎症又可急性发作。

三、边缘性颌骨骨髓炎

（一）病因

好发于下颌支外侧，由下颌第三磨牙冠周炎引起颌周间隙感染而来。

（二）临床表现

好发于青年人。急性期不易发现，常被颌周间隙感染症状所掩盖，因此常见为慢性期。临床病理特点主要是间隙感染，如咬肌间隙和翼下颌间隙脓肿，脓液未能及时排出，则会溶解骨膜，使骨皮质的营养中断，发生脱钙、疏松、软化，形成衣浅的小块死骨；或因炎症与机体抵抗力处于僵持阶段而出现炎性增生，X线片可见颌骨表面葱皮样钙化影。临床可在下颌角区域腮腺咬肌区出现炎性浸润硬块、压痛、凹陷性水肿，并有张口受限。脓肿自行穿破处或切开引流区，可见长期溢脓的瘘管，有时脓液内混杂有死骨碎屑。循瘘管探查，可触及粗涩骨面，当瘘管阻塞时，炎症又可急性发作。炎症发展深入到骨髓腔时，感染可在骨髓腔内扩散，则可并发中央性骨髓炎，而有大块死骨形成。

（三）诊断

根据病史、临床表现和局部检查，配合X线片即可确定诊断。边缘性骨髓炎X线片早期变化不明显,晚期下颌支后前位片可见骨皮质不光滑,有小片死骨形成,或骨质增生。

（四）治疗原则

急性期以全身应用抗生素,局部切开引流或拔除松动牙为主,弥散型患者表现衰竭、全身中毒严重、贫血者,除一般支持疗法外,还应小量多次输血,增强其全身抵抗力。慢性期应以死骨刮除术及病灶牙拔除为主。边缘性骨髓炎可在急性炎症后 2 ~ 4 周手术,手术时应充分暴露下颌支,彻底清除散在小块片状死骨,去除增生的病理性骨质。

四、新生儿颌骨骨髓炎

新生儿颌骨骨髓炎(osteomyelitis of the jaw in the neonate),一般指在出生后 3 个月内发生的化脓性中央性颌骨骨髓炎,多见于上颌骨,下颌骨罕见,其病因、病程以及治疗原则均与化脓性骨髓炎有不同。

（一）病因

新生儿颌骨骨髓炎常见致病菌有金黄色葡萄球菌、链球菌,偶有肺炎链球菌,多为血源性感染,也有母亲罹患化脓性乳腺炎导致病原菌直接侵入,亦可由于邻近组织损伤感染诸如牙龈损伤、鼻泪管炎或泪囊炎扩散波及。

（二）临床表现

新生儿颌骨骨髓炎起病突然,并伴随有较严重的全身症状,诸如高热、寒战、脉搏加快、患儿烦躁不安、啼哭不止,白细胞计数明显增多,感染较重伴发全身菌血症可出现相应的昏睡、意识模糊乃至休克等相应的临床症状。

局部主要表现为眶下、内眦局部皮肤红肿,炎症扩散迅速致眶周蜂窝织炎,出现包括眼睑肿胀、睑裂狭窄或者完全闭合,结膜外翻或者眼球外突的临床症状。由于新生儿上颌骨发育不完全以及上颌骨本身的结构疏松,感染容易波及上牙槽突并迅速扩散,形成骨膜下脓肿、皮下脓肿,虽经切开或者破溃引流出脓液,但后期常有眶下缘或者颧骨骨质破坏,形成颗粒状死骨从瘘管排出,若炎症不及时控制,上颌乳牙牙胚可因为炎症损伤而影响日后恒牙萌出,而死骨排出区出现骨质缺损,瘘口形成区出现瘢痕形成导致下睑外翻、颧面部塌陷等畸形。

（三）治疗原则

新生儿上颌骨骨髓炎发病急,病情重,并伴随有严重的全身症状。在治疗上,应针对相应的症状,采取及时的应对措施,并注重全身抗炎以及支持治疗。脓肿形成及时切开引流。若局部瘘孔形成,并开始排脓时,最好采用抗生素溶液冲洗,口内有瘘口者,要避免误吸脓液引起肺部感染并发症。

如果病情转入慢性期,虽然死骨已经形成,但由于新生儿上颌骨菲薄的骨壁以及疏松的骨质结构,死骨可从瘘口自行排出而自愈的可能性,故并不急于手术清除死骨。当炎症波及牙胚而坏死时,无法及时排出,需要及时去除。摘除死骨时要尽可能保守,以最大限度避免加重颌骨破坏,影响颌骨发育,遗留及牙颌系统畸形或咬合功能紊乱。对于面部遗留瘢痕以及畸形,择期行二期整复手术。

五、放射性颌骨骨髓炎

（一）病因

放射治疗可以对恶性肿瘤细胞分裂起一定的抑制作用,故常用于头颈部恶性肿瘤的治疗之中,但其对于正常组织以及肿瘤组织的破坏作用没有特异性,由于放射线引起的颌骨坏死称为放射性颌骨坏死(radionecrosis of jaws)及继发的放射性颌骨骨髓炎(radioactive osteomyelitis of jaws)。

放射线电离辐射对于人损伤程度与照射时间、照射剂量、射线种类、个体差异性有关,并且不同组织对其耐受性也有明显差异。发育成熟的骨组织一般是相当耐受辐射的组织。常见的关于放射性颌骨坏死的病因以及发病机制,较多人推崇低细胞活性、低血管密度、低氧含量的"三低"学说,认为放射性骨损害与血管损害有密切关系。颌骨尤其是下颌骨,主要构成是密质骨,结构致密,钙含量高,吸收射线量大,故在局部予照射治疗时有发生无菌性坏死的可能,若患者同时伴有不良口腔卫生,牙源性感染或有未经愈合的拔牙及外科手术创口时,均容易发生继发感染而导致放射性颌骨骨髓炎。口腔软组织对射线平均耐受量为 6~8 周内予 60~80Gy。

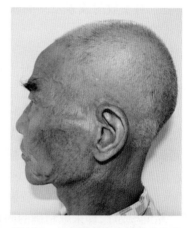

图 16-2　放射性骨髓炎的临床表现
（中山大学光华口腔医学院　李唐新供图）

（二）临床表现

放射性颌骨坏死进展缓慢,可无明显的临床症状,常在放射治疗后的数月乃至数年,有报道在治疗后的十余年方出现临床症状。发病初期呈现针刺样剧痛,放射区域黏膜或皮肤可有溃疡,而导致骨面外露、继发感染,暴露骨面可出现长期溢脓、创口经久不愈。放射后由于血管损害,导致破骨细胞、成骨细胞再生能力降低,导致死骨分离缓慢,病程迁延,经久不愈。长期的放射性颌骨坏死患者由于此慢性消耗性疾病,可导致消瘦、营养不良以及贫血(图 16-2,图 16-3)。

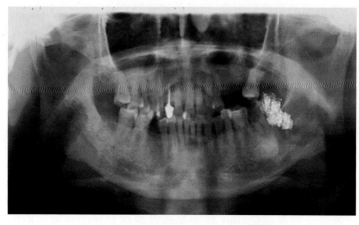

图 16-3　放射性骨髓炎的 X 线表现
（中山大学光华口腔医学院　李唐新供图）

（三）诊断

放射治疗史以及典型的临床症状,辅助以影像学检查可以明确诊断。

（四）治疗原则

1. 全身治疗 根据症状对症处理。对于剧烈疼痛,应予以镇痛治疗,并予以抗菌治疗,营养支持治疗,必要时予以输血、高压氧等治疗。

2. 局部治疗

（1）死骨未分离前,为控制感染,每天应使用低浓度过氧化氢或者抗生素冲洗,对于已暴露的死骨,可分次取出。

（2）外科手术将已分离的死骨彻底摘除,并将健康侧骨残端残留病灶彻底消除。多数观点认为,若明确为放射性骨髓炎,不必等待死骨完全分离,应在健康骨范围内行死骨切除术,遗留的组织缺损,可以用带蒂或吻合血管的复合组织瓣立刻整复,也可择期行二期整复。对于放射线累及到的软组织,可根据具体切除颌骨的范围一并切除,以避免术后创口不愈。

（五）预防

根据指征,合理地选择放射治疗,并在放射种类、照射范围、照射次数、照射剂量等方面综合全面安排。放射治疗前,彻底清除口腔内的可能感染源,比如常规牙周基础治疗,对于可以保留的龋齿、牙髓病、根尖周病以及牙周病的患牙行相应的治疗,无法治疗的患牙予以拔除,对于口内已存在的金属义齿应去除,并停止佩戴活动义齿;放射治疗中,若出现口腔溃疡,可局部涂布抗生素软膏并加强口腔卫生,局部涂氟并加强口腔卫生,预防放射后猛性龋的发生;治疗后,若发生牙源性炎症,若必须拔牙或者手术时,需术前、术后使用抗生素,并减少手术创伤,避免继发感染。放射前对于病灶牙的处理远胜于术后对其处理。

"精确"放疗,即采取精确的固位、定位,立体定向和三维计算的方法使肿瘤更准确地照射,尽可能减少对正常组织的损伤,以期减少放射性颌骨坏死的发生几率。

六、磷酸盐相关性颌骨骨髓炎

磷酸盐类（bisphosphonate,BPs）药物是一种人工合成的强效骨吸收抑制剂,因为该类药物可有效地抑制破骨细胞的活性与功能,使破骨细胞凋亡,以及一定的抑制肿瘤细胞的自分泌活动功能并抑制肿瘤细胞对骨的黏附和侵蚀以及促进骨的再矿化而修复溶骨病灶,故自20世纪80年代开始广泛应用于临床,其应用范围主要包括骨质疏松症、肿瘤源性高钙血症、骨髓瘤、恶性肿瘤溶骨性骨转移及Paget病等的预防以及治疗。然而,随着BPs药物的广泛应用,也有越来越多的报道显示该药物可引起颌骨坏死,双磷酸盐相关性颌骨坏死（bisphosphonate induced osteonecrosis of the jaws,BONJ）自2001年首例报道以来,已经有越来越多的相关报道。颌骨坏死这一药物严重副作用可致颜面部的畸形和功能的障碍,从而令患者蒙受极大痛苦,因此得到了广泛重视。

BPs进入体内骨组织后,被骨巨噬细胞吞噬,吞噬药物后的破骨细胞会加速其凋亡,借由抑制破骨细胞的溶蚀作用及骨置换作用以达到减少骨质流失的效果。BONJ的确切机制尚不清楚,目前较为公认的观点是,Bps在抑制破骨细胞介导的骨吸收的同时,也阻止了骨代谢的正常进行。BPs使颌骨内骨吸收以及骨生成之间的平衡调节被破坏,使得骨改建的正常生理过程受影响,进而造成颌骨病损后的骨修复难以正常进行。另一种可能的机制是 BPs 对血管形成的可能抑制作用,颌骨内的循环和微循环障碍,缺氧再灌注环境的改变,生理性再塑下降,最终导致颌骨发生坏死。也有体外实验和动物模型提示感染和免疫功能异常可能促成颌骨坏死的发生。而血液高凝、低纤溶的患者以及基因易感性也被指出与 BONJ 的发生有一定的关系。临床上常用的 BPs 药物包括含氮和不含氮两大类。其中含氮的有:阿仑膦酸钠(alendronate,Foamex Plus D®),利塞膦酸钠(risedronate,Actonel®),伊班膦酸钠(ibandronate,Boniva®),唑来膦酸(zoledronic Acid,Zometa®),帕米膦酸盐(pamidronate,Aredia);不含氮的有:氯膦酸盐(clodronate,Bonefos)和伊替膦酸盐(etidronate,Didronel),常用的使用方法有口服及注射两种。

(一)临床表现

BONJ 发生几率以及发生时间在各个研究中有较大差异,服药期间以及停药之后均可能出现颌骨坏死,但一般认为,静脉注射给药 BONJ 的发生率高于口服给药,但缺乏权威的研究数据。

本病发展缓慢,早期主要表现为颌骨区域的间歇性钝痛或持续针刺样疼痛,逐渐累及牙槽骨及颌骨范围扩大出现牙齿松动、疼痛和死骨形成,合并感染时表现为相应微生物感染的对应症状,诸如红、肿胀、疼痛,破溃流脓,口内或口外瘘管形成,可伴随有口腔异味。上颌骨以磨牙区牙槽突坏死为主,可导致上颌窦穿通。下颌骨病变主要发生在前磨牙和磨牙区,可伴发下唇麻木、病理性骨折,BONJ 患者常有拔牙史以及颌面部软组织急性炎症表现,病程长者多体质虚弱、营养不良、消瘦贫血。坏死的颌骨外观上多孔、质轻,呈虫蚀样或浮石粉状,组织学上可见病变骨破骨细胞减少、Howship 陷窝缺失以及松质骨内骨小梁形成增多,周围软组织内大量中性粒细胞和淋巴细胞浸润。可合并感染(图 16-4,图 16-5)。

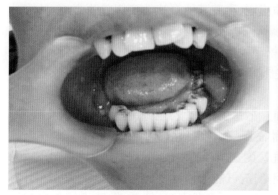

图 16-4　磷酸盐相关性颌骨骨髓炎的临床表现
(中山大学光华口腔医学院　李唐新供图)

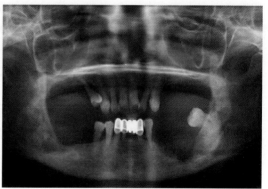

图 16-5　磷酸盐相关性颌骨骨髓炎的 X 线表现
(中山大学光华口腔医学院　李唐新供图)

根据 American Association of Oral and Maxillofacial Surgeons(AAOMS)2009 年的报告中针对此疾病的临床表征及治疗作了以下的临床分期:①0 期:没有临床证据显示有骨坏死,但有一些非特异性的症状;②Ⅰ期:患者口腔内已有骨骼暴露及坏死的情况发生,但无任何其他症状及感染;③Ⅱ期:患者口腔内除了有骨骼暴露及坏死的情况且合并有疼痛及感染发生;④Ⅲ期:患者口腔内除了有骨骼暴露、坏死合并疼痛及感染外,暴露及坏死的骨骼已延伸出齿槽骨的范围(如下颌骨下缘、上颌窦及颧骨等部位),病理性骨折,瘘管,口鼻相通。

（二）诊断和鉴别诊断

BONJ 的诊断和鉴别诊断并不难，主要依据双膦酸盐类药物服用史、颌骨坏死和瘘管形成等临床表现以及影像学检查。

根据美国口腔颌面外科医师协会（American Academy of Oral and Maxillofacial Surgeons, AAOMS）2009 对于 BONJ 的诊断标准：目前或之前有使用 BPs、颌骨外露已持续 8 周以上、颌骨没有接受过放射线治疗，而高龄患者、口腔卫生不良者、糖尿病、自身免疫病、肿瘤等为 BONJ 的可能危险因素。全口牙位曲面体层 X 线片显示弥漫性骨质破坏，牙槽突缺失，周边骨小梁增粗、结构紊乱，尚可见死骨与正常骨质界限清。严重者有病理性骨折征象。

与放射性颌骨坏死的鉴别根据有无放射治疗病史。此外，需与单磷性颌骨坏死相鉴别，单磷性颌骨坏死有典型的火柴制作中白磷接触史，由于工业卫生事业的发展和防护措施的实施，此病已基本消失，其临床表现与 BONJ 类似。此外，石骨症是一种常染色体遗传病，以先天性破骨细胞功能缺陷所致的全身性骨质硬化为特征，也需要与 BONJ 相鉴别。

（三）治疗原则

由于 BONJ 的病因和发病机制至今尚未明了，目前其治疗缺乏统一和规范化的方案，可根据 BONJ 的分期采用保守治疗和手术治疗。

1. 手术治疗　手术治疗包括保守的手术治疗和扩大性手术治疗。保守治疗和保守的手术治疗适用于Ⅰ、Ⅱ期的患者，扩大性手术治疗适用于Ⅲ期的患者。Ⅰ、Ⅱ期病灶范围在 1~2cm 的患者，采用保守的手术治疗去除坏死的骨组织及炎性肉芽组织，范围不大的软组织缺损以邻近瓣滑行修复可达到痊愈的效果。提示早期诊断、早期处理具有重要的临床意义。至于Ⅲ期的患者，扩大性手术广泛彻底地清除坏死骨及周围软组织虽是手术成功的关键，然而彻底的手术治疗有可能遗留手术的并发症以及颌面部的畸形和功能障碍。本组Ⅲ期患者大多由于病史较长，长期营养不良，体质虚弱，合并其他系统性疾病或肿瘤，全身情况不能耐受扩大性切除和复杂的缺损修复手术。

2. 保守治疗　对于使用 BPs 预防骨质疏松而发生 BONJ 的患者，建议立刻停药直到病灶愈合，或改用另类未被证实引起 BONJ 的抗骨质疏松药；至于肿瘤患者，停药与否应与肿瘤科医师商讨。

对症处理包括局部冲洗、引流、使用具有抗菌效果的漱口水，全身用药包括口服止痛药、根据细菌培养结果使用抗生素。曾风行一时的高压氧治疗虽然评价褒贬不一，但因其能增加组织的有效含氧量，促进毛细血管的增殖，加速侧支循环的形成，提高白细胞的活动力，促进成骨，可能加速病变组织的修复愈合，为手术创造可能条件，但仍需要更多的研究。祖国传统中医学采用补肝肾、通络生骨、活血化瘀的做法，以中药内服、外敷、熏洗或针灸按摩也有一定的辅助功效。此外，有临床试验指出，富血小板血浆（PRP）、自体骨髓干细胞移植法、Er:Cr YSGG 激光、医用臭氧均对 BONJ 病损有可能的治疗效果，但上述方法的应用还有待进一步的研究。

（四）预防

在 BPs 使用前，临床医师应作出风险评估，并将风险充分告知患者。尽量选用非含氮低效能的 BPs，因为含氮的 BPs 有较强的抑制骨吸收作用，寻找 BPs 合理的最小有效治疗剂量。治疗前推荐患者进行全面的口腔检查，有人指出如果患者有牙周病、根尖周病、不良修复体等，建议应及早治疗并尽早拔除预后不佳的患牙，以避免牙源性感染扩散。如需开展侵入性牙槽手术时,或对于使用 BPs 引起 BONJ 的病灶牙拔除时,根据美国口腔颌面外科医师协会治疗指南,对于口服 BPs 超过 3 年的患者,在牙槽手术前需要停药 3 个月,以助于预防骨坏死的发生。对于需要多区段手术的患者,尝试分区段治疗的方案,避免全口多个部位置于患病风险,待愈合反应良好,可考虑多区段一次性手术治疗。且合理地预防性应用抗生素,拔牙局部给予洁治、含漱,采用微创技术等均十分重要。在 BPs 的使用中,患者自我的口腔护理和卫生维护也是至关重要的。由于 BPs 类药物半衰期长,BPs 治疗结束后口腔科定期随访也很重要。

预防的原则在于:药物风险的评估、用药指征的掌握、内科医师对于药物的选择、对药物剂量和疗程的控制;预防还在于内科医师和口腔科医师的沟通与合作;口腔科医师在进行创伤性治疗时,坚持无菌的观念和微创的原则;而患者自身,需要加强口腔卫生维护的意识,做好日常口腔卫生的维护,发现不适状况时,要随时就诊,并定期口腔科复诊。

第五节　面颈部淋巴结炎

一、病　　因

面颈部淋巴结炎常继发于牙源性以及口腔源性感染,也可来源于颌面部皮肤的损伤、感染,小儿多来源于上呼吸道感染以及扁桃体炎。

二、临　床　表　现

（一）化脓性淋巴结炎

由化脓性细菌诸如葡萄球菌以及链球菌引起的称为化脓性淋巴结炎,临床上分为急性和慢性两类。

急性化脓性淋巴结炎早期表现为局部淋巴结肿大、变硬,自觉疼痛,但淋巴结可以移动,边界清晰,与周围组织无粘连,即为浆液性炎症时期,淋巴结内水肿出血,一般无明显的全身症状。而后发展为脓肿,局部疼痛加重,炎症突破淋巴结包膜侵及周围软组织出现炎性浸润块,表现为相应区皮肤充血、变硬、肿,与周围组织粘连,不可移动,局部凹陷性水肿,浅表者可有明显的波动感。全身症状明显,表现为高热、寒战、头痛、全身无力、食欲减退、烦躁、不安,白细胞计数上升,中性粒细胞比例增多,若治疗不及时可出现全身中毒症状。

慢性淋巴结炎多发生在患者抵抗力较强而致病菌毒力较弱的情况下,常源于慢性的牙源性以及咽部感染,或者是急性淋巴结炎治疗不彻底的慢性化。常表现为淋巴结形成微压痛的硬结,淋巴结活动,可无明显的全身症状,待全身抵抗力下降时,表现为急性期的相关症状。慢性淋巴结炎造成的淋巴结增生,即使病灶消除,也可能不会完全消退。

（二）结核性淋巴结炎

常见于儿童以及青壮年。轻者可仅有局部淋巴结肿大,最初可以表现为下颌下区或者颈部的单个或者多个淋巴结肿大、质硬,无明显疼痛,与周围组织无粘连,随着病变进展,淋巴结中心因为液化呈现干酪样坏死,组织变软,炎症扩散至周围组织时,可出现不同程度的组织粘连,出现皮肤表面无红、热以及压痛,并有明显波动感的冷脓肿,脓肿破溃后形成经久不愈的瘘或者窦,重者可出现全身多脏器的结核病变以及病史伴随贫血、盗汗等全身症状。

三、诊　　断

根据病史、临床表现可以明确诊断。化脓性淋巴结炎与结核性淋巴结炎形成脓肿后,可以借助吸取脓液后鉴别诊断。急性淋巴结炎多见于幼儿。

四、治疗原则

急性淋巴结炎,局部早期应予以物理治疗,已化脓者应该予以切开引流,并对病灶进行处理,全身应该注意休息,并予以抗菌药物。如淋巴结肿大明显或需要病理明确诊断时,也可以手术摘除。

结核性淋巴结炎的治疗应该全身使用抗结核药物,对于局部的局限的、可移动的结核性淋巴结,经过药物治疗效果不明显时,可予以手术摘除,并送病理明确检查。

第六节　面部疖痈

一、病　　因

面部皮肤单一毛囊及其附件所发生的局限于皮肤浅层组织的急性化脓性炎症称为疖(furuncle);相邻多数毛囊及其附件同时发生的波及皮肤深层毛囊间组织的急性化脓性炎症称为痈(carbuncle),其病变可以顺筋膜浅层及皮下脂肪层,造成较大范围的炎性浸润以及组织坏死。面部疖痈最主要的致病菌是金黄色葡萄球菌。金黄色葡萄球菌广泛存在于人体内,包括正常皮肤表面、毛囊及其附件、肠道等,在局部异常或者全身抵抗力下降的情况下,会引发感染。

二、临床表现

疖初期表现为皮肤上的红、肿、热、痛的小硬结,锥形隆起,病情进展到 2～3 天后硬结顶部会出现黄白色的脓头,周围呈现红色,可有不同程度的瘙痒、烧灼感,继而脓头破溃相关症状缓解或脓栓与周围组织分离脱落,炎症逐渐缓解消退,伤口愈合。一般不伴有明显的全身症状,偶有相应引流区淋巴结的轻度肿大、疼痛。疖处理不当时,可导致炎症的扩散,导致局部蜂窝织炎、痈,乃至海绵窦血栓性静脉炎、菌血症或者脓毒血症。

痈好发于唇部,上唇多于下唇,男性多于女性。多数毛囊以及附件发生急性炎症与坏死时,形成大面积的紫红色炎性浸润块,可伴有严重疼痛,其后皮肤会出现多个黄白色脓头,若破溃后可有脓血样分泌物,而后周围组织发生坏死,组织溶解后形成多数蜂窝状腔洞。常伴随有明显的诸如畏寒、高热、头痛、白细胞计数以及中性粒细胞比例增多等全身中毒症状,唇痈更加容易伴发颅内海绵窦血栓性静脉炎、菌血症、脓毒症、中毒性休克等严重的全身并发症。

三、诊　　断

疖为单一毛囊及其附件所发生的局限于皮肤浅层组织的急性化脓性炎症,痈为相邻多数毛囊及其附件同时发生的波及皮肤深层毛囊间组织的急性化脓性炎症,常可造成较大范围的炎性浸润以及组织坏死,根据临床表现可以判别。上唇与鼻部"危险三角区"内静脉常无静脉瓣,面部表情和唇部活动较多,常致使感染容易播散。

感染侵及面静脉发生静脉炎及血栓时,静脉回流受阻,可出现颜面部广泛水肿疼痛,感染可逆行引起海绵窦血栓性静脉炎。表现为患侧眼睑水肿、眼球突出、眼压增高、视力减退、畏光流泪、运动受限、结膜下水肿或者淤血,全身高热乃至昏迷。若伴发脑膜炎、脑脓肿,则出现相应的剧烈头痛、恶心、呕吐、颈项强直、呼吸深缓、惊厥等颅内高压、脑膜激惹的体征。若伴发菌血症或脓毒血症,表现为全身高热、嗜睡、昏迷,皮肤有出血点或者小脓点,白细胞计数以及中性粒细胞比例明显增高。若出现中毒性休克,则表现出血压下降、脉搏细速,若未经及时治疗,可导致死亡。

四、治 疗 原 则

面部疖痈(图 16-6)的治疗应结合局部与全身治疗相结合。

1. 局部治疗　局部治疗应该保守。避免损伤以及外界刺激,防止感染扩散,疖痈位于唇部时,应该制动,限制言语以及咀嚼等,可用管饲或者鼻饲。

2. 全身治疗　应结合全身抗菌药物治疗以及全身支持疗法。出现并发症时,采取对症治疗。

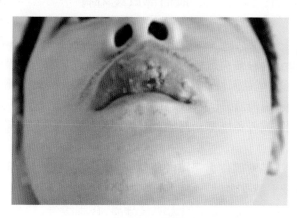

图 16-6　唇痈
(中山大学光华口腔医学院 李唐新供图)

第七节　口腔颌面部特异性感染

一、颌面部结核

(一)病因

结核分枝杆菌感染是颌面部结核的致病因素。主要是机体其他组织脏器感染结核分枝杆菌后的血源性播散所造成,也可能是口腔黏膜以及牙龈的结核分枝杆菌感染直接累及颌面部软、硬组织。

(二) 临床表现

病变区域的软组织常呈现弥漫性肿胀、压痛,肿胀区域皮肤或者黏膜组织常表现为无化脓感染的发红以及肿胀,颌面骨结核会导致骨组织出现缓慢破坏,待破坏区域穿透密质骨而侵犯软组织时,可表现为黏膜下形成冷脓肿,其内可见稀薄脓性分泌物,其中可混杂有灰白色块状或者棉团状物质。常可见经久不愈的瘘道形成,偶有死骨排出。继发化脓性感染可导致相应致病菌感染所致的相应症状,对诊断造成一定的干扰。而全身则出现结核分枝杆菌感染的相应体征,影像学检查也有助于发现相应的结核病灶。

(三) 诊断

相应感染区域可有不同程度的肿胀,局部可有冷脓肿或者经久不愈的窦道形成,涂片可见抗酸杆菌。X 线片可见边缘清晰而欠规整的局限性骨破坏,但死骨以及骨膜增生现象少见。全身可出现结核抗酸杆菌感染的相应症状、体征,影像学检查、细菌的实验室检查在颌面结核感染中起了重要的作用。

(四) 治疗原则

无论是否发现全身其他部位合并有结核病灶,均应予以抗结核以及全身支持、营养治疗。常用的药物包括对氨基水杨酸、异烟肼、利福平以及链霉素等。由于骨结核的治疗疗程一般需要 6～12 个月,一般采用两种以上的联合用药,以减少耐药菌的出现。对于有死骨形成且病变处于静止期时,应行死骨以及病灶清除术,并继续配合予以全身的抗结核治疗。

二、颌面部放线菌病

(一) 病因

放线菌病(actinomycosis)是由放线菌引起的慢性感染性肉芽肿性疾病,人体内常见的是 Wolff-Israel 型。放线菌为革兰阳性的厌氧丝状杆菌,非抗酸性、无芽胞,是人类口腔内的正常菌群,常在牙石、唾液、龈沟液、牙菌斑以及扁桃体等部位发现该菌。此病的感染多为内源性感染,人体免疫力减低或者免疫抑制剂的大量使用是常见的诱发因素。

(二) 临床表现

好发于面部软组织,好发部位为腮腺咬肌区,其次为下颌下、颈、舌以及颊部;颌骨的放线菌病则以下颌角以及下颌支多见。早期无自觉症状,检查可见相应区域出现无痛性硬结,表面皮肤棕红色,触诊僵硬,与正常组织无明显分界,病程缓慢,待炎症累及深层咬肌区域时,出现相应的张口受限以及不同程度的疼痛。病变继续发展,会导致其中心区域逐渐液化,此时,表皮触诊变软,其内形成多个小脓肿自行破溃或者切开后可见浅黄色黏稠脓液溢出,可见硫磺样颗粒,显微镜下可见浅黄色放线菌丝,称为放线菌颗粒(actinomycosis granules)或硫磺颗粒(sulphur granules)。破溃的创口可经久不愈,继发化脓性感染时,出现相应的症状。X 线片可见多发性骨质破坏的区域。病变侵入颌骨中心时,会形成颌骨内的囊肿样膨胀,称为中央型颌骨放线菌病(central actinomycosis of jaws)。

(三) 诊断

主要根据临床表现以及细菌学检查。累及软组织呈硬板状僵硬;多发性脓肿或者瘘道形成;排出的脓液可见硫磺颗粒;涂片可见革兰阳性、放射状菌丝;急性期可出现相应的全身症状。不能确诊时,可做活体组织检查。中央型颌骨放线菌病的影像学表现需要与颌骨成釉细胞瘤、黏液瘤等相鉴别。

（四）治疗原则

颌面部放线菌病的治疗以抗生素为主,必要时辅以手术治疗。

1. 药物治疗

（1）抗生素:放线菌对青霉素、头孢菌素高度敏感。临床首选大剂量青霉素 G 治疗,每天 200 万~500 万 U 以上,肌内注射,6~12 周为一疗程,亦可用青霉素 G 加普鲁卡因行局部病灶封闭。如与磺胺联合应用,可以提高疗效。此外,红霉素、林可霉素、四环素、氯霉素、克林霉素等亦可以选用。

（2）碘制剂:口服碘制剂对颌面部病程较长的放线菌感染有一定的疗效。常用 5%~10% 碘化钾口服,3 次/天。

（3）免疫疗法:因为放线菌病常与免疫功能的异常有关系,所以免疫疗法也获得了一定的关注。用放线菌溶素做皮内注射,首次剂量 0.5ml,以后每 2~3 天注射 1 次,剂量逐渐增加至 0.7~0.9ml,以后每次增加 0.1ml,全疗程共 14 次,或达到每次注射 2ml 为止。

2. 手术治疗　在放线菌病已经形成脓肿,破溃后引流不畅或者遗留瘘孔时,常常需要外科手术切开排脓或者刮除肉芽组织;死骨形成,需要采取死骨刮除术,彻底刮除死骨;若上述治疗无效伴发反复化脓性感染的病例,可以考虑病灶清除术。

三、颌面部梅毒

（一）病因

颌面部梅毒是由梅毒螺旋体(treponema pallidum,TP)引起的慢性传染性疾病。疾病初期为全身性,在病变发展中,可侵及皮肤、黏膜以及人体各个组织器官而表现出各异的临床症状。梅毒感染可分为先天梅毒和后天梅毒。先天梅毒为母体内的梅毒螺旋体通过母体的血液循环侵及胎盘绒毛,而后通过脐带静脉周围淋巴间隙或者血流进入胎儿体内,胎儿感染梅毒时间在妊娠 4 个月以后,即胎盘循环建立后。后天梅毒绝大多数通过性行为感染,少数患者可以通过接吻、玩具、喂奶以及输血传播感染。

（二）临床表现

1. 先天性梅毒　分为两期,在 4 岁以内发病者为早期,多发生于出生后的 3 周~3 个月,婴儿常为早产儿,表现为营养障碍、瘦小;鼻黏膜受累导致鼻腔变窄,呼吸不畅,有带血的脓性黏液分泌;口腔黏膜可见于后天梅毒类似的黏膜斑;口周斑丘疹互相融合而表现出弥漫性浸润、增厚;表面光滑脱皮、棕红色,皮肤失去弹性,口角以及唇缘辐射出深的皲裂,愈合后形成辐射状浅瘢痕。4 岁以后发病者为晚期,多发于儿童及青春期,除却早期先天梅毒的遗留特征以外,一般与后天三期梅毒相似。

先天梅毒的另一特征性表现是牙齿的发育异常:哈钦森牙(Hutchinson teeth)和桑葚状磨牙,详细可见《牙体牙髓病学》。此外,因梅毒性间质性角膜炎出现的角膜混浊、损害第 8 对脑神经的神经性耳聋以及哈钦森牙,被称为先天性梅毒的哈钦森三征(Hutchinson triad)。

2. 后天梅毒　可分为一、二、三期以及隐性梅毒。一、二期属于早期梅毒,多在感染后 4

年内出现症状,强传染性;三期梅毒又称晚期梅毒,系在感染 4 年后表现,一般无传染性。隐性梅毒系感染后除血清反应阳性外,无任何临床症状者,可终生不出现症状,但也有早期无症状而晚期发病者。

后天梅毒在口腔颌面部的表现主要如下:根据病程进展分别为口唇下疳、梅毒疹和树胶样肿(梅毒瘤)。梅毒树胶样肿可以累及软组织、颌面骨以及骨膜组织,临床上以硬腭最常累及,常位于腭中线,呈现结节性或弥散状,树胶样肿浸润灶很快软化,形成穿孔,发生口腔与鼻腔交通,而后穿通口边缘逐渐平整,鼻黏膜与腭黏膜相连,形成瘢痕。由于腭部树胶样肿常波及鼻中隔、鼻骨、上颌骨,可表现为鼻梁塌陷的鞍状鼻(saddle nose),累及鼻骨、鼻软骨,并造成软组织全部破坏时,则出现全鼻缺损的洞穿畸形。其次分别为上颌切牙牙槽突、鼻中隔,偶可见于颧骨、下颌角,均可表现为不同程度的瘘孔形成以及组织破坏所造成的内陷畸形。

(三) 诊断

根据详细的病史、临床表现、实验室检查以及 X 线检查综合分析判断,必要时可行组织病理检查。实验室检查包括梅毒下疳二期梅毒黏膜斑分泌物图片直接检查梅毒螺旋体。血清学检查主要为性病研究实验室试验(venereal disease research laboratory test,VDRL)以及未灭活血清反应素试验(unheated serum regain test,USR test)、快速血浆反应素环状卡片实验(rapid plasma reagin circle card test,RPR test)等。各期梅毒的血清反应阳性率与病期、病型、治疗的情况以及患者的反应性有关,也有可能有假阳性的情况出现。最近新出现的荧光梅毒螺旋体抗体吸附试验(fluorescent treponemal antibody-absorption test,FTA-Abs test)、免疫组化、聚合酶链式反应(PCR)、逆转录聚合酶链式反应(reversethranscriptase-polymerase chain reaction,RT-PCR)等方法提高诊断的敏感性以及特异性,可作为最后诊断的依据。

(四) 治疗原则

颌面部梅毒是全身性疾病的局部表现,故全身性治疗是必不可少的。首选抗生素为青霉素 G 以及砷铋剂联合疗法。

(李唐新)

参 考 文 献

1. Lyudmila Boyanova,Rossen Kolarov,Galina Gergova,et al. Anaerobic bacteria in 118 patients with deepspace head and neck infections from the University Hospital of Maxillofacial Surgery,Sofia,Bulgaria. Journal of Medical Microbiology,2006,55:1285-1289

2. M. V. Martin,A. N. Kanatas,P. Hardy. Antibiotic prophylaxis and third molar surgery. British Dental Journal,2005,198(6):327-330

3. T. Crossman,J. Herold. Actinomycosis of the maxilla-a case report of a rare oral infection presenting in general dental practice. British Dental Journal,2009,206(4):201-202

4. L. M. Carter,S. Layton. Cervicofacial infection of dental origin presenting to maxillofacial surgery units in the United Kingdom:a national audit. British Dental Journal,2009,206(2):73-78

5. 贺捷,何悦. 颌骨放射性骨坏死研究进展. 上海口腔医学,2008,17(6):659-661

6. John W. Hewllstein,Robert A. Adler,Beatrice Edwards,et al. Managing the Care of Patients Receiving Antiresorptive Therapy for Prevention and Treatment of Osteopotosis:Executive Summary of Recommendations from the American Dental Association Council on Scientific Affairs. J Am Dent Assoc,2011,42(11):1243-1251

7. Lo JC,O'Ryan FS,Gordon NP,et al. Predicting Risk of Osteonecrosis of the Jaw with Oral Bisphosphonate Exposure(PROBE) Investigators. Prevalence of osteonecrosisi of the jaw in patients with oral bisphosphonate exposure. J Oral Maxillofac Surg,2010,68(2):243-253

8. 邱蔚六. 口腔颌面外科学. 第4版. 北京:人民卫生出版社,2000

第十七章　牙槽嵴缺损的修复

第一节　概　　述

牙槽骨(alveolar bone)是支持牙齿的硬组织,牙齿缺失后称为牙槽嵴(alveolar ridge)或剩余牙槽嵴(residual alveolar bone)。牙槽嵴缺损是牙缺失后普遍存在的现象,牙周病、外伤、某些先天畸形也可以导致牙槽嵴的缺损。口腔临床医师往往面临如何保存牙槽嵴的高度和宽度,为下一步牙齿种植、活动义齿和固定义齿修复作准备。牙槽嵴缺损常导致患者美学、功能和发音障碍,是口腔种植科、口腔外科和口腔修复科医师所面临急需解决的问题之一。

一、牙槽嵴缺损的研究现状

牙槽嵴缺损的研究主要集中在如何修复水平和垂直的骨量损失,为牙种植创造条件。常用的修复方法是骨移植,包括自体骨、异体骨、异种骨和人工骨移植。骨移植后常常伴有移植骨的大量吸收和成纤维细胞长入植骨区,骨再生膜引导技术(GBR)可以避免该现象的发生,该技术越来越多地应用于牙槽嵴缺损的修复术中。牵张成骨技术(DO)和骨劈开技术能够通过内源性成骨,增加骨量,但由于手术操作复杂、适应证较窄和价格昂贵而开展的较少。

牙槽嵴缺损大多是由于拔牙后牙槽嵴的骨吸收引起的,减少拔牙后牙槽嵴的吸收,即牙槽嵴保存技术可以减少种植前植骨的比率和数量。牙槽嵴保存技术包括微创拔牙技术和牙槽窝植骨。也有人尝试使用牙龈组织移植封闭拔牙窝减少牙槽嵴的吸收。

拔牙后牙槽嵴的吸收是一种慢性、进行性、不可逆性的反应,它的发生受全身因素、局部因素、机械应力因素以及义齿修复等多方面的影响。关于牙槽骨的吸收一直是学者研究的热点,从颌骨应力的变化、义齿对牙槽嵴的影响和一些细胞因子等多方面进行研究,由于其病因的复杂性,至今在牙槽骨吸收病因机制方面尚无重大的突破。

二、牙槽嵴缺损的影响

牙槽嵴缺损对人体的影响是长期的过程。牙槽嵴缺损后常导致义齿修复和种植体植入困难。前牙区牙槽嵴的缺损,往往造成不理想的义齿修复,而患者通常希望修复体能与天然牙一致,特别是上颌前牙的形态、色泽、牙槽丰满度和牙龈形态都能达到美好的视觉效果。牙槽嵴的缺损还会对发音产生影响。

三、牙槽嵴缺损修复的适应证和禁忌证

牙槽嵴缺损影响种植体的植入和达不到美学的要求时,则需要对缺损进行修复。前牙美学区的牙槽嵴高度不足,牙种植后龈缘曲线不协调;后牙区牙槽嵴高度不足,种植后不足以支持上部义齿咬合力;牙槽嵴的厚度不足,造成种植体周围骨缺损,这些都是牙槽嵴修复的适应证。

禁忌证同一般手术禁忌证。

第二节 牙槽嵴缺损的分类

1. 根据致病因素,牙槽嵴缺损可分为以下几类:

(1) 牙拔除术后牙槽嵴吸收:拔牙后的牙槽嵴存在一个不可逆、进行性的吸收过程。通常伴随着牙槽嵴的高度和宽度的显著改变。统计学上有显著性的组织缺失过程通常发生在拔牙后的第一个月,到拔牙后第六个月骨吸收平均可达到 3~5mm。有文献报道,唇颊侧骨板的水平吸收最多可以达到 56%,舌侧骨板的吸收可以达到 30%,水平牙槽嵴总的宽度吸收可以达到 50% 以上。Johnson 和他的同事们首先证实了在牙拔除术后,牙槽嵴的高度将会减少 2.5~7mm。Arau'jo & Lindhe 研究证实,由于牙槽窝的颊侧骨板由束状骨构成,而束状骨是牙周膜的一部分,当牙拔除后,这种骨变得毫无用处,因此牙槽骨的再吸收是一个自然的过程。

(2) 牙周病导致的牙槽骨吸收:牙周病牙槽骨吸收主要由局部因素引起,包括慢性炎症和咬合创伤。在牙周炎时,同一牙的不同部位和牙面,可以存在不同形式和不同程度的牙槽骨吸收。表现为:水平型吸收、垂直型吸收、凹坑状吸收以及由于不均匀吸收而形成的波浪状骨缺损。(详见《牙周病学》)

(3) 颌面部疾病导致牙槽嵴缺损:最常见颌面部疾病包括腭裂所致牙槽突缺损、骨髓炎引起骨质病变以及骨髓炎治疗后造成的骨缺损。牙龈瘤等疾病引起的牙槽骨吸收。

(4) 颌面部外伤:车祸等原因导致的颌面部损伤常伴有颌面部骨折,包括牙槽突骨折、牙脱落等,也是常见导致牙槽突缺损的致病因素。

2. 根据形态学改变分类 2004 年,Juodzbalys 和 Raustia 使用全景 X 射线、计算机断层扫描,并用嵴绘图测径仪绘制 347 例患者,将牙槽萎缩分类成 3 种类型。

Type Ⅰ:牙槽高度≥10mm,宽度≥6mm,前牙区垂直缺损≤3mm,是种植的最理想状态。

Type ⅡA:牙槽高度≥10mm,宽度 4~5mm:牙槽嵴狭窄。

Type ⅡB:牙槽高度 4~9mm,宽度≥6mm:牙槽嵴高度不足。

Type ⅡC:牙槽高度 4~9mm 高度和宽度 4~5mm:牙槽嵴狭窄合并高度不足。

Type ⅡD:牙槽高度≥10mm,宽度≥6mm,前牙区牙槽嵴顶至邻牙颈部的距离大于 3mm。

Type Ⅲ:牙槽高度<4mm,宽度<4mm:牙槽嵴高度和宽度严重不足。

3. Len Tolstunov 等人根据 CBCT 提出分类法:

0 级:牙槽嵴宽度>10mm,牙槽嵴无缺损。

Ⅰ级:牙槽嵴宽度 8~10mm,牙槽嵴缺损程度轻度。

Ⅱ级:牙槽嵴宽度 6~8mm,牙槽嵴缺损程度中度。

Ⅲ级:牙槽嵴宽度 4~6mm,牙槽嵴缺损程度重度。

Ⅳ级:牙槽嵴宽度 2~4mm,牙槽嵴缺损程度严重。

Ⅴ级:牙槽嵴宽度<2mm,牙槽嵴缺损程度极重度。

Ⅵ级:牙槽嵴宽度 6~10/2~4mm,牙槽嵴沙漏状缺损。

Ⅶ级:牙槽嵴宽度 2~4/6~10mm,牙槽嵴瓶颈状缺损。

这些分类能够为牙槽嵴缺损修复方法的选择提供重要依据。

第三节　牙槽嵴缺损的机制

一、机械应力因素

牙体脱落,生理性咀嚼应力通过牙根传递至多孔牙槽骨则不复存在了。依照 Wolff 定律(Wolff,1892)以及力学调控模式(Frost,2003),失用以及机械刺激的减少会引起骨量的减少。破骨细胞性骨吸收是应力阈值调控的现象,持续性应力比间断性应力有较低的阈值。王景云教授也通过动物实验,模拟活动义齿产生的过高的咀嚼应力,作用于剩余牙槽嵴上,也发现过高的应力会导致牙槽骨的吸收。牙槽骨吸收的方式:当牙齿存在时,咀嚼应力通过牙周膜传递至牙槽骨,通过牙周膜的缓冲以及牙周膜纤维通过骨小梁将应力合理地分布于牙槽骨,从而降低应力在牙槽骨面的集中;牙齿缺失后剩余牙槽嵴承受应力的方式发生了改变。表现为两个方面:首先牙齿缺失后由于咀嚼功能的降低或丧失表现为失用性萎缩,这是一种低转换型的骨改建过程,也是生理状态下的骨改建。其次,戴牙后义齿如果传递过大的应力作用于牙槽嵴,可能导致多于生理性骨吸收的额外骨吸收,形成创伤性骨吸收,这是一种高转换型的骨改建过程。因此,骨代谢可能存在某一理想的应力值,当骨组织内应力等于此值时,骨吸收和沉积量相等;应力小于此值时骨萎缩,高于此值时,即应力超过最大应力极限时,则产生病理性骨吸收。

二、义齿修复因素

在早期的修复文章中,无牙殆骨的失用性萎缩经常被提出认为是一个很重要的导致骨吸收因素,这意味着高质量的义齿应该预防剩余牙槽嵴的吸收而缺少义齿修复将会导致骨去失增加。这个观点在 20 世纪 60 年代已经被怀疑过,因为当时研究显示义齿修复的颌骨比未行义齿修复的颌骨会丧失更多的骨量。根据这个观点,在晚上将义齿取出会降低骨吸收。晚上取出义齿骨丢失比全天都戴着义齿骨丢失少。然而,这些结果在其他的研究中没有被证实。这都可能是个体差异的影响。虽然目前大部分作者同意剩余牙槽骨的吸收更多的与义齿相关,这个影响可能随着义齿的质量和功能而变化。最好的方法是阻止所有牙的拔除,保留少许牙齿做覆盖义齿,会降低骨吸收的速度。义齿修复治疗无疑有积极的结果,但是,是否有严重的副作用仍有分歧意见。数个研究已经发现患者佩戴义齿后牙槽嵴的下降比没有佩戴义齿的患者更严重,压力性萎缩是对不合适义齿引起萎缩后果的一个貌似特别可信的解释。相比之下,有学者也描述了在未进行义齿修复的患者中出现萎缩,KMReic 等学者对很多欧洲中世纪的历史人群颌骨残留物分析发现,这些未经现代义齿修复的历史人群中也会发生颌骨的萎缩,这些结果支持了失用性萎缩的观点。

三、全身系统因素

骨质疏松是否会造成颌骨的萎缩的发生和发展仍然是有争议的,一些研究报道了骨质疏松会加速牙槽嵴的吸收和牙齿脱落,然而其他的人未能证明这些有相关联系。

四、解 剖 因 素

一些研究表明佩戴义齿的患者下颌骨的高萎缩率应该归咎于下颌牙槽嵴的较小的表面以及不利的形状,因为机械负载会加在这些无牙𬌗的骨表面上,而上颌因为更大的支持面能够成功地抵抗负荷。在 KMReich(2011)等人的研究中,排除了修复体对于下颌牙槽骨快速的吸收的作用,在未行义齿修复的患者中,应力也可以通过咀嚼和吞咽传递到剩余牙槽嵴上。咀嚼频率、强度、方向的改变会引起神经肌肉的不平衡并且引起成骨细胞和破骨细胞活性受损,可能导致吸收的差异性。

通过以上众多学者的研究,我们发现,牙拔除后通常会发生剩余牙槽嵴的萎缩,但是具体的影响因素现在并没有完全明确。但是,有一点是明确的,那就是牙齿的存留对于牙槽骨的保存起着很重要的作用,所以我们应该从临床观察走向分子水平探讨牙齿在颌骨萎缩中的作用。同时,我们也应该继续探索引起牙槽骨吸收的细节,以便能够为了解并且治疗这种疾病提供一个好的理论基础。

第四节　牙槽嵴缺损修复方法及适应证

一、骨 移 植

骨移植分为 Onlay 植骨和 Inlay 植骨。Onlay 植骨也称上置式植骨或外置式植骨(Onlay graft),简单地说就是把游离骨块直接放置在牙槽骨上面,增加骨量以利于种植,它是临床常用的骨增量方法之一。对于严重的颌骨吸收和大面积缺损的患者,应该选择 Onlay 骨移植。Inlay 植骨又称为镶嵌植骨或内置式植骨,由于 Onlay 移植骨受床血供较少,骨吸收的量要多于 Inlay 骨移植,该方法适用于上颌前牙区、下颌游离端缺失、下颌骨无牙𬌗,同时在上颌骨严重吸收的患者也可以采用马蹄形 LeFort I 型截骨的特殊形式进行 Inlay 植骨(图 17-1)。

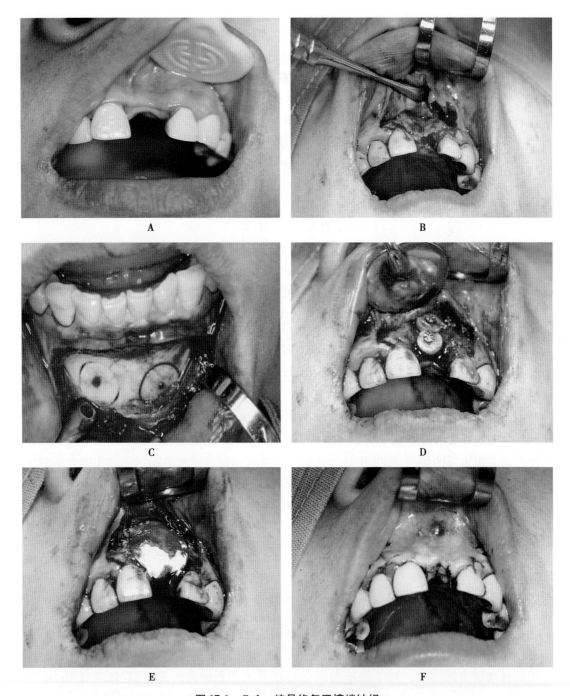

图 17-1　Onlay 植骨修复牙槽嵴缺损

A. 上前牙牙槽嵴缺损；B. 切开翻瓣；C. 颏部取骨；D. Onlay 植骨；E. 骨粉和胶原膜覆盖；F. 缝合切口（哈尔滨医科大学口腔医学院　李国林供图）

二、引导骨再生技术

Hurley 在 1995 年提出可以通过引导骨再生的方法达到重建骨缺损的目的。该方法在骨缺损处覆盖上一层可以防止纤维结缔组织细胞长入骨缺损区的生物膜,确保骨缺损区骨的修复。生物屏障膜阻止了来自血管化骨膜的结缔组织抢先长入骨缺损区,这样来自哈弗小管和骨膜的成骨细胞的活性就可以得到很好的发挥。

屏障膜的作用是:阻止成纤维细胞长入骨缺损区;阻止异种细胞交互作用的接触抑制;阻止可溶性细胞抑制剂的渗透;提高局部生长因子的浓度。

目前用于骨引导再生的屏障膜有薄层皮质骨板、钛膜、膨体聚四氟乙烯膜、吸收缓慢的胶原膜、吸收较快的胶原膜。

三、骨劈开/牙槽嵴扩张技术

骨劈开(bone splitting)/牙槽嵴扩张(ridge expansion)技术是针对宽度不足牙槽嵴采取的一种水平向增加牙槽突骨量的微创手术方法,此种方法通过沿牙槽嵴中央纵向劈开,逐步扩张的方式来增加牙槽嵴宽度,在劈开、扩张的骨床间隙内同期植入牙种植体,在种植体周围骨间隙内可充填植骨材料。

虽然该技术可以在一定程度上可以取代植骨术,减少手术创伤,但是在适应证选择方面具有一定的局限性。首先该方法一般仅适用于牙槽嵴宽度在 4mm 以上的情况。其次进行该操作的牙槽突中央应存在较丰富的骨松质,如果牙槽突两侧密质骨板中间无明显骨松质存在,则不宜采用该种方法。牙槽突唇颊向倾斜过大或唇颊侧根方牙槽突有明显凹陷,则易造成种植体唇颊向倾斜并发症。由于上颌骨骨质较下颌骨疏松,下颌骨外层密质骨板明显较上颌骨厚,更有利于扩张技术的应用。

四、牵张成骨技术

牵张成骨(distraction osteogenesis,DO)是指在骨缝或截开的骨段间用牵张装置,利用生物组织的张力-应力效应,以一定速度、方向和频率的牵引力将保留血供的骨段牵开,使新骨在骨缝或骨段间形成,从而达到使骨延长或增宽的目的。1869 年,Langenbeck 最早报道了牵张成骨并在长骨上应用牵张成骨技术矫正临床上长骨不对称畸形。1999 年,Block 首先报道在狗的颌骨上进行垂直骨牵张成骨的动物实验研究。Ilizarov 提出牵张成骨有两个基本原则:张力压力法则和适当的机械负荷及充足的血供。

种植义齿修复要求有正常的牙槽嵴高度,重建重度萎缩下颌无牙𬌗或下颌前部牙槽骨缺损,垂直牵张成骨技术比常规植骨手术有优越性。上颌骨不同于下颌骨,由于上颌窦的存在、上颌骨结构的特点,使牵张成骨技术在上颌骨的应用受到很大的限制。

目前研究结果证明垂直牵张成骨技术能有效恢复垂直向骨缺损,且在牵引同时使软组织同期再生,避免了常规植骨技术的缺点,降低手术风险及术后并发症。学者们对牵张成骨的机制作了大量的研究,认为牵张成骨过程中骨的愈合过程与骨折愈合过程相似。

牵张成骨成功的关键在于对截骨间隙施以适当的机械张力,利用生物组织的张力-应力效应,刺激被牵张的机体组织再生和活跃生长。

五、软组织处理技术

种植体周围的软组织处理技术主要分为功能性组织结构重建术与美学结构成形术。功能性组织结构重建术主要用于无牙拾患者及后牙区域种植后为重建种植体周围的附着龈宽度及形态所进行的软组织手术。而种植体周围软组织美学结构成形术多用于为取得修复区域美学效果进行的上颌前牙区种植术后的软组织手术。包括:①硬腭游离黏膜移植重建软组织结构;②上颌前牙区种植中硬腭结缔组织游离移植修复;③局部软组织转移瓣。

第五节 植骨材料的种类及特点

根据移植骨的不同来源可分为几大类:自体骨、异体骨、异种骨、人工骨以及组织工程骨。

一、自 体 骨

自体骨移植的骨来源,可以从颌面部(下颌升支、下颌联合、下颌或腭的隆突、喙突)、髂骨嵴、胫骨、颅骨等处取骨。

根据骨的结构分为皮质骨移植和松质骨移植。

(一) 皮质骨移植

1. 种类 股骨、胫骨、腓骨、桡骨或者肋骨、下颌磨牙后区外斜嵴。

2. 优点 皮质骨不但可提供功能性支持,并且具有骨传导和骨诱导作用。

3. 缺点 不带血管蒂的皮质骨在移植后6周强度弱于带血管蒂的皮质骨移植,原因是前者移植后要经过吸收和再血管化。自体皮质骨移植的并发症远高于松质骨移植,往往伴有供区感觉异常。

(二) 松质骨移植

1. 种类 松质骨主要取自髂骨、股骨远端、大粗隆和胫骨近端。

2. 优点 ①自体松质骨表面积大,可提供大量的细胞;②松质骨的孔隙状结构使血管重建容易,可有效发挥骨诱导和骨传导的作用诱导新骨形成。

3. 缺点 松质骨不能提供机械支持,供骨量有限,且手术时间长,伴有供区损伤、疼痛等。并发症发生率高达25%~30%。

不同骨源的优缺点:

1. 口内下颌骨取骨的优点包括:手术易操作,发病率低,愈合时间短,移植体吸收小,骨密度高;副作用包括:可能的术后感觉障碍或不适。

2. 髂嵴一般可提供大量的皮髓质骨。已报道过的术后并发症有:动脉损伤,输尿管损伤,慢性疼痛,神经症状,感染,骨折,盆骨不稳固,美观缺陷和血肿。

3. 颅盖骨移植术要由训练有素的外科医师操作完成,该手术的严重并发症的发生率极低。在行广泛的牙槽嵴增高术时,最常使用颅骨和髂骨作为供区。

二、异　体　骨

1. 采集来源　①截肢的骨组织;②胸部手术中切除的肋骨;③新鲜尸体骨骼,多采用软骨。

2. 种类　①按移植物的不同分为同种异体骨移植、同种异体软骨移植、同种异体骨关节移植;②按移植物处理的不同分为新鲜同种异体骨、库骨、人骨基质明胶。

3. 优点　①取材广泛,用量不受限制;②结构植骨时可获得与患者切除骨相似的结构;③愈合后可获得较好功能。

4. 缺点　①不能获得即刻稳定,需要等待骨愈合时间;②存在异体骨排斥、吸收、不愈合可能。

由于异体骨移植存在抗原性,有交叉感染的风险。所以禁忌采集来源于肿瘤、传染病、细菌性感染、骨病、血液病患者的骨组织。在死后 8 小时内对捐赠者的血液样本进行实验室测试以保证安全。包括:细胞培养检测需氧和厌氧细菌、分枝杆菌和霉菌;聚合酶链反应技术检测艾滋病毒、丙肝病毒和乙肝病毒的 RNA 或 DNA 等。

为了减少免疫反应,应对同种异体骨采用多种物理及化学方法加以处理,目前比较多见的处理方法有 6 种:①冷冻法;②冻干法;③煮沸和高压消毒;④化学药物法;⑤放射线照射法;⑥制取同种异体骨基质明胶。

三、异　种　骨

目前,牛、猪、羊、兔等动物的骨骼均可作为异种骨的来源,其中以牛骨和猪骨多见。目前应用较多的是多孔牛骨无机材料,其主要成分是牛骨的无机成分(羟基磷灰石)和Ⅰ型胶原。

优点:异种骨因其来源丰富、价格低廉,形态、结构类似于人体骨组织等优点,而逐渐成为骨缺损修复及重建研究领域的热点。异种骨具有天然的三维孔隙结构、恰当的钙磷比例、骨诱导能力及生物力学与人相似,是理想骨移植材料的来源。

缺点:由于种属间的抗原差异,移植后可能导致剧烈的免疫排斥反应。目前常用的处理方法虽可有效降低其免疫原性,但破坏了骨诱导活性与生物力学性能,其应用因此大受限制。

去除抗原性常用的制备方法包括低温冷冻、煅烧、超声洗脱等物理方法,脱脂、脱蛋白、脱细胞等生物化学方法以及物理化学方法的联合应用。

商品化异种骨:

1. Kiel 骨是经过脱脂和部分脱蛋白等一系列处理的异种骨,其采用新鲜牛骨,以机械方式去除软组织及骨髓,浸泡于过氧化氢溶液中去除部分蛋白,再用乙醇脱脂处理后干燥获得。经过处理后的骨支架材料免疫原性低,因为部分脱蛋白,支架材料上仍保留部分蛋白成分,提高了支架材料的骨诱导作用。在欧洲,Kiel 骨已经商品化应用于临床。

2. Bio-oss 骨、Oswestry 骨等已应用于临床并取得了一定的效果。通常将异种骨浸泡于过氧化氢液或乙二胺中,从而提取其中蛋白成分。经过完全脱脂脱蛋白处理后异种骨的免疫原性明显下降,实验证明移植后不会引起强烈的排斥反应,但是同时因为骨支架中的有机成分几乎全部被清除掉,经过处理的支架材料几乎没有骨诱导性,在成骨方面受到了限制。Oswestry 机械强度较 Kiel 骨差,只有植于血运丰富的植骨床方能发挥作用,可用于充填骨死腔。Bio-oss 骨是不含任何有机成分的生物骨,同高温煅烧骨一样,非常疏松易碎,仅作为骨缺损的填充材料,发挥传导成骨作用。

3. RBX 是重组合异种骨,指将经过一系列处理的异种骨与某些促进骨生长因子、细胞结合的复合物。RBX 既能消除异种骨的抗原性,同时又具有良好的骨诱导和骨传导能力,已成为有着广泛应用前途的植骨材料。

四、人　工　骨

通过模仿天然骨本身的成分、结构特性及生物矿化过程,对材料的组成、结构进行设计与调控,可以获得新型仿生人工骨修复材料。

优点:人工骨来源广泛、安全有效、无免疫排斥反应,加工容易,价廉物美,在体内老化与腐蚀性小。

缺点:成骨方式单一、降解率与骨组织生成率不匹配,耐磨性差,同时人工骨与生物体愈合承受过重外力时又会发生骨吸收现象,从而造成人体骨的脱离。

（一）无机骨材料

1. 羟基磷灰石（HA）　具有良好的生物相容性,在 20 世纪 80 年代就有学者利用 HA 生物相容性好、长期不吸收的特性来充填拔牙窝,但新生骨在进入 HA 一定距离后就不再进入。这种情况会导致充填材料从牙槽窝内脱落。包括:①纳米羟基磷灰石人工骨;②珊瑚羟基磷灰石人工骨。

2. 磷酸三钙（TCP）　从化学结构上与 HA 类似。具有良好的生物相容性和骨引导能力,能刺激细胞的黏附和生长,并能促进组织血管化,使骨组织长入材料。同 HA 不同的是,TCP 可以在 6 个月左右被组织完全吸收,从而被广泛用做组织工程支架材料。包括:①自固化磷酸钙人工骨;②磷酸钙水门汀（CPC）;③孔块状 β-磷酸三钙。

3. 生物活性玻璃　由 45% SiO_2、24.5% Na_2O、24.5% CaO 和 6% P_2O_5 构成,直径为 90~710μm,呈白色光滑的颗粒状,外观类似日常生活中的食盐。

特点:无结构支撑作用,却具有良好的骨传导性、诱导性,能加速骨细胞的增殖,使成骨细胞转变为成熟的骨细胞。生物活性玻璃通过离子交换释放生物活性的材料,既对骨组织又对软组织有良好的作用,属于高科技生物活性材料。

（二）有机骨材料

由聚-D,L-乳酸（PDLLA）制成的可吸收板用于骨缺损的外形重建,采用可吸收钉予以固定,可以为骨移植替代物提供一稳定和隐蔽的空间。

（三）复合骨材料

包括胶原与羟基磷灰石复合人工骨、可注射硫酸钙人工骨、聚合物复合人工骨、红骨髓复合人工骨以及其他种类的复合人工骨等。

五、组织工程在牙槽骨缺损的应用

骨组织工程是指将分离的自体高浓度成骨细胞、骨髓基质干细胞或软骨细胞,经体外培养扩增后种植于具有良好生物相容性、可被人体逐步降解吸收的细胞支架(scaffold)上,这种生物材料支架可为细胞提供生存的三维空间,有利于细胞获得足够的营养物质,进行气体交换,排除废料,使细胞在预制形态的三维支架上生长,然后将这种细胞杂化材料(hybrid material)植入骨缺损部位,在生物材料逐步降解的同时,种植的骨细胞不断增殖,从而达到修复骨组织缺损的目的。

组织工程化骨最主要的三个研究方面为:种子细胞、生长因子和支架材料。

1. 种子细胞的来源 可用于骨组织工程的种子细胞较多,例如牙髓中的干细胞能增殖分化成间充质细胞和成骨细胞,能在一段较长的时间内保持高的增殖能力。脂肪组织来源的间充质干细胞以及为解决获取自身干细胞种种限制而出现的无免疫原性的通用型细胞系,为组织工程提供了新的种子细胞选择。

2. 生长因子在骨组织工程中亦起到非常重要的作用,其功能是促进种子细胞在体外增殖、分化,或在体内起到募集种子细胞、促进细胞增殖、诱导细胞分化的作用。

(1)骨形成蛋白(bone morphogenetic protein,BMP)很早就被用于诱导成骨细胞生成,是细胞向成骨细胞分化直接相关的一种细胞生长和分化因子。

ErhBMP-2(重组人骨形成蛋白2)处理的种植体上会刺激牙槽嵴垂直高度的增长。将rhBMP-2涂到多孔氧化钛种植体表面可以刺激骨形成及重组能力。

(2)高血小板浓缩血浆(PRP):它完全是自体产品,无疾病传播的风险和移植物排斥反应。在创伤部位生物材料释放高浓度生长因子,从而刺激愈合和新骨形成。释放的生长因子包括血管内皮生长因子(VEGF)、血小板源生长因子(PDGF)、成纤维细胞生长因子(FGF)、表皮生长因子(EGF)、肝细胞生长因子(HGF)、胰岛素样生长因子(IGF)、血小板源生长因子(PDGF)和转化生长因子(TGF)。

(3)转化生长因子(transforming growth factor,TGF):TGF主要的作用是促进成骨细胞的增生,抑制成骨细胞碱性磷酸酶活性并降低细胞的钙化能力。涂以重组人类转化生长因子的多孔氧化钛种植体可以促进间充质干细胞和骨原细胞分化成成骨细胞,为牙槽嵴增量提供骨生成。

3. 支架材料 组织工程支架材料是细胞外基质的替代物,它为细胞在缺损区生长、分化、黏附和移行提供了稳固的框架。

常用的骨组织工程的支架材料分为天然的和人工合成的,后者又可分为有机的和无机的。天然的支架材料有:水凝胶类,如胶原、纤维蛋白等;异种骨材料类,如 Keil 骨、无机骨、脱钙骨和冻干骨等。人工合成的可吸收高分子支架材料有聚乳酸和聚羟基乙酸共聚物、聚乙酸内酯。此外,还有无机类的多孔陶瓷,譬如生物玻璃、羟磷灰石、磷酸三钙和珊瑚等。

第六节 牙槽嵴保存

保存足够的牙槽嵴有利于义齿修复固位和牙种植美学和种植体的稳定。很多原因都会导致牙槽嵴的吸收,牙周病是牙槽嵴丧失的最主要原因;根尖周病和机械性创伤也会导致骨的损失;拔牙术往往伴有骨的破坏,拔牙后愈合过程伴有牙槽嵴的吸收。最大限度地保留牙槽嵴,可以减少牙槽嵴植骨手术的数量和所需要的植骨量。牙周病学对如何减少牙槽嵴的吸收有详尽的论述,本教材微创拔牙部分对如何在拔牙过程中减少牙槽嵴的破坏进行了深入探讨,本节主要讨论拔牙后的牙槽嵴保存方法。

一、牙槽嵴保存的作用

很多研究都证明拔牙后进行牙槽嵴保存处理会减少牙槽嵴的吸收,维持足够的骨体积,从而利于牙种植和义齿修复。研究表明,使用牙槽嵴保存技术,水平向和垂直向的骨吸收明显小于不使用牙槽嵴保存技术牙槽嵴吸收水平。

二、牙槽嵴保存的方法

有几种方法用于牙槽嵴保存:牙槽窝自体骨移植、脱矿冻干骨移植、异种骨移植、脱蛋白牛骨、异体骨移植和骨形成蛋白(BMP)。引导骨再生技术也被用于牙槽嵴保存。虽然以上方法能够减少拔牙后骨吸收,但不能消除拔牙后的骨吸收。拔牙窝中新生活性骨组织的比率也不尽相同,残留的移植物与正常的骨愈合过程存在干扰。

单独使用 GBR 技术可以减少水平方向的骨吸收,GBR 结合植骨可以有效地预防垂直方向的骨吸收。

第七节 自体骨移植修复牙槽嵴缺损

自体骨作为骨移植材料的一种,具有可靠的安全性和生物相容性,避免了疾病的传播或产生免疫反应的风险。自体骨移植被视为骨重建外科的金标准。我们可以从口内或口外供区切取自体骨移植材料。自体骨由大约30%的有机成分和70%的无机成分所组成。有机成分中,90%~95%是胶原(Ⅰ型),其余为非胶原性蛋白质,例如骨钙蛋白、降钙素、骨桥蛋白和涎蛋白等。无机成分由磷酸钙组成,主要是羟基磷灰石(HA)结晶。

移植自体骨后,骨刺激生长因子和活性成骨细胞被带到受区。由于患者年龄、是否患有系统疾病和供区位置等原因,细胞数量和生长因子浓度在个体之间有着很大差异。

骨刺激生长因子包括骨成型蛋白(BMPs)、转化生长因子 B、胰岛素生长因子Ⅰ和Ⅱ、血小板源生长因子、成纤维生长因子 A 和 B 等。它们主要存在于骨基质中,并在移植的自体骨吸收过程中释放。自体骨的绝对表面积越大,生长抑制的释放速度越快。这意味着块状松质骨比块状皮质骨更容易释放骨刺激因子,而颗粒状骨则比块状骨释放骨刺激生长因子的速度更快。

一、自体骨移植的种类和特点

自体骨的皮质骨和松质骨的构成极为不同(表17-1),患者的年龄和供区部位都对骨的成分有很大影响。自体骨可以从不同部位切取(表17-2),以不同的形状进行应用。

表 17-1 不同结构自体骨的特点

皮质骨	松质骨
• 有致密结构	• 海绵样小梁结构
• 再血管化能力低,与骨松质混合使用较骨松质成骨性更好	• 骨融合性强
• 要求适当的固定	• 导致快速且完全的再血管化
• 主要用于机械压力区域	• 导致新骨形成(再生、重建和替代)
• 在污染区域,移植骨被吸收的风险高	• 可以用于清洁-污染创口

表 17-2 不同部位自体骨的特点

区 域	骨类型	总量	吸收
口内			
下颌骨正中联合(颏部)	皮质松质骨*	++	++
下颌骨体部/升支	皮质骨	++	+
鼻嵴	皮质松质骨*	+	+++
上颌结节	皮质松质骨#	+	+++
颧骨体	皮质松质骨#	+	+++
口外			
髂骨嵴,前嵴/后嵴	皮质松质骨#	+++	++
胫骨髁部	松质骨	++	+++
颅骨	皮质骨	++	+
腓骨(血管化)	皮质松质骨#	+++	+

注:总量:+,足以进行单颗牙缺隙的骨增量;++,足以进行两侧上颌窦底提升术的骨增量;+++,足以进行较大骨缺损的内置或外置法增量和重建连续性骨缺损

吸收:+,少量;++,中度;+++,大量

*皮质骨多于松质骨

#松质骨多于皮质骨

近年来,也出现少量使用骨隆突、下颌骨喙突及肩胛骨作为供体进行自体骨移植的报道。

自体骨按照不同形状和制取方式,可分为以下几种:

1. 块状自体骨　移植的块状自体骨用螺钉固位之后,是能够提供机械稳定性以抵抗表面覆盖软组织压力的唯一移植材料。再血管化的速度依赖于块状骨中皮质骨和松质骨的构成比例。用小球钻在受区的皮质骨上打孔,有利于新血管的长入。皮质骨块的再血管化速度慢于松质骨块,吸收率却相似,皮质松质骨块在 6 个月时的吸收可高达植入时骨量的 60%。

2. 颗粒状自体骨　因为有更大面积的暴露骨面提供骨刺激生长因子,颗粒状自体骨比块状自体骨的骨诱导性和骨引导性更强。如果将骨块机械性处理为颗粒状骨,骨原细胞总量将减少,而骨生长潜能增加。一旦块状骨变成颗粒状骨,将无法固定,其机械稳定性也将

随之下降,吸收速度也明显上升。

大量的实验和临床研究的科学证据证实颗粒状自体骨适合于需要高度骨生成的骨增量过程。目前大量实验研究认为颗粒状自体骨的骨生成性显著高于市场上的大部分骨替代材料。

3. 刮骨刀取骨 过去几年,一直提倡在较小骨缺损的骨再生术中用刮骨刀切取自体骨骨屑,例如拔牙窝、局限性上颌窦底提升术或覆盖裂开式骨缺损。用这种技术可以从骨面刮取小颗粒的骨皮质:这种简单的口内取骨方法可获得多达 $5cm^3$ 的骨量。在移植过程中活性骨细胞可以存活于骨陷窝内,但是因为这种颗粒状骨的皮质骨特性,预计含有极少的成骨细胞和前体破骨细胞。因为骨颗粒小,其抗吸收能力低。

4. 骨收集器收集自体骨 用骨收集器获取自体骨,是在种植窝预备过程中将过滤器连接在吸引器上,收集骨泥(或骨渣)的一种方法。这一过程不会导致患者其他部位的不适感。但是收集的骨量只能覆盖较小的种植体周围骨缺损。虽然这些细胞存在,但含量比其他自体骨要低,因此生长潜能有限。

二、自体骨移植的适应证

表 17-3 总结了不同形式的自体骨可能的适应证。

表 17-3　自体骨的适应证

自体骨类型	骨原细胞	生长因子	机械稳定性	吸收	适应证
皮质骨块	++	++++	+++++	+	侧向和垂直向牙槽嵴增量
松质骨块	++++	+++	++++	++	侧向和垂直向牙槽嵴增量
皮质骨颗粒	+	+++	+++	+++	较小的侧向骨增量,种植体周围间隙性骨缺损,开窗式裂开式骨缺损,同期种植体植入;上颌窦底提升术;骨块周围填充;与骨替代材料混合使用
松质骨颗粒	+++	++	++	++++	较小的骨增量,种植体周围间隙性骨缺损,开窗式和裂开式骨缺损,同期种植体植入;上颌窦底提升术;骨块周围填充;与骨替代材料混合使用
刮骨刀切取的骨屑	+	++	++	++++	较小的侧向骨增量,种植体周围间隙性骨缺损,开窗式裂开式骨缺损,同期种植体植入;局限性上颌窦底提升术;与骨替代材料混合使用
骨收集器获取的骨泥	+	+	+	+++++	与骨替代材料混合使用

注:骨原细胞和骨刺激生长因子:+,少量;++,中等量;+++,大量;++++,非常丰富
机械稳定性和吸收:+,几乎不存在;++,有限;+++,适中;++++,显著;+++++,非常显著

三、不同部位自体骨移植方法

(一)下颌骨体部/升支取骨法

下颌骨体部/升支是目前种植前最常用的取骨部位,它具有创伤小、术后并发症少、对患者的外形及功能不造成影响等优点。同时,下颌骨为膜性成骨,植骨成活率高,吸收少,且多为骨皮质,有利于维持种植体周围骨组织的稳定及保证长期效果,成为目前最常用的取骨部位。

下颌骨体部/升支作为供区的适应证包括局限性中度至重度牙槽嵴萎缩,单侧下颌骨体部/升支取骨适用于缺牙间隙≤3个牙位(Danel Buser则认为1~4个牙位),水平向骨缺损≤5mm,垂直向骨缺损≤3mm。由此区域取骨尤其适合Onlay(外置式或上置式)骨移植,增加牙槽嵴宽度。对于下颌后部牙槽嵴吸收变薄的处理,因下颌骨体部/升支的解剖位置邻近,适合选择其作为自体骨移植供区。下颌骨体部/升支的解剖限制包括喙突、磨牙、下颌管及下颌后部的宽度。当颊侧骨板或下斜厚度允许时,也可以从最远端磨牙的颊侧获取。

对下颌后部作为供区的评估,必须使用曲面体层放射线片或牙CT。重要的是区分下颌体部和下颌升支。下颌体取骨的最前点位于第一和第二磨牙颊侧。下颌支是取骨位点向后的延伸,最厚处位于下颌体和下颌支连接处。下颌骨体部/升支切取的块状骨以皮质骨为主。

取骨技术:切口与拔出下颌阻生的第三磨牙类似。切口开始于磨牙后垫外上方1cm处,前行,以45°转角通过磨牙后垫外侧1/3。如果有牙存在,切口沿牙颊侧龈沟向前。Capelli描述了下颌支外科入路的3种不同切口设计:①沟内切口,于第二磨牙远中线角,向后延伸至磨牙后垫的外侧、外斜线的近中;②沿膜龈线做黏膜切口,向后延伸与沟内切口相同;③在缺牙区牙槽嵴,或计划在同一缺牙区的牙槽嵴植入种植体时,做牙槽嵴顶切口。

翻全厚黏骨膜瓣暴露下颌体外侧方、磨牙后区以及下颌支外斜线。裂钻定点确定取骨块的大小。可以用钻、环钻或超声骨刀取骨。

块状骨用骨凿轻柔分离以防破坏下方的舌神经。不要使用木槌,骨凿不应进入舌侧。如果在原位钻螺丝孔,必须加以小心避免损伤下牙槽神经。另一选择是在口外预备螺丝孔。小心取出骨块,确保下牙槽神经没有埋在骨块内。

为增加患者对手术的接受程度,磨牙后区取骨可以与下颌第三磨牙拔除同时进行。与颏部取骨相比,当需要同时进行第三磨牙拔除术时,患者更加愿意接受磨牙后区取骨的建议。取骨后拔牙更要小心,因为切除大部分皮质骨可以在结构上削弱此区域颌骨的机械强度。患者必须被告知此区域会变得脆弱且易于发生骨折。

取出骨块后,修整截骨区锐利的边缘,避免术后局部压痛、不适感及对软组织瓣的刺激。供区应充分止血,如有骨松质活动出血可用骨蜡止血,但骨蜡不宜过多,以免发生异物排斥反应,止血后将多余骨蜡刮除。供区可以填充止血剂(胶原海绵)或骨替代品后覆盖引导骨再生屏障膜,以免取骨区内大量瘢痕结缔组织长入,给患者造成长久的不适。用水平褥式缝合或者用双层技术包括内层和外层(黏膜)缝合。为避免创缘裂开,无张力创口关闭非常重要。

（二）下颌骨正中联合（颏部）取骨法

临床上，颏部是较常用的取骨部位。下颌骨正中联合部切取的主要为皮质松质骨。其优点包括：手术入路方便，供区和受区接近，较口内其他供区可以有更大量的皮质骨和松质骨，最小的骨吸收，并且不需要住院。

必须进行下颌骨正中联合的口腔放射线和临床检查，确定是否存在足够硬组织以修复缺损的牙槽嵴。下颌骨正中联合可以为多达6颗牙位提供充足的骨量。

当计划行下颌骨正中联合取骨手术时，应评价以下方面：牙周情况，牙根暴露的风险，附着龈宽度，现存修复体龈缘高度，前庭沟深度以及颏棘的位置。

下颌骨正中联合取骨手术有3中不同切口：牙槽黏膜切口，附着龈龈缘下切口，附着龈沟内切口。膜龈联合以下的前庭切口创造了更好的手术入路，但有更多软组织出血和口内瘢痕的形成。沟内切口，龈乳头解剖使创口边缘的复位不尽理想，较其他切口设计唇侧牙龈退缩风险更大。沟内切口某些可能的并发症可以通过使用附着龈（龈缘下）切口来避免。然而，由于附着龈宽度受限，需小心使用龈缘下切口。

表17-4总结了不同切口技术的特点。关于远中垂直或斜松弛切口，切口限制在尖牙区域内，减少了颏神经麻木。

表17-4 下颌骨正中联合取骨不同切口设计的特点

切　　口	优点	缺点
牙槽黏膜切口	易于翻瓣 预防牙龈退缩 易于缝合	出血较多 裂开风险 瘢痕
沟内切口	出血少 裂开风险低	牙槽嵴吸收 牙龈退缩 缝合困难
附着龈切口（龈缘下切口）	龈缘创伤小 易于缝合	瘢痕 裂开风险

取骨技术：与颏成形手术相同的黏骨膜切口，翻全厚黏骨膜瓣，暴露下颌骨正中联合。翻瓣处应用湿纱布（2cm×2cm）手指按压止血。应该避免下颌骨完全暴露和颏肌完全剥离，以预防颏部无肌肉附着或唇侧肌肉附着错位导致的颏部下垂。用消毒标记物标记下颌前牙根尖水平，并描绘移植骨的形状。块状骨取骨手术中，骨切割在4℃无菌生理盐水冷却下进行。根据所需骨量，以细裂钻定点。骨切割的最大深度应不超过5~7mm以保证舌侧皮质骨完整。

用平凿松动骨块，最好将骨凿插入垂直向截骨线内；不推荐在上方和下方的截骨线内插入骨凿，因为可能损伤邻牙牙根或下颌下缘。用骨凿撬起骨块、切断骨松质连接。如果松动块状骨困难，应用骨凿、超声骨刀或球钻重新切割，尤其注意拐角处。在固定螺钉钻孔后取出块状骨。

为保证颏部外形不变，应保证颏部正中嵴连续性，于中线两侧对称取骨。

取出块状骨后，可以再切取额外的松质骨。然而，强烈建议尽量少切取松质骨，并建议不要深切,因为如果超过这些限制,术后可能导致感觉异常。取骨后供区的处理与下颌骨体部/升支取骨相同。

可以通过一次性类固醇治疗、口外压迫包扎(绷带)、冷敷 2～3 天控制肿胀和张力。应拍摄术后放射线片评估供区和受区位点的基础情况。

（三）髂骨取骨法

髂骨抑制被广泛应用于口腔颌面外科临床,包括颌骨重建、齿槽突裂植骨及种植修复前牙槽突骨增量。髂骨由骨皮质和含量丰富的骨松质组成,可提供较大的移植骨量,用于上下颌骨全牙槽突缺损的骨增量,其优点是位置表浅,易于制取,继发骨缺损部位较为隐蔽,远期并发症少;其缺点是髂骨为软骨内成骨,且多为骨松质,移植骨块远期吸收多且吸收量不可预测,对于维持种植体周围骨组织与软骨组织长期稳定可能会造成不利影响。

取骨技术:术前准备包括常规备皮,患者取仰卧位,用沙袋将患者手术侧臀部垫高,使髂嵴更为突出,便于操作。常规消毒、铺巾,暴露髂前上棘和髂嵴的前半部。髂骨取骨切口一般有两种:其一是切口与髂嵴平行,长度根据骨量而定,这种切口有利于制取较大髂骨块;另外一种方法是切口与髂嵴垂直,适用于少量取骨或仅制取骨松质时,位于髂前上棘后方 2～3cm,与腹部皮纹平行,其优点是瘢痕不明显。手术时,按取骨范围在髂嵴上画出标记,切开皮肤、皮下组织及覆盖在髂嵴上的肌层。牵开创缘,暴露髂骨嵴后,切开髂骨嵴上的骨膜和髂嵴两侧的肌肉附着,根据需要骨量和患者髂嵴厚度所能提供的骨量决定剥离范围,避免剥离髂骨外面,以免影响臀肌、阔筋膜张肌的功能,造成术后严重的疼痛和延长跛行时间。充分暴露后,根据所需植骨块的大小以裂钻定点,确定取骨范围,之后用骨锯截骨,再用弯凿将骨块分离取下。植骨块制取完成后,充分止血。全厚髂嵴切除后,可将髂肌和臀肌拉拢缝合,消除死腔。如未切断肌肉和韧带,可直接分层缝合深筋膜、皮下组织和皮肤,凡显露时切断的肌肉和韧带,必须严密对位缝合,防止术后并发症。

髂骨取骨后常见并发症是术后疼痛和跛行,预防方法包括:术中避免不必要的创伤和过于广泛的剥离,切断的肌肉和韧带应严密对位缝合,术后给予镇痛药;早期活动会缩短疼痛和不适时间,一般术后 5 天应鼓励患者下床活动。

（四）颅骨取骨法

应用颅骨修复骨缺损的优点主要有:颅骨为膜形成骨,移植后抗感染能力强,易于成活;多为骨皮质,移植后骨吸收少;供骨量大,可根据需要的取骨量获取足够的骨量;供区手术切口相对隐蔽。

取骨技术:颅骨取骨部位为向内距离颅中缝至少 2cm,避免损伤矢状窦,向外侧止于颞肌附丽处,前方止于冠状缝后方,后界可根据需要取骨量一直延伸到枕骨。

颅骨取骨有损伤颅骨内板可能,发生率约为 10%,且 5% 病例可能发生硬脑膜损伤;由于这些潜在风险,种植患者一般很难接受颅骨取骨方法。

（五）胫骨取骨法

胫骨取骨因其创伤较小,可在局麻下进行,术后并发症少,被认为是替代髂骨取骨的方法之一。胫骨髁部是适宜取骨区域,尤其是骨松质抑制,骨松质取骨量与髂骨相当。胫骨髁部获取骨块,一般为骨皮质与骨松质混合骨块,供骨量有限,适宜较小颌骨骨缺损的重建。胫骨取骨的并发症是骨折,预防方法为避免取骨区存在锐利的边缘,可用环形钻或截骨线转角处为圆弧形,避免锐角。

第八节　牙槽嵴缺损修复术式选择的相应并发症

一、骨移植技术的并发症

（一）供骨区的选择及相应并发症

1. 口内取骨可以提供膜内成骨来源的供骨，与受区距离较近，门诊局部麻醉下即可手术，同时局部牙槽突重建通常不需要太大的骨量，这使得口内取骨特别是下颌骨取骨成为种植前植骨的首选供区。常用的颌骨取骨位置包括：下颌骨颏部、下颌骨升支、喙突、舌隆突、下颌磨牙后区以及上颌结节等。其常见并发症有：

（1）颏部取骨并发症包括：不完全的供区骨愈合、局部感觉异常、牙髓损伤、神经损伤、血管损伤和下颌骨骨折。颏部皮肤的感觉异常是术后最常见的并发症，其次是下唇部和下前牙的感觉异常，对下前牙的牙髓损伤也有较高的风险，取骨后导致牙髓坏死的病例也有报道。

（2）从下颌骨升支取骨可能发生的并发症包括：下牙槽神经损伤、张口受限和下颌骨骨折。从升支取骨造成神经损伤的风险远小于从颏部取骨。部分患者可能由于术中长时间对咬肌的牵拉造成术后的张口受限，不过这种症状只是暂时的，适当休息就会恢复。升支取骨导致下颌骨骨折的病例还没有相关报道。

（3）磨牙后区取骨可能的并发症：包括暂时感觉异常（下牙槽神经暂时性感觉迟钝）、下颌骨骨折。

预防措施：精确的术前评估、熟悉的局部解剖知识、谨慎仔细的手术操作能有效地减少手术的并发症。受区的皮质骨需要穿孔到骨髓腔以利于移植骨愈合。移植骨必须尽快转移到受区，减少感染的风险。坚强内固定的方法是移植骨存活和手术成功的重要保证；无张力缝合创口减小术区张力。术后预防性使用抗生素，定时复查及时发现和处理各种并发症，4～6个月后行种植体植入手术。块状植骨中使用不可吸收膜和钛网现在仍存在争议，但是合并使用可吸收胶原膜和人工颗粒骨已经取得了非常好的临床效果。

2. 口外供骨区包括髂骨的前后部、胫骨上端、腓骨、肋骨、颅盖骨等。一般来说，任何部位的取骨均会伴随相关并发症的发生。除了需开辟新术区之外，疼痛、步态失调、感觉异常甚至其他严重的并发症常常会伴随骨移植的过程。

（1）髂骨移植供区特有的并发症包括：持续性或慢性的切口疼痛，感染，伤口裂开，血液流失较多，神经损伤，如臀上皮神经损伤、股前外侧皮神经感觉异常性股痛、神经瘤，臀上前血管损伤，术区畸形，异位骨形成，骨盆的不稳定，腹部疝形成，输尿管损伤等。

髂骨移植并发症的预防：取骨位置及操作不当是引起并发的主要原因，了解髂骨解剖特点，正确选择取骨位置、微创操作是预防并发症的主要措施。在髂骨前部取骨时，应距髂前上棘2cm以远，可避免髂前上棘骨折及损伤股前外侧皮神经。髂后上棘取骨时应在距髂后上棘8cm的范围内取骨可避免臀上皮神经损伤，剥离骨膜时应轻柔，注意拉钩放置的位置可避免损伤臀上动脉。

（2）胫骨上端：据统计术后供区并发症较髂骨少见，主要有：轻微疼痛，出血（胫前肌腹侧、膝动脉或胫前动脉返支的区域性出血），神经损伤，胫骨关节损伤，胫骨骨折或破裂，暂时的步态障碍。正确的识别手术解剖标记可以很好地预防并发症的发生。根据取骨量、切口缝合处张力大小嘱患者禁止剧烈运动,尽量健侧卧位避免因局部受压或加重张力而导致伤口裂开。

（3）颅部及颏骨较肋骨、髂骨并发症较少且轻（其为膜性成骨,移植后骨吸收少;血液循环恢复快,因而易于成活,且抗感染力强;瘢痕组织部位不明显）,但需要专业的外科医师进行操作。

（二）受区的并发症

1. 疼痛 植骨时,骨和软组织皆受到不同程度的损伤,创伤造成的代谢产物和组织应激反应产生的活化物质刺激神经末梢,引起疼痛。此外,牙槽骨内神经末梢暴露,受到外界刺激亦可引起疼痛。尽量减小手术创伤,保护术区内血凝块,给予适当的镇痛剂可预防或降低疼痛程度。

2. 术区肿胀 术后肿胀反应多在创伤较大时,特别是翻瓣术后出现。此类肿胀个体差异较大,与翻瓣时创伤、瓣的切口过低或者缝合过紧相关。为防止术后肿胀,黏骨膜瓣的切口尽量不超过前庭沟;切口缝合不要过紧,以利于渗出物的排出;术后冷敷,加压包扎。肾上腺素与麻药混合使用可有效预防术后肿胀。

3. 感染 术中无菌操作不严格,伤口裂开,黏膜穿孔,以及患者自身牙周条件差、术区邻牙根尖周炎、口腔卫生护理差等原因均可诱发感染。术中应注意无菌操作、掌握手术的基本原则,术后患者应保持口腔卫生并给予抗生素应用。

4. 术后出血 术后的原发性出血常为局部出血或护理不当引起,少为全身因素。局部因素常为软组织撕裂、牙槽突骨折、牙槽内小血管或知名血管破裂等。手术时,尽量避免行垂直型松弛切口、沿骨面分离黏膜瓣,对于小的渗血可通过含有肾上腺素和麻药混合液的纱布压迫止血,对于知名血管出血者可行相应血管结扎止血。对于全身因素引起的出血反应,在术前对可能引起出血的疾病应采取相应的措施来预防(请血液科医师会诊,术前预防性给予补充血小板、凝血因子的药物),一旦发生,应从局部和全身两方面处理。继发性出血,则可能为创口感染及其他原因所致,需根据病因对症治疗。

5. 伤口裂开 软组织不足、软组织闭合不全都可能导致伤口裂开。要避免此并发症的发生必须遵循两个原则:①要考虑到骨和软组织相互依赖;②黏膜的无张力缝合。如缝合伤口裂开,应尽快采取相应补救措施以免移植骨受到感染。如伤口裂开发生在外来植入物(钛钉、钛板等)的区域应尽可能地将其拆除,否则,应尽量用大的组织瓣将裂口及移植骨覆盖。

6. 黏膜穿孔 黏膜穿孔是最常见的并发症,由于黏膜薄、固位性差,尤其是使用了钛网或者不可吸收膜的情况,这常常继发感染进而导致大量移植骨坏死吸收,甚至植骨失败。尽量保留角化龈,受区黏膜不足者行黏膜瓣移植术,潜行分离和切除疏松结缔组织等。如果需要尽量使用可吸收胶原膜,其能降低黏膜穿孔率,即使发生黏膜穿孔继发感染的风险也远小于不可吸收膜。

7. 神经损伤 神经损伤为下颌植骨手术最为常见的并发症,其可由阻滞麻醉、术中牵拉时损伤或手术操作中误伤。只有轻柔的手法加上精准的设计及采取相应的措施(影像学检查、种植导航技术、显微外科的应用)才可能避免此并发症的发生。如患者出现完全麻木或感觉异常,应进一步行更细致的影像学检查,必要时拆除移植骨,并加用复合维生素 B 等神经营养药。如为完全性神经损伤(颏神经),则考虑行神经移植术。

8. 颌骨骨折　严重吸收的下颌骨、骨质疏松患者、种植区的应力因素等均有增加骨折风险。在下颌骨吸收严重的患者(据报道,下颌骨吸收剩余骨量高度低于7mm、宽度低于6mm时,较易发生术后骨折),植骨时应注意下颌骨下缘骨皮质的延续性。

9. 邻牙损伤　术区距邻牙较近,术区预备及骨植入时造成邻牙牙根暴露及损伤。术区预备及骨植入时其操作方向尽量与邻牙牙根平行。

10. 移植骨周围炎、吸收松动及移位　取骨及术区预备时,因骨钻产热冷却不当造成骨灼伤、骨移植块和术区间不密合或周围骨组织过于疏松导致移植骨块初期稳定性不足、术区过早负荷、术中术后感染以及有吸烟史等均可造成(图17-2)。移植骨的血管化及无张力的黏膜闭合是骨移植成功的关键所在。

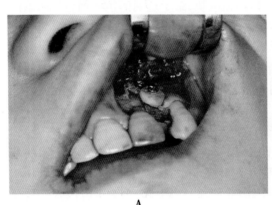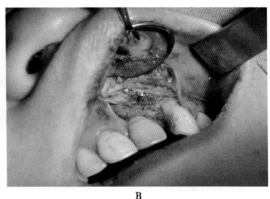

图 17-2　牙槽嵴植骨后骨吸收
A. 牙槽嵴植骨;B. 植骨 4 个月后骨吸收(上海交通大学医学院附属第九人民医院　曲行舟供图)

11. 术后瘢痕挛缩　翼下颌瘢痕挛缩见于下颌磨牙后区及上颌结节后区的手术,在术后4~6周时,患者常感觉张口受限,张口时绷紧感。一般在涉及上下颌间软组织手术时,应注意勿使手术切口直接与上下颌骨连接,切口应至少有一侧与颌骨保持一定距离;前庭沟瘢痕挛缩,一般症状较轻无需处理,重者可行前庭沟成形术。

总之,对于常见并发症应做好相应的对症治疗措施:术中应严格止血,加强无菌操作防止继发感染,对于失血过多者及时补液、补血。对于局部疼痛严重者可行局部照射,必要时使用镇痛药;对于有神经症状者应服营养神经药物,采取针灸等措施加强随访;术后密切观察伤口渗血情况,及时换药并严格无菌操作,如出现局部炎症和全身症状时给予切开引流冲洗、应用抗菌药物等措施。

二、GBR 技术应用于牙槽嵴缺损修复的并发症

使用引导骨再生技术后可能出现软组织裂开、膜暴露、移植骨感染吸收的风险。

预防措施:掌握适应证,行 GBR 术前,口腔感染应得到很好的控制,术后注意预防感染的发生,使用抗生素,保持口腔卫生。(据报道,因牙周破坏而拔除的牙的牙周组织并非完全无炎症,但术中注意彻底清除拔牙窝炎性肉芽组织,并使用过氧化氢溶液、生理盐水和抗生素溶液冲洗浸泡,术前术后使用抗感染药物,同样可达到伤口一期愈合。)屏障膜完整覆盖植

入材料,边缘至少应覆盖植骨区范围 3mm,必要时以微型钛钉固定屏障膜,增加膜的稳定性,是 GBR 技术成功的关键之一。术中根据移植骨材料的量行软组织瓣游离松解,必要时游离软组织,使软组织达到严密并且无张力缝合,是 GBR 技术成功的有效保证。术后受植区严格禁止受力。

三、骨劈开术应用的并发症

骨劈开术易对邻牙造成损伤(牙折、牙髓坏死,牙齿移位、脱落)、神经损伤甚至是骨断裂。

预防措施:行影像学检查,了解术区结构。劈开时切忌使用暴力,一定注意保护下牙槽神经,注意查看骨裂开线的位置及方向,敲击力度适中,准确控制方向。只要适应证选择得当,并注意临床操作技巧。

四、牵张成骨术用于牙槽嵴缺损修复发的并发症

牵张成骨术能导致皮肤瘢痕组织形成、面神经下颌缘支损伤(口外式入路),感染,创口裂开、下牙槽神经血管束损伤、下牙槽神经可逆的脱髓鞘变,颞下颌关节损伤(髁突纤维软骨组织形态学改变和软骨、骨的改建活动),肌肉神经牵拉性疼痛,过早骨化,纤维连接。

预防措施:正确的术式入路及牵张方向、合理的牵张速度与频率可以有效地避免上述问题。

第九节 牙槽嵴缺损修复的研究方向

牙槽骨是高度可塑性组织,也是人体骨骼最活跃的部分。它随着牙的生长发育、脱落、替换和咀嚼压力的变化而不断地改建。牙齿拔除后由于缺少咀嚼力的功能性刺激,牙槽窝周围的硬组织和软组织会发生不同程度的改变,牙槽突的宽度和高度会发生明显降低。如何为种植牙和牙缺失后的修复创造有利的条件,是广大牙槽外科医师的努力方向。研究方向包括两大类,一是研究如何减少拔牙过程中牙槽骨的损失,二是研究如何对已有骨缺损的牙槽嵴进行修复。

减少牙槽骨的损失主要是拔牙的过程中采用微创拔牙的方法以及拔牙后进行牙槽嵴保存。

即刻种植是指在牙齿拔除后立即在牙槽窝内植入种植体。不仅可缩短治疗疗程,减少患者的痛苦;还可预防牙槽骨的生理性吸收造成的种植区骨量不足,避免大范围植骨重建;有利于将种植体植入理想的位置,使其更符合生物力学要求。即刻种植包括单纯即刻种植、即刻种植伴同期植骨和生物膜、无翻瓣即刻种植术这三大方面。多数研究表明单纯的种植体植入不能有效地维持牙槽嵴的三维形态不变。实验表明,即刻种植术中应用生物膜同期植骨和单独应用生物膜后,两者都可以降低牙槽骨的吸收。无翻瓣即刻种植术避免黏骨瓣与骨面完全分离,可以减少颊舌侧骨板的吸收,可以有效地减少牙槽嵴的萎缩。

由于大部分患者拔牙后未进行牙槽嵴的保存,而牙槽嵴的吸收不可避免。有文献报道,

拔牙一年后,牙槽嵴宽度水平可降低到 5 ~ 7mm,大约相当于最初牙槽嵴宽度的 50%。这样使种植医师面对的患者往往伴有牙槽骨的骨量不足,恢复牙槽嵴垂直向和水平向的不足是医师的首要任务。

植骨材料一直是研究的热点。用于植骨的材料主要包括自体骨、同种异体骨、异种骨以及各种人工骨。单纯的骨移植材料为新骨形成提供了支架。为了促进新骨的形成,许多具有骨诱导作用的材料,如骨形成蛋白、血小板演化生长因子、转化生长因子、生物活性肽、釉基质蛋白、干细胞等,与骨移植材料复合,以期促进新骨的形成,恢复牙槽嵴垂直向和水平向的不足。

一些新的手术方法也被用于牙槽嵴缺损的修复。如将自体皮质骨修整至约 1mm 后,以螺钉固定在垂直骨缺损的两侧,中间填塞颗粒,皮质骨作为屏障防止软组织的长入,结果显示该方法可以达到较理想的效果,可以代替口腔外部来源的自体骨用于牙槽嵴缺损的重建。使用直径相匹配的环形和柱形钻取骨和修整术区,使获取的骨块与受区匹配,利于移植骨的固定和愈合。

积极拓展新骨来源,如利用增生的骨隆突进行牙槽嵴重建,使用上颌骨外侧壁重建牙槽嵴缺损。

3D 打印技术,即快速成型技术的一种,它是一种以数字模型文件为基础,运用粉末状金属或塑料等可粘合材料,通过逐层打印的方式来构造物体的技术。Chang H 等使用含 90% 聚己内酯(PCL)和 10% 羟基磷灰石(HA)的生物材料作为支架材料,使用 3D 打印技术分别模拟牙骨质、牙周膜和牙槽骨的结构,逐层沉淀得到 $100\mu m$、$600\mu m$ 和 $300\mu m$ 孔径的支架,分别将牙髓干细胞、牙周膜干细胞和牙槽骨干细胞与之共培养,得到中间富含 I 型胶原的纤维组织和两边富含矿化组织的结构,模拟牙槽突的结构,用于牙槽骨重建的研究。

参与骨吸收的细胞因子包括 RANKL(receptor activator for nuclear factor-κ B ligand)和 OPG(osteoprotegerin)。RANKL 是破骨细胞的分化因子,能直接激活成熟的破骨细胞,它既能促进破骨细胞前体细胞分化成熟,又能增加成熟的破骨细胞活性。有文献已经证明:RANKL 的含量和染色强度与骨吸收活动相关,RANKL 参与骨吸收,尤其是在剩余牙槽嵴创伤性吸收中起着重要作用。OPG 的主要功能是抑制破骨细胞的分化,抑制成熟破骨细胞的骨吸收活性并诱导其凋亡。作用机制为 OPG 与 RANKL 竞争性结合,阻止 RANKL 与 RANK 之间的结合,抑制破骨细胞的分化、成熟及活性。成骨细胞与破骨细胞之间通过 OPG/RANKL/RANK 信号通道构成一个相对稳定的动态调节系统。破骨细胞的分化和成熟与 RANKL 和破骨细胞前体细胞膜表面的 RANK 结合直接相关。而 RANKL 主要由成骨细胞和骨髓基质细胞分泌的,同时成骨细胞、骨髓基质细胞分泌的 OPG,可以和 RANKL 结合从而竞争性阻滞了 RANKL 与 RANK 的结合,达到调控破骨细胞分化和功能作用。由此,成骨细胞、骨髓基质细胞的 RANKL、OPG 表达和 OPG/RANKL 的比例可能是调节破骨细胞的关键因素。

(李国林)

参 考 文 献

1. Aizenbud D,Hazan-Molina H,Cohen M,et al. 3D vector control during alveolar ridge augmentation using distraction osteogenesis and temporary anchorage devices:a new technique. International Journal of Oral and Maxillofa-

cial Surgery,2012,41(2):168-170

2. Lambert F,Vincent K,Vanhoutte V,et al. A methodological approach to assessing alveolar ridge preservation procedures in humans:hard tissue profile. Journal of Clinical Periodontology,2012,39(9):887-894

3. Holmquist P,Dasmah A,Sennerby L,et al. A New Technique for Reconstruction of the Atrophied Narrow Alveolar Crest in the Maxilla Using Morselized Impacted Bone Allograft and Later Placement of Dental Implants. Clinical Implant Dentistry and Related Research,2008,10(2):86-92

4. Uckan S,Veziroglu F,Dayangac E. Alveolar distraction osteogenesis versus autogenous onlay bone grafting for alveolar ridge augmentation:Technique,complications,and implant survival rates. Oral Surgery,Oral Medicine, Oral Pathology,Oral Radiology,and Endodontology,2008,106(4):511-515

5. Zakhary IE,El-Mekkawi HA,Elsalanty ME. Alveolar ridge augmentation for implant fixation:status review. Oral Surgery,Oral Medicine,Oral Pathology and Oral Radiology,2012,114(5):S179-S189

6. Huh J,Park C,Kim S,et al. Alveolar ridge augmentation using anodized implants coated with Escherichia coli-derived recombinant human bone morphogenetic protein 2. Oral Surgery,Oral Medicine,Oral Pathology,Oral Radiology,and Endodontology,2011,112(1):42-49

7. Khamees J,Darwiche MA,Kochaji N. Alveolar ridge augmentation using chin bone graft,bovine bone mineral, and titanium mesh:Clinical,histological,and histomorphometric study. J Indian Soc Periodontol,2012,16(2): 235-240

8. Wikesjö U M E,Qahash M,Polimeni G,et al. Alveolar ridge augmentation using implants coated with recombinant human bone morphogenetic protein-2:histologic observations. Journal of Clinical Periodontology,2008,35 (11):1001-1010

9. Leknes KN,Yang J,Qahash M,et al. Alveolar ridge augmentation using implants coated with recombinant human bone morphogenetic protein-2:radiographic observations. Clinical Oral Implants Research,2008,19(10): 1027-1033

10. Leknes KN,Yang J,Qahash M,et al. Alveolar ridge augmentation using implants coated with recombinant human bone morphogenetic protein-7(rhBMP-7/rhOP-1):radiographic observations. Journal of Clinical Periodontology,2008,35(10):914-919

11. Jun JH,Peacock Z,Pogrel MA. Alveolar Ridge Augmentation Using Lingual Tori. Journal of Oral and Maxillofacial Surgery,2010,68(11):2906-2908

12. Masago H,Shibuya Y,Munemoto S,et al. Alveolar ridge augmentation using various bone substitutes—a web form of titanium fibers promotes rapid bone development. Kobe J Med Sci,2007,53(5):257-263

13. de Avila ED,Filho JS,de Oliveira Ramalho LT,et al. Alveolar ridge augmentation with the perforated and non-perforated bone grafts. Journal of Periodontal & Implant Science,2014,44(1):33

14. Hinds KF. Alveolar ridge development with forced eruption and distraction of retained natural dentition. Oral and Maxillofacial Surgery Clinics of North America,2004,16(1):75-89

15. Farina R,Pramstraller M,Franceschetti G,et al. Alveolar ridge dimensions in maxillary posterior sextants:a retrospective comparative study of dentate and edentulous sites using computerized tomography data. Clinical Oral Implants Research,2011,22(10):1138-1144

16. Peck MT,Marnewick J,Stephen L. Alveolar Ridge Preservation Using Leukocyte and Platelet-Rich Fibrin:A Report of a Case. Case Reports in Dentistry,2011,2011:1-5

17. Horváth A,Mardas N,Mezzomo LA,et al. Alveolar ridge preservation. A systematic review. Clinical Oral Investigations,2013,17(2):341-363

18. Moy PK. Alveolar ridge reconstruction with preprosthetic surgery:a precursor to site preservation following extraction of natural dentition. Oral and Maxillofacial Surgery Clinics of North America,2004,16(1):1-7

19. Sun Z, Herring SW, Tee BC, et al. Alveolar ridge reduction after tooth extraction in adolescents: An animal study. Archives of Oral Biology, 2013, 58(7):813-825

20. Di Stefano DA, Artese L, Iezzi G, et al. Alveolar Ridge Regeneration with Equine Spongy Bone: A Clinical, Histological, and Immunohistochemical Case Series. Clinical Implant Dentistry and Related Research, 2009, 11(2):90-100

21. Laviv A, Jensen OT, Tarazi E, et al. Alveolar Sandwich Osteotomy in Resorbed Alveolar Ridge for Dental Implants: A 4-Year Prospective Study. Journal of Oral and Maxillofacial Surgery, 2014, 72(2):292-303

22. Covani U, Ricci M, Bozzolo G, et al. Analysis of the pattern of the alveolar ridge remodelling following single tooth extraction. Clinical Oral Implants Research, 2011, 22(8):820-825

23. Zecha PJ, Schortinghuis J, van der Wal JE, et al. Applicability of equine hydroxyapatite collagen(eHAC) bone blocks for lateral augmentation of the alveolar crest. A histological and histomorphometric analysis in rats. International Journal of Oral and Maxillofacial Surgery, 2011, 40(5):533-542

24. Jung RE, Thoma DS, Hammerle CHF. Assessment of the potential of growth factors for localized alveolar ridge augmentation: a systematic review. Journal of Clinical Periodontology, 2008, 35:255-281

25. Margonar R, Queiroz TP, Luvizuto ER, et al. Bioactive Glass for Alveolar Ridge Augmentation. Journal of Craniofacial Surgery, 2012, 23(3):e220-e222

26. Acocella A, Bertolai R, Colafranceschi M, et al. Clinical, histological and histomorphometric evaluation of the healing of mandibular ramus bone block grafts for alveolar ridge augmentation before implant placement. Journal of Cranio-Maxillofacial Surgery, 2010, 38(3):222-230

27. Rana R, Ramachandra SS, Lahori M, et al. Combined soft and hard tissue augmentation for a localized alveolar ridge defect. Contemp Clin Dent, 2013, 4(4):556-558

28. Cortes ARG, Cortes DN, Arita ES. Cone Beam Computed Tomographic Evaluation of a Maxillary Alveolar Ridge Reconstruction With Iliac Crest Graft and Implants. Journal of Craniofacial Surgery, 2012, 23(1):e12-e14

29. Kocyigit ID, Tuz HH, Alp YE, et al. Correction of Postsurgical Alveolar Ridge Defect With Vertical Alveolar Distraction of the Onlay Block Graft. Journal of Craniofacial Surgery, 2012, 23(5):1550-1552

30. Le B, Burstein J, Sedghizadeh PP. Cortical Tenting Grafting Technique in the Severely Atrophic Alveolar Ridge for Implant Site Preparation. Implant Dentistry, 2008, 17(1):40-50

31. Thalmair T, Fickl S, Schneider D, et al. Dimensional alterations of extraction sites after different alveolar ridge preservation techniques-a volumetric study. Journal of Clinical Periodontology, 2013, 40(7):721-727

32. Fickl S, Zuhr O, Wachtel H, et al. Dimensional changes of the alveolar ridge contour after different socket preservation techniques. Journal of Clinical Periodontology, 2008, 35(10):906-913

33. Ding X, Liao S, Zhu X, et al. Effect of Diameter and Length on Stress Distribution of the Alveolar Crest around Immediate Loading Implants. Clinical Implant Dentistry and Related Research, 2009, 11(4):279-287

34. Pieri F, Lucarelli E, Corinaldesi G, et al. Effect of Mesenchymal Stem Cells and Platelet-Rich Plasma on the Healing of Standardized Bone Defects in the Alveolar Ridge: A Comparative Histomorphometric Study in Minipigs. Journal of Oral and Maxillofacial Surgery, 2009, 67(2):265-272

35. Sudeep S, Thapliyal GK, Suresh Menon P, et al. Endosseous alveolar distractor(LEAD?) in the management of residual alveolar ridge resorption. Journal of Maxillofacial and Oral Surgery, 2009, 8(4):324-328

36. Gaggl A. Free microvascular transfer of segmental corticocancellous femur for alveolar ridge reconstruction. British Journal of Oral and Maxillofacial Surgery, 2010, 48(1):68

37. Matsumoto G, Sugita Y, Kubo K, et al. Gelatin powders accelerate the resorption of calcium phosphate cement and improve healing in the alveolar ridge. Journal of Biomaterials Applications, 2014, 28(9):1316-1324

38. Abrahamsson I, Welander M, Linder E, et al. Healing at Implants Placed in an Alveolar Ridge with a Sloped

Configuration: An Experimental Study in Dogs. Clinical Implant Dentistry and Related Research, 2014, 16(1): 62-69

39. Funaki K, Takahashi T, Yamauchi K. Horizontal alveolar ridge augmentation using distraction osteogenesis: comparison with a bone-splitting method in a dog model. Oral Surgery, Oral Medicine, Oral Pathology, Oral Radiology, and Endodontology, 2009, 107(3): 350-358

40. Suttapreyasri S, Leepong N. Influence of Platelet-Rich Fibrin on Alveolar Ridge Preservation. Journal of Craniofacial Surgery, 2013, 24(4): 1088-1094

41. Acocella A, Bertolai R, Ellis E, et al. Maxillary alveolar ridge reconstruction with monocortical fresh-frozen bone blocks: A clinical, histological and histomorphometric study. Journal of Cranio-Maxillofacial Surgery, 2012, 40(6): 525-533

42. Al-Hezaimi K, Al-Shabeeb MS, Al-Askar M, et al. Microcomputed Tomographic Analysis of the Alveolar Ridge Alteration around Extraction Sites with and without Immediate Implants Placement: In Vivo Study. Clinical Implant Dentistry and Related Research, 2014, 16(2): 223-229

43. Kolte RA, Kolte AP, Ghodpage PS. Non invasive and surgical measurement of length of soft tissue from the tip of interdental papilla to the alveolar crest. The Saudi Dental Journal, 2013, 25(4): 153-157

44. Torres J, Tamimi F, Alkhraisat MH, et al. Platelet-rich plasma may prevent titanium-mesh exposure in alveolar ridge augmentation with an organic bovine bone. Journal of Clinical Periodontology, 2010, 37(10): 943-951

45. Pagni G, Pellegrini G, Giannobile WV, et al. Postextraction Alveolar Ridge Preservation: Biological Basis and Treatments. International Journal of Dentistry, 2012, 2012: 1-13

46. Xie M, Xiao H, Hu M, et al. Primary Study of the Use of a Shape-Memory Alloy Distraction Device in the Dog Mandible for Alveolar Ridge Distraction: Determination of Osteotomy Techniques and Evaluation of Osteogenesis Outcome. Journal of Oral and Maxillofacial Surgery, 2012, 70(12): 2876-2883

47. Xie M, Hu M, Liu H, et al. Primary Study of the Use of an Internal, Self-Activated Shape Memory Alloy Distraction Device in the Dog Mandible: Alveolar Ridge Distraction and Implant Placement. Journal of Oral and Maxillofacial Surgery, 2011, 69(7): 2033-2039

48. De Buitrago J G, Avila-Ortiz G, Elangovan S. Quality assessment of systematic reviews on alveolar ridge preservation. Journal of the American Dental Association, 2013, 144(12): 1349-1357

49. Hakim SG, Kimmerle H. Reverse sliding onlay graft from the chin for lateral reconstruction of the alveolar ridge. British Journal of Oral and Maxillofacial Surgery, 2013, 51(8): 978-980

50. Arora S, Lamba AK, Faraz F, et al. Role of Cone Beam Computed Tomography in Rehabilitation of a Traumatised Deficient Maxillary Alveolar Ridge Using Symphyseal Block Graft Placement. Case Reports in Dentistry, 2013, 2013: 1-6

51. Le B, Rohrer MD, Prassad HS. Screw "Tent-Pole" Grafting Technique for Reconstruction of Large Vertical Alveolar Ridge Defects Using Human Mineralized Allograft for Implant Site Preparation. Journal of Oral and Maxillofacial Surgery, 2010, 68(2): 428-435

52. Iglhaut G, Schwarz F, Gründel M, et al. Shell technique using a rigid resorbable barrier system for localized alveolar ridge augmentation. Clinical Oral Implants Research, 2014, 25(2): e149-e154

53. Noelken R, Donati M, Fiorellini J, et al. Soft and hard tissue alterations around implants placed in an alveolar ridge with a sloped configuration. Clinical Oral Implants Research, 2014, 25(1): 3-9

54. Sharma S, Majumdar A. Superficial burn to the ear caused by a mobile phone. British Journal of Oral and Maxillofacial Surgery, 2009, 47(3): 244-245

55. Ashok Murthy V, Mahendra Kumar R. Upper Alveolar Ridge in Edentulous Patients and Caldwell Luc Surgery. Indian Journal of Otolaryngology and Head & Neck Surgery, 2013, 65(1): 95-96

56. Turkyilmaz I. Use of Reciprocating Saw for Alveolar Ridge Reduction in the Anterior Mandible for Immediate Load Implant-Supported Hybrid Dentures. Journal of Oral and Maxillofacial Surgery,2010,68(6):1334-1337

57. Wang S,Zhang Z,Zhao J,et al. Vertical alveolar ridge augmentation with β-tricalcium phosphate and autologous osteoblasts in canine mandible. Biomaterials,2009,30(13):2489-2498

58. Sbordone L,Toti P,Menchini-Fabris GB,et al. Volume changes of autogenous bone grafts after alveolar ridge augmentation of atrophic maxillae and mandibles. International Journal of Oral and Maxillofacial Surgery,2009, 38(10):1059-1065

59. Sbordone C,Toti P,Guidetti F,et al. Volume Changes of Iliac Crest Autogenous Bone Grafts After Vertical and Horizontal Alveolar Ridge Augmentation of Atrophic Maxillas and Mandibles:A 6-Year Computerized Tomographic Follow-Up. Journal of Oral and Maxillofacial Surgery,2012,70(11):2559-2565

60. Lee CH,Hajibandeh J,Suzuki T,et al. Three-Dimensional Printed Multiphase Scaffolds for Regeneration of Periodontium Complex. Tissue Engineering Part A,2014,20(7-8):1342-1351

61. Hikiji H,Tomizuka K,Taguchi T,et al. An in vivo murine model for screening cranial bone regenerative materials:testing of a novel synthetic collagen gel. Journal of Materials Science:Materials in Medicine,2014,25(6): 1531-1538

62. Calvo-Guirado JL,Ramírez-Fernández MP,Maté-Sánchez JE,et al. Enhanced bone regeneration with a novel synthetic bone substitute in combination with a new natural cross-linked collagen membrane:radiographic and histomorphometric study. Clinical Oral Implants Research,2014:n/a-n/a

63. Möller B,Wiltfang J,Acil Y,et al. Prevention of the surface resorption of bone grafts by topical application of bisphosphonate on different carrier materials. Clinical Oral Investigations,2014,18(9):2203-2211

第十八章　伴全身系统性疾病的牙槽外科治疗

牙及牙槽外科学是口腔医师执业所必须掌握的基本理论。随着医学的发展、人口老龄化及人民群众对健康的日渐重视，在牙及牙槽外科门诊就诊的合并有全身各系统疾病患者数量日益增加，对我们牙及牙槽外科的医疗服务提出新的要求；微创外科、舒适化医疗的发展迅猛，对医师的知识结构要求更高。本章通过对合并机体各系统疾病的牙槽外科治疗的评估与处理的讲解，培养与提高专业医师临床决策的能力和科学的临床思维与处理能力。

第一节　心血管系统疾病

一、概　　论

心血管系统疾病(cardiovascular diseases,CADS)是指一系列影响心血管系统的疾病，主要包括心脏疾病、脑血管和肾血管疾病及外周动脉疾病，是现代社会严重威胁人类健康、引起死亡的主要疾病。

心血管疾病种类繁多，包括了冠状动脉疾病、心肌病、高血压性心脏病、肺心病、心律失常、感染性心脏病、心瓣膜病、脑血管疾病、外周血管病变、先天性心脏病、风湿性心脏病，我们仅选择口腔外科门诊中最常见的心血管系统疾病阐述其术前评估和处理。

二、术　前　评　估

心脏病人的术前评估主要包括三个方面：外科手术导致的心血管事件的风险、心脏功能状态和危险指数。

口腔外科手术往往创伤小、出血少，大部分无需特殊准备就可在局麻下完成，一般属于中、低危手术范畴。但凡外科手术便能够引起应激，增加心肌耗氧量，改变血栓的形成和纤维溶解之间的平衡。如拔牙手术过程中发生心绞痛甚至心肌梗死的报道也不罕见。且大部分口腔小手术所使用的局麻药往往加入以肾上腺素为代表的血管收缩剂，用于心脏病患者易增加心血管事件的发生。因此，外科手术引起心血管事件的风险与是否急诊、手术的大小、持续时间、血液的丢失、药物的作用等有关。

三、术前准备与用药

（一）心血管药物的调整

该系统药物涉及种类多,药理作用及不良反应不尽相同,牙槽外科治疗最好是在专科医师的意见下进行。手术前需要进行评估和治疗的活动性心脏病见表18-1。

表18-1 非心脏手术前需要进行评估和治疗的活动性心脏病

情　况	举　例
急性冠脉综合征	不稳定或严重心绞痛(CCSⅢ或Ⅳ级);近期心肌梗死
失代偿性心力衰竭(NYHA功能分级Ⅳ级;恶化性或新发心力衰竭)	高度房室传导阻滞 莫氏Ⅱ型房室传导阻滞
严重心律失常	Ⅲ度房室传导阻滞 症状性室性心律失常 严重的心脏瓣膜疾病 室率未控制的室上性心律失常(包括房颤) (静息时心率大于100次/分) 症状性心动过缓 新发的室性心动过速
严重的心脏瓣膜疾病	严重的主动脉狭窄(平均压力梯度大于40mmHg,主动脉瓣口面积小于1.0cm^{2}或出现症状) 二尖瓣狭窄症状(进展性劳力性呼吸困难,劳力性晕厥,心力衰竭)

注:CCS,加拿大心血管协会;NYHA,纽约心脏病协会

（二）镇静镇痛对该类患者的作用

目前越来越多的门诊患者愿意接受监护下麻醉(monitored anesthesia care,MAC),即患者在接受局部麻醉、区域神经阻滞或未用麻醉时提供监测和镇静/镇痛药物,以达到镇静/镇痛和遗忘的目的。大部分监护下麻醉往往联合静脉镇静镇痛药物,但在牙科手术中尤以氧化亚氮-氧气混合吸入镇静镇痛应用更为广泛。(详见本章第九节)

（三）围术期的监测

推荐在心脏病患者进行牙槽外科手术时行常规生命体征监测,包括无创性测血压、脉搏、血氧饱和度及连续心电图监测心率、心律。

（四）麻醉原则与选择

口腔外科小手术以局部神经阻滞为主,使用局麻药应注意用量和用法,局麻药中加入肾上腺素可使局麻药安全剂量增加,但应避免逾量而引起心动过速。对于含有血管收缩剂的局麻药是否可以安全用于心脏病患者尚存在争议,即便是很少量的血管收缩剂都可以影响心血管功能。一些研究也认为控制较好的高血压患者采用含有1:100 000肾上腺素的2%利多卡因局麻是安全有效的。但应时刻警惕肾上腺素和局部麻醉药物的不良反应,门诊多数不良事件与此有关。

四、常见心脏病围术期的处理

（一）合并冠心病的牙槽外科治疗

1. 概述　冠状动脉粥样硬化性心脏病（coronary atherosclerotic heart disease）指冠状动脉粥样硬化使管腔狭窄或阻塞，导致心肌缺血、缺氧而引起的心脏病，它和冠状动脉功能性改变即冠状动脉痉挛一起统称为冠状动脉性心脏病（coronary heart disease，CHD），简称冠心病，亦称缺血性心脏病。

目前，冠心病患者是进行非心脏手术最多的病例，其引起的心脏并发症是非心脏手术患者最主要的危险因素。冠心病患者进行非心脏手术死亡率为一般患者的 2～3 倍，最常见的原因是围术期心肌梗死，其次是严重的心律失常和心力衰竭，平静时心电图正常并不能否定此病的存在。

2. 术前评估与准备　冠心病患者的牙槽外科处理应从以下几个方面入手：

（1）预防交感神经系统活动增加：术前解除焦虑，适当镇静镇痛。

（2）降低心率：可增加缺血心肌的氧供和减少氧需，良好的局部麻醉和轻柔的外科操作是口腔医师处理的关键。

（3）时刻警惕潜在的心血管事件发生。

（4）不稳定型心绞痛的患者发生心肌梗死的风险高，不推荐进行择期口腔手术/治疗，若为口腔急症必须治疗，则应视作近期（6 个月内）发生过心肌梗死处理，且治疗前应经专科会诊。

3. 心绞痛、心肌梗死的预防及处理

（1）预防：减小患者压力，避免过度紧张；尽量缩短治疗时间；鼻导管或鼻罩供氧；有效控制疼痛；氧化亚氮-氧气混合吸入镇静。

（2）处理（图18-1）：

1）稳定型心绞痛（stable angina pectoris）：①休息：停止牙槽外科治疗；②药物治疗：硝酸甘油 0.3～0.6mg 舌下含化，1～2 分钟起效，对约 92% 患者有效。

2）不稳定心绞痛（unstable angina，UA）：①一般治疗：吸氧，维持血氧饱和度达到 90% 以上。吗啡，5～10mg，皮下注射。他汀类药物，无论血脂是否增高均应及早使用。②缓解疼痛：硝酸甘油 10μg/min 静滴，每 3～5 分钟增加 10μg/min，直至症状缓解或出现血压下降。硝酸甘油效果不佳时，而无低血压等禁忌证者，应及早开始服用 β 受体阻滞剂（普萘洛尔），剂量应个体化。少数情况下，如伴血压明显升高、心率增快者可静滴艾司洛尔 250μg/（kg·min）。③抗凝（抗栓）：阿司匹林、氯吡格雷和肝素（包括低分子肝素）是 UA 中的重要措施。

3）心肌梗死（myocardial infarction MI）：①监护和一般治疗：休息，吸氧，并建立静脉通道。密切监测心电图、血压和呼吸，除颤仪应随时处于备用状态。无禁忌证者即服水溶性阿司匹林 150～300mg。②解除疼痛：哌替啶 5～10mg 皮下注射。硝酸甘油 0.3mg 舌下含用后静脉滴注。③再灌注心肌（有条件的医院）：介入治疗，溶栓疗法，紧急主动脉-冠状动脉旁路移植术。④消除心律失常：发生心室颤动或持续多形性心动过速时，尽快采用电除颤。一旦发现室性期前收缩或室性心动过速，立即用利多卡因 50～100mg 静脉注射，或使用胺碘酮治

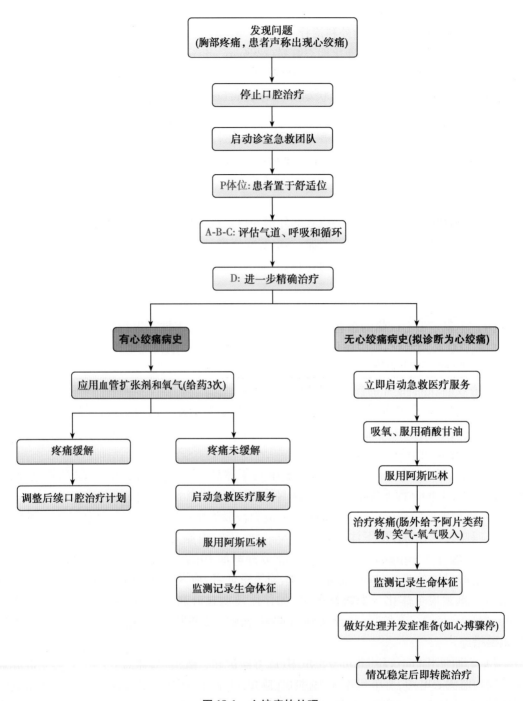

图 18-1　心绞痛的处理

疗。缓慢性心律失常可用阿托品 0.5 ~ 1mg 静脉注射。房室传导阻滞发展到第二度或第三度,伴有血流动力学障碍者宜用人工心脏起搏器。⑤控制休克:补充血容量,应用升压药,应用血管扩张剂。⑥治疗心力衰竭。

（二）合并高血压的牙槽外科治疗

1. 概述　高血压(hypertension)是以体循环动脉压增高为主要表现的临床综合征,动脉血压的持续升高可导致靶器官的损害,并伴全身代谢改变。是最常见的心血管疾病,可分为原发性高血压与继发性高血压两大类。原发性高血压是相对于继发性高血压而言的,前者占绝大多数(95%以上),病因众多。

高血压定义和分类见表 18-2。

表 18-2　血压水平的定义和分类

类　别	收缩压(mmHg)	舒张压(mmHg)
理想血压	<120	<80
正常血压	<130	<85
正常高值	130 ~ 139	85 ~ 89
1 级高血压("轻度")	140 ~ 159	90 ~ 99
2 级高血压("中度")	160 ~ 179	100 ~ 109
3 级高血压("重度")	≥180	≥110
单纯收缩期高血压	≥140	<90

注:患者 SBP 和 DBP 属不同级别时,应按两者中较高的级别分类。如 SBP170mmHg、DBP95mmHg 应定为 2 级高血压

2. 基本原则

（1）心血管危险与血压之间的关系在很大范围内呈连续性,即便在低于 140/90mmHg 的所谓正常血压范围内也没有明显的最低危险阈值。因此,应尽可能实现降压达标。

（2）高血压患者的降压目标:一般高血压患者,应将血压(收缩压/舒张压)降至 140/90mmHg 以下;65 岁及以上的老年人的收缩压应控制在 150mmHg 以下,如能耐受还可进一步降低;对于Ⅲ期高血压患者(收缩压≥180mmHg,舒张压≥110mmHg),推迟手术以获得降压药物的最佳效应的获益应当与推迟手术的风险相权衡。

（3）该类患者牙槽外科治疗良好,局部麻醉和手术操作也是减少不良事件的关键。

3. 高血压急症(舒张压>130mmHg 和(或)收缩压>200mmHg)处理

（1）迅速降低血压:开通静脉通道。

（2）控制性降压:24 小时内将血压降低 20% ~ 25%,48 小时内血压不能低于 160/100mmHg。

（3）合理选择降压药:大多数情况下,硝普钠往往是首选的药物。

（4）避免使用的药物:利血平和强利尿降压药。

（三）心力衰竭与急性肺水肿

1. 概述　心力衰竭是由心脏结构性或功能性疾病所导致的一种临床综合征,由各种原因的初始心肌损害(如心梗、心肌病、炎症、血流动力学负荷过重等)引起心室充盈和射血能力受损,最终导致心室泵血功能低下,出现体循环、肺循环淤血和心排出量降低。

各种原因致心肌细胞受损后,机体通过神经-内分泌-细胞因子的相互作用使心肌发生适应性代偿维持机体血液循环。神经-内分泌-细胞因子过度激活后会使心室发生重构,功能失代偿,最终发生心衰。

2. 临床特点 心力衰竭的基本病因是原发性或继发性心肌病变(如心肌梗死、心肌炎、糖尿病、甲状腺疾病等)和各种原因所致的心脏负荷过度(如高血压、主动脉流出道狭窄、甲亢、严重贫血等)。呼吸道感染、心律失常、肺栓塞、劳力过度等是心衰发生的诱因。心衰的主要表现是呼吸困难、疲乏和液体潴留。

左心衰竭主要表现为肺循环淤血和心排出量降低的症状和体征,如呼吸困难、咳嗽、咳痰、咯血和体力下降、虚弱。呼吸困难可随心衰进展逐渐出现劳力性呼吸困难、夜间阵发性呼吸困难、端坐呼吸和急性肺水肿。右心衰竭主要表现为体循环淤血,如食欲减退、腹胀、肝大、肝区疼痛、胸腔积液、腹水和凹陷性水肿。全心衰见于心脏病晚期,同时具有左、右心衰的临床表现。

3. 处理 合并进展性心血管疾病的患者大多会发展为一定程度的心衰,行牙槽外科治疗前应对患者心功能进行准确的评估分级(表18-3),预防急性心衰的发生。治疗过程中应常规吸氧和调整至舒适体位。

表18-3 心功能分级和处理原则

心功能分级	处理原则
Ⅰ级 活动没有限制 一般的活动不会引起疲劳、呼吸困难和心悸	无需特别注意
Ⅱ级 对体力活动有小的限制 休息时感觉舒适,一般的体力劳动可导致疲劳、呼吸困难、心悸和心绞痛	无特殊,有明显的身体或心理压力者可考虑减压措施(如吸氧、体位调整、氧化亚氮-氧气吸入镇静等)
Ⅲ级 对体力活动有明显的限制 休息时感觉舒适,但轻微的活动即有明显不适	风险增加,应考虑是否需要会诊、减压措施和治疗方案的修改
Ⅳ级 不能进行任何活动 即使休息时都会出现心衰体征,任何活动都会增加不适感	所有有创的诊治方案应暂停,直至心血管疾病状况得到改善或控制。急诊(疼痛或感染)应以药物控制,必须治疗时应有内科医师的监护治疗

4. 急性肺水肿的处理 急性肺水肿是急性心衰的表现之一,为体液快速地从肺毛细血管床转移到肺泡,症状出现迅速,通常危及生命,必须紧急抢救和治疗。常由一定诱因引起,心源性诱因有急性弥漫性心肌损害、心脏后负荷过重、容量负荷过重等;非心源性诱因有贫血、感染败血症、快速大量输液、哮喘、急性肺栓塞等。表现为突然出现的重度呼吸困难、端坐呼吸、呼吸过速、频繁咳嗽、烦躁不安,严重者咳粉红色泡沫痰,皮肤苍白、发绀、大汗,听诊可闻及随病情进展而加重的湿啰音。心衰患者行牙槽外科治疗时,心理、气候变化、口腔科环境等引起的应激反应均可增加心脏工作负荷,使已存在的心衰急性发作并恶化,从而导致急性肺水肿。其处理方法为(图18-2):

(1)患者取坐位,双腿下垂,以减少静脉回流。

(2)吸氧:高流量鼻管给氧或者面罩呼吸机持续加压给氧。

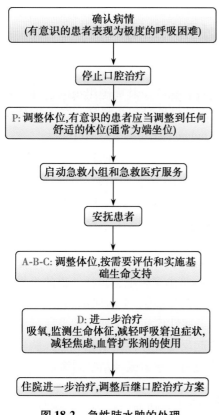

图 18-2　急性肺水肿的处理

（3）吗啡：3～5mg 静脉注射,必要时每隔 15 分钟重复 1 次,共 2～3 次。老年患者酌情减量或改为肌内注射。

（4）快速利尿：呋塞米 20～40mg 静注,于 2 分钟内推完。

（5）血管扩张剂：

1）硝酸甘油：10μg/min 开始,每 10 分钟调整一次,每次增加 5～10μg,以收缩压达到 90～100mmHg 为度。

2）硝普钠：起始剂量为 0.3μg/(kg·min)滴入,最大剂量可用至 5μg/(kg·min),维持剂量为 50～100μg/min,用药时间不宜连续超过 24 小时。

3）重组人脑钠肽(rhBNP)。

（6）正性肌力药：

1）多巴胺：小剂量多巴胺[<2μg/(kg·min),静脉注射]可降低外周阻力,较大剂量多巴胺[>2μg/(kg·min),静脉注射]可增加心肌收缩力和心输出量。

2）多巴酚丁胺：起始剂量为 2～3μg/(kg·min),最高可用至 20μg/(kg·min)。可使心律失常,应特别注意。

3）磷酸二酯酶抑制剂(PDEI)：米力农起始 25μg/kg 于 10～20 分钟推注,继以 0.375～0.75μg/(kg·min)速度滴注。

（7）洋地黄类药物：毛花苷 C 静脉给药,首剂 0.4～0.8mg,2 小时酌情再给 0.2～0.4mg。

第二节　呼吸系统疾病

一、概　　述

呼吸系统疾病(respiratory disease)是指维持气体交换功能的器官及组织处于病理状态的一系列疾病的总称,其病变涉及上呼吸道、气管、支气管、肺部、胸腔以及相应的呼吸肌和神经。主要症状为咳嗽、咳痰、胸痛、呼吸困难等。根据生理特点、解剖学特性及病因等,呼吸系统疾病可以分为：阻塞性肺病(obstructive lung diseases)、限制性肺疾病(restrictive lung diseases)、感染性肺病(infectious lung diseases)、肺间质疾病(interstitial lung diseases)、血管性肺病(vascular lung diseases)、呼吸系统肿瘤(respiratory tumors)。相关风险因素：年龄、疾病类型、吸烟史及合并症。我们仅选择口腔外科中最常见的呼吸系统疾病阐述其术前评估和处理。

二、常见呼吸系统疾病的牙槽外科治疗

（一）合并慢性支气管炎的牙槽外科治疗

1. 概述　慢性支气管炎(简称慢支)是指气管、支气管黏膜及其周围组织的慢性非特异性炎症。临床上以咳嗽、咳痰或伴有喘息以及反复发作的慢性过程为特征。随着病情缓慢进展,逐渐发展为慢性阻塞性肺病(chronic obstruction pulmonary disease,COPD)。

2. 术前评估及处理

（1）询问患者病史,了解疾病的诊治过程。重点应注意:近一周咳嗽、咳痰、喘息情况,有无加重,判断是否属于急性发作期。

（2）术中管理:对于大部分临床缓解期的慢支患者,进行牙槽外科手术时无需特殊准备,但对于年龄≥65岁的老年患者,建议在监护下完成治疗。

（二）合并支气管哮喘的牙槽外科治疗

1. 概述　支气管哮喘(bronchial asthma)简称哮喘。是由多种细胞包括气道的炎性细胞和结构细胞(如嗜酸性粒细胞、肥大细胞、T淋巴细胞、中性粒细胞、平滑肌细胞、气道上皮细胞等)和细胞组分(cellular elements)参与的气道慢性炎症性疾病。这种慢性炎症导致气道高反应性,通常出现广泛多变的可逆性气流受限,并引起反复发作性的喘息、气急、胸闷或咳嗽等症状,常在夜间和(或)清晨发作、加剧,多数患者可自行缓解或经治疗后缓解。

2. 术前评估及处理

（1）术前应对哮喘的严重程度、近期治疗效果、是否需要辅助治疗等作出评估。包括:病史、药物治疗、发病特点等。

（2）术中管理:对于合并哮喘的患者,进行牙槽外科手术时应防止支气管痉挛,推荐在监护下完成,可给予低浓度经鼻导管或鼻罩吸氧处理,尽可能缩短器械在口腔内的操作时间,多采用微创牙槽外科技术,减少出血、口内分泌物等刺激,同时诊室内还应备齐相应的急救设备。

（3）哮喘急性发作的处理:哮喘急性发作的治疗取决于发作的严重程度以及对治疗的反应。治疗的目的在于尽快缓解症状、解除气流受限和改善低氧血症,建议在专科医师配合下进行(图18-3)。

具体治疗方法:

1）轻度:吸入短效 β_2 受体激动剂,如沙丁胺醇,每喷$100\mu g$,每次1~2喷,可间断吸入。效果不佳时可加用口服 β_2 受体激动剂控释片或小量茶碱控释片(200mg/d),或加用抗胆碱药物如异丙托溴铵气雾剂吸入。

2）中度:规则吸入 β_2 受体激动剂或联合抗胆碱药物吸入或口服长效 β_2 受体激动剂,必要时可用氨茶碱静脉注射。

3）重度至危重度:持续雾化吸入 β_2 受体激动剂,或合并抗胆碱药;或静脉滴注氨茶碱或沙胺丁醇。静脉滴注糖皮质激素如琥珀酸氢化可的松(100~400mg/d)或甲泼尼龙(80~160/d)或地塞米松(10~30mg/d)。

（三）异物气道梗阻

1. 概述　口腔治疗过程中,由于半卧或平卧的体位,异物很容易掉入口腔并进入呼吸

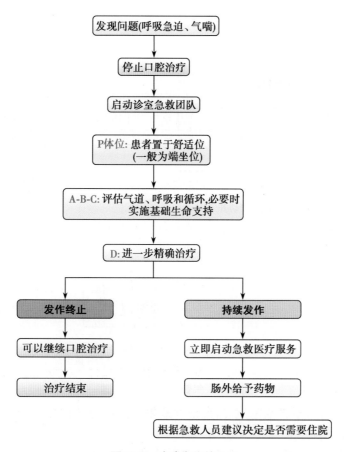

图18-3　哮喘发作的处理

道。对于有意识的患者,异物常被吞咽入食管或被咳出,少数情况下异物会进入气管造成阻塞,直径较小的物体还可能在重力作用下进入主支气管或小支气管。异物气道梗阻分为完全性气道梗阻和部分阻塞两大类。急性完全性气道梗阻是导致心搏骤停的重要原因,需要紧急处理,流程见图18-4。

2. 可见异物的处理　当发现异物进入患者口咽部时,应停止口腔治疗,调整椅位至头低脚高位,用管钳或吸引器取出异物。

3. 不可见异物的处理　如果不能看到异物,临床症状和体征不能明确异物进入消化道或食管,应进行腹部平片及胸部前后位或侧位片检查以确定它的位置。若为误吞异物,确定异物在消化道,应请专科医师会诊。若异物在气道,必须遵循完备的抢救预案。患者表现为突然发作的呛咳、哮鸣音和气短,可帮助确定异物进入气道。此时立即将患者置于头低足高位并向左侧侧卧,鼓励患者咳嗽以排出异物。若不能排出,在放射线检查定位后可能需要纤维支气管镜检取出异物,极少数情况下需要开胸手术。

完全性气道梗阻是气道的完全性阻塞,失去气体交换能力,若不能及时解除梗阻,可导致心跳呼吸停止。阻塞初期,患者有意识,呼吸明显困难,用力呼吸但胸部没有呼吸音,心率、血压升高,发绀,常表现为抓扯颈部;之后意识丧失,呼吸停止,心率、血压降低;最后昏迷、生命体征消失。因此,一旦发现完全性气道梗阻且患者没有意识,应立即建立紧急气道,

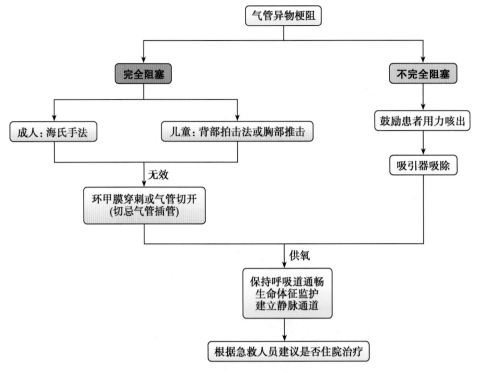

图 18-4　气管异物梗阻的处理

可以使用无创性的腹部冲击、胸部冲击、手法冲击、拍击背部等方法,也可行有创性的环甲膜切开或气管切开。

第三节　内分泌系统疾病

内分泌系统是人体适应体外环境,保证自身内环境稳定的重要系统,下面将牙槽外科治疗中常见内分泌系统疾病评估与处理阐述如下。

一、合并糖尿病的牙槽外科治疗

(一) 概述

糖尿病是由于胰岛素分泌和(或)作用缺陷所引起的以慢性血葡萄糖(简称血糖)水平增高为表现的代谢性疾病。目前认为它是由包括遗传易感性及环境因素在内的多种因素共同作用引起的综合征。

(二) 临床特点

1. 参考 2014 年美国糖尿病学会(ADA)指南,糖尿病的诊断标准如下:

诊断标准:空腹血糖(fasting plasma glucose,FPG)≥7. 0mmol/L(126mg/dl);口服葡萄糖耐量试验(oral glucose tolerance test,OGTT)中 2 小时血糖≥11. 1mmol/L(200mg/dl);有高血糖症状或高血糖危象,随机血糖≥11. 1mmol/L(200mg/dl);糖化血红蛋白(HbA1c)≥6. 5%。符合上述四项标准中的任一项,即可诊断为糖尿病。

2. 典型的糖尿病症状为三多一少,即多饮、多食、多尿和体重减少。

(三) 处理

1. 血糖控制情况 糖尿病的治疗目标是控制血糖、防止和延缓远期并发症。围术期的血糖管理是近年研究热点,且主要集中于危重患者术中血糖管理,结合多数指南和专家建议,对于危重患者,围术期应谨慎地将血糖控制在<10mmol/L;对非危重患者,建议血糖控制于7.8mmol/L以内;当然,口腔内环境不同于机体其他部分,糖尿病因素在牙槽外科术后伤口愈合中的影响并不显著。对于血糖控制良好的患者,手术过程中可不做特殊处理,对血糖控制不佳者则应予以心电监护,常规监测血压、心率等。血糖低于3.9mmol/L或高于11.1mmol/L时,治疗风险增加,原则上只处理急症,非急症者应调整口腔治疗计划直至血糖水平改善。

2. 术前应服用降糖药物 与择期手术麻醉前需停用口服降糖药不同,门诊牙槽外科手术前应继续服用降糖药物并正常进食,避免血糖过大波动。手术尽量安排在上午进行,诊室内可配备含糖食物(如果汁等)和指血糖仪,发生低血糖时可及时使用。

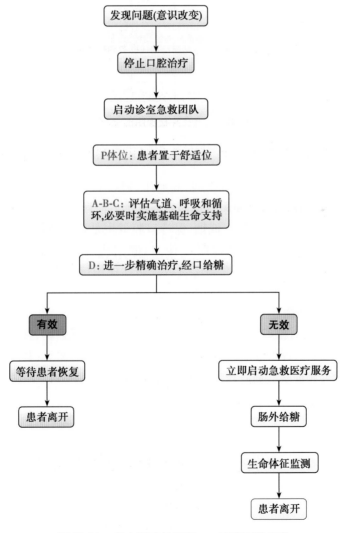

图 18-5A 低血糖症的处理——有意识的患者

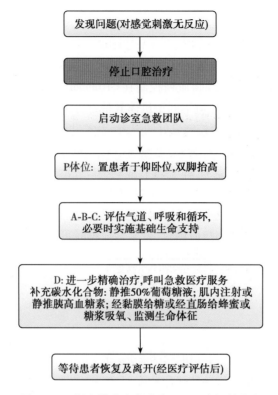

图 18-5B　低血糖症患者治疗——无意识的患者

3. 糖尿病患者出现并发症如肾脏疾病、高血压、冠心病等时使用含肾上腺素局麻药的问题参见本章第一节内容,合并严重系统疾病者建议推迟治疗。

4. 围术期控制血糖、积极抗感染、戒烟、保持口腔卫生是牙槽外科治疗的关键。一般不推荐预防性应用抗生素,但对血糖控制不佳、口腔卫生情况不良、空腹血糖水平超过 11.1mmol/L(200mg/dl)且需行有创性操作时可预防性使用抗生素。对正在服用磺脲类药物的患者,避免使用阿司匹林和其他非甾体类抗炎药。

(四) 低血糖与高血糖症

1. **低血糖**　正常人血糖<2.8mmol/L(50mg/dl)可诊断为低血糖,接受药物治疗的糖尿病患者血糖≤3.9mmol/L 即可诊断为低血糖。其临床症状包括两类:肾上腺素系统兴奋症状和中枢神经系统抑制症状。前者表现为强烈的饥饿感、心悸、多汗、头晕、颤抖、无力等,后者表现为头痛、行为异常、反应迟缓、视力障碍、意识混乱、抽搐甚至昏迷。低血糖的症状可在几分钟内急性发作,并迅速发展为意识丧失,是一急性致命并发症。有条件者可急查血糖水平以确诊。

对于意识清醒的患者可口服 50% 葡萄糖液,对于意识不清的患者可静脉推注葡萄糖液。对接受胰岛素治疗的患者还可肌注或静注胰高血糖素 1mg。同时予以氧气吸入并密切监测生命体征,随着血糖水平升高症状多可缓解,抢救流程见图 18-5A、B。

2. **高血糖症**　血糖>13.9mmol/L(250mg/dl)为高血糖症,高血糖症本身不会危及生命,但若不处理则可能逐渐发展为糖尿病性酮症酸中毒和高渗性高血糖非酮症昏迷。高血糖的临床症状包括面部潮红、皮肤干热、深大喘息式呼吸（Kussmaul 呼吸）等表现，出现酮症酸中毒时呼出气中有烂苹果味道。对高血糖症的治疗主要是注射胰岛素来调整机体代谢紊乱和水电解质失衡，去除诱因，避免并发症。对于已出现高血糖症状而意识清醒的患者建议不要行任何口腔治疗，立即安排专科医师会诊或是住院治疗，治疗流程参见图 18-6。

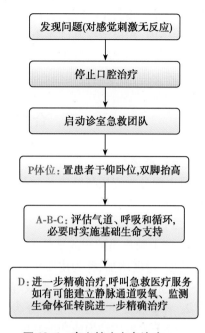

图 18-6　高血糖症患者治疗——无意识的患者

二、合并甲状腺功能亢进症的牙槽外科治疗

（一）概述

甲状腺功能亢进症（hyperthyroidism，简称甲亢）是甲状腺分泌过多甲状腺激素（thyroxine，TH）引起以神经、循环、消化等系统兴奋性增高和代谢亢进为主的临床综合征。

（二）临床特点

1. 典型的临床表现是"瘦、突、快"。患者易饥饿、多食，但甲状腺激素过多分泌导致代谢和交感神经系统兴奋性增高。

2. 患者体重减轻，多言好动，脾气暴躁，心动过速，严重者可出现房颤及心衰。有些患者可出现突眼征，突眼程度与病情严重程度无明显关系。

（三）处理

1. 术前应了解患者甲亢病程长短、所用药物及剂量，尤其关注患者的甲亢控制情况，大部分患者病情都得到控制，甲状腺功能基本正常，此类患者牙槽外科治疗的风险较小，病情控制不佳者治疗风险增加。

2. 甲亢患者推荐常规心电监护，监测心率、呼吸、血压和脉搏、血氧饱和度。此类患者对儿茶酚胺类药物如肾上腺素极其敏感，可引发高血压、心动过速或严重的心律失常，因此术中慎用或不用含肾上腺素的局麻药和阿托品，以免引起过度的血压心率波动。病情控制良好者在遵循下列原则情况下可使用血管收缩剂：使用低浓度肾上腺素（1∶200 000 浓度要好于 1∶100 000 和 1∶50 000 浓度）；尽量减少麻醉药和血管收缩剂用量；回抽无血再注射局麻药。

3. 病情控制不佳者禁用儿茶酚胺类药物，在严密监护且抢救措施充分的条件下可行简单口腔治疗，行复杂或创伤大的手术前应先咨询专科医师。

4. 氧化亚氮吸入镇静及术中、术后良好的镇痛等措施均有利于减轻患者的应激水平，有助于预防甲状腺危象的发生。

（四）甲状腺危象

尽管甲状腺危象的发生率很低，但不适当的应激状态和某些药物如阿托品、肾上腺素均可诱发危象。其特点是突发高热，可达 40℃ 以上，多数患者以心血管症状为主，心动过速（心率常在 160 次/分以上），血压增高，心律失常，常合并呼吸深快、烦躁不安，也可以腹痛、腹泻等胃肠症状为主。危象若得不到及时控制,患者可因高热虚脱、心力衰竭迅速死亡。因此,去除诱因、积极治疗基础疾患从而预防甲状腺危象发生是关键。其治疗手段为使用大量抗甲状腺药物抑制甲状腺素合成和释放,同时予以对症支持治疗,包括给氧、降温、降压、呼吸和循环支持,必要时使用强心药物和肾上腺皮质激素并及时转诊。

三、合并肾上腺疾病的牙槽外科治疗

(一)概述

肾上腺分为皮质与髓质,它们有着完全不同的组织形态和功能结构。主要讨论肾上腺皮质疾病。

(二)临床特点

1. 肾上腺皮质肿瘤或垂体及其他器官病变分泌过多的促肾上腺皮质激素引起糖皮质激素长期、过度增加,称为皮质醇增多症,又名库欣(Cushing)综合征。临床表现为特征性的向心性肥胖、满月脸、多血质、紫纹、高血压、继发性糖尿病和骨质疏松等。

2. 肾上腺皮质功能减退症分为原发性和继发性两类。原发性肾上腺皮质功能减退症是由于肾上腺皮质结构或功能缺陷致肾上腺皮质激素分泌不足,以艾迪生病(Addison's disease)多见。

(三)处理

1. 经过规范内科治疗的肾上腺疾病行牙槽外科手术风险较低,病情控制不佳者治疗风险增加,术前应咨询专科医师。原发性肾上腺皮质功能不全者行常规手术不需增加激素剂量,感染性手术前应加量,小手术术前补充氢化可的松25mg(或等效药),中型手术术日及术后第一天补充氢化可的松50~75mg(或等效药),术后第二天恢复至术前使用剂量。

2. 术前常规测定血压了解基础血压情况,建议测定血糖水平。手术宜安排在早晨进行,术中常规心电监护,适度的减轻焦虑是有益的,如氧化亚氮吸入镇静或苯二氮䓬类药物的使用,避免使用巴比妥类药物。应尽量缩短手术时间。术后良好的镇痛有助于降低肾上腺危象发生的风险,长期使用激素者术后镇痛避免使用阿司匹林和其他非甾体类抗炎药。

3. 应用肾上腺皮质激素替代治疗的患者抗感染能力差,炎症容易扩散,应合理使用抗生素,并加强其他抗感染措施。继发性肾上腺皮质功能不全者感染和伤口愈合延迟的风险增加,术后应随访。

(四)肾上腺危象的处理

肾上腺危象,也叫急性肾上腺皮质功能不全,常发生于慢性肾上腺功能不全的患者处于应激状态(感染、创伤、手术)时,为一系列肾上腺皮质激素缺乏的表现:高热、胃肠紊乱、低血压、心动过速、电解质紊乱、神志淡漠、萎靡或躁动不安、谵妄甚至昏迷。其临床表现通常突发而无特异性,如果不能及时识别和处理,将迅速发展为低血容量性休克和心血管衰竭。出现以下情况应怀疑肾上腺危象:精神混乱、恶心、呕吐、腹痛,经口服或静脉正接受糖皮质激素治疗,或在2年内接受过20mg或更多皮质醇(或等效药)长达2周或更长时间的激素治疗。当出现疑似肾上腺危象症状时,应立即停止口腔治疗(图18-7)。

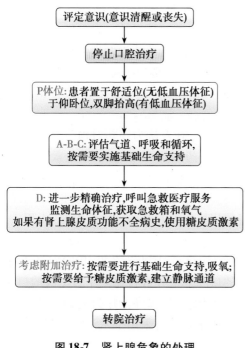

图 18-7　肾上腺危象的处理

四、双膦酸盐相关性颌骨坏死

（一）概述

双膦酸盐是一种人工合成的强效破骨细胞抑制剂，用于治疗骨质疏松症、恶性肿瘤相关的骨骼疾病，在老年人群中使用较普遍。2003 年，Marx 等首次报道双膦酸盐类药物可导致颌骨坏死。随着此类药物的广泛应用，该并发症逐渐引起临床医师的关注。

（二）临床特点

双膦酸盐相关性颌骨坏死（bisphospho-nate-related osteonecrosis of the jaw，BRONJ）为长期使用双膦酸盐类药物后出现的一种罕见而严重的并发症。其诊断标准为：①有双膦酸盐治疗史；②口腔内出现暴露的死骨超过 8 周；③头颈部区域无放射治疗史。早期可能无明显症状，会仅为口腔不适、黏膜粗糙感，之后坏死骨周围黏膜损伤可出现死骨外露，继发感染则可出现疼痛、肿胀、溢脓等，具有缓慢进展性和非自愈性。

研究显示，BRONJ 的发生可能与双膦酸盐的用药方法、药物效力和治疗时间以及其他全身和局部因素有关。相比口服途径，静脉用药发生 BRONJ 的风险更大。双膦酸盐类药物主要分为含氮和非含氮两类，其中含氮双膦酸盐（如唑来膦酸、帕米膦酸）具有更高的药物效力，双膦酸盐的血药浓度越高、使用时间越长，BRONJ 发生的概率越高。双膦酸盐治疗的时间长短也与 BRONJ 的发生密切相关。一些全身因素如高龄、糖尿病、类固醇药物应用、肿瘤治疗和吸烟等以及局部因素如拔牙、口腔卫生不良等都是 BRONJ 发生的危险因素。

（三）术前评估和准备

术前应详细评估患者的全身和口腔局部情况，对于正在行双膦酸盐治疗的患者，应了解其使用药物种类、方法和持续时间。应注意询问有无类风湿性关节炎、免疫功能低下等影响骨转换的病史，有无使用类固醇激素、化疗药物或免疫抑制剂，这些均是影响 BRONJ 发生的因素。吸烟、高龄、女性、既往 BRONJ 史等都是 BRONJ 的危险因素。肿瘤患者拔牙后发生 BRONJ 的风险高于骨质疏松患者。

（四）处理

1. 静脉使用双膦酸盐类药物的处理　对静脉使用双膦酸盐类药物的患者，发生 BRONJ 的风险很大，应尽量避免涉及骨的有创性手术，如拔牙、牙周手术、牙种植等。一些非创伤性的操作如修复治疗等是相对安全的。若因牙齿明显松动或垂直根折等原因必须拔牙时，术前应详细告知 BRONJ 发生风险。

2. 口服双膦酸盐类药物的处理　血清 I 型胶原 C 末端肽（C-terminal telopeptide，CTX）

是目前较公认的反映破骨细胞活性和骨吸收的特异指标。对口服双膦酸盐类药物的患者,空腹静脉血 CTX 水平与发生 BRONJ 的风险密切相关。口服双膦酸盐一般每周一次,宜选择服药后第 5 天早晨抽取空腹静脉血测定。CTX 低于 100pg/ml 可认为发生 BRONJ 的风险极高,不宜行有创性手术;CTX 在 101～150pg/ml 表示发生 BRONJ 的风险为轻到中度,可进行一些创伤较小的手术,大手术应避免;CTX 高于 150pg/ml 则一般没有发生 BRONJ 的风险。

对于手术期间是否停用双膦酸盐药物目前尚存争议,有人认为停药对预防 BRONJ 意义不大,也有人提倡术前停用双膦酸盐至术后 2 个月,停药期间可用钙剂、维生素 D、雷诺昔芬、降钙素等替代治疗。

3. 围术期提倡使用氯己定漱口,手术过程中尽量缩小创面,保证暴露骨质有足够的软组织覆盖并严密缝合。可于术前 1 天即开始全身使用抗生素并维持到术后 3 天～1 周。

(五) BRONJ 的治疗

目前尚无有效治疗方法,即使停用双膦酸盐也无法自愈,因此对发生 BRONJ 的高危人群重在预防。建议戒烟、限制乙醇摄入,保持良好的口腔卫生并进行每 6 个月 1 次的口腔检查,尽量不做口腔有创治疗(如拔牙)。一旦 BRONJ 发生,多以保守治疗为主,主要是局部及全身应用抗生素。保守治疗效果不明显或颌骨坏死面积较大可采用手术治疗。其他如自体骨髓干细胞移植、低能量激光、高压氧、医用臭氧治疗也有一定的效果。

第四节　肝 肾 疾 病

一、肝 脏 疾 病

肝脏作为体内最大器官,有着极其复杂的生理生化功能。它是主要的代谢器官,参与糖类、脂类、蛋白质、胆汁和外源性化学物质的代谢。本文以肝硬化为例,阐述肝脏疾病对牙槽外科疾病治疗的影响。

(一) 概述

肝硬化是各种慢性肝病(包括慢性病毒性肝炎)发展的晚期阶段,是常见病。多种因素导致肝细胞变性坏死,肝细胞再生和纤维结缔组织增生以修复损伤,最终致纤维化和假小叶形成而发展为肝硬化。肝硬化患者行牙槽外科治疗,需考虑以下三方面问题:肝功能障碍对药物代谢的影响,凝血功能障碍致出血,术后感染或感染扩散。

(二) 临床特点

早期代偿期肝硬化症状轻微且无特异性,可有乏力、腹胀、食欲减退等不适。当出现腹水或并发症即发展为失代偿期肝硬化时临床表现明显,为肝功能减退和门静脉高压相关的临床表现。

(三) 处理

1. 既往病史及肝功能评估　术前需了解患者肝硬化的原因及有无危险因素(如饮酒)存在,明确肝功能障碍的程度、既往牙科治疗史,了解并发症如门脉高压、腹水、肝肾综合征、自发性细菌性腹膜炎、肝性脑病等的发生情况及有无伴随心血管系统疾病。对严重肝脏疾病患者处理的风险很大,建议专科会诊直至情况改善。仅处理急症,如急性感染、疼痛和出血等,需在严密监护下进行。

2. 凝血功能　大多数肝硬化患者存在一定程度凝血功能异常,术前应行血常规和凝血功能检查,具体参见本章第五节。肝硬化失代偿期患者存在术后异常出血的风险,必要时可使用维生素 K 并补充血小板和凝血因子。

3. 对肝功能损害严重,尽量减少使用经肝代谢和具有肝毒性的药物。术中可以采取减轻焦虑的措施,但应避免使用苯二氮䓬类药物。对门脉高压患者术中应监测血压,减少含肾上腺素局麻药的使用。

4. 低血糖　肝脏在血糖浓度的维持中发挥重要作用,空腹时肝脏释放葡萄糖是血糖的唯一来源。因此,肝硬化患者糖耐量降低,易发生低血糖。在操作过程中,有条件者可监测血糖,发现低血糖及时处理。

5. 乙肝病毒交叉感染的防护　医护人员应增强乙肝免疫力,加强乙肝病毒交叉感染防护措施。

6. 术后感染　肝硬化患者感染风险增加,对任何口腔内的感染都应谨慎处理积极治疗。目前尚无循证学依据提示术前应预防性应用抗生素。肝硬化失代偿期患者术后避免使用甲硝唑、万古霉素和非甾体类抗炎药。

二、肾脏疾病

(一) 概述

肾脏具有一系列重要的生理功能,包括调节水、电解质和酸碱平衡、排出代谢终产物、分泌激素参与血压调节和造血等。本节阐述伴慢性肾脏疾病(chronic kidney disease,CKD)的牙槽外科处理。

(二) 临床特点

CKD 的临床表现通常不典型,无特异性,表现为乏力、倦怠和厌食。晚期表现为容量超负荷(水肿、呼吸困难、充血性心力衰竭)、电解质酸碱失衡、认知功能障碍、周围神经病变和感染风险增加。应注意此类患者随着肾功能的减退,还可能伴随一系列合并症,如贫血、电解质异常、高血压、糖尿病及凝血功能紊乱等(表 18-4)。

表 18-4　CKD 分期及相关并发症发生率

CKD 分期	特　　征	肾小球滤过率 [ml/(min · 1.73m²)]	并发症发生率
1 期	GFR 正常或增加	≥90	贫血 4%,高血压 40%,糖尿病 9%
2 期	GFR 正常或轻度降低	60~89	贫血 7%,高血压 40%,糖尿病 13%
3 期	GFR 中度降低	30~59	贫血 7%,高血压 55%,糖尿病 20%,甲旁亢>50%
4 期	GFR 重度降低	15~29	贫血>30%,高血压>75%,糖尿病 30%,甲旁亢>50%
5 期	肾功能衰竭(终末期肾病)	<15(或透析)	贫血>70%,高血压>75%,糖尿病 40%,甲旁亢>50%

（三）处理

1. 牙槽外科治疗前应对患者全身状况和肾功能进行评估。术前应了解患者重要脏器的功能状态、有无并存疾病及其程度。对 CKD4 期及以上患者行牙槽外科治疗的风险很大，术前应咨询专科医师意见，若同时合并其他疾病（如糖尿病、高血压等）则建议住院处理。

2. 肾功能损害严重者常伴出血倾向，具体参见本章第五节。有创性操作前应检查凝血功能和贫血程度，必要时可以在专科医师指导下使用促红细胞生成素提高血细胞比容水平，也可输注血液制品。细致的外科操作、尽量减小创面是预防异常出血的关键。

3. 术中常规监测血压，氧化亚氮吸入镇静可以应用，谨慎使用静脉镇静方法。

4. 对颅颌面感染患者应根据药敏试验结果合理选择抗生素积极抗感染。

5. 该类疾病术后感染风险增加，CKD3 期以上患者行有创性操作时应请专科医师评估是否应用抗生素，同时根据肾功能减退程度调整药物剂量。镇痛药也应减量使用，尽量避免使用非甾体类抗炎药和氨基糖苷类、四环素等，对乙酰氨基酚在肝脏代谢，相对阿司匹林更安全，但大剂量使用也有肾毒性。

6. 终末期肾病患者可能长期使用大量激素治疗，应注意防范肾上腺危象，参见本章第三节。对透析患者应避免透析当天行牙槽外科治疗，尤其透析后 6 小时内，宜在透析后第一天进行。

7. 局麻药中慎用肾上腺素，排除吸收而诱发肾血流减少的可能性。但在牙槽外科手术中含肾上腺素的局麻药对肾功能是否有影响未见相关报道。其他药物选择也以不影响肾功能为前提。

第五节　体液及血液系统疾病

一、体液系统疾病简述

机体含有大量水分和溶解在水里的各种物质总称为体液，分为细胞内液和细胞外液两大部分。细胞内液存在于细胞内，约占体重的40%。细胞外液存在于细胞外，又可分为组织间液（包括淋巴液和脑脊液）和血液中的血浆。水电解质平衡紊乱大多是各种内、外科疾病的结果，临床上未得到纠正的水电解质酸碱平衡紊乱至牙槽外科就诊的患者很罕见，处于代偿期进行牙槽外科局部疾病处理时并无过多禁忌。

二、合并常见血液疾病的牙槽外科治疗

（一）贫血

1. 概述　贫血（nemia）是指人体外周血红细胞容量减少，低于正常范围下限的一种常见的临床症状。由于红细胞容量测定较复杂，临床上常以血红蛋白（Hb）浓度来代替。

2. 临床特点

（1）红细胞主要功能是携带氧气至组织器官，参与机体新陈代谢，围术期评估是否贫血主要涉及对手术的耐受力和组织恢复速度，严重的贫血会导致机体氧供需失衡。国内的诊

断标准定为:成年男性 Hb<120g/L,红细胞<4.5×10^{12}/L 及血细胞比容(Hct)<0.42;成年女性 Hb<110g/L,红细胞<4.0×10^{12}/L 及血细胞比容(Hct)<0.37。

(2) 贫血在口腔外科患者中发生率约为1%~11%。Takata Y 等的研究发现口腔癌、口腔炎症、口腔外伤、良性口腔肿瘤的患者伴有贫血的比例高于阻生牙,不论年龄或性别。贫血在口腔癌中比例最高,在阻生牙和牙颌畸形中比例最低。

3. 术前评估与准备 无论是何种贫血寻找其原发疾病是首先需要考虑的,不是严重贫血对普通门诊口腔外科手术影响不大,开始口腔外科处理前要明确以下几点:①贫血的程度(表18-5),会影响患者对手术的耐受能力与伤口恢复的速度等;②贫血的原因,慢性失血通常是贫血最常见的因素;③是否合并其他血液系统疾病,比如出血性疾病、溶血性疾病、血液系统恶性肿瘤等均需要排除,否则会导致潜在的严重的术后出血、切口愈合延迟、感染等并发症;④是否合并其他内科系统疾病,比如合并严重的冠心病、营养不良、严重肾脏疾病、水-电解质紊乱、低血容量等情况时,应先治疗原发疾病。

表18-5 贫血严重程度划分标准

血红蛋白浓度(g/L)	<30	30~	60~	90~
贫血严重程度	极重度	重度	中度	轻度

4. 处理 轻度贫血患者行牙槽外科手术风险较小。中度贫血且无相关症状的患者可行一般牙科治疗,复杂或创伤大的手术前应参考专科医师意见。重度以上贫血患者手术风险较大,对术前有明显呼吸短促、心率异常、脉搏血氧饱和度低于91%者治疗风险增加,应推迟常规手术直至病情好转。

红细胞葡萄糖-6-磷酸脱氢酶(G-6-PD)缺乏症患者对药物的敏感性增加,青霉素、链霉素等均可能引起溶血。牙源性感染可加重此类患者的溶血,应尽量避免,一旦发生需积极处理。

对镰形细胞贫血症患者,复杂手术前应预防性使用抗生素,术中应监测脉搏血氧饱和度并维持>95%,局麻药中肾上腺素浓度以不超过1:100 000 为宜,保证 O_2 浓度高于50%的情况下可以使用氧化亚氮吸入镇静。镇痛药应避免使用大剂量水杨酸盐类,可使用对乙酰氨基酚。积极处理感染。

(二) 血友病

1. 概述 血友病(hemophilia)是一种 X 染色体隐性遗传以出血为特点的遗传性疾病,几乎均为男性患者。以自发性出血和轻微创伤后过度出血为特点。

2. 临床特点 高度怀疑的临床病例应做相应实验室检查:活化部分凝血酶原时间(APTT)、血小板计数和凝血酶原时间(PT)为常规检查,推荐根据血液专科医师意见实施牙槽外科处理。

3. 处理

(1) 术前应请专科医师会诊,明确血友病严重程度,决定门诊或住院处理。有创操作前需征询专科医师意见。

(2) 较多文献总结了各种减少合并血友病牙科出血的治疗方案,包括使用口服抗纤维蛋白溶解剂、全身性凝血因子补充疗法合并局部使用止血剂。局部使用止血药是一种抢救由于创伤导致致命出血的有效手段,减少对凝血因子的依赖,节约治疗的费用。使用去氨加压素和氨基己酸能够解决多数轻到中度血友病的牙科治疗后出血问题,重度血友病患者则可能需要凝血因子替代治疗。

再有效的止血方法始终无法替代细致娴熟的外科操作,针对血友病的口腔外科治疗详细询问病史、轻柔的手术技巧以及完备的应急处理方案是有效处理的关键。

局部处理方法:直接压迫出血部位至少15分钟;严密缝合伤口;局部使用止血药;使用抗生素尤其是牙龈出血口腔卫生不佳者。

(3) 避免使用可引起出血的药物,如非甾体类抗炎药、某些中草药和含有阿司匹林的非处方药。对乙酰氨基酚则适用于大多数患者。术后应随访24～48小时,注意出血情况。

(三) 出血性疾病(与前面章节有重复,见前)

1. 概述　该类疾病是由于止血机制(包括血管、血小板、凝血因子)异常引起的自发性出血或创伤后出血不止的一类疾病。

2. 临床特点

(1) 可分为三大类即血管异常、血小板(数量和功能)异常和凝血因子异常,常见的包括血小板减少性紫癜、血友病等。每类疾病有其特点,所以在开始口腔外科操作前一定要询问患者及家族相关病史,对异常的出血也应引起重视及时转诊。

(2) 合并有出血性疾病的牙槽外科患者应注意以下几点:

1) 良好的口腔卫生状况非常重要,可以避免牙周或牙齿疾病,减少出血风险。

2) 正畸评估应考虑对于10～14岁之间的患者是否有过度拥挤等问题,从而导致牙周疾病得不到及时治疗。

3) 在经过专科医师评估之后,门诊局部麻醉下的牙科处理是安全的,如果有极不配合治疗的儿童或成人,可以考虑镇静下治疗。

4) 牙槽外科术后局部止血非常重要,术后禁用非甾体类抗炎药物镇痛。

(四) 白细胞减少

1. 概述　该疾病指外周血中性粒细胞绝对数量明显减少($<2.0\times10^9$/L),该类型细胞减少程度与细菌感染的风险密切相关。

2. 临床特点

(1) 按病因可分为先天性和获得性(包括原发性和继发性)两类,以后者居多,药物、病毒、自身免疫、脾功能亢进、恶性肿瘤等均是病因。

(2) 临床症状缺乏特异性,以乏力、倦怠、头晕心悸、失眠及低热等非特异性症状为主,部分表现为反复呼吸道、消化道、泌尿道感染。所以口腔外科围术期主要风险考虑术后感染。

3. 处理

(1) 在中性粒细胞计数$(1.0～1.5)\times10^9$/L范围内,一般不需要药物治疗。Fillmore对116例中性粒细胞计数低于1.5×10^9/L的病例统计牙拔除术后包括手术部位感染、切口延迟愈合及术后疼痛等并发症,发现其并未增加且易于控制。但具体机制尚需明确。

（2）预防性使用抗菌药物控制术后感染，特别是细菌和真菌感染仍不能忽视，免疫球蛋白和造血生长因子也是治疗手段之一。

第六节　神经精神系统疾病

神经系统疾病是指发生于中枢神经系统、周围神经系统、自主神经系统的以感觉、运动、意识、自主神经功能障碍为主要表现的疾病，又称神经病。主要包括癫痫与脑卒中。

精神系统疾病又称精神病，是指在各种生物学、心理学以及社会环境因素影响下，大脑功能失调，导致认知、情感、意志和行为等精神活动出现不同程度障碍为临床表现的疾病。主要包括自闭症、强迫症、抑郁症以及精神分裂症等。

在进行口腔治疗之前应该详细询问病史、了解患者目前的疾病控制状态、药物治疗情况等，正确评估患者进行口腔治疗可能存在的风险，制订一套安全有效的治疗方案。如术前应当采取怎样的措施来预防疾病的发作，术中如果急性发作应当采取怎样的措施来控制疾病及保护患者等，这都是作为一名合格的口腔医师应该掌握的。在本节中将详细介绍癫痫、脑卒中及自闭症患者在口腔牙槽外科治疗中的注意事项。

一、合并癫痫的牙槽外科治疗

（一）概述

癫痫（epilepsy）是指脑内大量神经元短暂、同步的突发性放电引起的脑功能失调，具有反复发作的特点。可以是先天因素引起，也可以是后天（如脑创伤）获得的。

（二）临床特点及术前评估与准备

术前应详细向患者及家属询问病史，了解癫痫的类型、发作的频率、严重程度以及可能的诱发因素，目前的治疗方法，正在服用的药物有哪些。临床上常用的抗癫痫类药物有：卡马西平（酰胺咪嗪，痛痉宁）、苯妥英钠、苯巴比妥、丙戊酸钠、加巴喷丁、拉莫三嗪等。除了加巴喷丁，其他抗癫痫药物都在肝脏代谢、肾脏排出。加巴喷丁则是以原形从肾脏排出，长期使用抗癫痫类药物可以改变其他药物及自身的代谢速率。

故手术前的准备情况应包括：术前应该检查肝肾功能，评估药物对脏器功能的影响；嘱托患者继续服用抗癫痫药物至手术当天；术前应尽量安慰患者，消除患者的紧张情绪，避免诱发癫痫；术中应备好控制癫痫发作的药物；术中应尽量避免低血糖、低血钙，防止患者过度通气；必要时可以给予镇静类药物：如巴比妥类、苯二氮䓬类药物；大多数吸入性麻醉药物（包括氧化亚氮）有诱发癫痫的报道，故拔牙时尽量不要使用氧化亚氮来达到镇静的作用；甲硝唑、抗真菌类药物（氟康唑）、抗生素类（红霉素、克拉霉素）可能会影响一些抗癫痫类药物的代谢，故术后尽量避免这些药物的使用。

对于治疗过程中癫痫发作的患者，应注意保持呼吸道通畅，维持呼吸、循环稳定，保护患者防止受伤，必要时使用苯二氮䓬类（如地西泮、咪达唑仑等）抗惊厥药终止发作。

如患者在拔牙过程中或者拔牙后出现癫痫的发作，口腔医师应该怎样处理呢？具体流程如表18-6所示。

表18-6　患者在拔牙过程中或拔牙后出现癫痫发作口腔医师处理流程

患者在牙椅上时发生癫痫

①拿走患者周围的所有器械

②将牙椅放平、放低尽量接近地面

③如果患者为站立时发作,应迅速扶住患者,顺着姿势让其倒下,以防止突然倒地而摔伤头部及身体其他部位

④将患者偏向一侧,将患者口内的义齿或牙科材料取出,避免这些物品或自身分泌物的误吸

⑤不要约束患者

⑥不要将你的手指放在患者口内(可能会被咬伤),应在患者上下磨牙间放置一纱卷,避免患者将自己舌头咬破

⑦记录癫痫发作的时间

⑧给氧6~8L/min

⑨如果患者癫痫发作超过1min或者反复发作,可以肌内或静脉注射10mg地西泮、2mg劳拉西泮或者5mg咪达唑仑[6,7]

⑩同时应当检查患者的生命体征:呼吸、脉搏、血压等

癫痫结束后

①当天不要再继续任何的口腔治疗

②发作后期尽量跟患者交谈,评估患者的意识水平

③不要尝试去约束患者,可能导致患者的反抗

④如果患者意识尚未完全恢复,不能允许患者离开医院

⑤如果患者是独自一人来就诊,应立即联系患者的家属

⑥对患者做一个简单的口腔检查,判断有无受伤

⑦根据患者发作后期的情况,判断患者能否跟监护人回家或者到相关医院做进一步的评估

二、合并脑卒中的牙槽外科治疗

(一) 概述

脑卒中(stroke)是一种突然起病的脑血液循环障碍性疾病。脑卒中分为缺血性脑卒中(80%)和出血性脑卒中(20%)。危险因素有:高血压、高血脂、糖尿病、心脏病、短暂性脑缺血发作、吸烟、酗酒、血液流变学紊乱、肥胖以及年龄。

(二) 临床特点及术前评估与准备

1. 各种脑卒中首发的临床表现均以猝然昏迷、不省人事或突然发生口眼歪斜、半身不遂、智力障碍为主要特征。

2. 针对曾经发生过脑卒中的患者,术前应详细询问病史,明确脑卒中的类型、发生时间、目前的恢复情况、最近一次的影像学检查情况以及正在服用的药物。当无法权衡医疗风险和收益时尊重专科医师意见。治疗室内应备有必要的心电监护仪器,包括心电监测仪、急救箱、吸氧设备等。

3. 针对出血性脑卒中的患者,术前应监测血压,尽量将血压控制在正常范围内,避免拔牙术中患者因紧张或疼痛引起血压升高造成脑血管破裂,再次发生脑卒中意外。氧化亚氮的使用可以减少患者的压力,达到镇静的效果。

4. 对于治疗过程中发生的脑卒中,救治流程如图 18-8 所示。

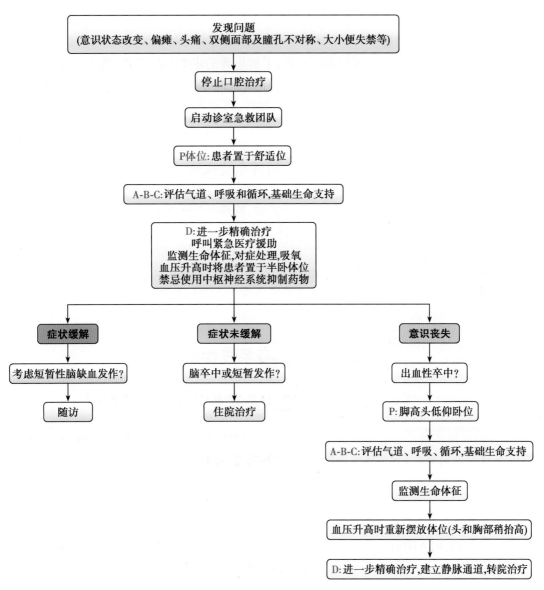

图 18-8　脑卒中的处理

三、合并自闭症的牙槽外科治疗

(一) 概述与临床特点

自闭症谱系障碍(autism spectrum disorder,ASD)的概念在最新版的《精神疾病诊断与统计手册》(DSM-5)中提出,它包含:自闭性障碍、阿斯伯格综合征、童年瓦解性障碍以及神经发育障碍。

病因不明,可由遗传因素引起,也与后天环境有关:如父母年龄、母亲在怀孕期间受到感染以及出生时体重过低等。这类患者通常缺乏眼神接触、呼唤其名字没有反应,语音技巧及社交能力有明显的退化。包括:语言障碍、社会交往障碍、兴趣范围狭窄和刻板的行为模式与智力障碍。

(二) 术前评估与准备

针对自闭症患者,术前应详细询问病史,了解患者的主要临床表现,智力有无障碍,评估患者能否通过术前语言行为诱导等方法力争配合拔牙手术。对于不能配合的患者,可以施行中、深度镇静下治疗,如患者仍然不能配合,则要考虑在门诊全麻条件下继续口腔治疗。

四、其他的精神系统疾病

1. 牙槽外科门诊治疗中合并抑郁症、强迫症、精神分裂症等精神系统疾病的情况并不罕见,一般在合并疾病的缓解期口腔治疗总体是安全的。

2. 有关这类患者行牙槽外科治疗的文献较少,询问病史与良好沟通非常重要,取得患者及家属的信任,尽量消除患者的紧张情绪。

3. 对伴有行为异常的患者,术中可以考虑束缚患者,注意保护自身安全。如果患者在门诊不能配合治疗,则应考虑在全身麻醉条件下进行。

第七节　免疫系统疾病

一、简　　述

对免疫系统的效应可分为先天性免疫(中性粒细胞、巨噬细胞、单核细胞、NK 细胞、补体系统、急性期蛋白参与)和获得性免疫(经由 T 细胞、B 细胞、抗体介导)。

二、常见免疫系统疾病的牙槽外科治疗

(一) 艾滋病(AIDS)

1. 概述　艾滋病即获得性免疫缺陷综合征(acquired immune deficiency syndrome, AIDS),是由人类免疫缺陷病毒(human immunodeficiency virus, HIV)所引起的慢性传染病。HIV 主要攻击 T 淋巴细胞 $CD4^+$ 亚群,使机体细胞免疫功能受损,导致各种严重的机会性感染和肿瘤从而导致患者死亡。

2. 临床特点及评估

(1) HIV/AIDS 患者与普通患者不同,在对他们实施口腔科手术前,要对患者的营养状况、口腔感染情况及有无其他疾病、$CD4^+$ 及淋巴细胞计数进行综合评估。$CD4^+$ 细胞计数是评估其免疫功能的主要指标。另外一个评估重点就是病毒的负荷,这与 AIDS 病毒的繁殖速度及机会致病的易感性有关。口腔医师在进行治疗前应该清楚这个 AIDS 患者传染性的强弱以及正在服用的治疗药物。

(2) 原则上只要 AIDS 患者没有严重的免疫抑制、中性粒细胞减少及血小板减少,他可

以接受所需的任何口腔治疗。

（3）诊疗时一定注意自我防护，器械产生的气雾、飞沫和血液、唾液的污染，都可能造成医患间、患者之间的交叉感染。

（4）HIV/AIDS感染者牙拔除术后报道的并发症包括干槽症、疼痛、出血、局部感染和愈合延迟等，以术后出血和感染多见，抗生素预防通常效果不佳。

（5）常规来说，AIDS患者会接受药物治疗（齐多夫定、酮康唑、蛋白酶抑制剂等）来预防PCP（肺孢子虫病）、念珠菌病、单纯疱疹病毒感染及巨细胞病毒感染等。因此，术前应当了解患者的用药情况，口腔治疗后需要服用的药物可能与患者之前使用的药物发生副反应。如使用齐多夫定的患者应当避免使用乙酰氨基酚、阿司匹林、哌替啶、丙氧芬等，使用酮康唑的患者应当避免使用抗酸剂、苯妥英、西咪替丁、利福平等，使用蛋白酶抑制剂的患者应当避免使用咪达唑仑及三唑仑。

（二）过敏性休克

1. 概述

（1）过敏性休克是外界某些抗原性物质进入已致敏的机体后，通过免疫机制在短时间内发生的一种强烈的多脏器累及症群。突然发生，若不及时处理，可危及生命，有两大特点：一是有休克表现，血压骤降到10.6/6.6kPa（80/50mmHg）以下，患者出现意识障碍，轻则蒙眬，重则昏迷；二是在休克出现之前或同时，常有一些与过敏相关的症状（荨麻疹、局部肿胀、皮疹、胸部压迫感、呼吸急促、流鼻涕或者结膜炎）。

（2）在进行口腔治疗前应该详细询问患者是否有过敏史，如果患者在以往的口腔治疗中发生过对某种药物或材料过敏的情况，那么一定要重视，避免在这次的治疗中再次接触过敏原。或者在接受治疗前，预防性使用类固醇。

（3）牙槽外科治疗中报道的休克以局部麻醉药引发最多，应高度重视，一旦发生异常情况，第一时间生命体征的测定非常重要。

2. 治疗原则

（1）立即查找并停止接触怀疑过敏原；平卧、吸氧，保持呼吸道畅通。

（2）肾上腺素和糖皮质激素是首选药物，建立静脉通道，快速补液是关键。

1）肌肉（如舌头、大腿、手臂等）或皮下注射1∶1000肾上腺素0.3~0.5ml。

2）需要时给予心肺复苏。

3）每5分钟监测血压及心率，如仍无反应，则再次注射1∶1000肾上腺素0.5ml。

第八节　心　身　疾　病

一、简　　述

心身疾病（psychosomatic diseases）或称心理生理疾患（psychophysiological diseases），是介于躯体疾病与神经症之间的一类疾病，但不等同于身心疾病，其心理和社会因素是疾病发生的关键。在接诊心身疾病患者时应特别注意：做好患者的情绪疏导，医护人员态度及技术要求高，可根据实际情况实施镇静下牙槽外科治疗。

二、牙槽外科治疗中常见的心身疾病

（一）合并过度换气综合征的牙槽外科治疗

1. 概述　过度换气综合征（hyperventilation syndrome）是临床常见的病症之一，儿童和年轻女性多见。患者多在情绪激动、恐惧及紧张、焦虑等明显的心因性诱因下，出现深而快的呼吸，肺泡内空气交换增加致 CO_2 排出增多，机体出现呼吸性碱中毒的症状。

2. 术前评估及准备　牙槽外科治疗过程中注意观察患者的表情、面色，询问患者有无不适，如出现上述的临床表现，应考虑该类疾病的可能性，询问既往史。有条件者推荐镇静下治疗。

过度换气综合征的发生与心因性诱因密不可分，在实施治疗时应注意心身同治原则，采用心理疏导暗示疗法，密切观察生命体征，取得患者及家属的信任，转移患者注意力稳定情绪，以达到更理想的疗效。同时应与低血糖反应、局麻药中毒鉴别。

3. 过度换气的处理　关键在于纠正患者的呼吸问题，降低焦虑程度（图 18-9）。

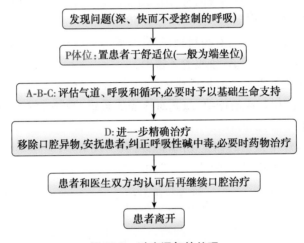

图 18-9　过度通气的处理

（二）合并更年期综合征的牙槽外科治疗

更年期综合征准确地讲，应该属于身心疾病一类，由于临床常见，故在这里进行讲解。

1. 概述　更年期是中年到老年的转折点，更年期综合征是生殖系统功能衰退、消失而出现的一系列内分泌失调和自主神经功能紊乱的综合征。一般 80% 左右的男女均会出现，时限可达 20 年之久，女性多在 45~65 岁，男性多在 50~70 岁。

2. 临床特点　该类疾病临床表现多样，无特异性，实验室检查多无阳性结果。

3. 术前评估及准备　牙槽疾病较重不能延期者或为避免因疼痛引起的急躁、焦虑情绪以及应激刺激加重更年期综合征症状，可建议患者在镇静及监护下完成牙槽外科的治疗。在临床诊疗过程中，医护人员应耐心细致地了解患者的病情，给出恰当的诊疗意见，在精神心理及血管舒缩症状出现时，更应及时作出判断并给予相应的治疗。

（三）合并自主神经功能失调的牙槽外科治疗

1. 概述　自主神经系统（autonomic nerves system，ANS）又称植物性神经系统或内脏神经系统,分为交感神经和副交感神经、肠道神经系统,主要功能是调节平滑肌、心肌和腺体（消化腺、汗腺、部分内分泌腺）的活动,维持心血管和胃肠道功能及体温的恒定。故机体出现自主神经功能失调时,全身各系统症状均有表现。

2. 临床特点　在牙槽外科治疗过程中,手术创伤可使机体自主神经系统产生极大的应激反应,较常见的表现为:

（1）胃肠道症状:表现为恶心呕吐、吞咽困难。主要是患者在高度紧张状态下,副交感神经兴奋性升高,唾液及胃肠蠕动增加,括约肌松弛。

（2）心血管症状:表现为心悸、呼吸困难、心前区痛及头昏头痛等。

（3）在排除器质性疾病的情况下,仍然推荐在监测及镇静下实施牙槽外科治疗。

第九节　特殊人群镇静下牙槽外科治疗的注意事项

一、小儿镇静下牙槽外科治疗的注意事项

小儿在解剖、生理、药理方面与成人存在较大差异,在临床治疗中应充分掌握小儿各方面特点,以增加手术的安全性。表现在:①呼吸系统:鼻腔、咽喉、气道较狭窄且唾液及分泌物较多,容易造成气道阻塞,通气不足,对缺氧敏感;②循环系统:基础代谢率高,心率较成人快,在120次/分左右;③其他系统:肝肾功能发育不成熟,药物代谢能力减弱。先天性畸形居多。

小儿特殊心理镇静前焦虑在小儿及其父母中常见。表现为在治疗前和治疗过程中的哭闹、挣扎、拒绝或反抗治疗。在治疗中,患儿对疼痛的敏感性增高,耐受性降低。

（一）注意事项

1. 学龄前儿童（<7 岁）或者智障、脑瘫儿童的口腔治疗非常困难。通常要选择全身麻醉下进行。镇静/麻醉应以最大限度减少对患儿生理干扰和促进术后康复为原则,在门诊实施,其目标是使患儿术中无意识,不会感觉疼痛,术后能迅速苏醒,减少麻醉恢复期并发症的发生（图 18-10）。

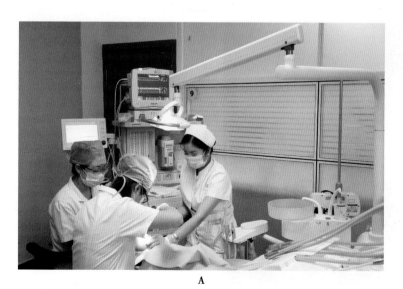

A

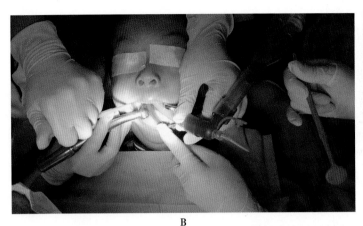
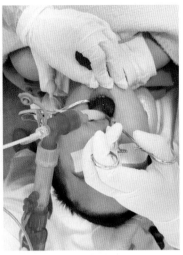

图 18-10

A. 儿童门诊全身麻醉下牙槽外科治疗场景；B. 儿童门诊全身麻醉下牙体牙髓治疗场景；C. 儿童门诊全身麻醉下口腔外科治疗场景（重庆医科大学附属口腔医院　郁葱供图）

2. 氧化亚氮(笑气)吸入镇静镇痛是目前应用较普遍的一种方式，对患儿的意识水平产生轻微的抑制。治疗过程中，患儿能够保持连续自主呼吸，保护性反射活跃，对物理刺激和语言指令做出相应反应。氧化亚氮镇静起效和恢复迅速，在适量用药和操作正确的情况下，适用于能基本配合治疗的儿童（一般 7 岁以上）（图 18-11）。

3. 麻醉/镇静前应充分了解患儿的病史资料、体格检查和实验室检查，了解是否合并其他的先天性畸形，评估有无气道困难存在，有无呼吸和循环代偿功能减退、有无营养和发育不全，是否存在呼吸道感染和严重贫血等。手术前应做好耐心细致的解释与知情同意工作，尽可能地取得患儿和家属的合作（表 18-7）。

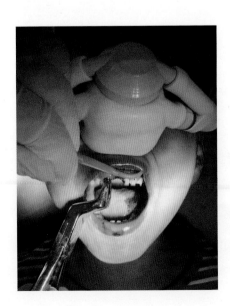

图 18-11　氧化亚氮吸入下牙槽外科治疗场景
（重庆医科大学附属口腔医院　郁葱供图）

表 18-7　小儿禁食指导

年龄(月)	禁食时间(小时)	
	固体	流质(水、饮料等)
<6	4	2
6～36	6	3
>36	8	3

4. 小儿镇静/麻醉治疗后离院评估(表 18-8)。

表 18-8　改良 Aldrete 离院评分系统

离院标准	分数
意识水平	
清醒,定向力好	2
轻微刺激即可唤醒	1
只对触觉刺激有反应	0
肢体活动	
各肢体能完成指令运动	2
肢体活动减弱	1
不能自主活动	0
血流动力学稳定	
血压波动<基础平均动脉压值的15%	2
血压波动在基础平均动脉压值的15%～30%	1
血压波动>基础平均动脉压值的30%	0
呼吸稳定	
可深呼吸	2
呼吸急促但咳嗽有力	1
呼吸困难且咳嗽无力	0
血氧饱和度	
吸空气时能维持血氧饱和度>90%	2
需鼻导管吸氧	1
吸氧时血氧饱和度<90%	0
术后疼痛	
无或轻微不适	2
中至重度疼痛需用静脉止疼药物控制	1
持续严重疼痛	0

续表

离院标准	分数
术后恶心呕吐	
无或轻度恶心,无呕吐	2
短暂呕吐或干呕	1
持续中至重度恶心呕吐	0
总分	
总分大于 12 分,且单项没有低于 1 分的情况可以离院	

二、老年患者镇静下牙槽外科治疗的注意事项

目前,用以划定老年的标准是人为的从管理和流行病学角度来衡量的。在我国,59 岁以上为老年,国际上多以 65 岁为老年。衰老是全身各个系统器官储备功能的进行性丧失,但大多数老年人生理代偿功能是正常的,只有在生理应激状态下,如患病、围术期才表现出生理储备功能受限。格外重视手术对老年患者储备功能的影响。

（一）病情特点

1. 神经系统呈退行性改变。

2. 常合并不同程度的多系统疾病,病情复杂多变:①心血管系统;②呼吸系统;③内分泌系统;④其他疾病:痛风、帕金森病、老年性关节炎、白内障、青光眼等;⑤存在一定程度的心理异常和情感障碍;⑥药物的耐受性和需要量降低。

（二）注意事项

1. 详细了解患者过去和现在的疾病史(包括全身各系统情况)、用药史以及心理状态,评估治疗风险,制订适当的牙槽外科和镇静药物治疗计划及判断预后。对于年龄大、存在多系统疾病的患者,应在心电监护下完成治疗(图 18-12)。治疗结束后,应让患者至少留院观

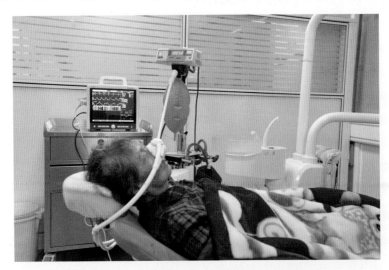

图 18-12　老年牙槽外科患者的镇静监护下治疗场景
(重庆医科大学附属口腔医院　郁葱供图)

察 30 分钟以上,生命体征平稳后再离院,最好有家人陪同。

2. 由于老年患者对药物的耐受性和需要量均降低以及门诊治疗的特殊性,镇静药物应酌情减量并根据个体情况适当调整,较推荐的镇静方式为氧化亚氮-氧气吸入辅以局部阻滞。治疗过程中应严密监测生命体征,尤其是氧饱和度、心率和血压。

第十节 妊娠妇女的牙槽外科治疗

（一）概述

妊娠本身并不是一种疾病状态,但妊娠妇女行牙槽外科治疗时有其特殊性:一方面,机体发生一系列生理变化;另一方面,顾虑治疗过程对胎儿的损伤,主要是放射线检查和药物的使用。

（二）临床特点

妊娠妇女机体发生一系列生理变化,包括:

1. 心血管系统 周围血管阻力降低,心输出量增加,血容量增加,心室肥厚,下腔静脉血回流受阻,血液相对高凝状态。

2. 呼吸系统 胸廓直径增加,肺容积增加,潮气量、呼吸频率、分钟通气量增加,补呼气量、残气量、功能残气量减少。氧消耗量增加 20%～30%,对缺氧的耐受降低。血气改变:过度通气,呼吸性碱血症。

3. 内分泌系统 雌激素、孕激素、胎盘催乳素的作用导致胰岛素抵抗,空腹血糖水平低于非妊娠妇女。

4. 其他 黄体酮和内啡肽的作用使得疼痛阈值增加。

（三）术前评估与准备

尽可能将择期手术推迟至分娩后进行。若手术无法避免,则应在术前咨询其产科保健医师,同时应减轻其焦虑情绪。理论上孕中期手术的致畸和早产风险更低,且应采取措施减少胎儿在致畸因素下的暴露。尽量避免行牙科 X 线片检查,必须检查时使用 X 射线防护服。

（四）术中注意事项

1. 对妊娠期妇女进行任何口腔治疗前,都应签署知情同意书。

2. 常规心电监护,吸氧,记录生命体征,尤其注意血压情况。

3. 避免致畸药物的使用,麻醉方式选择局部麻醉。

针对各类药物对胎儿的可能影响,美国食品药品监督管理局（FDA）将药物分为 5 类,目前被广泛接受和使用（表 18-9）。使用药物之前,应该清楚药物的分类,确定其对胎儿的影响在可接受范围内。

对于妊娠妇女,局麻药的作用增强,阻滞麻醉时剂量应降低 25%～30%,产生心脏毒性的局麻药血浆浓度降低,谨防药物过量。

麻醉镇静药物对胎儿的致畸作用少见报道,孕早期使用大剂量地西泮可能导致胎儿唇腭裂畸形,常用剂量的苯二氮䓬类来减轻围术期焦虑是安全可行的。保证氧气浓度≥50%的情况下,孕中期和孕晚期可以应用氧化亚氮。也有观点认为所有镇静类药物都应禁止使用。

表 18-9　FDA 关于药物对胎儿影响的等级分类

分类		举例	评价
A 类	在孕妇中进行的对照研究未发现该类药物对孕早期胎儿的危险性,也无证据表明该类药物对孕晚期胎儿的危险性,即该类药对胎儿产生危害的可能性极小	大多数维生素、葡萄糖、生理盐水	最安全
B 类	动物研究显示没有危害,但未在孕妇中进行对照性研究;或者动物试验有危害,但在孕早期妇女中的对照研究未能加以证实	某些抗生素,如青霉素	比较安全
C 类	动物和人类都没有足够的研究;或动物身上有不良影响,但是人类没有对照研究	大多数药物属于这一类	结合实际情况权衡利弊后再用
D 类	对胎儿有危害,但是使用时利大于弊	卡马西平	非常必要时(孕妇病情严重)才用
X 类	对胎儿具有明显的危害,不利影响超过有利作用	"反应停"(沙利度胺)	禁用

4. 在选择局麻药时应当使用最小剂量的肾上腺素或者碧兰麻。

5. 避免长时间仰卧位,防止发生仰卧位低血压综合征。

仰卧位低血压综合征的机制主要是:妊娠晚期子宫用血量增加,回心血量减少;仰卧时子宫压迫下腔静脉,血液回流受阻,心输出量减少;增大的子宫压迫横膈,迷走神经兴奋后心跳减慢、血管扩张,血压下降。不仅对孕妇本身不利,还可引起胎儿宫内缺氧。重在预防,加强血压监测。

仰卧位低血压综合征一般发生在妊娠 28 周之后,32~36 周时最易发作。其临床表现主要是血压急骤下降引起的一系列症状,包括头晕、恶心、冷汗、面色苍白、胸闷、心率加快等。一般发生于仰卧后 1~10 分钟,6~7 分钟开始出现者最多。发生后应立即采用左侧倾斜 30° 体位,或垫高其右髋部,减轻子宫对腹膜后大血管的压迫。密切监测血压,必要时开放静脉通道扩容,也可应用缩血管药物如麻黄碱。

第十一节　意识丧失的鉴别诊断及处理

一、概　述

意识丧失是一种对感觉刺激无反应的状态,此时保护性反射消失,甚至自主呼吸停止,因此任何意识丧失(无论时间多么短暂)都是对生命的潜在威胁,需要紧急处理。许多因素均会导致意识丧失,按其病理生理机制分为以下四类:

1. 脑部供血供氧不足,如急性肾功能不全、低血压、体位性低血压、血管减压神经性晕厥。

2. 全身或局部代谢障碍,如急性过敏反应、硝酸盐及亚硝酸盐中毒、利尿剂、镇静药、阿片类药、局部麻醉药。

3. 直接或间接刺激大脑中枢,如脑血管意外、惊厥。

4. 心理因素,如情绪困扰、过度换气、血管减压神经性晕厥。

研究表明,压力、机体功能障碍和摄用药品会增加意识丧失的可能性。牙槽外科治疗前,通过对患者的全面评估,根据其生理和心理疾患调整治疗计划,可以在一定程度上避免意识丧失的发生。治疗过程中采用脚部比头部高10°~15°的体位也有利于减少意识丧失的发生。

意识丧失患者的临床特征是对外界刺激无反应(如摇动和呼喊)、保护性反射消失(如吞咽和咳嗽)和不能保持气道通畅。对意识丧失的处理分为两部分:首先正确判断是否意识丧失,然后正确判断呼吸道的阻塞方式并予以基础生命支持。

二、常见的导致意识丧失的原因

(一) 血管减压神经性晕厥

1. 概述 血管减压神经性晕厥也称血管迷走性晕厥或单纯性晕厥,常见于局部注射麻醉剂时,是口腔治疗中最常见的导致意识丧失的原因。精神心理因素(如惊恐、焦虑、疼痛等)和非精神心理因素(如端坐体位、饥饿、环境因素等)是血管减压神经性晕厥的易患因素。年轻男性的发生率最高,小儿则十分罕见。

2. 临床特点 血管减压神经性晕厥的临床表现分为发作前期、发作期和恢复期三个阶段。发作前期患者表现为一系列前兆症状,如恶心、出冷汗、苍白、手脚冰凉、视力模糊和头晕,此时心率加快或心搏徐缓、呼吸增强、血压下降。若不能及时发现并处理,会发展为意识丧失,呼吸不规律甚至完全停止,心跳减慢甚至停搏,可能会有抽搐和惊厥。将患者安置于合适体位,一般意识会很快恢复,心率、血压逐渐上升,此时发作前期的症状出现并可能持续几分钟到几小时。

3. 术前评估与准备 术前应对每一位接受治疗的患者进行紧张程度评估,消除压力,缓解焦虑,氧化亚氮-氧气吸入镇静或口服、肌内、静脉、经鼻给予镇静药物均可减轻患者的焦虑程度,减少血管减压神经性晕厥的发生。如果患者过度紧张,可考虑调整或取消治疗方案。

仰卧位或半仰卧位(30°~45°)体位有助于减少血管减压神经性晕厥的发生,若需要治疗中保持端坐体位,可在局麻药物注射完毕后再改变患者体位。

4. 处理 晕厥(血管减压神经性晕厥)是口腔科常见的突发急症,一般经调整体位和吸氧能很快恢复意识,但若得不到正确处理亦会危及生命。一旦发现患者意识丧失,应迅速启动诊室急救系统,置患者于仰卧位,两腿稍抬高,评估循环、气道和呼吸情况,确保呼吸道通畅,吸氧并监测生命体征。患者恢复以后应确定晕厥发生的原因和可能的诱发因素,避免再次晕厥。若患者恢复延迟,应启动医疗急救系统,继续基础生命支持直至专业急救人员到来。

(二) 体位性低血压

1. 概述 体位性低血压,亦称直立性低血压,是当患者突然变为直立体位时由于自主神经系统紊乱而导致的晕厥。其原因是体位改变后外周血管失去了对通过压力感受器调节来反射性提高外周阻力的反应。一般认为站立时收缩压较仰卧时下降25mmHg或舒张压下降10mmHg即可诊断体位性低血压。其诱因有:药物(包括降压药、氧化亚氮、抗焦虑药等)、长时间卧位、高龄、妊娠后期、下肢静脉曲张、疲劳和饥饿等。

2. 临床特点 患者因低血压致大脑血流量不足而瞬间发生晕厥,可不呈现血管减压神经性晕厥相关的前兆症状。晕厥时血压相当低而心率只是轻微改变或不发生变化。患者可能仅表现为头晕、视力模糊而没有意识丧失,也可能很快失去意识。对于有其他诱因如药物因素的患者,可出现血管减压神经性晕厥的部分或全部症状和体征。血压迅速下降而心率基本不变是其区别于血管减压神经性晕厥的特点。

3. 术前评估与准备 术前应询问病史,对于有体位性低血压史的患者应注意预防。对在治疗中长时间处于仰卧或半仰卧位的患者,应缓慢调整至直立体位,提醒其不要迅速站起。尤其对于老年人,应多次测量不同体位下的血压,在治疗结束起身时医师应站在椅位前直到其在站立时没有晕厥感,若感到头晕、乏力,应注意防止跌倒或受伤。

4. 处理 其处理与血管减压神经性晕厥相似。

(三) 急性肾上腺皮质功能不全

见第三节内分泌系统疾病中合并肾上腺疾病的牙槽外科治疗部分。

(郁 葱)

参 考 文 献

1. Goldman L, Caldera DL, Nussbaum SR, et al. Multifactorial index of cardiac risk innoncardiac surgical procedures. N Engl J Med, 1977, 297: 845-850

2. Lee A, Fleisher, Joshua A, et al. ACC/AHA 2007 guidelines on perioperative cardiovascular evaluation and care for noncardiac surgery: a report of the American College of Cardiology/American Heart Association Task Force on Practice Guidelines. J Am Coll Cardiol, 2007, 50: 1707-1732

3. Chittawatanarat K, Wattanathum A, Chaiwat O. Cardiopulmonary monitoring in Thai ICUs (ICU-rESOURCE I Study). J Med Assoc Thai, 2014, 97 (Suppl 1): S15-21

4. Silvestre FJ, Salvador-Martinez I, Bautista D, et al. Clinical study of hemodynamic changes during extraction in controlled hypertensive patients. Med Oral Patol Oral Cir Bucal, 2011, 16: e354-e358

5. Ferraz EG, Carvalho CM, Jesul' no AA, et al. Evaluation of arterial pressure variation during the dental surgical procedure. Rev Odontol UNESP, 2007, 36: 223-229

6. Bortoluzzi MC, Manfro R, Nardi A. Glucose levels and hemodynamic changes in patients submitted to routine dental treatment with and without local anesthesia. Clinics, 2010, 65: 975-978

7. Marcelo JU, Brenda M, Rafael SL, et al. A Randomized Controlled Clinical Trial to Evaluate Blood Pressure Changes in Patients Undergoing Extraction under Local Anesthesia With Vasopressor Use. J Craniofacial Surgery, 2014, 25 (3): 1108-1110

8. Eshima RW, Maurer A, King T, et al. A comparison of airway responses during desflurane and sevoflurane administration via a laryngeal mask airway for maintenance of anesthesia. Anesth Analg, 2003, 97: 1206

9. Higgins PP, Chung F, Mezei G. Postoperative sore throat after ambulatory surgery. Br J Anaesth, 2002, 88: 582

10. 胡开进. 口腔急症处理. 第6版. 北京: 人民卫生出版社, 2010

11. American Diabetes Association. Diagnosis and classification of diabetes mellitus. Diabetes Care, 2014, 37 (Suppl 1): S81-90

12. NICE SUGAR Study Investigators, Finter S, Chittock DR, et al. Intensive versus conventional glucose control in critically ill patients. N Engl J Med, 2009, 360 (13): 1283-1297

13. Noordzij PG, Boersma E, Schreiner F, et al. Increased preoperative glucose levels are associated with periopera-

tive mortality in patients undergoing noncardiac,nonvascular surgery. Eur J Endocrinol,2007,156(1):137-142

14. Dronge AS,Perkal MF,Kancir S,et al. Long-term glycemic control and postoperative infectious complications. Arch Surg,2006,141:375-380

15. Olsen MA,Nepple JJ,Riew KD,et al. Risk factors for surgical site infection following orthopaedic spinal operations. J Bone Joint Surg Am,2008,90:62-69

16. Akhtar S,Barash PG,Inzucchi SE. Scientific principles and clinical implications of perioperative glucose regulation and control. Anesth Analg,2010,110(2):478-497

17. Moghissi ES,Korytkowski MT,DiNARdo M,et al. American Association of Clinical Endocrinologists and American Diabetes Association consensus statement on inpatient glycemic control. Diabetes Care,2009,32(6):1119-1131

18. Marx RE. Pamidronate(Aredia) and zoledronate(Zometa) induced avascular necrosis of the jaw:a growing epidemic. Journal of Oral and Maxillofacial Surgery,2003,09:1115-1118

19. Allen MR. The effects of bisphosphonates on jaw bone remodeling,tissue properties,and extraction healing. ODONTOLOGY,2011,(1):8-17

20. Yuh DY,Chang TH,Huang RY,et al. The national-scale cohort study on bisphosphonate-related osteonecrosis of the jaw in Taiwan. J Dent,2014,42(10):1343-1352

21. Utreja A,Almas K,Javed F. Dental extraction as a risk factor for bisphosphonate related osteonecrosis of the jaw in cancer patients:an update. Odontostomatol Trop,2013,36(142):38-46

22. Khan AA,Sándor GK,Dore E,et al. Canadian consensus practice guidelines for bisphosphonate associated osteonecrosis of the jaw. J Rheumatol,2008,35(7):1391-1397

23. Vescovi P,Meleti M,Merigo E,et al. Case series of 589 tooth extractions in patients under bisphosphonates therapy. Proposal of a clinical protocol supported by Nd:YAG low-level laser therapy. Med Oral Patol Oral Cir Bucal,2013,18(4):e680-685

24. Mozzati M,Arata V,Gallesio G. Tooth extraction in osteoporotic patients taking oral bisphosphonates. Osteoporos Int,2013,24(5):1707-1712

25. 叶铁虎. 内分泌患者手术的麻醉//郭曲练,姚尚龙,主编. 临床麻醉学. 第3版. 北京:人民卫生出版社,2012:303

26. Becker DE. Preoperative medical evaluation:part 2:pulmonary,endocrine,renal,and miscellaneous considerations. Anesth Prog,2009,54(4):135-144

27. 王吉耀,廖二元,黄从新,等. 内科学(八年制). 第2版. 北京:人民卫生出版社,2010

28. Takata Y,Kurokawa H,Tominaga K,et al. Disease-specific Prevalence of Anaemia in Adult Patients Undergoing Oral Surgery. Asian Journal of Oral and Maxillofacial Surgery,2002,14(1):15-20

29. Brewer A,Correa MA. Guidelines for dental treatment of patients with inherited bleeding disorders. World Federation of Hemophilia,2006,40:1-9

30. Mancuso ME,Santagostino E. Dental surgery in inherited bleeding disorders with minimal factor support:commentary. Hemophilia,2011,17:183-184

31. Kazancioğlu HO,Cakır O,Gulsum Ak,et al. The Effectiveness of a New Hemostatic Agent(Ankaferd Blood Stopper) for the Control of Bleeding following Tooth Extraction in Hemophilia:A Controlled Clinical Trial. Turk J Hematol,2013,30:19-24

32. JonesML,Wight J,Paisley S,et al. Control of bleeding in patients with haemophilia A with inhibitors:a systematic review. Haemophilia,2003,9:464-520

33. 李坚,施琥,陈永兴,等. 血友病拔牙后出血的临床诊治与分析. 口腔颌面外科杂志,2000,10(4):366-367

34. Srivastava A,Brewer AK,Mauser-bunschoten EP,et al. Guidelines for the management of hemophilia. Haemo-

philia,2013,19:e1-e47

35. Gupta A,Epstein JB,Cabay RJ. Bleeding disorders of importance in dental care and related patient management. J Oral Sci,2007 Dec,49(4):253-258

36. Rodeghiero F,Tosetto A,Castamanm G. How to estimate bleeding risk in mild bleeding disorders. Journal of Thrombosis and Haemostasis,2007,5(Suppl 1):157-166

37. Koreth R,Weinert C,Weisdorf DJ,et al. Measurement of bleeding severity:a critical review. Transfusion,2004, 44:605-617

38. Diz P,Scully C,Sanz M. Dental Implants In The Medically Compromised Patient. Journal of Dentistry,2013, 41:195-206

39. Williford SK,Salisbury PL,Peacock Jr JE,et al. The safety of dental extractions in patients with hematologic malignancies. JCO,1989,7(6):798-802

40. Javed F,Utreja A,Correa FOB,et al. Oral health status in children with acute lymphoblastic leukemia. Critical Reviews in Oncology/Hematology,2012,83(3):303-309

41. Morimoto Y,Niwa H,Imai Y,et al. Dental management prior to hematopoietic stem cell transplantation. Spec Care Dentist,2004,24(6):287-292

42. Fillmore WJ,Leavitt BD,Arce K. Dental extraction in the neutropenic patient. J Can Dent Assoc,2007,73(1): 77-83

52检